上海市容环卫改革发展概况

（1978—2010）

上海市绿化和市容管理局 / 主编

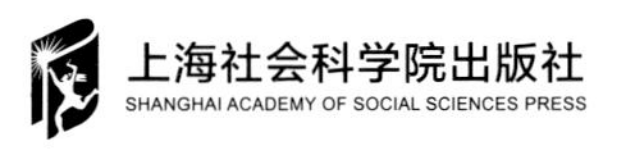

市容环卫

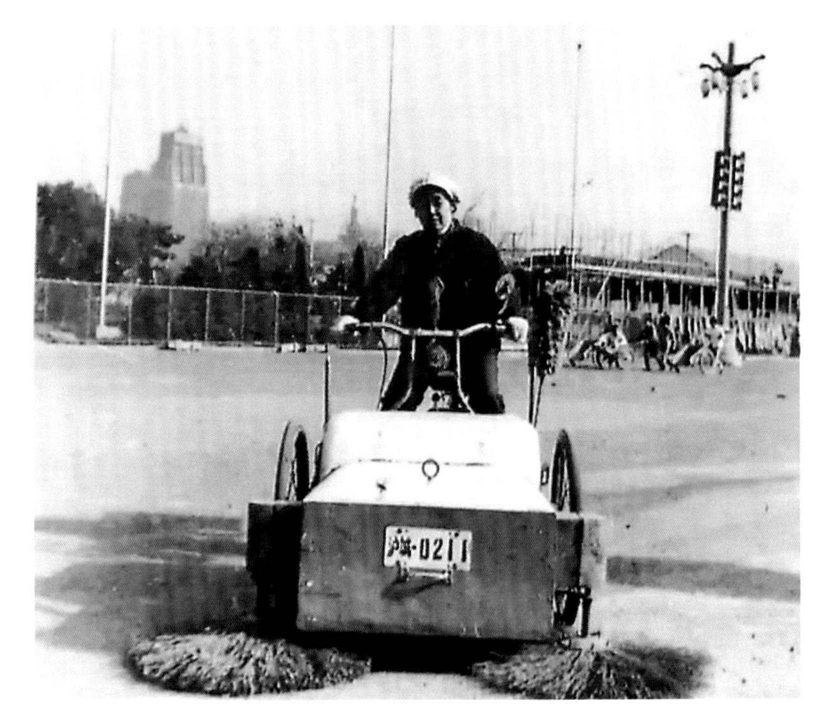

扫路车（20世纪60年代摄）

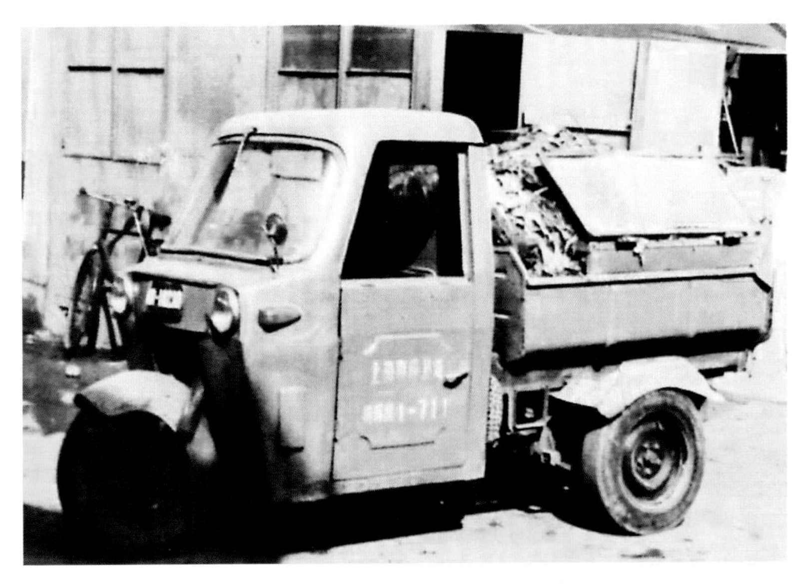

垃圾收集车（20世纪70年代摄）

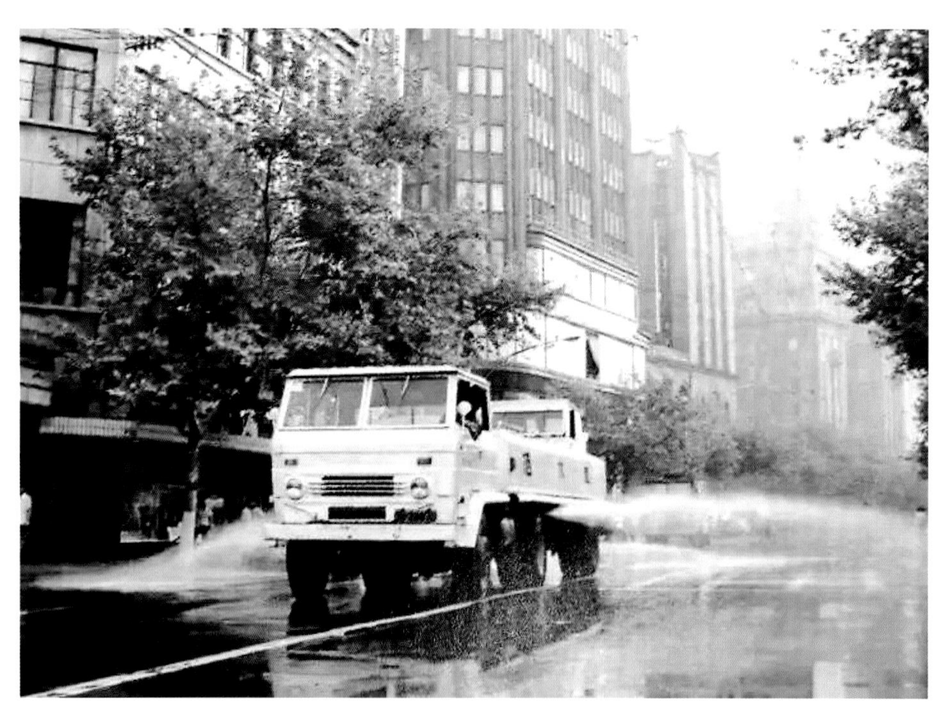

洒水车（20世纪70年代摄）

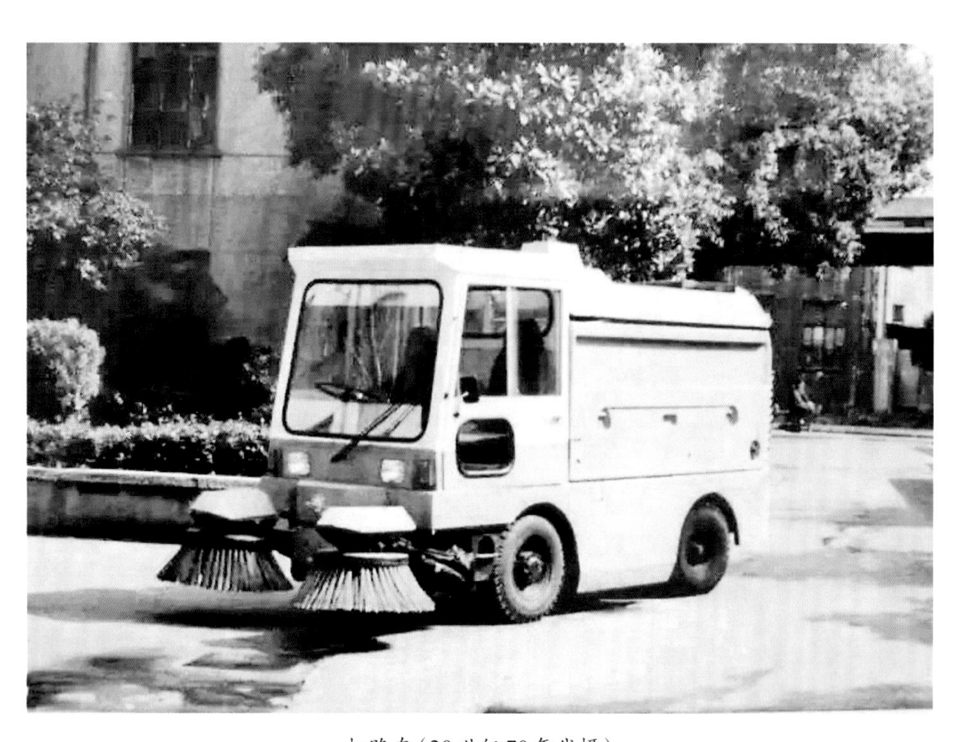

扫路车（20世纪70年代摄）

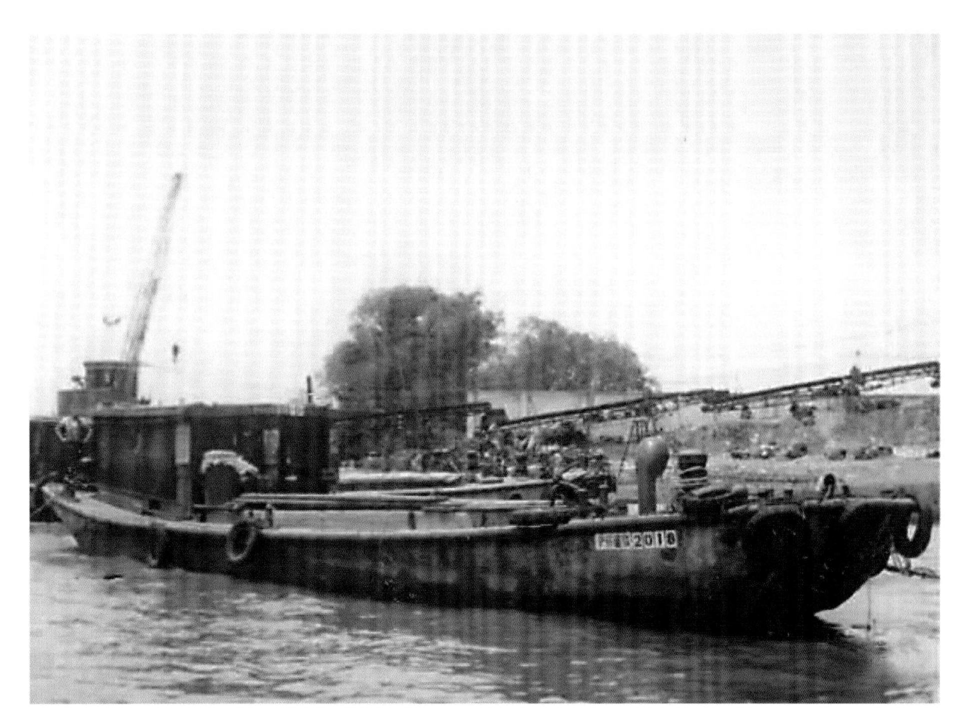

水泥驳船（20世纪70年代摄）

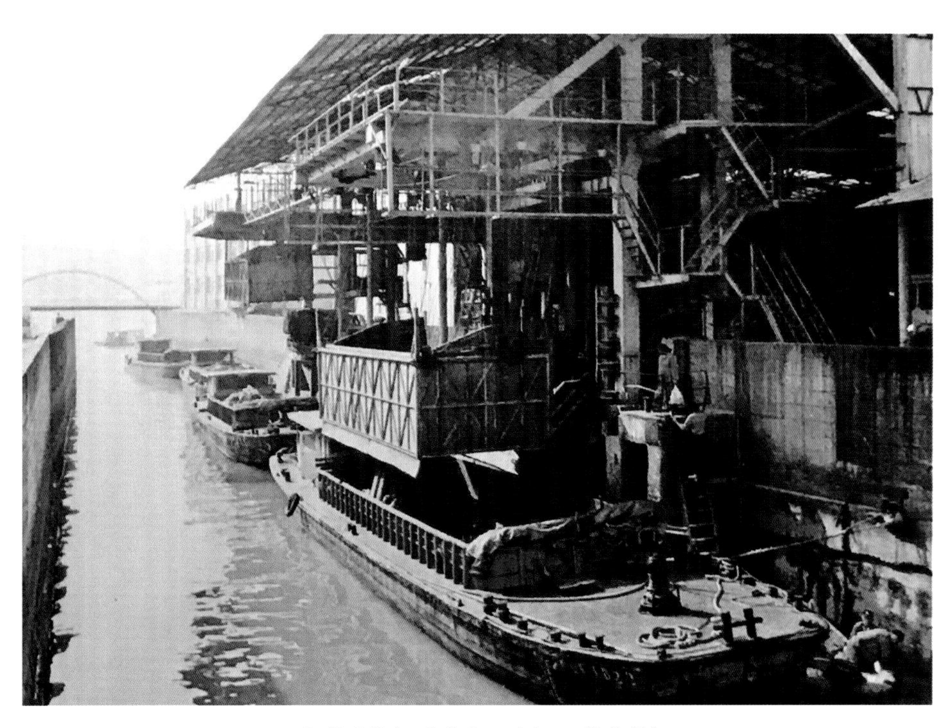

九龙路垃圾码头（20世纪80年代摄）

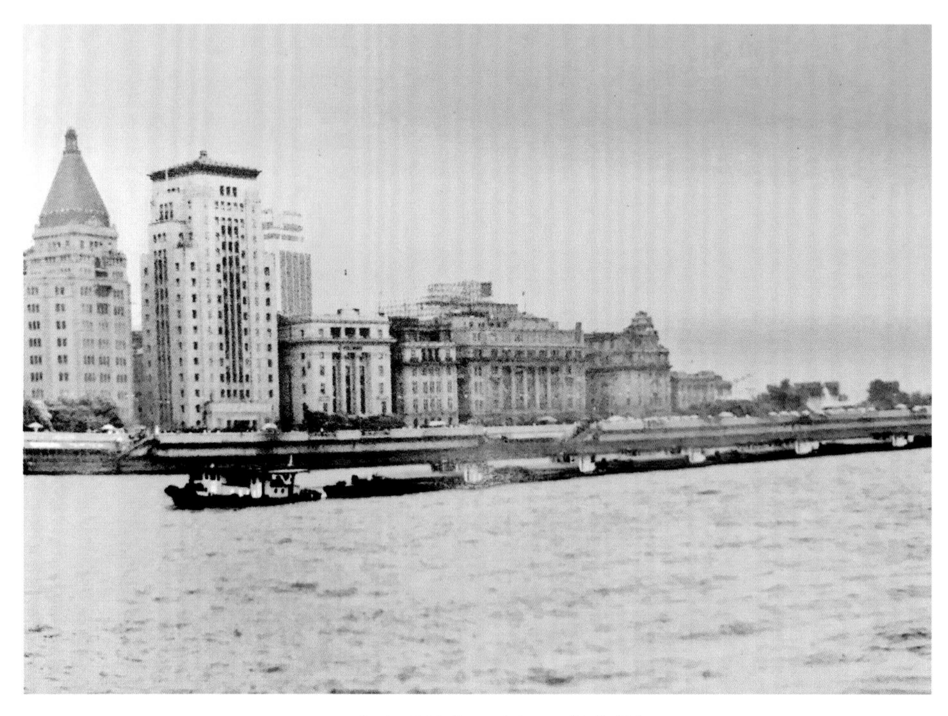

环卫水上运输（20世纪90年代摄）

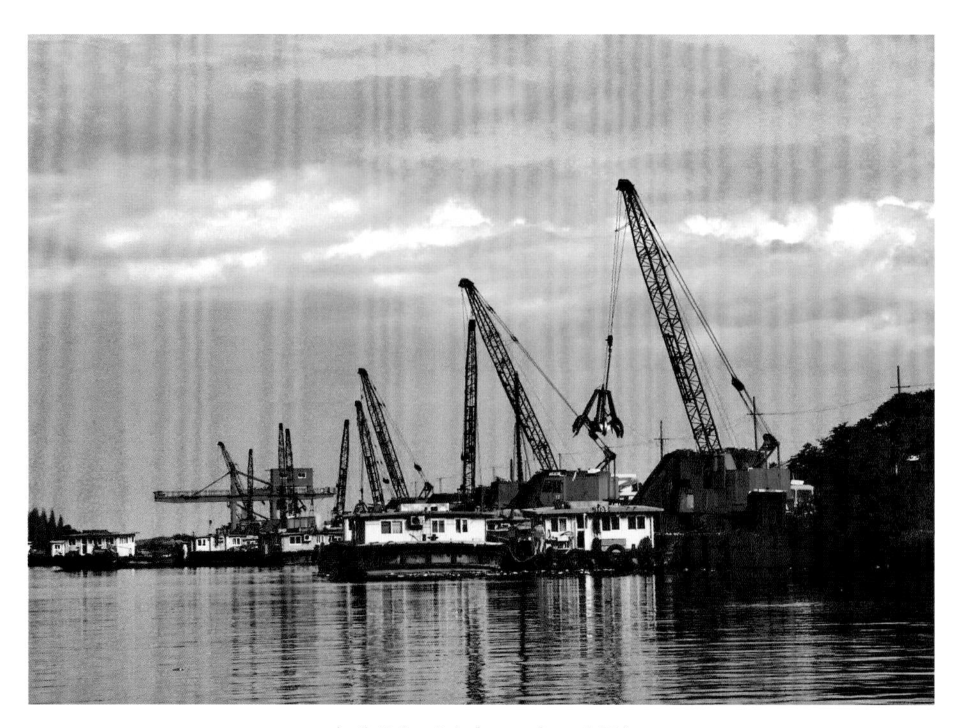

老港垃圾码头（2000年4月摄）

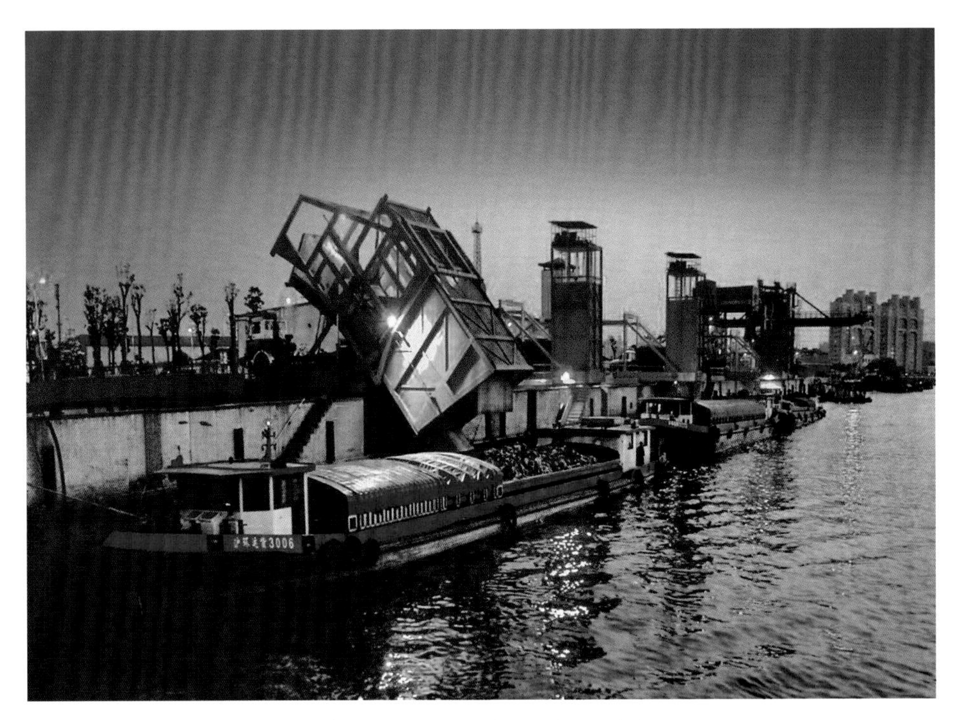

虎林路垃圾码头（2001年3月摄）

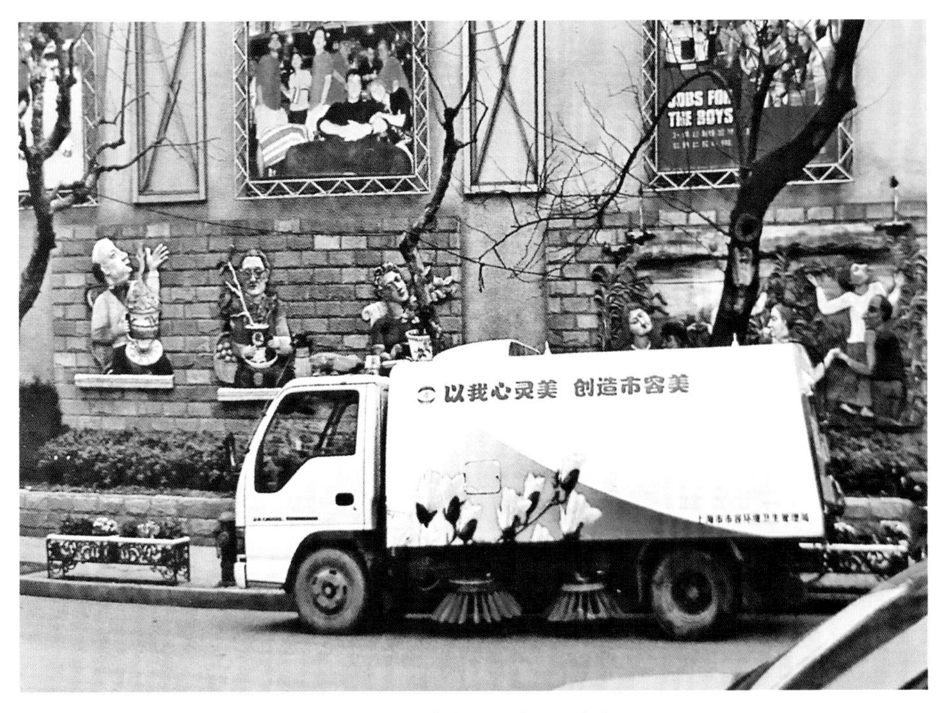

4吨扫路车（2002年1月摄）

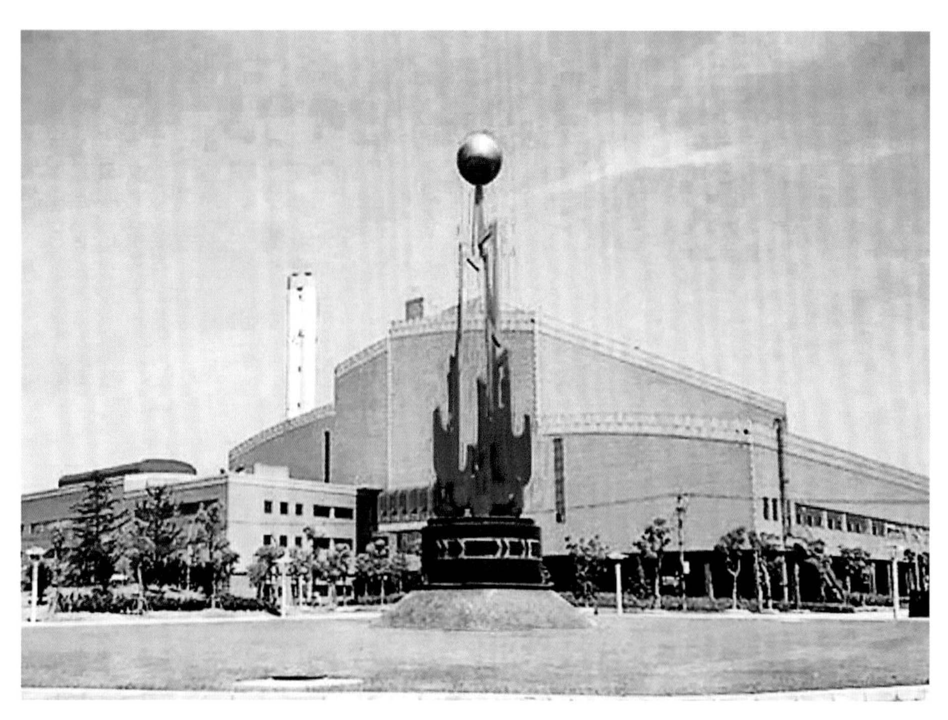

上海江桥生活垃圾焚烧厂(2003年12月摄)

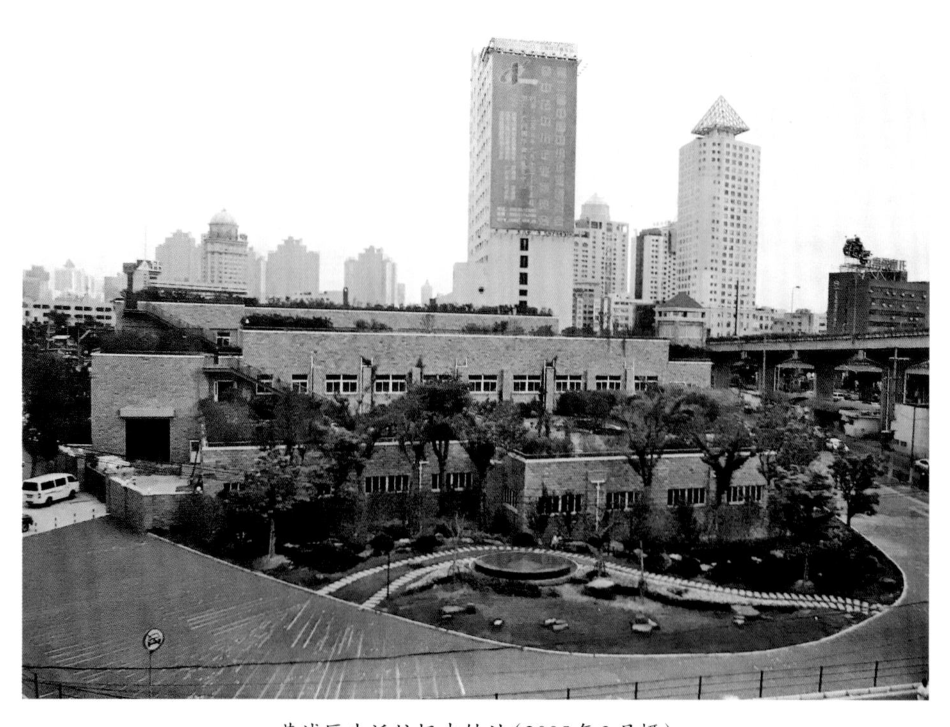

黄浦区生活垃圾中转站(2005年3月摄)

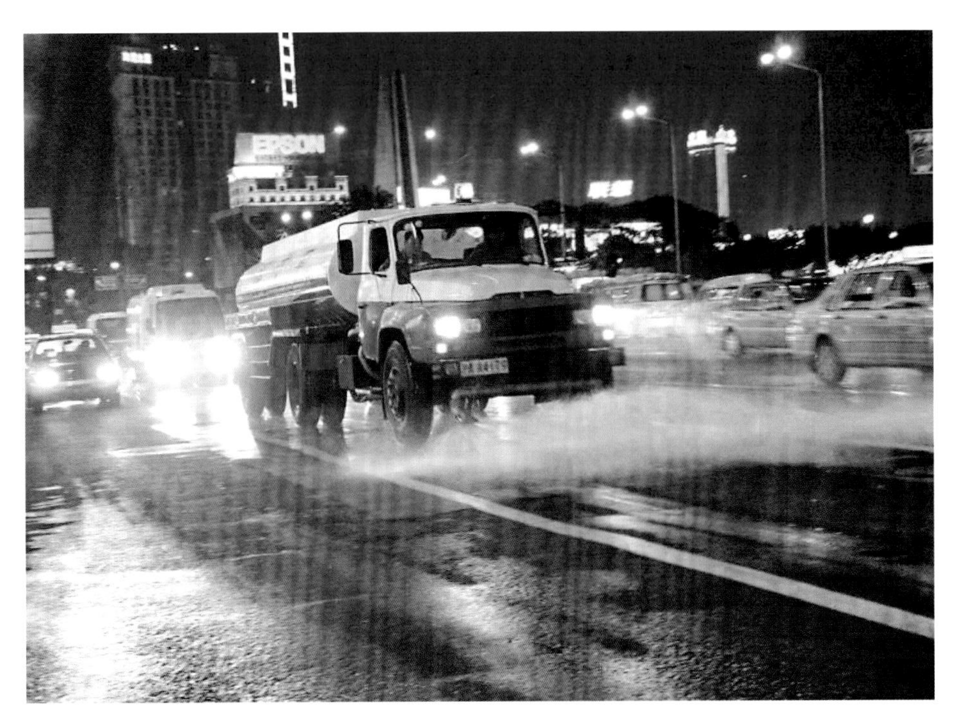

道路冲洗保洁（2005年7月摄）

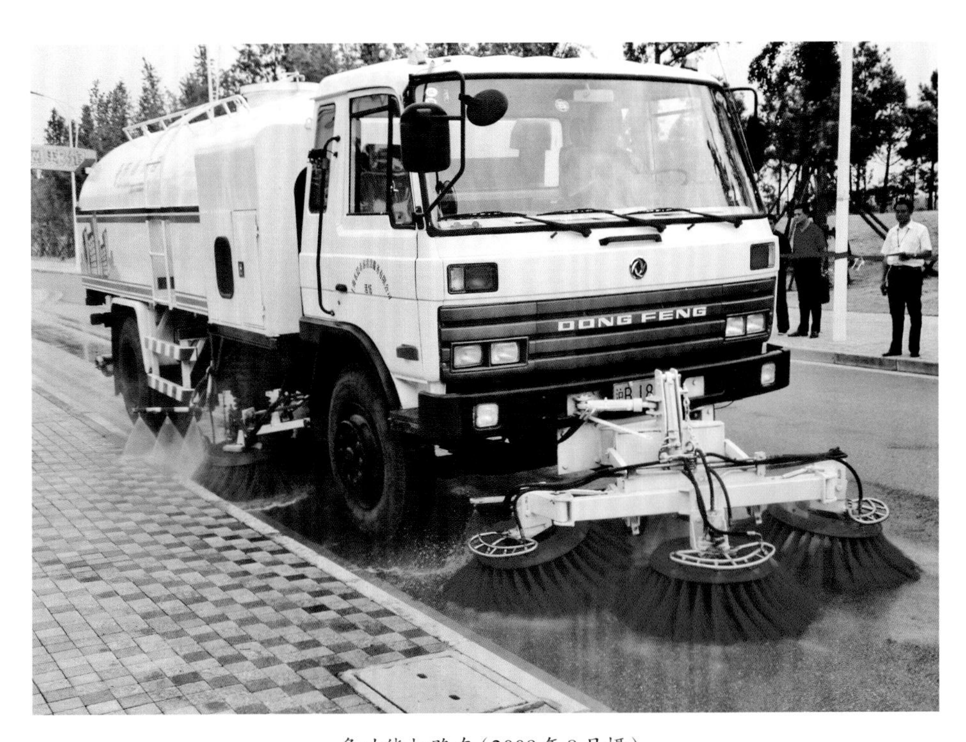

多功能扫路车（2009年8月摄）

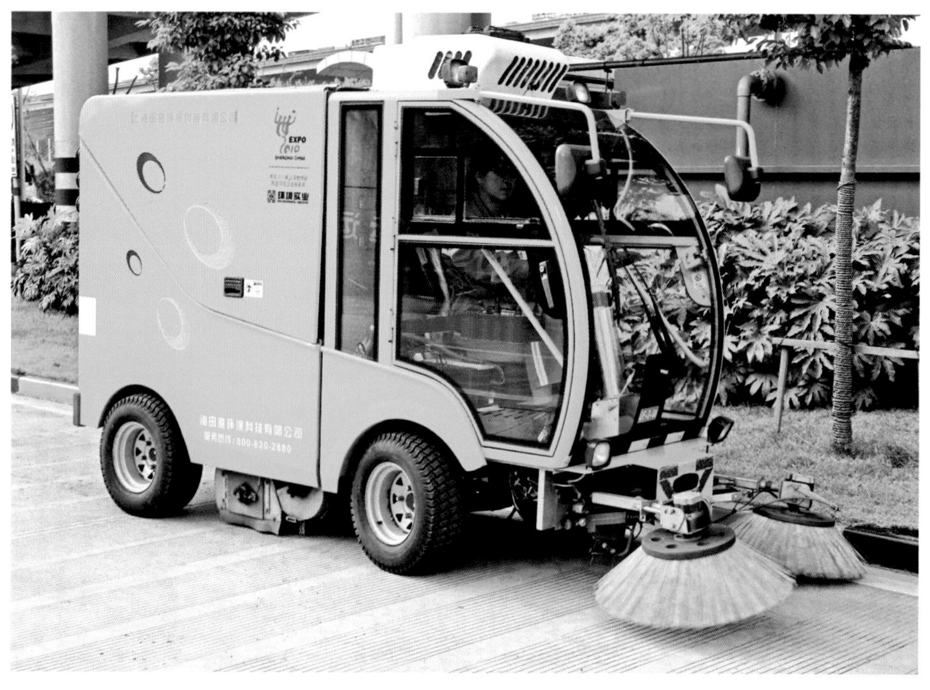

小型扫路车(2010年1月摄)

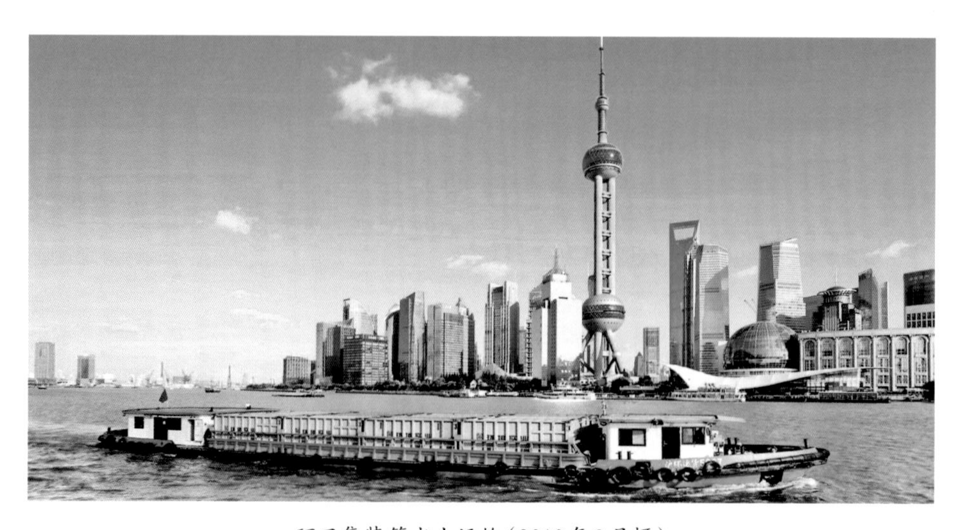

环卫集装箱水上运输(2010年9月摄)

景观灯光

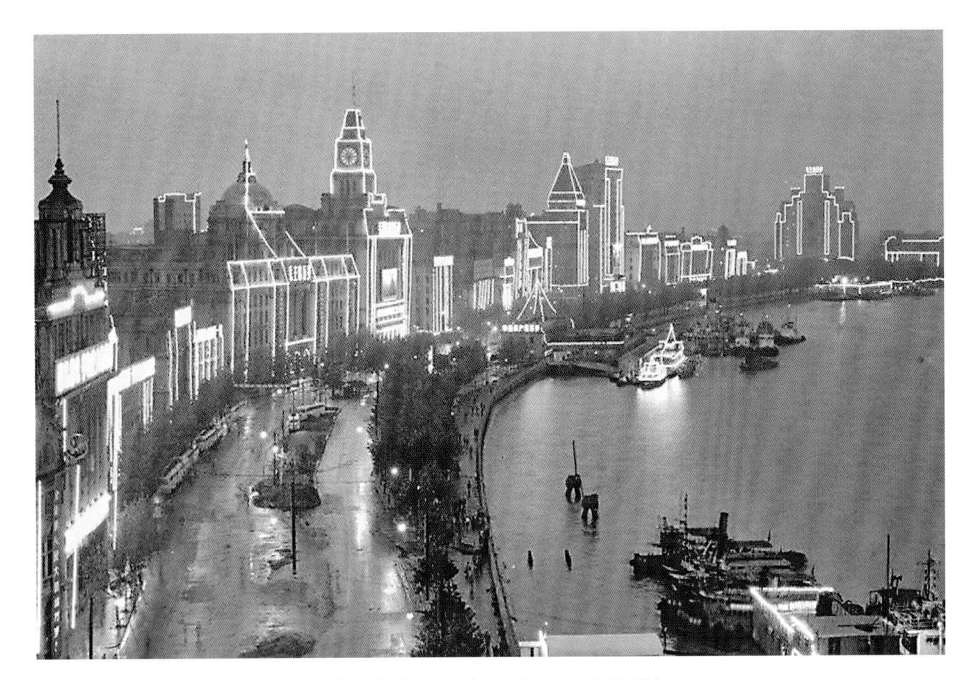

外滩夜景灯光(20世纪80年代摄)

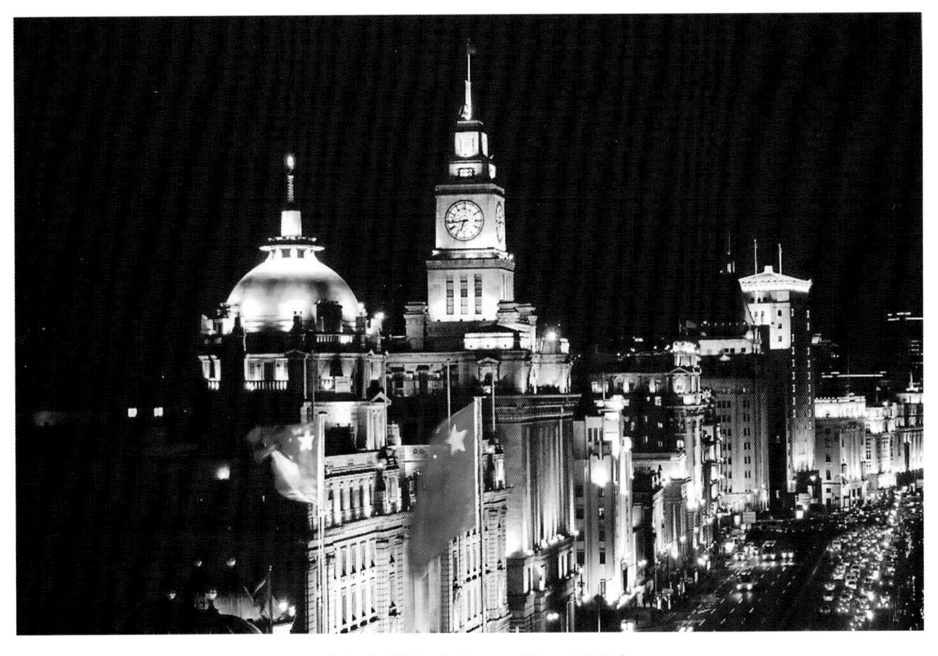

外滩夜景灯光(1989年10月摄)

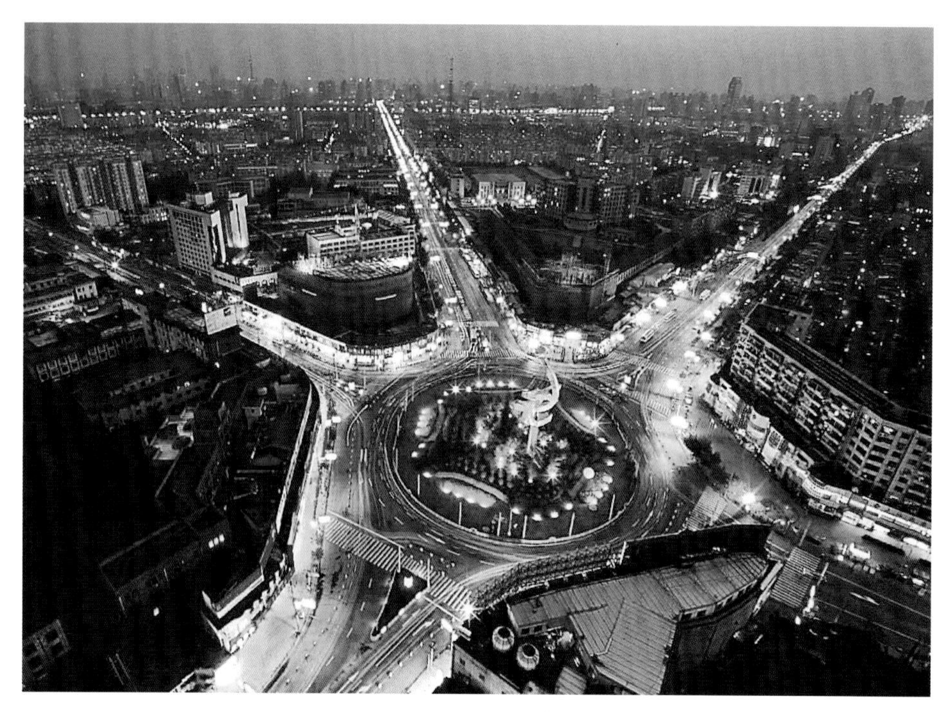

五角场环岛景观灯光(1997年7月摄)

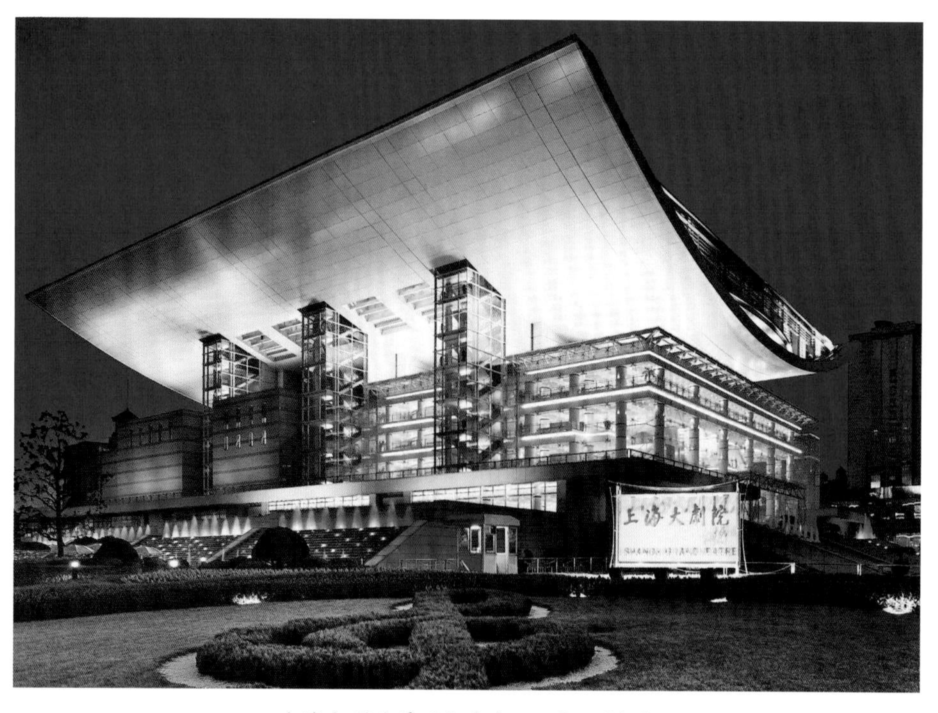

上海大剧院景观灯光(1998年1月摄)

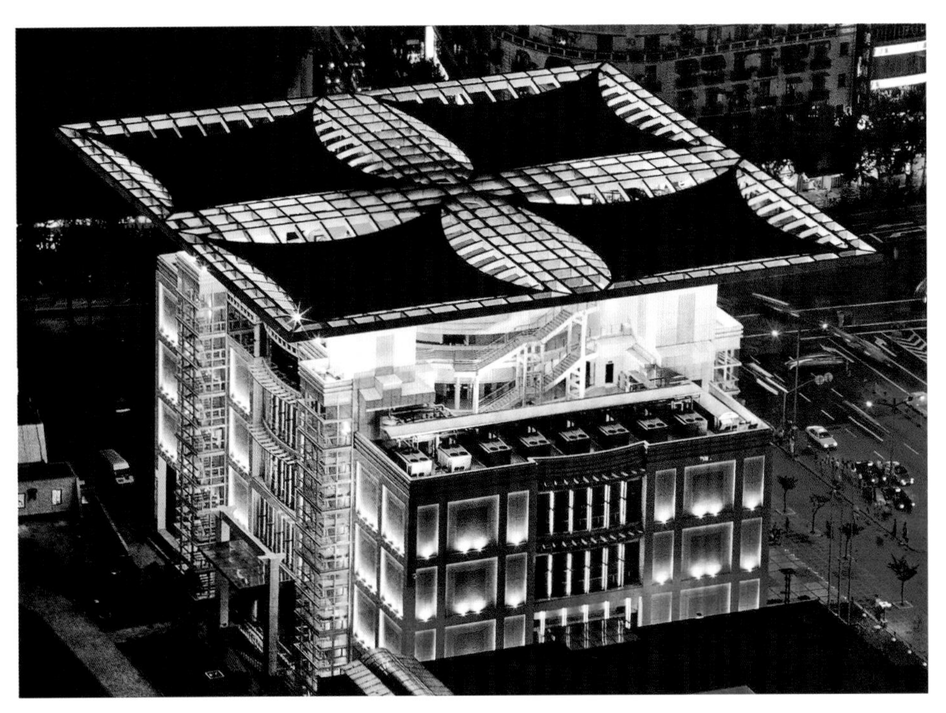

上海城市规划展示馆景观灯光(2000年1月摄)

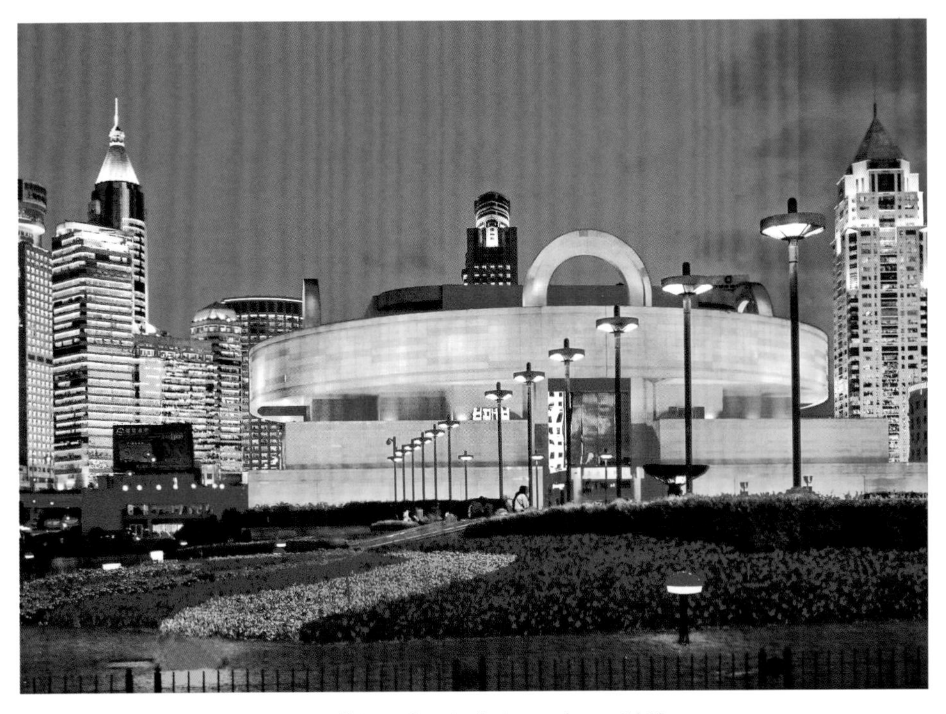

上海博物馆景观灯光(2002年11月摄)

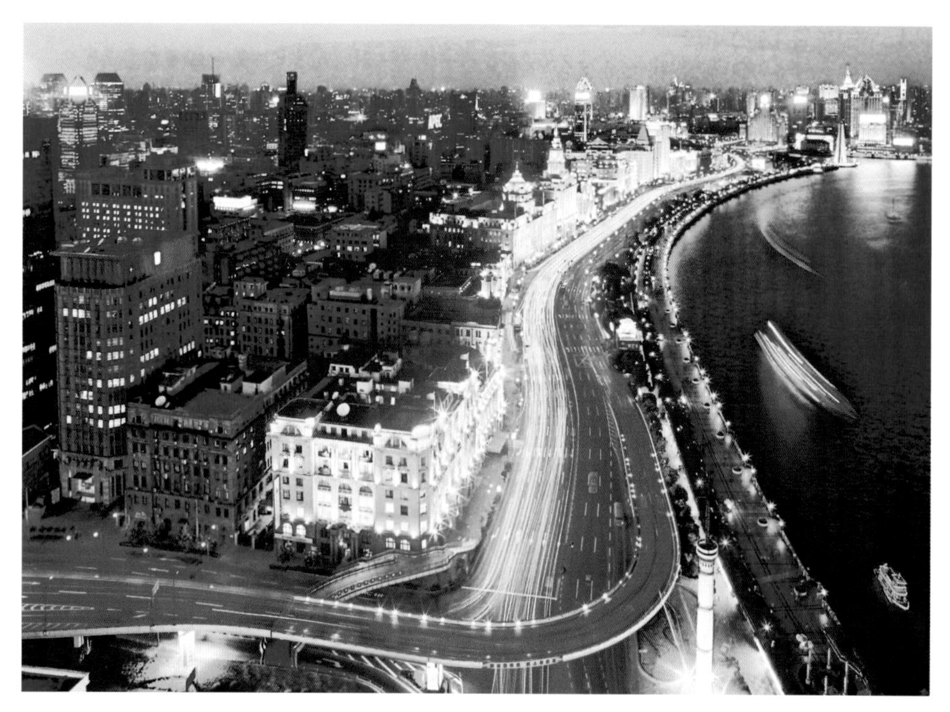

外滩亚洲“第一弯”景观灯光（2002年11月摄）

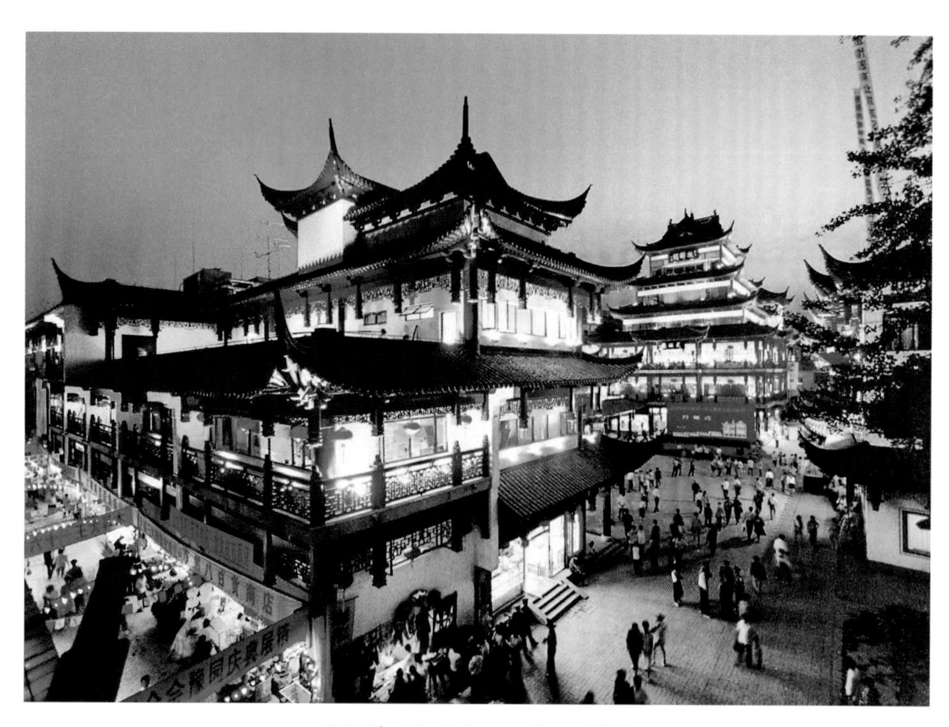

豫园景观灯光（2002年11月摄）

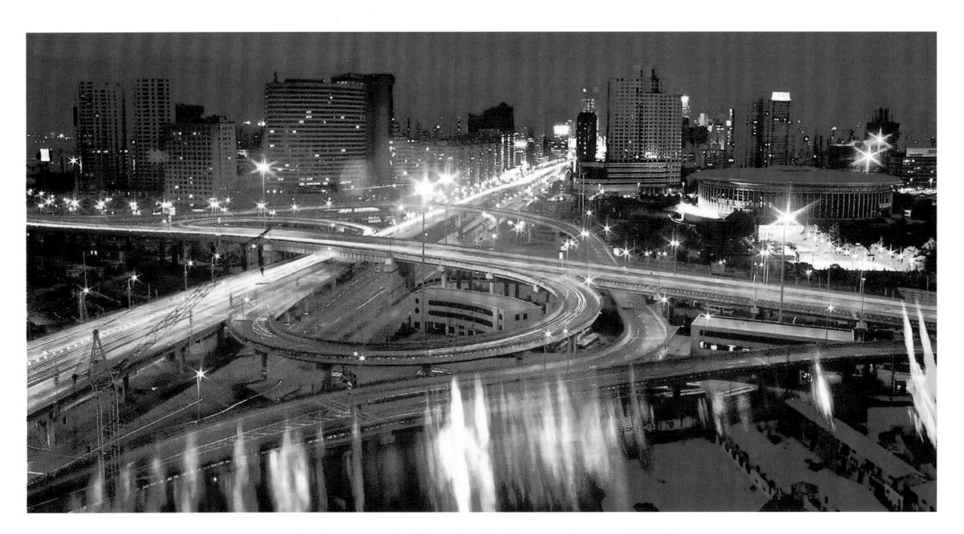

徐家汇立交景观灯光（2002年12月摄）

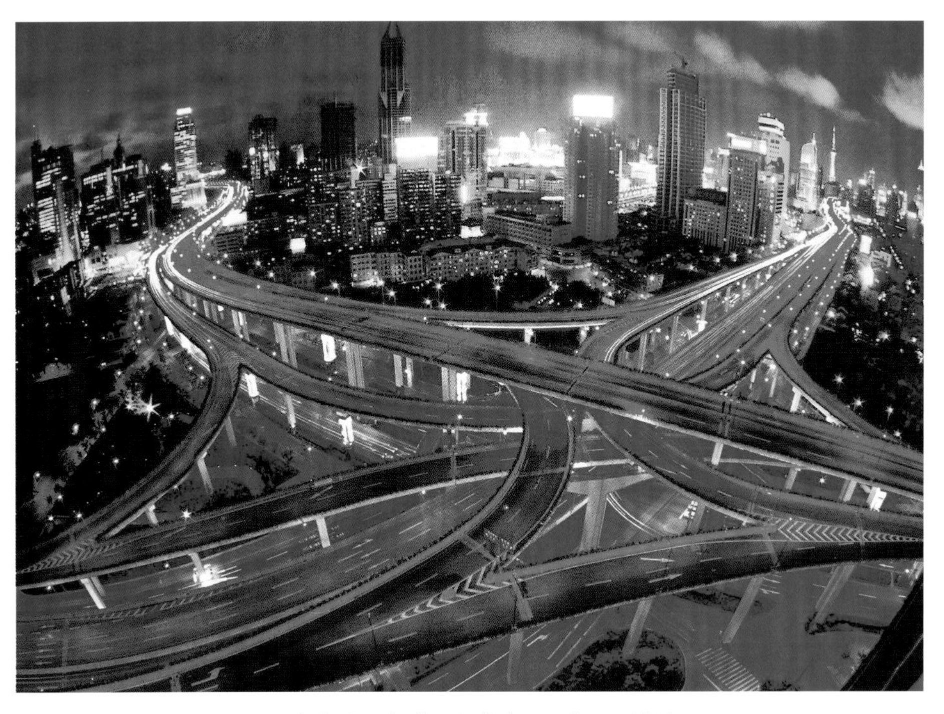

延安东路立交景观灯光（2002年12月摄）

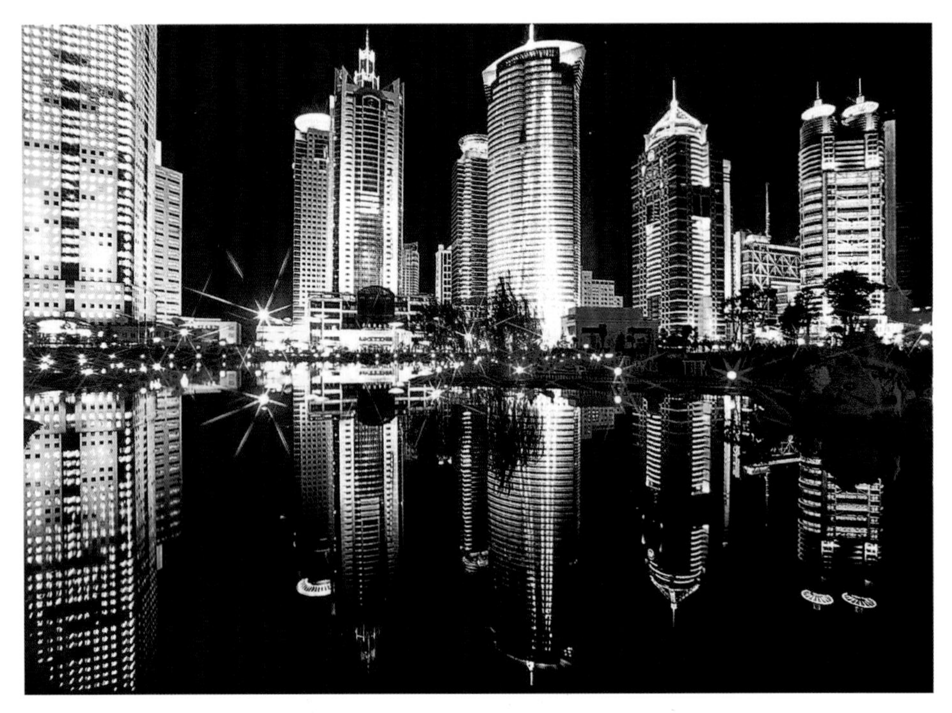

陆家嘴中心绿地景观灯光(2003年1月摄)

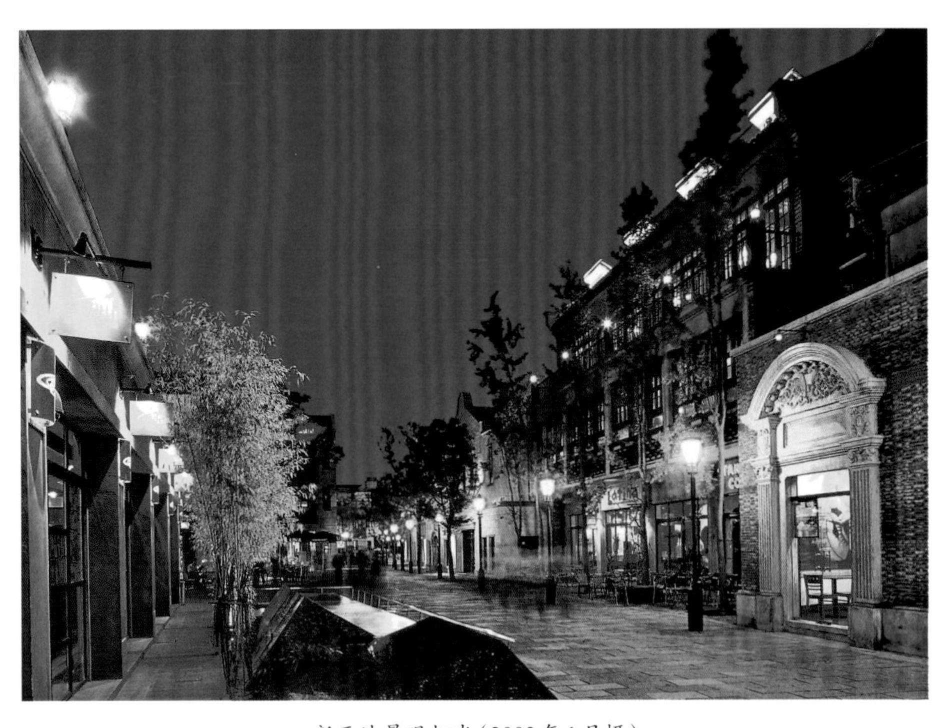

新天地景观灯光(2003年1月摄)

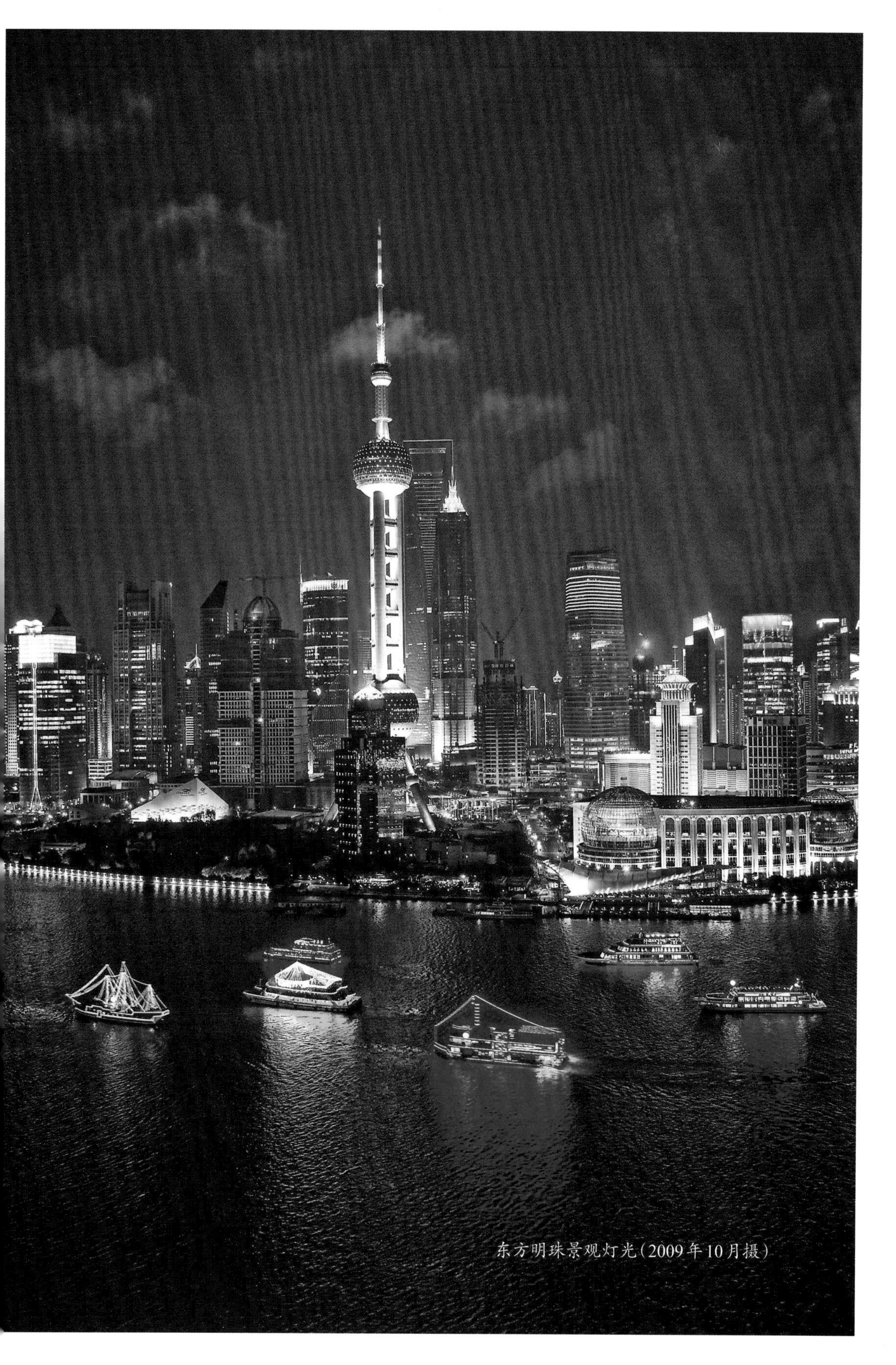
东方明珠景观灯光(2009年10月摄)

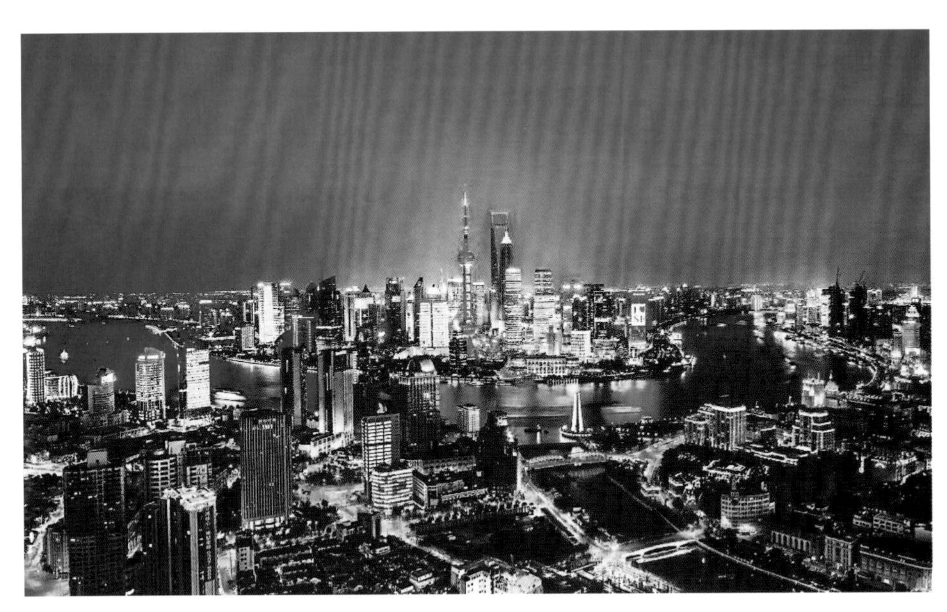

外滩夜景灯光(2010年9月摄)

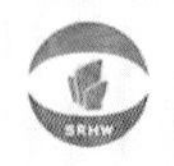

整洁村

上海市市容环境卫生管理局
二○○六年十二月

整洁村
（示范）

上海市绿化和市容管理局
二○一○年二月

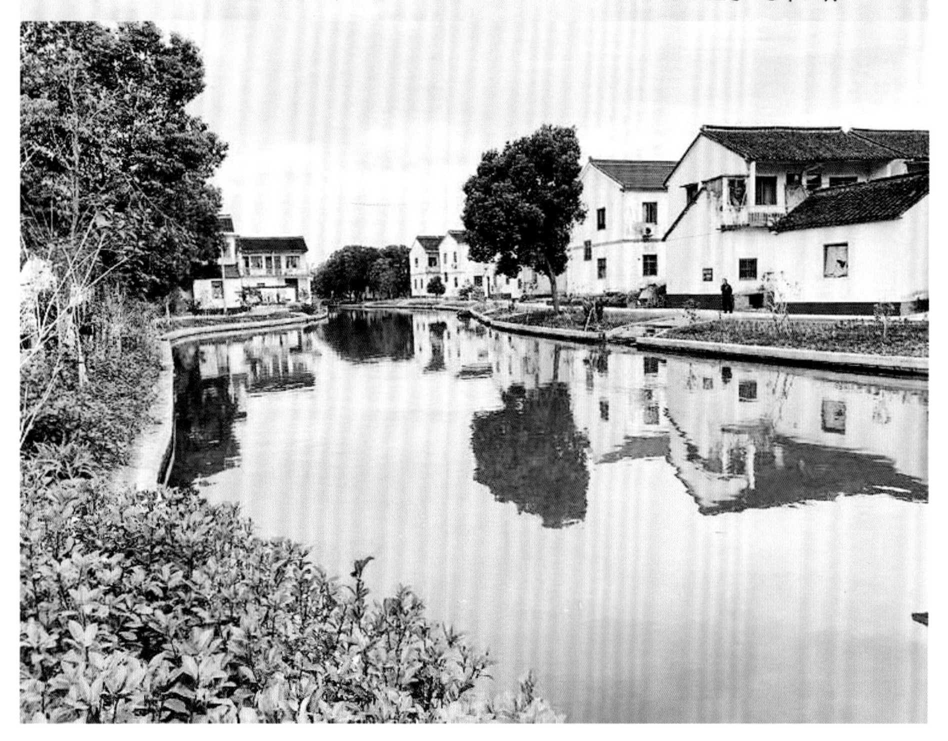

2010年上海郊区农村村容环境建设实效

编　委　会

序　言

上海市绿化和市容管理局(上海市林业局、上海市城市管理行政执法局)于2008年10月上海市政府机构改革时设立,主管全市园林绿化、市容环境卫生、林业(野生动植物保护)和城管执法工作。其机构前身历经园林局、农业局、环卫局、绿化局、农林局、绿化局(林业局)、市容环卫局(城管执法局)。绿化市容事业的发展演变,与城市发展密不可分。

1978—2010年间,上海城市绿化从慢到快、从少到多,从数量积累到质量提升的跨越式发展,展示了城市旧貌换新颜,市容市貌越来越靓丽,城乡环境越来越整洁的历史性飞跃。20世纪70年代末至80年代,上海绿化市容事业处于筑基和探索阶段。改革开放伊始,上海参照国际大城市的发展模式,探索适应自身特点的绿化市容发展之路。环卫"四清"工种作业标准化、规范化全面实施,生活垃圾袋装化收集在煤气化区域得到较快推行。1987年起,市郊10个区县积极组织开展以农田林网、骨干道路和河道绿化、镇区村庄绿化为主要内容的平原绿化达标活动,为全市绿化林业大发展奠定了初步的基础。

1991—2000年,绿化市容事业进入快速发展阶段。1994年被上海市政府确定为环境保护年、城市绿化年。外环线环城绿带、世纪公园等一大批绿化林业项目启动建设,郊区林业产业得到长足发展。环卫作业逐渐摆脱简易、原始的形象,管理体制进一步理顺,生活垃圾收集、运输、处置列入"八五"科技攻关项目,基础设施和收运体系都发生了重大变化。整个绿化林业、市容环卫行业各方面都取得了一系列突破,赢得了快速发展。

进入21世纪,绿化市容事业迈入综合集成、全面发展的阶段。上海成功创建为国家园林城市。园林绿化和环卫行业实施了以“管养分开、政企分开”为主要内容的综合改革,园林集团、环境集团、环境实业等企业先后转制脱钩进入国资委系统,成为各自领域的骨干企业。2008年底新局组建,政府职能进一步转变,管理进一步规范,公共服务能力进一步提升。在迎世博600天环境建设和整治中,建成了一大批事关市民百姓生活、事关行业发展长远大计的重大项目,城市市容和生态环境达到阶段性的新高度。记录33年改革发展历程的《上海市志·绿化市容分志(1978—2010)》已于2020年底出版发行。在此基础上,对园林绿化、林业(野生动植物保护)、市容环卫三个条线的内容进行充实和调整,编辑成3本专辑,供各自领域的同行及管理者研究和参考。

陶　渊

2021年6月

前　言

《上海市容环卫改革发展概况（1978—2010）》即将付梓，作为编者，内心深感欣慰。

本书是在上海市第二轮方志《上海市志·绿化市容分志（1978—2010）》编纂工作基础上，经过相关资料的汇编整合而成。全书共有十二章，前八章是专业主体部分，主要内容有市容环境管理、景观管理、生活垃圾管理、其他废弃物管理、城市环境卫生保洁、水域环境卫生管理、农村环境卫生管理、设施装备；后四章是支撑、引领、推进行业发展过程中，与之相配套的系列框架，主要内容有法规与规划、科技与信息化、宣传与教育以及队伍发展概况。本书约三十万字，并附有时代烙印的史料图片，形象反映了行业在改革发展的道路上，如何积小步，不停步，几年跨出一大步，从而实现跨越式变化的过程。本书出版后，相信业内相关专业人员、年轻员工，以及社会上关注行业发展的有关人士，通过阅读本书，对市容环卫行业改革开放30多年的发展历程可以做到比较完整的了解。

时光荏苒，岁月峥嵘。在编写《上海市容环卫改革发展概况（1978—2010）》过程中，也是对行业30多年沧桑巨变的回眸过程，同时作为行业的老职工，目睹、历经和感受到：有行业人解放思想、更新观念、脚踏实地、一步一个脚印前进，实现了行业从量变到质变的跨越，市容景观越来越靓丽，市容环境整洁有序，展示了城市旧貌换新颜；有行业人上下求索，渐知渐行，树立科技领先理念，坚持科技攻关，使行业的基础设施和作业装备都发生了重大变化，城市废弃物处置处理建立起源头减量、资源利用、处置处理无害化体系；有行业人清洁城市，造福百姓,尽责爱岗的敬业精神;有自豪于先进技术装备的更新换代,努力提升行业公共服务能力,实现提高环境卫生水平,改善人居环境,“城市,让生活更美好”的愿望……

编写《上海市容环卫改革发展概况(1978—2010)》一书,也是对行业30多年走过历程的回顾和总结,既可以带领我们走进历史,看到行业的发展变化,也可以从当今的行业建设需要中汲取历史的业绩营养,并为以后的发展提供借鉴。如果本书籍的史实资料能使更多人了解、认识和支持市容环卫行业,并将建设好城市市容环境作为我们每一个人的责任,这就是我们编写此书价值和意义的最好体现。

最后,对编写过程中给予我们帮助的同仁一并表示衷心的谢意!

目　录

综 述

1978年,上海市容环卫行业人才匮乏,环卫作业装备和设施落后,城市马路边堆放的生活垃圾、建筑渣土随处可见,环卫公共设施配置不足,街巷里弄的窨井粪便冒溢,群众上厕难的矛盾突出,沿街集市跨门营业,小摊小贩占道经营现象普遍。1983年,市环卫局建立,负责统一管理全市环境卫生工作。1986年,市交通市容委办公室成立,负责全市市容管理相关工作。1989年5月1日,《上海市环境卫生管理条例》实施,市容环卫工作走上依法管理轨道。同年10月1日,外滩"万国建筑"泛光照明,使原本黑沉沉的夜上海亮了起来。同年年底,上海最大的垃圾处置设施——老港垃圾处置基地一期工程竣工,投入试运行,为城市生活垃圾由分散堆放逐步过渡到集中处置创造了条件,有效缓解了市区垃圾出路难的困境。1996年9月,《上海环卫系统"九五"改革发展纲要》出台,市容环境卫生管理工作开始由狭义的内部专业管理逐渐向全社会、全方位的社会管理转变。一系列市容环境达标竞赛和创建工作引入了社会公众参与,形成管理合力,社会单位和个体人员成为市容环境责任、利益、荣誉的共同体。环卫设施建设和设备更新换代在20世纪90年代加快步伐,特别是现代化大型环卫设施和新型装备投入运行,改变了原来落后的环卫作业方式,环卫公共服务设施配置上了一个新台阶,布局更趋合理,弥补了历史上的不足。市区主要道路两侧建筑实施外墙清洗,外滩万国建筑泛光照明,加之南京东路霓虹灯的充实,上海市容环境面貌越来越靓丽。

2002年,上海"申博"成功,根据城市建设对市容环境建设的要求,市容环卫行业确立了大市容、大环境、大卫生和全过程、全社会、全行业的“三大”“三全”管理思路,行业作业范围都有拓展和延伸。政府、企业、社会共同参与市容环境建设,市容市貌越来越靓丽,环境卫生水平不断提高。2009年6月19日,市人大常委会公告第2号公布《关于本市促进和保障世博会筹备和举办工作的决定》,市政府根据该决定,专门就涉及市容环境内容制定、修订了一批支持、保障和服务世博的规章和通告,市绿化市容局相应细化制定了一些规范性文件,强化了中国2010年上海世博会举办期间全市市容环境卫生面貌保持良好的状态。2010年上海世博会举办期间,全市市容环境卫生工作保障有力,主要道路、景观区域的乱设摊现象得到遏制,黄浦江两岸激光水幕灯光秀、高层商办楼的内光外透和商业街的橱窗透亮,使上海的夜晚真正从亮起来到美起来。中心城区成片达到“平面整洁、立面亮丽、空间美观”的效果。

2011年,上海市质协用户评价中心发布的《2010年下半年市市容环境卫生状况社会公众满意度评议报告》显示,市市容环境卫生公众满意度为80.07分,总体评价首次进入良好区域。

一

市容市貌是城市的面孔,与城市建设和发展息息相连……

改革开放初期,上海市容环境脏乱差,人口快速递增,沿街集市扩展,小摊小贩占道经营等现象普遍。1979年开始,上海连续3年在市区范围内大规模开展了“三整顿”工作(即整顿马路、整顿交通、整顿市容),经各方齐心努力,有230余条马路恢复了道路整洁和交通畅通。1988年,上海市人民政府把清理设摊占路首次列入为民办实事工作项目之一,在400多条通行公交车辆的道路上,拆除固定、半固定占路摊棚5 000多处,撤销露天菜场及农贸交易点79个,清理出占用道路面积60余万平方米,疏通恢复了100多条(段)道路的交通功能,市中心主要街道的市容环境得到切实改善,为“还路于民”打了一场漂亮的战役。1989年,市长朱镕基在布置迎国庆40周年相关工作时,在一份文件上批示:“上海要成为国际化大都市,必须使城市夜晚明亮起来。”经市政府协调及相关职能部门的共同努力,国庆节前夕,外滩部分建筑群晶莹剔透的泛光照明,南京东路商业街繁花似锦的霓虹灯店招店牌,以及立杆式灯箱广告璀璨明亮的灯饰,使上海的夜晚亮起来了。

1990年9月15日，为改善市容环境面貌，市政府发布《禁止乱吐痰、乱扔杂物、乱招贴、乱堆物、乱搭建、乱设摊(以下简称“六乱”)的通告》，“六乱”治理工作在各区、街道镇展开，中心城区沿街马路以及沪杭、沪宁铁路上海段、明珠线等沿线拆除了大量违章搭建的棚舍，整治了屋顶垃圾，消除了一大批卫生死角。至当年年底，全市有97条道路(总长133千米)成为市级文明街，在净化、绿化、美化市容环境方面都达到了比较好的水平，上海首次被评为全国“十佳”卫生城市。1993年上半年，首届东亚运动会在上海举办，其间，主要道路基本达到无“六乱”现象。随着上海开展市容环境卫生红旗街镇评选活动，市容环境卫生门前责任制深入街巷里弄的单位和居民，大家共同承担起门前市容环境卫生的保洁责任。1995年，上海市荣获全国卫生城市先进第三名。市容环境的整洁也提升了对市容景观的美化要求。1996年开始，上海加快了景观灯光建设步伐。至2000年，覆盖市中心11个区“浦江映辉”“星光灿烂”“窗口形象”三个主题的标志性景观灯光相继亮灯，外滩、人民广场、徐家汇等有条件的建筑都用景观灯光进行装饰，一条全长100多千米的景观灯光“环线”诞生。中外宾客到上海看夜景成为上海旅游的一张名片。

2001年，根据市委、市政府关于市容环境卫生综合整治“连点成线、连线成块、连块成片”的要求，在迎接APEC会议市容环境综合整治中，有7.8万余处的乱设摊、亭、棚和925处跨门营业得到整治，外滩、陆家嘴区域浦江两岸影响建筑形态和市容景观的12块广告牌被清理。2002—2003年，人民广场周边及延安路高架两侧的户外广告通过拆除一批、调整一批、提高一批的整治，在设施安全性、视觉效果、避免相互遮挡和与周边景观相协调等方面都有明显改善。为保持整治后良好的市容环境质量，从2003年开始，上海开展市容环境卫生示范区域、规范区域、达标区域创建活动，全市运渣运浆、环卫作业、公交、出租、市级机关等车辆的车容车貌，作为流动的市容景观同步列入创建板块中，上海市容环境面貌整体提升，车辆的“滴(水)、漏(油)、扬(灰)、冒(黑烟)”现象大有改善。2004—2005年，上海开展对79条交通干道和重点地区市容环境综合整治工作，加强乱张贴“黑色广告”污染治理，以“十路十景”“百路工程”“美化一条街”的形式创建一批景观特色化中小道路，城市道路和建筑立面更加美观。2006年，市容环境建设立足承办中国2010年上海世博会,为了体现“城市,让生活更美好”的总体要求,上海市政府发布《关于本市中心城区综合整治乱设摊工作实施方案(2006—2008)的通知》,对乱设摊治理按照整治区域和疏堵结合的原则划分严禁、严控、控制三类区域,实施“区域化差别管理”的整治措施,取得明显成效。2008年7月,市政府办公厅发布《迎世博600天行动计划纲要》,全市市容环境综合整治扎实推进,市中心重点路段整洁、门前有序、立面干净,重点水域“面清、岸洁”。2009年,市政府专门就涉及市容环境内容发布一批世博市容环境卫生保障和服务世博的规章和通告,当年拆除内环高架、南北高架两侧建(构)筑物上的各类破旧、设置过时、有碍观瞻的户外广告共计达3.5万余块,使上海户外广告设置达到总量控制、安全保障、结构简洁,形态明显改善,与周边市容环境相协调的要求。上海79条(段)道路两侧和主要景观区域内的89%建(构)筑物外立面持续保持洁净,中心城区主要道路、景观区域成片达到“平面整洁、立面亮丽、空间美观”的效果。

二

环卫工作是城市运行的重要组成部分,联系着城市的千家万户……

改革开放初期,上海环卫行业还是一个设施设备和技能水平相对落后、专业人才严重匮乏、各项工作比较滞后的行业。1983年,上海市环境卫生管理局恢复建立后,按专项管理的需要和组织专业生产的原则,先后组建了环卫水域、渣土处置、废弃物处置、环卫水陆运输、环卫市容监察等专业管理部门。各区县相继建立了环境卫生管理局,街道镇建立了环境卫生管理所。全市构架起纵横相连的环卫行政管理框架。1989年5月1日《上海市环境卫生管理条例》实施,确立了环卫工作依法行政的社会地位。同年,启动上海郊县环卫专业规划编制工作,纳入区县城镇发展总体规划,郊县陆续建立环境卫生管理所,市、区县、街道镇环境卫生三级管理体系日趋完善。

为缓解市区垃圾、粪便出路难问题,市政府增加了环卫事业的资金投入,1989年年底完成了老港垃圾处置基地一期建设,日处置垃圾3 000吨,上海生活垃圾实现集中处置。郊县建造了储量为10万吨的厌氧发酵储粪池,为粪便清除、中转、储存、处理提供了条件。环卫“五小”(公共厕所、倒粪站、小便池、化粪池、露天垃圾堆点)设施的改造、新建速度加快,新建的“二合一”(倒粪站与小便池或垃圾箱连建一起)和“三合一”(倒粪站与小便池、垃圾箱连建一起)倒粪站配置,方便居民使用,新建的倒粪站附设整天可供居民倾倒痰盂粪便的小倒口,居民称赞“政府为老百姓办了一件实事、好事”。1990—1995 年,上海连续 6 年把新建公厕列入市政府实事项目,新建的公厕基本达到分门单间,使用独立式便器,这是上海公厕建设史上资金投资最多、建设数量最多的时期,不仅使市区“上厕难”矛盾得到缓解,同时,公厕建设也从过去的“解困型”向“舒适型”发展,从数量、质量、卫生水平上都上了一个台阶。

1996 年后,根据《上海市环境卫生“九五”计划》的主要目标,上海逐步建立集垃圾(粪便)收集、运输、中转、处置(处理)等各个环节相互配套、性能优良的环卫设施转运体系。1996 年,老港垃圾处置基地完成二期扩建,日处理垃圾达 6 000 吨,高峰期间达到约 9 000 吨,承担上海市区约 70%的生活垃圾处置任务,城市生活垃圾基本做到日产日清。改建、扩建、新建了会馆街、龙水路、闵吴路等一批环卫专用码头,使原本简陋、落后的环卫基础设施面貌有所改善,同时,环卫机械化作业能力有所提高,有效减少了垃圾收运过程中对周边环境的污染。同年,上海首座小型压缩式生活垃圾收集站试运行,垃圾收运中转实现了集装箱机械密闭的方式,并在新建住宅小区逐步推广普及,改变了以往垃圾收集运输中洒落飞扬、污水滴漏现象。环卫作业装备通过更新和改造,垃圾、粪便的运输封闭率得到提高。水上运输大吨位机动船逐步替代了小吨位传统驳船,360 吨以上新型集装箱运输船还配备有 GPS 定位导航系统等,环卫水运船舶数量下降,运能大幅度提高。1998 年开始,上海大力推行城市生活垃圾减量化、资源化、无害化,首先在党政机关、大中小学校、社区、东方书报亭、超市等试行开展以废玻璃、废电池为突破口的垃圾源头分类工作。当年,回收废玻璃 120.22 吨,回收废电池 21 万节(约 5 吨)。2000 年,市区有 20%的居住小区推行生活垃圾分类收集试点。环卫部门在部分公共场所及道路上设置了组合式的分类收集废物箱,每组废物箱都贴(印)有明显的分类标志。农村粪管改厕工作有序推进,城镇、乡村机关、学校等单位厕所普及水冲式厕所,卫生文明村、镇的公共厕所卫生合格率达 100%。

2001—2003 年,御桥、江桥生活垃圾焚烧厂相继建成投入运营,上海部分生活垃圾进入焚烧厂进行焚烧处置。至2005年,建成黄浦、杨浦、静安、崇明等区县生活垃圾中转站,取消了1 251个村级生活垃圾堆点和53座镇级生活垃圾简易处置场,生活垃圾中转、处置上了一个新的台阶。建立了一次性塑料饭盒管理、执法、回收利用和投诉处理网络,达到源头控制,回收利用率100%目标,上海“白色污染”治理取得明显效果。继续加快生活垃圾分类设施配置进程,建成运营的小压站有541座,减少了臭气和污水污染,改善了老百姓居住区的卫生环境。中心城区生活垃圾分类覆盖率超过70%,焚烧厂服务地区分类覆盖率超过90%。健全了城市环境卫生保洁系统,全市从事建(构)筑物清洗企业登记备案的约有600余家,使中心城区建(构)筑物清洗保洁保持常态。加强车辆清洗管理,内环线内马路无证洗车摊点得到有效遏制。环卫公厕2 359座,设置的等级、配套设施和使用功能进一步齐全和提高,公厕保洁坚持“以人为本”的服务理念,大部分实施了延时及对残疾人的无障碍服务,社会公厕开放数达1 281座,为路人如厕提供了方便。水域环境卫生管理范围延伸至长江口,填补了水上环境卫生管理的空白。环卫作业设备更新换代加快步伐,生活垃圾收运车辆基本采用车厢全密闭、具有防污水滴漏装置的压缩式垃圾车。餐厨垃圾收运采用具有固液分离技术的车型。吸粪车达到低转速、低噪声、高真空度的先进装备性能。道路清洗实现高压力、小流量的清洗车。上海郊县卫生厕所建造普及率达94.12%,初步建成农村生活垃圾户集、村收、镇运、区处置系统,农民居住环境得到改善。

2006年,环境卫生工作立足上海承办2010年世博会,体现“城市,让生活更美好”的总体要求,完善废弃物收运和处置处理系统,提升环卫公共服务能力,体现城市整洁有序的环境卫生水平。至2010年,上海建成废弃物老港处置场四期工程、崇明(长兴)填埋场、嘉定及青浦综合处理厂等大型生活垃圾处置设施,生活垃圾无害化处理率从2005年的38%提高到85%。建成了市区生活垃圾内河集装化转运系统,实现了生活垃圾运输从散装到中转压缩、集装箱运输的转变。餐厨垃圾实现了单独收集和运输,落实了处置企业责任主体。推进建筑垃圾产生、收运、处置全过程信息化管理,实现处置流程可控,全市道路渣土堆积总量比例控制在0.5%以内的目标。闸北、虹口、普陀等区相继建成粪便预处理厂,中心城区粪便污水实现了间接纳管处理。全市生活垃圾分类居住区达4 718个,居民户数 305 万余户，企事业单位(办公场所)2 382 个，垃圾收集点 9 973 个。城市保洁构建起平面、立面、空间和移动面“四位一体”系统，维护了良好的公共环境卫生水平。世博园区外 1 000 米范围内和市区 90 条主要道路和 25 个景观区域全面实施 24 小时全天候保洁，机械冲洗率 100%，内环线以内范围，全面实施 16 小时保洁。全市有 11 515 条(段)道路保洁，实施了“夜间作业、白天保洁”，冲洗率达 80%以上。新型组合式的道路保洁方式，使市区部分公共广场、人行道达到“席地而坐”的洁净效果。主要景观道路废物箱配置实现全覆盖。南北高架、延安路、内环线高架、东方路、世纪大道两侧及世博园区、机场、火车站及大型公共活动场所的建(构)筑物外立面清洗保洁率达到 80%。规范机动车车容清洗保洁，倡导循环水、蒸汽、微水节能洗车。中心城区的公厕布局更趋合理，环卫公厕全部实行免费开放服务。加强水域保洁范围，黄浦江、苏州河沿线 169 个支流河口和 1 036 条段中小河道加强保洁力度，内环线以内市直管水域水面环境卫生保洁优良率达到 90%以上，内环线至中环线市直管水域水面保洁优良率达到 85%以上。建成黄浦江下游和长江口外高桥水域管理基地、苏州河泗港口和华漕地区无障碍漂浮物收集装置，加强水生植物治理，确保水域清洁。郊区全面推进“清洁家园”工程建设，完善了农村生活垃圾收集、转运、处置系统，切实改善了农村人居环境面貌。

第一章　市容环境管理

改革开放33年，市容环境管理实现了从平面到立体，从突击到常态，从整治到建设，从直管到发动社会公众齐参与，市容环境总体水平明显提高，市民切实感受到市容环境整洁靓丽的成果。

第一节　市容环卫责任区制度

1986年4月1日起，上海依据市政府《禁止随地吐痰、禁止乱扔杂物的通告》(以下简称《"两禁"通告》)《实行门前环境"三包"责任制管理的规定》(以下简称《"三包"规定》)，实行门前环境卫生"三包"责任制，即包市容卫生，经常保持环境的清洁卫生；包公共秩序，不乱堆物、乱设摊、乱停车、乱搭建；包绿化，保护树木花草不受损害。市区环卫管理部门按照《"三包"规定》，对沿街单位、商店(个体商户)进行相关内容的宣传、教育，依照市环卫局的要求，市容监察部门通过走上门和请进来等方式向沿街2万多家单位进行宣传，督促落实单位门前环境卫生责任制(以下简称"门责")，要求承担起门前市容环卫责任，保持干净整洁。同时对个别有违章行为的商户，环卫管理部门提出整改意见。同时，组织水上监察中队对黄浦江、苏州河沿岸各单位落实水域保洁责任进行监督，要求搞好各自管理或使用水域岸线范围内的环境卫生保洁工作。1989年5月1日，《上海市环境卫生管理条例》实施，以地方法规的形式规定上海实行单位门前环境卫生责任制，执行"门责"的意识进一步深化。同年10月，根据《上海市水域环境卫生管理规定》，明确水域沿岸单位须签订水域环境卫生责任书，保持责任区内水域清洁。1990 年，全市有 4.56 万余家沿街单位与环卫管理部门签订门前环境卫生责任书，黄浦江、苏州河沿岸 141 个单位签订门前（水域）环境卫生责任书。1991 年，有 49 576 户沿街单位签约，签约率 98％。徐汇区对部分小商小铺采取七户一岗联合体的方法，每天有一家派出人员负责 7 家单位门前范围的巡回保洁与执勤，黄浦江、苏州河沿岸有 316 家单位签订门前（水域）环境卫生责任书。1992 年 8 月 1 日，国务院颁布实施了《城市市容和环境卫生管理条例》，门前环境卫生责任制成为社会各单位法定义务后，推进了门前环境卫生责任制的有效落实。市区县环卫管理部门把落实门前环境卫生责任制工作列为环卫管理重点目标，从上到下、从条到块签订了行政管理工作责任书，确保当年门前环境卫生责任制的履行达标率在 95％以上。当年年底，共有沿街单位约 5.9 万户，签订门前环境卫生责任制责任书 58 564 户，签约率为 99.52％，还有沿江、沿河单位 430 户，签订水域环境卫生责任制责任书 422 户，签约率达 98％。市环卫管理部门在全市性环境卫生竞赛活动中首次设立“门前环境卫生整洁责任区管理单项奖”，鼓励已签订责任书的单位做好履约合格户，创建优质的门前环境卫生责任区。1993 年，上海在市区开展市容环境卫生红旗街道（镇）评选活动，继续推进门前环境卫生责任区建设工作，加强对沿街、沿岸单位进门前环境卫生责任区的监督检查，同时组织黄浦江、苏州河 422 家沿江单位，推行水域环境卫生联合保洁，对影响市容环境卫生的夜排档、西瓜摊进行整治，取得明显效果。1994 年，推行各商业街沿街商店设道路专职保洁员和门责单位卫生责任员，使门前环境卫生责任到人，形成每周四各沿街单位、商店开展门前责任区大卫生活动，进行彻底的清、洗、查，使单位、商店的门面、遮阳棚等都符合市容卫生标准。水域门前责任制签约单位扩大到龙华港、淀浦河、蕴藻浜、白莲泾、高桥港，使水域门前环境卫生责任制签约单位达 568 家。

1995 年，市环卫局以创建整洁小区、整洁单位环境卫生达标为抓手，发动社会力量，进一步推进门前环境卫生责任制工作，景观道路、重点道路门前环境卫生责任制签约率保持在 99％，一般道路签约率保持在 96％左右。1996 年，门前环境卫生责任制重点对窗口单位、施工工地、公交始末站加强管理，至 1997 年，全市景观道路、重点道路门前环境卫生责任制签约率保持在 99％。1998 年，结合“使世界清洁起来”活动，全市开展从“门口”做起，使上海清洁起来，各行各业、千家万户积极参与，着重整治进上海市区的“门口”和社区的市容环境卫生。黄浦江约300家沿岸单位参与市容环境卫生大扫除，公交、出租车进行车容车貌大扫除，上海流动的窗口(门口)也清洁起来。1998年，市环卫管理部门推进道路门责单位联保的做法，市容监察部门编写《上海市沿街(江河)单位环境卫生责任区责任人须知》，按先景观道路、重点道路，后中、小道路的顺序开展对门责责任人的培训，使各单位知法守法，自觉尽责。2000年继续采取多种形式，深化门前环境卫生责任区监察工作。在对中、小道路开展的“创整洁单位”活动中，对门责户重新登记造册，到2000年年底，景观道路、重点道路签约“门责”单位合格率达98％，其他道路达95％。

2001年11月14日颁布的《上海市市容环境卫生管理条例》将原先的“门前环境卫生责任制”拓展为“市容环境卫生责任区制度”，增强了社会公众的市容环境卫生责任和参与意识，市市容环卫局制定《上海市市容环境卫生责任区范围划分标准》(下简称《标准》)和《上海市市容环境卫生责任人责任告知书》，《标准》明确各责任单位责任区的范围，要求有关责任人履行好责任，做好责任区范围内的市容环境卫生工作。

2002年3月28日，市市容环卫局下发《关于贯彻市容环境卫生责任区制度的实施意见》，要求市容环卫管理部门对未履行义务并拒不改正的已签约的“门责”责任人予以行政处理。市、区市容监察组织系列宣传活动，落实市容环境卫生责任区制度。各综合执法试点区城管监察大队也在辖区内大力开展宣传活动，组织千余人次在区主要景观道路上设置数十个宣传咨询点，向单位和市民发放近万份宣传材料，接受2 000余人次的咨询，对全市跨区的铁路、公路、高架道路、桥梁、隧道、地铁、轻轨等管理运营单位送达《上海市市容环境卫生责任人责任告知书》(以下简称《告知书》)。2003年4月24日，市人大常委会通过《关于修改〈上海市市容环境卫生管理条例〉的决定》，将随地吐痰罚款的最高额上升到200元，自公布之日起施行。全市10个中心城区的城管执法人员加强道路巡查，4月25日—5月5日对随地吐痰者处罚约1 000件，其中有17人被罚200元。市容环卫管理建立管理、执法、作业和责任单位“四位一体”联动机制，推进落实市容环境卫生责任区制度。2004年，黄浦、卢湾、静安、徐汇、杨浦等区进行责任区网格化管理试点,“门责”工作在网格化管理试点中产生较好的示范效应。长宁区在新泾镇试行网格责任区管理模式,建立保洁服务、志愿者共建、综合巡查、市容环境监管四大网络,静安区选择10条道路进行责任区自律联保联防试点,每30家责任单位成立一大组;徐汇区将责任区日常管理与执法工作有机结合,区城管监察大队加强巡查考核,并将检查拍摄的录像通报各街道、镇;卢湾区在网格上落实管理、执法、协管、作业人员的配置,真正做到定人、定岗、定时。

2005年10月,市市容环卫局、市城管执法局下发《关于落实本市市容环境卫生责任区制度的指导意见》,决定成立责任区制度落实工作领导小组,下设办公室,办公室设在市城管执法总队,负责全市责任区制度管理工作的日常具体事务;并进一步明确,落实责任区制度责任单位(责任人)自律是关键,作业是基础,管理是核心,执法是保障。通过落实责任分工,建立责任单位(责任人)、作业、管理和执法“四位一体”的长效管理机制,把责任区制度落实工作与市容环境示范区域、规范区域、达标区域建设有机结合。

2006—2007年,“门责”管理融入“四位一体”工作机制。全市开展“清洁城区,从我门前做起”市容环境卫生责任区百日活动,全市市容环境卫生管理部门和城管执法部门对该次活动重点区域内的5.7万余家责任单位进行上门宣传,检查责任单位5.75万家(次),督促1.41万家责任单位落实整改措施,改善了市容环境面貌。市水管处对全市中环线以内水域暴露垃圾进行全面排摸,开展水域暴露垃圾治理工作。治理工作中,以落实责任区制度为抓手,共整治市管水域暴露垃圾11次,清除垃圾1.8万余吨。2007年,市水管处在黄浦江、苏州河等市管和区管水域内,组织开展市容环境卫生责任区百日活动,在市管水域范围内对责任区开展专项监督检查,重点检查散货类、客运类码头以及施工工地等责任区,及时发现问题,落实整改,取得实效。2008—2009年,结合全市开展的街道(镇)市容环境卫生责任区管理达标活动,建立“迎世博责任区管理网”专业网站及联络员制度,指导区县、街道(镇)提高责任区制度的履行率。聘任专家对参与达标活动的街道(镇)落实市容环境责任区管理工作情况进行审核、考评和监督,督促市容环卫责任区的乱设摊、跨门经营、“三乱”等顽症落实整改。通过“迎世博责任区管理网”,定期通报市容环境责任区管理达标活动实效巡查情况,强化沿街市容环境卫生责任单位的自律意识,同时对64个街道(镇)进行自律机制方面的检查,推进全市责任区管理达标活动。同时,黄浦江、苏州河、长江口辖区内责任区制度加大对沿岸工地文明施工管理,水域管理部门和市容监察联合落实,检查责任区187家次、检查施工工地10家次,为迎接2010年世博会在上海举办打好基础。2010年4月15日,《上海市人民政府关于加强本市市容环境卫生责任区管理的通告》公布,要求对违反市容环境卫生责任区管理规定者严格执法。市市容环卫管理部门和市城管执法部门加强对世博园区外市容环境卫生责任区监督检查,认真落实园区内商家责任区管理工作。入驻园区的城管执法队员逐户上门宣传有关法律法规,送达中英文版告知书,引导商家自觉履行责任区义务,维护园区市容环境卫生。其中以中华美食街为重点,以点带面,加强日常巡查和执法监管,做到及时发现问题,及时进行劝阻,及时督促整改。对屡教不改的商家,依法实施行政处罚,推动责任区管理工作落到实处,为世博会的举办创造良好的市容环境。水域"门责"管理按照"谁污染、谁负责"的原则,完善水域责任区差别化管理标准,积极深化分类管理。将沿岸责任区单位划分为装卸运输类、施建修造类、经营服务类、公共管理类、其他类等五大类。同时,将日常监督检查、联动执法、夜间专项整治等方式相结合,夯实水域责任区长效管理基础,以控制沿岸水域污染,为世博会顺利举办提供整洁、有序、优美的水域市容环境。

第二节　市容环境达标创建

20世纪80年代初,上海以治理市容环境脏、乱、差为目标,开展建设"文明街"活动,通过对公用、环卫、市政、交通等方面的达标考核,使市中心主要街道的市容环境得到完整性和系统性的整治,取得明显效果。1989年5月1日,《上海环境卫生管理条例》正式实施,依据条例,市容环境建设以落实单位门前环境卫生责任制为抓手,开展"五创建"活动,即创建整洁街道、整洁菜场、整洁集贸市场、整洁施工工地和整洁窗口单位,通过深入推进"五创建"活动,重点整治环境卫生薄弱环节和控制脏源,对维护市容环境卫生良好水平起了很好的示范作用。1990年9月15日,市政府公布《禁止乱吐痰、乱扔杂物、乱招贴、乱堆物、乱搭建、乱设摊的通告》(以下简称《禁止"六乱"通告》),上海连续三年推进"六乱"治理工作,促进全市市容环境水平得到进一步提升。1990年,上海首次荣获全国

“十佳”卫生城市称号(第四名)。

1993 年 7 月,上海在市区开展市容环境卫生红旗街道(镇)评选活动,有 132 个街道(镇)从街坊整洁、落实门前环境卫生责任制、除害达标、环境卫生、市容整洁、绿地养护、摊点管理、晾晒规范、违章建筑拆除、工地整洁等 12 个方面落实定量考核指标。1994 年,市容环境卫生红旗街道(镇)评选范围从市区扩大到县政府所在地的镇,为全面落实城市管理职责,加大“条包块管”力度,市政府对各区县建设局、工商局、商委、公安局、环卫局、房地局、市政工务所等七部门同步开展考核评比。评比中邀请市人大代表、市政协委员担任义务监督员,参与监察与考核,提高评选质量,强化了社区管理,全市环境卫生水平得到提高。同时,在 1993—1994 年,连续两年开展由联合国环境总署等发起的“使世界清洁起来”活动,这一项国际性的清洁环境活动带动了全社会参与治理和保护市容环境的热情,有效推进了上海市容环境综合建设的步伐。

1995 年,市环卫局依照《上海市环境卫生管理条例》的有关规定,发动社会力量,进一步推进门前环境卫生责任制工作,经过努力,当年就落实 6.7 万余家单位签约,履行门前环境卫生责任,景观道路上为 99.6%,重点道路上为 99.1%,一般道路上为 96.9%。同时,市容环境管理部门还以单位门前环境卫生责任制为基础在中心城区开展整洁小区、整洁单位创建工作。各个区环卫部门和街道办事处做好“条块结合”,把创建工作深入街道里弄,改善社区居民的居住环境,得到众多百姓的支持,取得明显效果。当年全市创建市级整洁小区 72 个,区级整洁小区 192 个,在全国城市卫生检查中,上海再次荣获全国“十佳”卫生城市之一(第三名)。1996 年,整洁小区创建活动有序推进,评出市级整洁小区 129 个,区级整洁小区 102 个。各个区、街道以不同形式积极投入整洁小区创建工作。如杨浦区坚持把整洁小区创建工作作为文明小区考核的必备要求,而闸北区北站街道注重老城区整洁小区创建,投入 80 多万元改造了南塘小区旧式里弄的环卫公共设施,努力抓好垃圾源头管理,确保了小区的卫生整洁。1997 年,单位门前环境卫生责任制的落实有一定提高,全年的景观道路、重点道路“门责”的合格率都超过 90%。1998 年,结合“使世界清洁起来”活动,全市开展从“门口”做起,使上海清洁起来,各行各业、千家万户积极参与,着重整治进上海市区的“门口”和社区的市容环境卫生。黄浦江约 300 家沿岸单位参与市容环境卫生大扫除,公交、出租车进行车容车貌大扫除,使上海流动的窗口(门口)也清洁起来。1999年,市容环境创建工作,结合全国城市卫生综合检查评比,结合行业庆祝上海解放50周年、庆祝中华人民共和国成立50周年和迎接澳门回归、迎接新世纪到来的"双庆双迎"活动,重点整治市容环境卫生的薄弱环节,并与加强环卫基础设施建设、环卫形象工程结合起来,取得很好的成效。

2000—2010年,市政府以切实解决市容环境卫生的热点和难点为重点,开展系列达标创建活动,让上海市民感觉得到市容环境卫生面貌的明显改善。这些创建活动主要有:"六项"市容环境卫生年达标活动,市容环境管理达标街(镇)创建,市容环境示范区域、规范区域、达标区域(下简称"三类区域")的创建。其间,达标建设的内容针对不同时期反映的市容环境卫生问题进行调整。

一、六项达标(2000—2002年)

"六项"市容环境卫生达标活动(下简称"'六项'达标"),即在全市创建市容环境卫生达标居住区、达标绿地、达标河道、达标集市和菜场、达标交通集散地和达标清洗场(站)。

【推进过程】

2000年,以解决市容环境卫生薄弱环节为重点,以点带面,推进市容环境卫生水平。市市容环卫局会同市有关部门,在上海市区范围内开展"六项"达标活动。2001年,为加大推进力度,巩固已取得的成绩,成立由市建委、市商委、市市容环卫局、市房地资源局、市绿化局、市城交局、市工商局、市水务局、市综合执法办等部门组成的上海市六项达标活动领导小组(下简称"领导小组")。领导小组下设办公室,办公室设在市市容环卫局,负责处理日常工作。同年10月10日,领导小组下发《关于深入开展"六项"市容环境卫生达标活动的通知》,颁布《上海市六项市容环境卫生达标标准》,明确将市区和郊区(县)政府所在城镇范围内的居住区,道路和主要干线公路两侧的绿地,经主管部门批准设置的集市菜场,汽车客运始末站,全市范围内的机场、火车站、客运码头、轨道交通等交通集散地,乡镇级以上的河道,经主管部门批准设置的洗车场(站)等列入

"六项"达标范围。创建活动分组织发动、全面推进、申报验收、评比表彰四个阶段。

【主要做法】

各区成立由市容环卫管理部门牵头的达标推进协调小组，建立达标管理网络，加强对这一活动的指导协调，形成合力。全面开展调查摸底，加强基础管理，拓展管理范围。树立典型，加强宣传，严格考核，逐步加大推进力度，增强达标实效。将"六项"达标创建工作融入日常管理工作。如：市绿化局纳入"白玉兰杯"绿化竞赛，深化创建工作；市商委纳入创建"规范副食品商场"和"安全示范菜市场"工作中；市房地局纳入物业小区日常管理中；市交通局纳入创建文明乘车线路中。

【工作成效】

通过各区县市容环境卫生管理部门和各有关单位的共同努力，2000 年，建成市容环境达标居住区 1 766 个、市容环境达标绿地 539 个、市容环境达标集市(菜场)313 个、市容环境达标交通集散地 310 个、市容环境达标河道 467 条、市容环境达标清洗场(站)125 个。2001 年，又增加创建达标的居住区 345 个，道路两侧达标绿地 140 条(段)，交通集散地 104 个，集市、菜场 100 个，清洗场(站)112 个，河道 505 条(段)。2002 年，市商委创建 50 家安全示范菜市场；市房地局整治小区 125 个，达 100 万平方米；市交通局创建 10 条文明路线。

二、市容环境达标(2003 年)

【推进过程】

2003 年，为进一步突出"增亮点、攻难点、保长效"，全面提升城市市容环境综合管理水平，由市建委牵头，市商委、市市容环卫局、市房地局、市绿化局、市城市交通局、市工商局、市水务局、市市政局、市住宅局、市建委城建监察处等二委、八局、一部门组建"上海市市容环境管理达标活动联席会议办公室"(下简称"联席办")，在原"六项"市容环境卫生达标活动的基础上，深入开展市容环境管理达标活动。同年 7 月 7 日，联席办发文《关于开展市容环境管理达标街道(镇)评比活动的意见》(下简称《意见》)，决定从当年 7 月起组织开展上海市市容环境管理达标街道(镇)评比活动，中心城区、郊区新城、中心镇以及独立工业区、经济开发区等城市化地区范围内的居住区、绿地、市政道路、集市菜场、交通集散地、河道、洗车场(站)等七个方面列入市容环境卫生达标考核。考核评定标准是,达标街道(镇)考核分90分以上(含90分),基本达标街道(镇)考核分80～90分(含80分),每半年公布一次评比结果,分别通报达标和基本达标两种类型,并在新闻媒体上予以公布。对市容环境管理工作未达标的街道(镇),除点名通报外,区县政府限期该街道(镇)予以整改,市容环境管理达标创建范围比"六项"达标进一步扩大。

【创建目标】

2003年,10个中心城区的市容环境管理各单项创建达标率达90%,10个郊区新城、中心镇以及独立工业区、经济开发区等城市化地区市容环境管理各单项创建达标率达80%,创建30个市容环境管理达标街道(镇)。2004年,中心城区的市容环境管理各单项创建达标率达95%,郊区新城、中心镇以及独立工业区、经济开发区等城市化地区市容环境管理各单项创建达标率达85%,在30个达标街道(镇)的基础上,再创建10个市容环境管理达标示范街道(镇)。

【主要做法】

加强、健全达标工作的组织机构。市级层面成立由市二委、八局、一部门组成的"上海市市容环境管理达标活动联席会议办公室",各区县也分别指定牵头组织部门。推进创建中,注重将达标工作从原来的环卫行业专业管理向社会综合管理,紧紧依托社会各方力量,使达标形成的合力得到充分体现;注重将达标工作与重大活动紧密结合,如巩固迎接APEC会议期间市政市容综合整治成果,推进薄弱环境的有力整改等;注重将达标工作与整治难点、热点紧密结合,达标活动标准设置中,将暴露垃圾、粪便满溢、枯枝修剪、河道保洁、集市菜场环境等关系百姓日常生活的问题加以重点关注;注重将达标工作与开展社会宣传紧密结合,通过加强宣传,形成"人人动手、从我做起、爱护环境"的良好氛围;注重将达标工作与社会监督紧密结合,通过社会"逐木鸟"巡查,加强监督和整改机制,在达标的监督方法上有了进一步深化。

【创建成效】

到2003年年底,全市有3 387个居住区创建为市容环境管理达标居住区,1 047条(段)道路两侧绿地创建为市容环境管理达标绿地,889条道路创建为市容环境管理达标道路，1 523 条（段）河道创建为市容环境管理达标河道，508 个集市（菜场）创建为市容环境管理达标集市（菜场），618 个交通集散地创建为市容环境管理达标交通集散地，413 个清洗站（场）创建为市容环境管理达标清洗站（场），28 个街道（镇）被评为市容环境管理达标街道（镇）。

三、三类区域创建（2003—2010 年）

三类区域创建即在全市创建市容环境示范区、市容环境规范区和市容环境达标区。

【创建过程】

上海开展创建"三类区域"活动，是 2002 年申办世博会成功后，根据市委、市政府关于"市容环境整治连点成线、连线成块、连块成片"的工作要求，为延续市容环境管理达标工作，巩固所取得的成效而启动的市容环境综合建设"三类区域"达标创建，意在创建与世博会相匹配的城市容貌，按照一次规划、分步实施、条块结合的方针推进。此创建由市统一规划，统一标准，各区县具体实施。2003 年重点是在内环线以内和世博会展馆周边 150 平方千米开展"市容环境示范区域"建设。由此，这两个区域成为市容环境"三类区域"创建工作的最初雏形。经过一年多的试点尝试，起到了很好的示范效应。为有效推进此项工作，2005 年 3 月 17 日，市政府办公厅转发《关于本市加强市容环境综合管理工作方案的通知》和《市容环境三类区域创建导则》（下简称《导则》），全面启动以区县为实施主体的市容环境"三类区域"创建活动。文件明确市容环境综合管理工作由市政府领导挂帅，市相关职能部门和各区县政府分管领导为成员，负责研究和审议市容环境综合管理中的重大事项等。市市容环卫管理部门总牵头，负责组织协调、服务指导、执法监督、面上推进等具体工作。2005 年，综合办根据市容环境"三类区域"创建任务分解表的项目，要求各区推进"三类区域"创建工作，与原城市建设和管理正常开展的各项治理工作有机结合形成合力。2006 年，"三类区域"中的示范区域和规范区域创建工作被列入市政府实事工程之一，市、区两级市容环境综合建设和管理工作联席会议积极整合相关部门的力量资源，按照职责分工、紧密配合、协调作战。2007 年，市容环境"三类区域"创建工作被列入市政府重点工作之一。

【创建目标】

根据《导则》项目类的规定,“三类区域”达标建设围绕道路、绿化、工地、交通集散地、环卫设施、水域环境、居住区、机动车清洗场站、集市菜场、沿街建构筑物、灯光广告等11个目标,明确以达标区域为基础,在实践中逐级提升和完善。各区根据各自区域、道路、建筑等不同特点和功能定位,细化各自创建标准,一般不得低于《导则》的要求,特别是历史风貌保护区,应在恢复原貌的基础上,达到整旧如旧的标准。其中,市容环境示范区域建设目标为:使中心城区成片达到“平面整洁、立面亮丽、空间美观、动态长效”的效果。《导则》具体内容见表1-1。

表1-1　2003—2010年市容环境示范区域、规范区域、达标区域创建标准情况表

项目	达标区域	规范区域	示范区域
道路	路面状况:车行道完好率为70%~80%,行驶质量主干道不小于3.75分、次干道不小于3.25分、支路不小于3分; 结构性设施:桥梁、人行天桥和地道等路面基本平整,栏杆无锈蚀,结构安全,环境基本整洁; 人行道:完好率为70%~80%并须实施满铺,人行道板的材质符合行业要求,其色彩与周边环境比较协调,相关设施设置有序,基本无违章占路和搭建,临时占路控制率小于或等于2‰; 市民满意度测评值为72~76分; 道路及人行道废弃物控制标准不低于二级道路卫生质量标准; 公共信息牌、交通指示牌、电线杆、配电箱、电话亭、书报亭、牛奶亭、彩票亭、非机动车停车棚等设施完好、整洁	路面状况:车行道完好率为80%~90%,行驶质量主干道不小于3.75分、次干道不小于3.5分、支路不小于3.15分; 结构性设施:无黑色广告; 人行道:完好率为80%~91%,道板与树穴和建筑物有机衔接,设置的盲道和缘石坡道规范,临时占路控制率小于或等于1.5‰; 市民满意度测评值为76~80分; 沿街无垃圾箱房; 道路及人行道废弃物控制标准达到一级道路卫生质量标准; 各类公共设施按规划要求规范设置,无废弃公共设施,非机动车按指定停放点有序停放	路面状况:车行道完好率大于或等于90%,行驶质量主干道不小于4分、次干道不小于3.75分、支路不小于3.25分; 结构性设施:桥梁、人行天桥和地道等路面平整,无渗水,环境整洁; 人行道:完好率大于或等于91%,人行道改建须进行景观设计,道板的材质选用透气和渗水性强的同质砖,其色彩与周边环境相协调,无违章占路和搭建,临时占路控制率小于或等于1‰; 市民满意度测评值大于或等于80分; 人行道、弄口无违章搭建; 各类公共设施统一规格,统一色样,美观协调,各类标志标牌有机组合、一杆多用,景观区域无非机动车停放点(亭、棚)

续　表

项目		达标区域	规范区域	示范区域
绿化	街道绿地	全部达到三级以上养护标准，且达到二级以上养护标准的绿地不少于总量的40%；主干道两侧、局部重点区域内的绿地应达到二级以上养护标准，其中20%以上达到一级养护标准	全部达到三级以上养护标准，且达到二级以上养护标准的绿地不少于总量的60%；主干道两侧、重点区域内的绿地应达到二级以上养护标准，其中40%以上达到一级养护标准	绿地总体布局合理、季相分明、观赏性强；全部达到二级以上养护标准，且达到一级养护标准的绿地不少于总量的40%；主干道两侧、重点区域内的绿地应达到一级养护标准
	行道树	全部达到三级以上养护标准，且达到二级以上养护标准的行道树不少于总量的50%；主干道两侧、局部重点区域内行道树应达到二级以上养护标准，其中20%以上达到一级养护标准	全部达到三级以上养护标准，且达到二级以上养护标准的行道树不少于总量的70%；主干道两侧、重点区域内行道树应达到二级以上养护标准，其中40%以上达到一级养护标准	全部达到二级以上养护标准，且达到一级养护标准的行道树不少于总量的60%；主干道两侧、重点区域内行道树应达到一级养护标准
	树穴	树穴无黄土裸露，盖板完整无破损，树穴绿化无缺株死株	树穴无黄土裸露，盖板完整无破损，树穴绿化长势良好，“规范达标型”以上树穴不少于总量的60%；主干道、重点区域内树穴尽可能采用“规范达标型”以上树穴	树穴无黄土裸露，盖板完好并与周边环境协调，树穴绿化长势良好，“生态示范型”树穴不少于总量的60%；主干道、重点区域内树穴尽可能采用“生态示范型”树穴
	公园	达到二级以上养护标准	达到二级以上养护标准；主干道两侧、重点区域的公园应破墙透绿	达到二级以上养护标准；主干道两侧、重点区域的公园应破墙透绿，并达到一级养护标准
	特色绿化	透出的绿化达到三级以上养护标准；围栏完好无损	透出的绿化达到三级以上养护标准；围栏完好无损；主干道两侧、重点区域的破墙透绿达到二级以上养护标准	透出的绿化达到二级以上养护标准；围栏美观、完好；主干道两侧应破墙透绿，有条件的区域应实施屋顶绿化等特色绿化
	其他	无违法占绿、毁绿现象	无违法占绿、毁绿现象	无违法占绿、毁绿现象

续 表

项目	达标区域	规范区域	示范区域
工地	各类建筑工地和拆房工地等做到场内材料堆放整齐、场地平整、出入口整洁,场外无乱堆乱倒渣土垃圾;工地周围使用不低于2米的围墙、围板遮拦。运输车辆驶离工地时做到轮清、体清、密闭,不超载	工地周围用不低于2米的围墙遮拦,2米以上的工程立面使用符合规定的围网封闭	工地周围使用艺术围墙遮拦,并与周边环境协调
交通集散地	公交车站、码头、轨道交通、火车站等交通集散地场地基本整洁,设施完好,按规定设置废物箱,公厕等级二类以上,基本无乱搭建、乱堆物、乱设摊、黑色广告等现象	场地整洁,设施完好,无乱搭建、乱堆物、乱设摊、黑色广告等现象	场地及设施整齐、有序、美观,与周边环境协调,配置一类公厕
环卫设施	各类公厕、倒粪站、垃圾箱房等环卫设施的完好整洁率达到85%～90%	各类公厕、倒粪站、垃圾箱房等环卫设施的完好整洁率达到90%～95%,且识别标牌明晰、统一、规范	各类公厕、倒粪站、垃圾箱房等环卫设施的完好整洁率达到95%以上
水域环境	水面无漂浮垃圾、水生植物、船舶废弃物,河道两侧按标准设置废物箱	两侧堤岸应种植树木,设置绿带	美化两岸环境,与周边自然和人文景观相协调
居住区	道路、园地、绿地整洁,无暴露垃圾,无粪便满溢,公共空间无违章搭建,无乱堆物;环卫设施齐全、完好、整洁,生活垃圾分类收集,大件垃圾和装潢垃圾规范管理	无黑色广告现象,公共招贴栏设置规范	无破墙开店、开门现象,无乱晾晒,老式小区应设置规范晾晒场地
机动车清洗场站	场站环境整洁,设置废物箱,污水不流入人行道、车行道,标牌设置基本规范,设施摆放整齐	统一设置废物箱、标牌,安装沉淀池,污水通过专用管道排放;区域内无占路洗车摊点;管理达到一星级标准	场站布局合理,设计美观,与周边环境协调;管理达到二星级标准

续　表

项目	达标区域	规范区域	示范区域
集市菜场	禽粪、禽血、禽毛集中收集，作无害化处理；商品摆放整齐，无摊外摊，无过道堆物；垃圾收集袋装化，并做到日产日清；上下水管道畅通，地面干燥清洁；市场外基本无乱搭建、乱堆物、乱设摊、跨门营业、集市尾巴；配置二类以上公厕	场外无乱搭建、乱堆物、乱设摊、跨门营业、集市尾巴	区域内集市菜场规划布局合理；配置一类公厕
沿街建(构)筑物	外墙整洁、完好，基本无黑色广告；遮阳雨棚完好整洁，楼顶无乱堆物、乱吊挂；空调外机、晾晒衣架、防盗栅栏、花架等无锈蚀破损，无安全隐患；店招店牌完好整洁	外墙无黑色广告，基本无破墙开店，阳台无乱堆物、乱吊挂，门窗色彩与外立面基色协调，阅报栏、信箱、牛奶箱等设施完好整洁；店招店牌设置规范	楼顶无违章搭建，有条件的实施"平改坡"，空调外机及冷凝管、晾晒衣架、遮阳雨棚规范设置，排列整齐；店招店牌进行艺术化设计，无封闭式卷帘门；封闭式围墙实施破墙透景；各类架空线梳理整齐，有条件的实施架空线入地
灯光广告	无造型陈旧、版面破损的广告宣传牌和条幅宣传品；景观灯光设施完好整洁，无安全隐患	无"三高"广告牌，繁华商业区设置动态霓虹灯光和店招店牌、橱窗灯光，绿化、小品、雕塑灯光提高品位	严格控制户外广告设置，重点景点夜景灯光高雅美观，繁华商业区设置动态霓虹灯光和店招店牌、橱窗灯光，楼宇灯光提高科技含量，实行内光外透，绿化、小品、雕塑灯光富于艺术性

资料来源：上海市市容环卫局发布《市容环境三类区域创建导则》。

【创建方法】

各个区县、街(镇)在创建过程中按照创建《导则》，结合本区域的实际状况，落实市容环境责任区责任主体、工作内容、任务量、经费预算及时间节点。杨浦区在2004年创建市容环境达标检查中，发现洗车摊点作业不规范的问题，对持有"非正规就业证"的洗车摊主，督促其自觉维护市容环境，并逐步将其纳入规范洗车场内，对20多个无证洗车摊采取坚决取缔的措施，有效缓解了道路因洗车造成的环境污染的顽症。对河道漂浮垃圾及桥堍卫生死角,由河道所和环卫所清理,并对河岸单位加强环境卫生责任制的宣传教育。对部分道路乱停车和乱设摊问题进行不定期整治,并派城管队员固守,防止回潮。普陀区桃浦镇在开展创建2006年度市容环境达标区域的活动中,从本镇实际出发,以区三年景观规划纲要为依据,以市容环境、市政道路、园林绿化、灯光广告为重点,结合现代建筑和生态景观风貌,在实施过程中,突出“拆、整、改、遮、刷、清、植、建”,使该镇的市容环境整洁、有序、协调、美化、亮靓,达到2006年度创建市容环境区域的目标。吴泾镇是一个20世纪50年代建成的老城区,有历史遗留的许多问题,所以,市容环境达标区域创建活动的难度很大。按照全市统一的“三类区域”创建《导则》,吴泾镇建立由镇长挂帅的领导班子和“创建活动推进办公室”,围绕涉及市容环境的热点、难点问题,抓住店招店牌、违章围墙、人行道板、公共绿地等方面存在的薄弱环节,实行严格的分工责任制。四位副镇长分别对龙吴路、剑川路、宝秀路和永德路等路段沿线区域的市容环境负责,对镇宣传科及镇城管所、绿化公司、社管中心、土地所、综治办、环卫公司、推进办,以及共和村、星火村、友爱村等社区居委和部门都明确了各自的分工。为了得到第一手资料,有的放矢地开展好创建活动,镇领导会同有关部门的负责同志,深入村宅社区,走访商店单位,察看情况,听取意见,确保创建活动所需的人力、财力保障。按照达标、规范和示范三个步骤,动员全镇人民共同参与,做到整治与建设同步、教育与管理齐抓,实现创建目标。

在迎世博推进“三类区域”市容环境管理工作的基础上,将前者的工作与落实市容环境责任区工作结合起来。2005年,市市容环卫局下发《关于落实2005年市容环境责任区工作的通知》(简称《通知》),明确了市容环境示范区域、规范区域、达标区域责任区制度和“四位一体”(管理部门、执法部门、作业单位和责任单位自律)的管理模式,达到《导则》中的创建目标。《通知》明确,“三类区域”建设,管理(包括协管)、执法、作业、责任单位的责任,分工须明确,工作有要求,布置抓落实。全市各街道(镇)将责任区“四位一体”管理模式推广扩大,工作重点放在城区景观道路、主要干道及市容环境综合整治区域,进一步明确责任单位在市容环境责任区管理中法定的义务。如杨浦区2005年新送达责任书7 000余份,2006年新送达责任书1 600余份,为创建本区市容达标奠定了基础。2007

年，责任区管理“四位一体”管理模式在各街道(镇)推行，取得良好的效果。如静安区深化了“门责联包”的长效管理机制，长宁区在市容环境“三类区域”建立后抓管理的重要措施，嘉定区发挥联席会议作用，强化责任区制度落实工作。长宁区新华、虹口区凉城、闸北区天目西路等街道运用联席会议平台，推进街道(镇)层面责任区管理。2008年，各区县的创建工作进入全面建设阶段，按照责任区管理达标活动的要求积极开展，助推了上海市容环境面貌的整体提升。

【创建成效】

2003—2004年，围绕世博工作要求，启动市容环境示范区域创建13块，主要集中在徐汇、长宁、卢湾、黄浦、静安、浦东新区，被称为上海市中心的“精品区域”。2004年，完成30个街道(镇)市容环境管理达标区域，其中10个街道(镇)创建为市容环境管理达标示范街道(镇)，推进了全市创建工作的深入进行。2005年起，按照《导则》标准，创建工作从市容环境示范区域拓展到市容环境规范区域、市容环境达标区域，“三类区域”创建在全市全面铺开。

表1-2　2003—2010年三类区域创建成效情况表

年份	市容环境示范区域	市容环境规范区域	市容环境达标街道(镇)
2003	7块		
2004	6块		30个
2005	11块，总面积26.56平方千米	17块，总面积66.48平方千米	35个
2006	15块，总面积27.07平方千米	15块，面积27.85平方千米	35个
2007	16块，面积35.24平方千米	22块，面积50.85平方千米	31个
2008	18块，面积37.8平方千米	19块，面积44.6平方千米	48个
2009—2010	61块，面积约150平方千米	71块，面积约200平方千米	136个
至2010年，上海城镇化地区“三类区域”达标率达到了95%以上。创建工作每年实行评比考核制，严格执行达标“挂牌”，不达标“摘牌”的考核原则			

资料来源：市绿化和市容管理局市容管理处、《上海市容(2003—2010年)》。

自2005年“三类区域”达标建设全面启动后，各区县以市容景观、环境卫生、道路整洁、灯光广告等为重点，按照“整治一批、达标一批、巩固一批”的要求，分期分批、滚动推进,提升了城市市容面貌。主要表现在:一是立面整洁,安全协调。道路沿线建(构)筑物、围墙等外立面经清洗粉刷后更加整洁,“黑色广告”等视觉污染基本消除。如虹口区溧阳路、山阴路,徐汇区湖南街道,长宁区新华街道在立面建设过程中结合历史风貌保护区建设,让老建筑焕发新春。思南路、安亭路、泰兴路等道路的围墙建设则让道路体现出了文化气息。主要道路两侧大批的店招店牌进行了艺术化的改造,成为立面上的点睛之笔,大部分商店封闭式卷帘门改为镂空式门窗,墙面经重新装修后,不仅美化了环境,还提升了商业价值。道路两侧的晾晒衣架、遮阳雨棚等附属设施实施统一整治,立面更加有序、协调,尤其是空调外机置放整治试点,让附属设施更加安全。二是地面平整完好美观。通过创建,道路的平整度全面提升,“三类区域”的道路进行重点养护,人行道板的翻排和修补,摊亭棚和废弃电杆等公共设施得到梳理,方便了区域内的行人行走。交通护栏、标志标线等道路设施完好率也有提升,徐家汇、五角场、中山公园等商圈周边非机动车的停放更为有序。三是街景建设呈现亮点。零星绿地的新增和调整,生态型树穴、树桩的推出,盆花、缸栽树的适时摆放,不仅消除了黄土见天的现象,同时美化了环境,展示了城市新面貌。在创建工作中,还注重市容环境小街景建设,一些广场道路弄口的市容景观建设发生了变化,呈现新的景点,更加衬托城市景观,如陕西北路奉贤路口、新闸路大田路口的围墙外绿化山石、小型瀑布、流水、造型围墙等水墨小品,给城市增色不少。对市民投诉较为集中的地段,通过加大整治力度,成为市容环境新的闪光点。如江西北路、海伦路、真北路,通过艺术改建后,市容景观面貌大大改观。“三类区域”还注重和谐社区的建设,把市容环境小街景延伸到小区,如老西门、乍浦路、五角场等街(镇),对旧小区的环境进行综合整治和整修时,统一修造门头,增设市容环境景观小品,社区环境焕然一新。

第三节 专 项 治 理

一、乱设摊治理

乱设摊现象一直是市民百姓反映突出的问题,也是城市市容环境管理中的难题之一。随着城市建设发展和管理要求的日益增强，乱设摊治理的手段也在不断发生变化。

【还路于民】

上海改革开放初期，人口快速递增，计划经济也开始逐步向市场经济过渡，城区沿街集市、道路上小摊小贩随意摆摊随处可见，直接影响了市容环境和交通畅通等问题。1979 年，市委、市政府决定在全市范围内大规模开展“三整顿”（整顿马路、整顿交通、整顿市容）工作，还路于民。经过 3 年艰苦努力，至 1982 年，市区 230 多条道路恢复了交通畅通，市容面貌也得到较明显的改观。1983 年后，为解决回沪知青和外来人员的就业问题，有关部门利用上海一些原室内菜场场地改为贸易公司、商场、餐厅等综合商场，在一些比较开阔的道路、广场，开办再就业早餐点、农副产品交易点或小商品集市等，个体经营活动日益活跃。一些摊贩为方便交易，摊位随意设置，逐渐形成马路菜场、马路集市。马路设摊从有序到无序，形成新一轮占用道路的局面。虽然市、区两级市政管理部门每年不断开展清理整顿，但基本上处于前清后占、清东占西、清不抵占的状况。

1985 年 9 月，市政府有关部门下发《关于坚决制止和纠正乱占城市道路的紧急通知》，明确指出：各级政府和有关部门要负起责任，严格制止和纠正乱占城市道路的做法，任何单位和个人不得以任何名义擅自占用道路。1989 年 4 月 14 日，市长朱镕基在全市整治市内道路动员大会上强调，要抓紧清理整顿市中心城区被乱占用的道路。同年，清理占路首次被列为上海市政府为民办实事项目之一。在市、区两级政府和公安、规划、市政、工商、市容监察等管理部门共同努力下，当年在金陵西路、乌镇路等 400 多条通行公交车辆的道路上，拆除固定、半固定占路摊棚 5 000 多处，撤销露天菜场及农贸交易点 79 个，共清理出占用道路面积 60 余万平方米。疏通恢复了连云路、宁海路、宁波路、牛庄路、中华新路等 100 多条（段）道路的交通功能。

1990 年 9 月，根据市政府发布的《禁止乱吐痰、乱扔杂物、乱招贴、乱堆物、乱搭建、乱设摊》通告的要求，“六乱”治理在全市展开，城市道路日常性管理日益加强，乱设摊现象减少。

1993 年上半年，为迎接首届东亚运动会在上海举办，市容环境卫生大整治，主要道路乱设摊现象得到有效遏制。为了巩固良好的整治效果，同年 7 月，上海启动市市容环境卫生红旗街道(镇)评选活动,摊点管理是评选考核 12 个方面内容中主要指标之一。至 1995 年,连续 3 年举办红旗街道(镇)评选考核,使多年来道路乱设摊“老大难”现象得到缓解。如:杨浦区利用闲置厂房改造成室内菜市场,引导占路经营的菜贩进入室内市场。静安区万航渡路上占路设摊现象比较严重,群众多次联名反映,因涉及历史原因始终未能解决,该路段在红旗街道(镇)评选中,连续三次被评为“灰旗”。经主要管理部门研究,痛下决心,一举拆除了该路段多年占路搭建的 22 只摊棚,市容环境干净了,人行道通畅了,得到群众的好评。1996 年,红旗街道(镇)评选考核内容又增设“六无”标准(即在主要道路上无乱堆乱放、无乱贴乱画、无乱挖乱占、无乱搭乱建、无乱设摊点、无乱挂衣物等现象),巡警、市容监察队加强巡查。1996 年 5 月,应对夏季来临西瓜销售点临时占路的现象,市政委、市商委、市政局、市公安局、市环卫局、市工商局联合发文,对摊位的申报、审核、设置、时间、监察、处罚都作了详细规定,要求各区西瓜摊点“统一选点、统一棚架、统一管理、规范设置”,引导瓜农来市区售瓜到水果交易市场或各区规定的地点销售,使以往瓜农随意占路销售瓜果现象得到改变。

【专项整治】

2001 年,APEC 会议在上海举办,上海加强主要道路乱设摊、跨门营业等治理,并列入市容各项专项综合整治中的重要任务。当年有 7.8 万余处的摊、亭、棚得到整治。全年全市综合整治中,整治道路 4 634 条(段),取缔乱设摊 9 万余处,取缔占道堆物、跨门营业 2.3 万余处。

2002 年,全年全市综合整治中,整治道路 3 734 条(段),取缔乱设摊 5 901 处,取缔占道堆物、跨门营业 2 267 处。

2003 年年初,上海开展“市容环卫在行动,天天为民办实事”每月一次大扫除活动。卢湾、南汇、青浦、崇明等区县市容环卫管理部门,调整摊亭棚百余只,取缔了乱设摊 600 多处。同年 6 月 23 日,市市容环卫局从切实解决市民反映的市容环境热点、难点问题,下发《关于开展市容环境综合整治活动方案的通知》,根据部署,至当年年底,市容环境开展“五大战役”的专项整治,其中第三战役(8—10 月)在全市范围内开展对乱设摊、夜排档的综合整治。整治活动由市市容监察总队牵头,会同各区县城管、公安、卫生、工商、市政等管理部门,对乱设摊和夜排档较集中的地区以及占路的西瓜摊点集中整治。整治中采取疏堵结合、以疏为主的原则，得到社会各方大力配合和支持。一些街道镇利用闲置空地和厂房仓库等，引摊入室进行规范管理。使集贸市场、无证设摊影响市容环境脏乱差现象得到明显改善。这次战役累计巡查整治点达 2 万余个，取缔各类违章设摊近 8 万个。集市(菜场)周边环境、夜排档、乱设摊、西瓜摊点以及市容环境卫生责任区存在的影响市容市貌的一些突出问题得到了有效遏制。

2004 年 1 月 6 日，市市容环卫局下发《关于开展对 79 条交通干道和重点地区市容环境综合整治工作方案的通知》，将跨门营业、乱设摊现象作为整治道路环境的重点。同年 3 月 1 日，按照市委、市政府提出的建设现代化居住环境的三年行动计划要求，在市容环境管理达标目标中推出在中心城区、郊区新城范围内创建"十无"现象，其中无乱设摊列入达标街(镇)考核评比内容中。当年，全市有 130 条(段)市容环境脏乱差的(三类)道路，按照整洁、整齐、有序的标准，进行加大治理力度，使这些道路原来乱设摊、乱堆放、跨门营业等占路违章现象得到改善。如：黄浦区工商、交巡警、市容环卫等部门联合对半淞园路街道地区各类无证早点摊开展集中整治，取缔无证早点摊 8 处，清除经营工具及物品近 2 吨。浦东新区城管联合工商、公安部门，在东方明珠、金茂大厦、海洋水族馆等陆家嘴景观旅游区域，对无证摄影、乱设摊现象持续多次综合整治。浦东新区城管大队为巩固整治效果，加大巡查频率，巡查时间从每天早上 8 点一直到晚上 9 点不间断，遇到违法现象即刻取缔，使这一区域乱设摊情况大有改观。当年，全市共整治道路 6 158 条(段)，取缔乱设摊 2 515 处，取缔占道堆物、跨门营业 1 454 处，收缴流动排档车 321 辆，清除垃圾 1 550 多吨。主要道路、重点地区及部分集市菜场周边的，原先一些成片的、大规模的、污染严重的乱设摊现象得到了有效控制。杨浦、长宁、虹口、浦东等区以"十路十景""百路工程""美化一条街"的形式创建了一批景观特色化的中小道路。

2005 年后，市市容环卫局把治理乱设摊列入《中心城区市容环卫管理综合指标评价体系》《上海市市容环境综合质量市民测评评议内容》中，接受市民对这块工作的监督和评议。乱设摊综合治理工作按照标本兼治、以治为主，堵疏结合、以疏为主的治理原则深入推进，当年，全市整治道路 5 652 条(段)，取缔乱设摊 1 239 处，取缔占道堆物、跨门营业 602 处。

【堵疏结合】

2006年7月20日,市政府颁布《上海市中心城区综合整治乱设摊工作实施方案(2006—2008年)》(以下简称《方案》),《方案》中首次提出设摊治理"实施区域化差别管理"的整治措施,根据区域性划分为严禁区域、严控区域、控制区域,要求市区各相关部门按各自职责分工,齐心协力、合力推进,形成综合治理乱设摊合力。《方案》以"标本兼治、重在治本,堵疏结合、因势利导,条块结合、以块为主"的整治原则,通过3年努力,乱设摊综合治理达到严禁新设摊,严管流动设摊、跨门营业,逐步化解决历史遗留问题,使主要道路乱设摊、跨门营业等现象有所遏制,成片的大规模夜排档聚集点得到一定控制,马路上流动的无证瓜果摊现象也有所减少。

表1-3 2006年差别管理区域划分情况表

名称	管理要求	区域
严禁区域	禁止任何形式的设摊行为	人民广场、铁路上海站、外滩、南京路步行街、徐家汇、陆家嘴、机场、康平路、各国领事馆周边等9个重点地区,79条交通主干道
严控区域	禁止设置临时摊贩集中点,对居民日常生活需要的小型修理摊酌情疏导,规定设置位置,但不得占用道路或人行道	浦东新区:潍坊新村街道、梅园新村街道 黄浦区:人民广场街道、外滩街道 静安区:静安寺街道、南京西路街道 徐汇区:湖南路街道、天平路街道 长宁区:江苏路街道、新华路街道 卢湾区:瑞金二路街道、打浦桥街道 普陀区:曹杨新村街道、长寿路街道 闸北区:临汾路街道、大宁路街道 虹口区:曲阳路街道、凉城新村街道 杨浦区:五角场街道、四平路街道 宝山区:友谊路街道 闵行区:莘庄镇
控制区域(指严禁、严控区域外的中心城区其他区域)	对于市民日常生活确实需要,且规划的公建配套设施尚未落地,拟在严格程序和规范的前提下,设置临	黄浦区:南京东路街道、豫园街道、金陵东路街道、半淞园路街道、董家渡街道、老西门街道、小东门街道 静安区:石门二路街道、江宁路街道、曹家渡街道 卢湾区:淮海中路街道、五里桥街道 徐汇区:徐家汇街道、康健新村街道、斜土路街道、漕河泾镇、枫林路街道、田林街道、凌云路街道、虹梅路街道、长桥街道、华泾镇、龙华街道

续　表

名　称	管理要求	区　　域
控制区域（指严禁、严控区域外的中心城区其他区域）	时性集中疏导点，以入室入场为主，引导摊贩入点经营，一般不得占用道路或人行道	长宁区：程家桥街道、华阳路街道、虹桥街道、仙霞新村街道、周家桥街道、天山路街道、北新泾街道、新泾镇 虹口区：四川北路街道、欧阳路街道、嘉兴路街道、广中路街道、江湾镇、提篮桥街道、乍浦路街道、新港路街道 普陀区：石泉路街道、桃浦镇、长风新村街道、长征镇、真如镇、宜川路街道、甘泉路街道 杨浦区：延吉新村街道、控江路街道、殷行街道、五角场镇、长白新村街道、江浦路街道、大桥街道、平凉路街道、定海路街道 闸北区：共和新路街道、彭浦镇、彭浦新村街道、芷江西路街道、北站街道、天目西路街道、宝山路街道 浦东新区：塘桥街道、沪东新村街道、浦兴路街道、南码头街道、花木街道、上钢新村街道、洋泾街道、金杨新村街道、三林镇、周家渡街道、东明路街道 闵行区：古美路街道、龙柏街道、七宝镇、江川路街道、吴泾镇、虹桥镇 宝山区：张庙街道、吴淞街道

资料来源：《上海市中心城区综合整治乱设摊工作实施方案（2006—2008年）》。

根据《方案》实施进度，2006年，各试点街道结合夏季工作，开展以西瓜摊、夜排档、早点摊为重点的集中整治。乱设摊整治初步做到了两个基本控制：一是交通主干道乱设摊现象得到基本控制；二是重大活动保障期间，禁设区域严格控制，内环线以外限量疏导，实现了中心城区的严禁区域乱设摊、跨门营业现象得到基本控制。当年有5 785条（段）道路得到整治，取缔乱设摊1 643处，取缔占道堆物、跨门营业816处。

2007年，按照区域差别化管理要求，各区县政府管理部门从城市公共服务需求的实际出发，组织11个区的25个街道（镇），开展禁止与疏导相结合的设摊管理试点工作，通过整合资源，设置室内疏导点35处，室外集中疏导点28处，约安置5 100个摊位，实现了控制区域内有序设摊、卫生设摊，减少因乱设摊对市民生活环境的影响。同时，加强对重点区域、重点时段、重点路段的乱设摊聚集点的执法整治工作，着力疏导，反复整治，较好地遏制了禁设区、控制区乱设摊现象的蔓延。浦东新区将乱设摊的综合治理列入全区“十大便民利民”的重要工作中，将乱设摊疏导作为区重点督察工作进行大力推进，“堵”住100处严重影响市容、周边居民反映强烈的乱设摊集聚路段、路口，区内3 000个左右的摊位逐步纳入规范化管理范围。当年，全市共整治无证设摊29万余个，设置疏导点6.1万余个。

2008年，根据“迎世博，奋战600天”行动计划要求，治理乱设摊进入攻坚节点。各区县、街道镇有关管理部门坚持“疏堵结合，以疏为主”的原则，对市民日常生活确实需要，且规划公建配套设施(菜市场)尚未完善的区域，经过努力，因地制宜设立一批有序“三不影响”(不影响交通、不影响市容环境、不影响居民方便买菜)临时性疏导点200处和8 000多个摊位，允许蔬菜、早点、季节性瓜果、小百货、小型修理摊位进入设摊，为清除无序设摊聚集点创造了有利条件。3月，闸北区北站街道在曲阜路开设了室内疏导点，“零摊位费”的优惠政策吸引了近200家马路摊贩进场。11月初，浦东新区书院镇建起占地1 200平方米、124个摊位的农副产品临时疏导点。为了吸引摊贩们都能进场经营，疏导点腾出了24个摊位，免费提供给70岁以上老年人使用，对当地自产自销的农民，每天每个摊位只收2元管理费，对批发后再零售的外来摊贩，每天也只收取5元摊位费。由于收费低廉，管理到位，无论早市、晚市，疏导点内都生意兴隆。已设摊多年的当地农民张老伯说:“以前在马路上设摊，怕城管处罚，只能偷偷地卖，和城管‘躲猫猫’搞得像‘打游击战’一样，现在我只要交2元管理费，就能来疏导点笃笃定定卖菜，安安心心赚钱了!”当年，全市共整治无证设摊约36万个，设置疏导点约17万个。

2009年，市容环境整治共取缔露天设摊约5万个，设置疏导点8 812个。按照“严禁、严控、控制”三类区域差别化管理思路，采取“引摊入室”“钟点市场”“约定规则”等措施，乱设摊现象总体处于可控状态。全市中心城区共建立零星便民服务入场入室疏导点1 840余处，吸引各类摊位10 400多个，无序设摊现象基本得到有效疏导。世博后，各区延续世博期间集中突击性整治乱设摊的联勤联动机制，延续区域性差别化管理要求，治理乱设摊通过一次性补偿、定期补贴、介绍就业、引摊入室、调整业态等多种方式，锁定总数、控制现数、做好减法。据资料统计，世博会期间12个中心城区无序设摊总数控制在6 400余个，与2008年同期相比，下降了47.52%。跨门营业总数约2 000个，与2008年同期相比，下降了59.84%。2010年，全市无序设摊总数控制在8 000个以内，跨门营业控制在3 000个以内。

二、“三乱”“五乱”治理

20 世纪 80 年代，上海开展“交通、市容、卫生文明街”创建活动，开始对严重影响城市市容环境整洁和美观的乱涂写、乱刻画、乱张贴（以下简称“三乱”）现象进行治理。2009 年以后，为保障世博会筹备、举办期间的市容环境整洁有序，将乱涂写、乱刻画、乱张贴、乱悬挂、乱散发（以下简称“五乱”）行为纳入市容环境综合整治范围。

【治理过程】

“三乱”“五乱”的治理，从 20 世纪 80 年代上海创建“交通、市容、卫生文明街”活动开始。

1984 年，市市政管理部门会同市精神文明建设委员会，共同组织实施“文明街建设”，要求在道路上的建筑、围墙、绿化广告、标牌、灯箱、公共设施（公用、环卫、市政、交通）等方面达到无乱涂写、乱刻画、乱张贴整洁的市容，通过全市范围内发动群众大搞卫生，电线杆、围墙、建（构）筑物保持清洁完整，提高道路观瞻水平，改善城市市容市貌。至 1987 年，市区有 14 条主要道路得到全面整治，达到整洁水平。1989 年，又有 35 条主要道路经过全面整治通过了达标验收。至 1990 年年底，全市有 97 条道路（总长 133 千米）成为市级文明街，在净化、绿化、美化市容环境方面都达到了比较好的水平。

1990 年 9 月，市政府发布《禁止乱吐痰、乱扔杂物、乱招贴、乱堆物、乱搭建、乱设摊的通告》（简称《禁止“六乱”通告》），副市长黄菊在上海电视台为实施《禁止“六乱”通告》向全市市民作电视讲话。根据市政府“六乱”治理的要求，当年 9 月、10 月、11 月，市有关部门组织数万人，开展市容环境宣传和市容环境整治活动，道路秩序、市容环境有所改观。

1992 年 12 月—1993 年 5 月，首届东亚运动会组委会市政市容委员会成立，在东亚运动会期间沿线道路加强了“六乱”市容整治工作，市容市貌得到有效改观。

1993 年 7 月起，全市开展市容环境卫生红旗街道（镇）评选活动，以“六乱”治理为主要抓手，通过“条包块管”的考核评比方式，对街坊整洁、门前责任制度落实、环境卫生、市容洁净等方面进行定量考评。

1996 年年初，市容环境卫生红旗街道（镇）评选考核内容从“六乱”治理调整为"六无"标准,即在全市主要道路上无乱堆乱放、无乱贴乱画、无乱挖乱占、无乱搭乱建、无乱设摊点、无乱挂衣物等现象。巡警、市容监察队加强巡查,市人大代表、市政协委员担任义务监督员,参与监督考核,提高了评选要求。

1997年4月30日,市政府发布《上海市禁止乱张贴乱涂写乱刻画暂行规定》(以下简称《禁止"三乱"规定》),全市"三乱"治理首次以政府规章的形式作了严格规范。《禁止"三乱"规定》设定了相关管理部门可以根据实际情况对黑广告招贴中违章者的电话号码实施中止通信工具使用的规定,这一举措的出台对当时治理"三乱"产生了很大的积极效果。同年6月2日,市市政委办公室、市邮电局联合下发《关于实施对乱张贴乱涂写乱刻画违法行为人中止通讯工具使用的通知》,对在"三乱"行为中公布的通信工具号码的违法行为人,且逾期不接受有关执法部门处理的,中止其通信工具使用的条件、执行程序以及恢复其通信工具使用等事项,作了明确规定。

2003年6月23日,市市容环卫局下发《关于开展市容环境综合整治活动方案》,决定用7—12月半年时间开展市容环境"五大战役"的专项整治,把"三乱"和布幅广告的专项整治列为第四大战役,各区每个街道市容环卫管理部门落实5～10人,专门全力清除道路两侧、重点区域的各类乱张贴、乱涂写、乱刻画污染点,清除"老军医""代办证件""高薪聘用"等黑色广告,有效控制"三乱"污染。

市容环卫管理部门、市容监察部门与中国电信、中国移动等通信部门联手,对"三乱"违法行为的当事人公布其通信工具号码,通信部门还对违法人的通信工具设置了语音自动呼叫功能,告知其立即停止违法行为,并在30天内接受市容环卫管理部门或市容监察部门处理,处理之后其通信工具才能恢复使用。如不在30天内接受处理,通信部门将停止该通信工具的使用;对不接受处理的,通信部门加大告知频率,自动向该号码呼叫(俗称"呼死你")。30天后,违法当事人若还未接受处理,通信部门将向该号码发出中止使用告知。当年,中止违章当事人通信工具571只(部),其中BP机8只、电话手机563部。

2004年,上海开展79条交通干道和重点地区市容环境综合整治工作,有效遏制了乱张贴"黑色广告"污染,使城市道路的立面更加美观。在当年市容环境管理达标工作中,对居住区、集市、菜场、交通集散地等,把"三乱"污染的治理列入综合考核中。

2005 年 8 月,“三乱”语音告知、停复机范围在中国电信和中国移动的基础上增加了中国联通。全年全市共上报“三乱”案件 2 807 起,处罚 347 起,罚款 78 040 元,实施语音告知数 4 141 部,实施停复机 1 246 部。静安、卢湾、虹口等区清除“三乱”污染点,通过语音告知、停复机、行政处罚等手段,主要道路上基本达到无“三乱”现象。

2008 年 9 月起,市市容管理部门为治理“乱张贴乱涂写乱刻画”“三乱”违法行为,启动新一代手机短信群呼系统和网上公示的方式,加强对“三乱”污染的治理。新系统以短信群发方式来提醒违法行为人,在城管执法人员做好取证、核对后,统一把小广告上的电话号码提交电信部门,在电信部门技术支撑下,新系统会向当事人每天发送两条短信,一是告知其违法、违规的事项,二是通知其在 48 小时之内到指定地点配合调查。新系统对情节特别恶劣、严重损害城市形象的“老军医”“假文凭”“高级公关”等一些黑广告发布者的手机号码进行最短每 8 秒一次的群发告知(俗称“呼醒你”),从通信设备上制止违法者和外界的非法交易。对保姆婚介、家政服务之类等其他小广告,群发告知间隔时间会适当延长。当年 9—12 月,“呼醒你”系统已短信提醒电话号码 3 601 个,处罚违法当事人 926 名。至 2009 年,“呼醒你”系统对 4 579 个电话号码进行了短信提醒,有 1 032 名当事人在接到短信后配合接受调查,配合调查率远高于“呼死你”系统的效果。

2009 年 1 月 4 日,市政府发布《上海市人民政府关于对乱刻画乱涂写乱散发乱张贴乱悬挂宣传品或者标语的行为加强管理的通告》,将乱悬挂、乱散发行为纳入市容环境管理范围,治理“三乱”内涵拓展到“五乱”,为迎世博、建设整洁有序的市容环境加大治理范围和力度。

【治理方法】

建立专业保洁队伍　1997 年,市政府发布《上海市禁止乱张贴乱涂写乱刻画暂行规定》后,各街道(镇)陆续建立专业保洁队,负责清除处理乱张贴、乱涂写、乱刻画现象。2005 年,各街道(镇)逐步通过政府购买服务的形式吸纳市容协管员参与“三乱”污染点的清除。市容协管员每天上班骑着一辆自行车,篓子里放着四小件工具(铲子、白涂料、黑油漆和冲洗的水),进行道路巡回检查,发现“三乱”污染点采取覆盖和铲除的方法,做到“三乱”不过夜。如普陀区石泉街道是个老城区,居住环境比较差,外来人口密集,乱贴、乱刻、乱画现象十分严重,石泉街道配备14名市容协管员参加“三乱”污染点专职保洁，对辖区内9条主要马路，通过网格化分块方式，实行定路段、定时间、定人员、定目标的“四定”运作。每位保洁员各司其职，每天在规定的路段点进行巡视检查，每人每天最高清除“三乱”污染点可达200余处，最低也有50余处，清除效果非常好。队员们还在工作实践中，苦干加巧干，动脑筋设法提高工作效率。比如有的利用浇花用的喷水壶喷洒招贴纸，水花均匀，既节约用水，又能起到加快铲除大张“性病”“老军医”等黑广告的作用。黄浦区保洁公司试用冲洗道路的高压水枪冲洗那些“高黏度”的招贴纸，效果也不错。静安区各街道为治理“三乱”污染，组建了“三乱”污染点专职保洁队，拨出专项经费，给每位队员配置了自行车、工具箱等设备，每天从凌晨4点开始清除，确保在早上8点左右，辖区内主要道路上基本无“三乱”污染现象。卢湾、浦东、黄浦、长宁、虹口等区组织4 050名人员建立专职的清除“三乱”队伍，确保中心城区主要道路在上午10点以后不见“三乱”污染现象。据2003年有关资料统计，全市已有专职、兼职清除“三乱”污染点人员2 000多人。2009年，全市有8 000多名市容协管员和上万名社会志愿者成为“三乱”污染点清除的主力军。如杨浦区仁德路67弄10支弄年过七旬的彭德胜老人，从2007年4月开始，每天散步时多了项“兼职”，把家门口的仁德路划定为自己的“包干区”，早晚6点各去一次，看到哪里有小广告，就撕刷清除。在两年半的时间里，老人撕下的粘贴纸已经滚成十多个纸球，有10多斤重。老人的行为引导更多社区居民投入铲除都市“牛皮癣”，对遏制了“三乱”污染的发生起到了积极作用。

开展专项整治活动 2000年以后，“三乱”专项整治一直列入全市市容环境达标建设工作中，达到以点带面的效果，遏制“三乱”污染现象蔓延。如杨浦区在2000年五一节前，各街道(镇)开展了为期一周的“三乱”专项整治活动，采取分块包干、责任到人的方法，清理和撕刷乱刻画、乱涂写2 000余处/次，处理乱张贴业主8起，停机12只，收缴黑色广告3 000余张，罚款近万元。为开展面上对“三乱”及散发小广告的全面整治，市城管总队经常性地组织各区县城管执法部门展开专项整治活动，使改善“三乱”污染市容环境现象形成常态。整治期间，针对徐家汇商圈存在的专业技能培训、促销促卖、银行发放办理信用卡、银行新股申购及理财投资、健身卡推销等20多种违法小广告散发现象比较严重，影响周边的市容环境的现象，徐汇区市容管理部门与城管执法部门通过走访调查与排摸，从源头上采取措施。如对民航机票小广告，从走访民航总局华东管理处入手，共同寻求治理良策，通过对实施散发小广告的违法行为进行隐蔽拍摄，了解其流程，掌握违法证据，要求当事人或单位停止违章行为，促进该区域商业企业管理者提高守法意识和加强自律，专项执法取得明显成效。

加大联合执法力度　“三乱”专项整治工作开展期间，市容环卫管理部门紧密与城管、公安、工商、卫生、通信等相关部门联合，共同查处、取缔“三乱”当事人的窝点，办理违规通信工具停机申报等。如市城管执法总队对“老军医”“轻钢龙骨”等小粘贴纸重点污染源进行循迹追踪，联合工商、公安等，组织专业执法队伍进行全面整治，最终端掉了违法窝点。对留有号码的，通过通信部门对其实行中止通信工具使用的处理。据统计，2001 年，全年清除“黑色污染”有 87 万余处，处罚 1 023 起，罚款 118 940 元，中止通信工具使用 601 起，收缴尚未贴出的招贴 3 万余份，有效遏制了“三乱”蔓延的势头。2002 年，清除“三乱”污染 131 万余处；2003 年，整治“三乱”污染 366 万余处；2004 年，清除“三乱”污染 4 324 处；2010 年，市容环境综合整治中，清除“三乱”污染点 208 万余处，清除乱悬挂 5.2 万余处，取缔散发小广告 2.2 万余起。

2010 年上海世博会期间，上海进一步完善“三乱”治理机制，加大清除保洁、语音告知（停机）和打击违法窝点等工作的力度，并倡导推进“三乱”污染清除与道路清扫一体化的保洁作业模式，实现中心城区主要道路两侧 7:00～21:00 可控时段无“三乱”广告，中心城区“三乱”现象基本得到控制。

第四节　市容环境质量监测

市容环境质量监测（简称“质监”）工作始于 20 世纪 80 年代初，由各区人民政府组建一支群众性的市容环境卫生执勤队伍实施，该执勤队伍俗称“环卫监督员”。队伍人员大都抽调于各个单位和部门，除了监督单位内部及门前的环境卫生外，还有组织地在公园、车站、码头及市区主要道路等公共场所巡逻执勤，维护城市市容环境卫生。80 年代中期，上海成立市容环境监察队伍，进行市容环境质量检查、督查和依法处罚。“环卫监督员”经整编回归原工作岗位。

2000 年后，上海在全市范围内开展市容环境卫生达标等系列创建活动，确保持续整洁干净的市容环境。2001 年,市市容环卫局组建市容环境质量监督中心,成立专业质监队伍,开展对道路保洁、公厕卫生、垃圾箱(房)使用、集市环卫设施配套、居住区装潢垃圾堆放及其他严重影响和污染市容环境等质监工作。2002 年,质监工作下沉到各街道、居委,帮助和解决社区市容环境卫生管理工作的瓶颈,促进市容环境质量的提高。

2003 年开始,质监工作充分利用环卫投诉热线平台,促进尤其是督办环卫质量整改的落实。仅当年 10—12 月间,市质监人员参与全市中心城区 100 余件市民投诉后的专项检查和督办,有效解决了垃圾堆积、环卫车辆作业时间调整后扰民、夜间无证流动摊点造成的环境污染等顽症。

2004 年,市市容环卫行业在全市范围内开展"城市市容环境大洗脸活动"和"市容环卫洁净上海夏季活动",质监工作重点对中心城区 79 条交通干道整体市容环境卫生状况、禁白区域一次性发泡塑料饭盒、西瓜摊点和夜排档污染环境的现象开展专项检查,为"城市市容环境大洗脸活动""市容环卫洁净上海夏季活动"取得良好成绩做好工作。当年,市质监人员还参与市容环境卫生达标街道(镇)、渣土运输车辆车容车貌专项整治等检查工作,并参与对公厕文明服务、质量达标的检查验收,促进了全市市容环境质量的提高。同年,市容环境卫生质量监督检查项目也进行调整,中心城区和郊区县、城镇统一为道路、公共集散地、公共厕所、居住区、生活废弃物收运清除、车辆清洗和车容车貌 6 项指标 12 个项目 42 个内容。

2005—2007 年,部分区县建立质监机构或部门,初步建立起市、区两级"质监信息网络系统",通过网络系统,提高全市质监工作信息的传输效率和数据统计的准确性。质监的检查项目和标准围绕城市保洁对市容环境的要求和全市各项市容环境整治、竞赛、创建的具体内容及时进行更新调整。质监范围逐渐由原来的大区域、粗线条对各区的行政区域的检查,调整为对街道(镇)小区域、小范围第三管理层面的监督检查。按照市容环境质量监督检查项目,每个月对 12 个中心城区 100 个街道进行全覆盖检查,每季度对 7 个郊区的街道、镇进行抽查。检查情况通过质监信息网络系统发布,各个街道(镇)市容环卫管理部门可以及时发现区域内市容环境卫生质量状况的差异、优劣的实时动态并即刻整改。

2008 年,全市有 18 个区县的质监机构或部门建立,质监专业人员已发展到

200余人。“质监信息网络系统”在全市18个区县全面开通，在信息平台上，市、区、街道（镇）可以自查了解其他区域质监工作情况，实现了全市质监信息共享，质监工作实现了市、区、街道（镇）三级联合联动工作机制。按照《上海市市容环境质量监督评价办法》，市市容环卫管理部门建立质监考核评价体系，对各区（县）的市容环境质量状况、管理部门的管理行为和效果、作业单位的作业质量和规范等内容进行综合考评，考评结果通报各区（县）市容环境卫生的主管部门，促进有关部门整改。其间，“质监信息网络系统”建设得到完善，信息板块进行延伸，将静态管理数据、动态监测信息与市容环卫行业管理内容、管理项目、管理标准整合为一体化的信息处理平台，建立起新的“市容环境质量监测信息管理系统”。新系统包括基础信息、信息查询、质量监督、业务考核、样本抽样、领导查询、参数设置和帮助视频8个功能模块，实现市容环卫质监工作由粗放向精细、由传统向技能的转变，为行业相关部门提供更具体更详细更精准的数据。卢湾、静安、长宁、虹口、杨浦、宝山、普陀、闸北等中心城区做到按样本每月全覆盖检查4次，松江、浦东（包括原南汇）、金山和宝山4个郊区做到按样本每月全覆盖检查2次，环境卫生面上状况控制力得到了提升。

2010年，随着市容环卫管理更趋精细化，市容环境质监工作扩展到对每个街道进行检查和评价，质量质监范围几经调整，涵盖道路、公厕、公共广场、公交集散地、集市菜场、居住区、垃圾收集点和车辆清洗场站等市容环境各个方面，各区县在执行市容环境质量监督指标体系的前提下，根据自身实际扩展检查项目和内容，制定相应的检查和评分标准，提升区域市容环境质量。

一、质监方式

质监方式有巡查、督办、评估三个环节。巡查，指通过日常的现场巡查，发现区域市容环境质量问题和缺陷，实现及时发现，实时整改。这一环节及时传输信息，为质监后督办及后台评估提供科学依据。督办，指对巡查所发现的问题或缺陷，通过整改和修复、现场复查和反复督办等方式，做出最后的反馈意见，同时也为后台评估提供评价的依据。评估，指主要依据现场巡查结果和督办整改修复的结果，对最终效果状况进行科学评价。

质监工作起步时，一般用手工记录检查信息，质监的方式和手段比较落后，发现问题用照相机采证,归纳整理为纸质资料,以传真的方式向相关单位通报检查出的问题,再督促其整改,时效性很差,与即时发现、即时传输、即时整改的要求有差距。

质监信息网络系统建立后,质监数据自动生成→基础资料可以同步获取→抽样→采集检查信息→分类处理→移送整改信息→整改信息反馈→统计分析,这一整套完整、科学的市容环境质量监督流程使时效性和准确性均有了很大提高,质监设备和技术手段也有了很大变化。检查人员现场检查发现问题,通过网络分时分段的计算机信息及时传输,区级质监部门接到问题信息后立即整改、及时回复,市级质监部门收到整改结果反馈后及时核实、评价。整个过程过去最快要用7天,现在最快2小时,最慢3天,工作流程更加规范,工作效率大大提高。同时质监装备也得到更新,每辆质监专用车都配备电脑、摄像照相机等,发现信息及时采集,即时进入信息平台,实现了发现问题及时反馈、实时整改的良好效果。

二、质监内容

2001年,市容环卫质监内容包括道路市容、集市、居住区(垃圾收集点)、厕所等主要4个检查项目,但并未设定详细的具体内容。2002年开始,根据《2002年度上海市市容环境卫生质量监督考核办法(试行)》和《关于二〇〇二年度市容环卫质监项目、内容及相关事宜的通知》,质监工作在全市范围内开展,检查内容设定为中心城区和郊区县、城镇两大块,中心城区5个类别、15个种类、33项内容。郊区县、城镇7个项目、32项内容。具体内容见表1-4。

表1-4　2002年中心城区环境卫生质量监督检查项目情况表

类别	种类	内容
道路市容类	1. 推行新型操作法的道路 2. 实行机械化保洁的道路 3. 绿地、绿化隔离带(环卫达标绿地、创建达标绿地) 4. 城乡接合部(区际结合部)道路和中小道路	1. 清扫作业正常(按道路种类规定作业) 2. 道路整洁卫生 3. 无建筑、生活垃圾堆积 4. 废物箱设置与保洁 5. 道路无“三乱” 6. 道路无设摊污染 7. 沿街单位(商店)门责区域保洁 8. 绿地环境整洁(无枯枝、无废弃杂物,设置废弃物箱) 9. 无有碍市容、景观的状况(沿街摊、亭、棚)

续　表

类　别	种　　类	内　　容
厕所类	5. 环卫管理的公共厕所 6. 社会管理的公共厕所 7. 商业街区的单位厕所	环卫公厕 10. 公厕整洁 11. 设备齐全 12. 实行“四公开”制度 13. 有导向标志、标式规范商业街区 14. 按要求对外开放单位厕所 15. 有导向标志、标式规范 16. 公厕整洁
垃圾容器类	8. 沿街垃圾容器、垃圾容器间 9. 居民区及其他场所的垃圾容器、垃圾容器间	17. 垃圾间封闭完好 18. “四定”标志醒目定时清运 19. 垃圾箱(间)整洁、定时开放 20. 苍蝇密度达标 21. 实行垃圾袋装化、垃圾收集中的作业运输质量 22. 24 小时清运一次 23. 现扒现装“三同时一手清” 24. 垃圾车密闭化运输
集市类	10. 农副产品市场 11. 综合性集贸市场	25. 场内环境整洁 26. 环卫设施齐全、整洁 27. 场外无设摊污染
居住区类	12. 推行生活垃圾分类收集的居民小区 13. 市容环卫达标的居民小区 14. 创建市容环卫达标的居民小区 15. 其他类型的居民小区	环卫达标小区 28. 环境整洁 29. 装潢垃圾管理 创建达标小区 30. 设公共招贴栏 31. 无三乱 推广分类收集小区 32. 收集容器分类标志规范 33. 垃圾分类投放

资料来源：市市容环境质量中心。

表 1－5　　2002 年郊区县、城镇市容环境卫生质量监督检查项目情况表

项　目	内　　容	标　　准
道路市容	1. 清扫作业正常	按道路种类规定要求作业
	2. 道路整洁卫生	无建筑渣土堆积，可视范围基本整洁
	3. 废物箱整洁	箱体、周边整洁，箱内垃圾不爆满

续　表

项　目	内	容	标　　准
道路市容	4. 门面区域整洁		沿街门责区域内干净整洁
	5. 道路无设摊污染		无乱设摊及设摊污染
	6. 建筑设施、场所无“三乱”		建筑物立面无乱招贴、刻画、涂写
	7. 施工、待建工地有无围栏		区(县)政府所在地城镇建设工地应有封闭式围栏
	8. 绿地(带)整洁		设废物箱、无枯枝、无废弃物
公共厕所倒粪站	收费	9. 实行“四公开”	有“四公开”告示,悬挂醒目位置
		10. 整洁卫生	地、立面干净,便槽无积垢
		11. 设施齐全	洗手、冲水、照明等设施完好,水、电供应正常
		12. 无蝇、无异味	无异味、无蝇
	水冲	13. 整洁卫生	有保洁人员巡回打扫,便槽无积垢
		14. 水冲设施完好	水冲设施完好,不断水
		15. 无蝇、无异味	无异味、无蝇
	旱厕	16. 整洁卫生	有专人巡回保洁,地面无污迹
		17. 蚊蝇密度达标	可视距离内苍蝇≤3 只
	倒粪口	18. 粪口、冲洗池干净卫生	有专人巡回保洁,地、壁面无污迹
垃圾收集点	居住区	19. “四定”标志	“四定”标志醒目
		20. 箱门密闭完好	箱门无缺损,开关完好
		21. 周边整洁	有专人看管、保洁,垃圾入箱(桶)、不暴露
		22. 苍蝇密度达标	苍蝇≤3 只
	沿街	23. 箱门密闭完好	有箱门,无缺损,开关完好
		24. 周边整洁	有专人看管、保洁,垃圾入箱、不暴露
集市	25. 环境整洁		场内环境整洁,摊位周边无丢弃菜皮
	26. 环卫设施齐全		有公厕、垃圾收集容器
	27. 场外无乱设摊		场外无乱设摊污染
居住区	28. 小区环境整洁		走道、绿地整洁
	29. 建筑垃圾管理规范		有固定倾倒点

续　表

项　目	内　　容	标　　准
居住区	30. 有公共招贴栏	设置宣传招贴栏
	31. 无“三乱”	建筑设施无“三乱”
垃圾作业车辆	32. 垃圾作业运输装载部位有用于密闭或遮盖垃圾的设施，途中不撒落、飞扬，拖挂	

资料来源：市市容环境质监中心。

2004 年，市容环境卫生质量监督检查项目进行调整，中心城区和郊区县、城镇统一为道路、公共集散地、公共厕所、居住区、生活废弃物收运清除、车辆清洗和车容车貌 6 个指标 12 项项目 42 个内容。具体内容见表 1－6。

表 1－6　　2004 年市容环境质量监督检查项目情况表

指标	项　目	内　　容
道路	道路市容管理	道路上建筑、生活垃圾偷乱倒、积存
		人行道乱设摊污染
		沿街摊、亭、棚等公共设施破损不洁
		街面商铺、民居门责区域责任未落实（有杂物垃圾、乱堆杂物、跨门营业、乱停车）
		绿化隔离带和沿街公共绿地环境不洁，纸屑、果皮、枯枝收运不及时
		沿街墙面、围墙整洁有“乱招贴、乱刻画、乱涂写”
		沿街店招店牌设置不规范，破损残缺
	道路清扫作业	清扫作业不正常：未按道路等级配置相应的清扫保洁作业法
		道路不整洁：不按规定班次、质量标准作业；道路漏扫、垃圾漏畚
		路边果壳箱（废物箱）清除不及时：容器缺损，外表不洁，箱内果壳垃圾满溢
公共集散地	集市菜场	环卫设施不配套、缺损，不洁
		场内环境不洁，垃圾散落，污水横流
		场外设摊污染，监督管理不到位
	公共客运集散地	公交始末站车厢内杂物扫落地面，停车场地不洁
		火车站、长途客运站场内外环境不洁，环卫设施不配套，不洁

续 表

指标	项 目	内 容
公共集散地	广场(绿地)	大型广场(绿地)未配置废物容器等环卫设施,废弃物清除不及时,满溢,不洁
		500平方米以上广场未按要求清扫,不洁
公共厕所	公厕设施维护	无导向标志、男女标志不规范
		配置的设施破损
		无"四公开"标志或标志不清晰醒目
	公厕保洁服务	未按厕所等级质量标准保洁服务,公厕内不整洁
		公厕周边环境责任区有污水、污物,有乱堆杂物
		脱岗,服务不规范,保洁工具乱放
居住区	居住区整洁管理	居住区环境不洁,有暴露垃圾、粪便漫溢
		有违章搭建、破墙开店、开门现象,建筑物立面、围墙有"三乱"
		街坊道路、绿化带、绿地、垃圾箱房无人清扫、保洁
		大件垃圾无专门堆放点,清除不及时
生活废弃物收运清除	垃圾收集点维护保洁	垃圾箱房设施破损敞开,未定时开放、收运
		箱房外周边有暴露垃圾、杂物堆放,收集(储存)容器在箱房外
		收集(储存)容器破损、残缺、不洁
	垃圾粪便收运作业	生活垃圾收运未"日产日清",积压,车走场地未扫清
		化粪池未按期收运,满溢;作业场地不洁,有污迹
车辆清洗和车容车貌	车辆清洗场(站)	场站内建(构)筑物残缺、有污迹,作业场地周边围墙2米以下未涂防水材料
		清车场地、场站出入口及通道不洁,路面不平、不洁,有杂物、泥沙,有垃圾堆积,积水、淤泥未及时清除
		清洗场站内外宣传、告示、标志牌不美观、不整齐、不清洁、不醒目
		清洗工具及设备摆放不齐,洗车污水外流,影响人行道、车行道
		区域内有无证占路洗车
	车容车貌	车体表面有污迹、色差、有严重掉漆和锈斑
		车窗、挡风玻璃、反光镜、车灯不明亮、有浮尘、有污迹
		轮胎部位包括挡泥板有泥沙;车牌号不清晰,有污迹;底盘有泥沙、附着物

续　表

指标	项　目	内　　　容
车辆清洗和车容车貌	车容车貌	运输作业时垃圾飞扬、跑冒滴漏、有明显污迹
		车身可触及部位手触有污迹、目测有泥沙

资料来源：市市容环境质监中心。

2009年，市容环境质量监测工作与世博市容环境质量要求、环卫作业服务标准相衔接。市市容环境质监部门与各相关管理部门从2009年3月到2010年世博会开幕之前在全市范围内开展“迎世博质监专项检查”。检查工作分为四个时间段，即“迎五一阶段”“迎十一阶段”“迎新年阶段”和“保世博试运行阶段”，每阶段按周期，通过检查、复查，发现问题并及时整改。

2010年，为加强世博期间的市容环境保障力度，对市容环境质监评估项目做了新的调整，检查内容六大类别评估指标、16项评估项目、32项质量标准。

表1－7　　2010年市容环境质量现状评估细则情况表

评估指标（类别）	评估项目	质　量　标　准
道路	路面（沟底）	路面保洁作业质量达标
		道路及道路两侧无暴露垃圾
	人行道	人行道保洁作业质量达标
		沿街商铺责任区域环境整洁
		人行道及道路无设摊污染
	绿化带	绿化隔离带和沿街绿化带环境整洁
	公共设施（废物箱）	废物箱容器完好、按规定设置
		废物箱清除及时，周边干净、无垃圾堆积
	规范服务	各类保洁工具停放规范，容貌整洁
		统一着装，挂牌服务
		定岗定人，服务规范
居住区	装潢垃圾	装潢垃圾、大件垃圾应设立1～2个临时堆放点，且堆放规范
	居住区道路、公共区域、绿化带	居住区内环境整洁、舒适
		居住区内保洁规范

续 表

评估指标(类别)	评估项目	质 量 标 准
垃圾收集点	设施管理	箱房设施完好封闭
	收集点周边环境	箱房“六定”标志规范
		收集点保洁管理规范
公共厕所	设施设备	公厕内设施齐全,使用情况良好
		公厕导向牌按规定设置,男女标志规范统一
	公厕保洁	各类工具摆放有序,干净整洁
		公厕内环境整洁,无异味
		公厕周边责任区环境整洁
	公厕服务	“制度公开”标志清晰、醒目,落实到位
		统一着装,挂牌服务
		坚持岗位,服务规范
公共场所	集市菜场	集市内环境卫生设施配套,保洁规范
		集市内外环境整洁,无垃圾堆积现象
	公交集散地	公交始末站环境卫生设施配套,保洁规范
	公共广场及绿地	500平方米以上广场(绿地)达到洁净水平
车辆清洗	场站环境	场地整洁,污水不外流
		设施摆放整齐,人员服务规范
		配置相关设施

资料来源:市市容环境质监中心。

三、质监实效

自2002年起,上海市容环境质量实施专业监测,根据上海特大型活动对市容环境质量的要求,以及春节、国庆、迎世博等专项活动要求,市容环境质监的内容、方式和标准不断有所调整提高,确保市容环境质量持续保持优良的状态。2003年,质监工作在“非典”防疫期间,借助市容环境卫生投诉平台,对100余件市民投诉的主要集中在道路、居住区、长途客运站等“垃圾堆积、作业扰民、乱设摊造成环境污染”等市容环境卫生质量状况进行检查，并通过市区管理网络将情况进行反馈，得到及时整改。当年春节、国庆期间，在全市主要交通集散地、商业街区、绿地、集市等开展专项检查。2004 年，质监工作结合全市“市容环卫洁净上海夏季活动”“城市市容环境大洗脸”，对中心城区 79 条交通干道整体市容环境卫生状况开展专项检查。以“白色污染”禁白区、市容环境达标街道(镇)、渣土车辆车容整治“添美”，以及西瓜摊、夜排档扰民为质监抓手进行专项检查。当年对文明公厕创建和公厕服务达标进行验收检查，从而促进了公厕管理工作改善和为民服务质量的提高，得到市民的认可。

2005 年，质监工作以推进全市市容环境卫生达标区域、规范区域、示范区域“三类区域”创建工作为重点，对市容环境示范区域道路两侧 1 795 只废物箱配置、所用材质及其数量分布情况进行调查，发现问题及时纠正。对“48 届世乒赛”周边 225 条(段)道路、28 座公共厕所、23 个大型广场和绿地进行检查，确保赛期市容环境质量保持优良状态。对内环线内和内外环线间共 914 条道路的无证西瓜摊点、147 条道路 404 处夜排档与有关部门联手进行治理，市容环境面貌得到很大改善。当年迎“国庆”期间，质监工作加强对 250 条(段)中小道路、33 个广场及商业街的市容环境状况进行专项检查，有效推进全市市容环境“三类区域”创建工作。

2006 年，随着市容环境卫生质量的评价机制逐步建立和推进，以块为主，质量监督工作通过市区联动，条块结合，做到每月按街道对中心城区的市容环境卫生质量状况普查，每个季度对 100 个街道市容环境卫生状况进行排名评价，进一步强化了街道(镇)市容环卫管理部门的责任意识。

2007 年，质量监督工作不断规范，管理效能逐步提高。全年共检查街道 1 354 个(次)，建立样本 49 223 个，发现市容环境卫生质量问题 14 105 个，质量问题发现率为 28.66%。其中，检查道路市容 18 665 条(次)、居住区 18 622 个(次)、公共厕所 5 566 座次、公共场所 4 189 个(次)、集市 1 898 个(次)、公共客运集散地 1 388 个(次)、大型广场绿地 903 处(次)、机动车清洗场站 2 181 个(次)。对影响市容环境质量较严重的问题，共发出整改移送单 960 件、回复 931 件，回复率 96.98%。当年，暴露垃圾治理纳入市容环境质量监测，巡查到暴露垃圾 79 处，约 397.8 吨，经质监人员与各区相关街道环卫管理部门联系,均得到及时清除,也为2008年世界夏季特殊奥林匹克运动会在沪召开提供了洁净的市容环境。

2008年后,上海推进市区两级质量监督信息平台的建设,使市容环境质量整改纠错效能大大提高。2008年上海开展“迎奥运,市容环境整治百日行动”,质监工作重点对奥运火炬传递途经道路、奥运各场馆及相关点周边环境进行专项检查,特别对道路暴露垃圾进行治理,联合相关部门强化治理措施,使主要道路暴露垃圾在短期内发现率明显下降,并为其后“迎世博600天加强市容环境建设”获取了经验。2009年,市容环境质监工作进入“迎世博,清洁城市行动”中,全年通过9次联合检查和6次区域自查自纠,在“迎五一”“迎国庆”和“迎新年”三个阶段九个周期,历时9个月,检查街镇988个次,检查道路8 665条段,发现各类市容环境缺陷5 868起,共拍摄照片10 667张,有效提高全市市容环境质量。同时,加大对暴露垃圾的监控力度,各区质监管理部门积极响应,形成对暴露垃圾齐抓共管的良好氛围,有效控制了道路两侧暴露垃圾堆积。全年共发现道路及道路两侧暴露垃圾堆积298处,约6 300吨,累计发出代为清除单9张,涉及区县均在规定时限内进行了清除。

2010年,为了给世博会顺利举办提供坚实的市容环境保障,全市市容环境质量监测工作实现市区两级联动机制,运转有序、项目衔接、标准统一、采样科学、评价公正,形成“发现及时、处置快速、解决有效、监督有力”的管理机制。当年,共组织38次全市性的联合检查活动,市区两级质监部门共出动巡查人员2 430人次,检查样本374 135个(次),发现问题50 589个,发现率为13.5%,整改合格48 409件,整改合格率为95.69%。同年还对全市211个街道(镇)进行市容环境卫生检查,共计采集样本61 299个(次),发现问题9 899个(次),问题发现率为16.15%,这些基础数据不仅为准确、科学分析评价市容环卫质量状况打下了坚实的基础,也为世博会顺利召开提供了市容环境保障。

第五节 特定区域管理

全市城市管理中有部分需要特殊管理的地域,如大型交通枢纽所在地、重点风景名胜区、商业人流密集区等，因其地理位置特殊、管理要求高、协调事务多，市和区县政府大多授权专门的管理机构来负责该区域的综合管理，称之为特定区域。

1990年起，市政府先后决定成立外高桥保税区管理委员会、上海化学工业区管理委员会、临港新城管理委员会、洋山保税区管理委员会、张江高科技园区管理委员会、长兴岛开发建设管理委员会、虹桥商务区管理委员会、浦东机场综合保税区管理委员会和上海国际旅游度假区管理委员会等派出机构，负责所在区域的市容环卫建设和管理工作。1994年起，市政府先后批准同意黄浦区成立人民广场地区管理委员会、外滩风景区管理委员会和南京路步行街管理委员会，浦东新区政府成立陆家嘴金融贸易中心区管理委员会，闸北区政府成立铁路上海站地区管理委员会，具体负责所在区域的综合管理工作。为对特定区域有效实施依法行政，上海相继出台一系列政府规章和管理办法，并对其中部分条款先后进行三次修正，涉及市容环卫方面的内容也相应进行调整。

1990—2003年，特定区域中市容环境卫生方面的日常管理由所在区域管委会负责实施。2004年起，特定区域中涉及的市容环卫等工作由市市容环卫局等部门授权相关管委会通过行政审批和行政许可，以及行政处罚的方式进行日常管理。

一、委托审批

【外高桥保税区】

1990年6月，国务院批准设置上海市外高桥保税区。9月10日，市政府发布《上海市外高桥保税区管理办法》，保税区管理委员会（以下简称保税区管委会）成立，为市政府派出机构。1996年12月20日，市十届人大常委会第三十二次会议通过《上海外高桥保税区条例》，自1997年1月1日起施行。保税区内行政事务由保税区管委会负责进行管理。1997年1月起，市环卫局委托保税区管委会实施1项环境卫生行政审批事项。

【临港新城】

2003年6月，市政府成立临港新城建设领导小组。12月18日，市政府发布《上海市临港新城管理办法》,自2004年1月1日施行。2004年5月,市政府调整设立上海临港新城管理委员会(以下简称“临港新城管委会”),为市政府派出机构,负责临港新城有关行政事务的归口管理和履行相关的行政管理职责。

【洋山保税港区】

2005年6月22日,国务院批复同意设立洋山保税港区。2006年10月24日,市政府发布《洋山保税港区管理办法》,自2005年11月24日起施行。同年,市政府组建洋山保税港区管理委员会(以下简称“保税港区管委会”),负责保税港区内日常事务管理,并接受上海市和浙江省相关行政管理部门委托在保税港区内履行相关行政管理工作。2006年11月,市市容环卫局委托保税区管委会实施1项环境卫生行政审批事项。

【长兴岛】

2008年,市政府设立上海市长兴岛开发建设管理委员会,管委会下设办公室(简称“开发办”),具体负责长兴岛的开发建设和管理工作。9月8日,市政府发布《上海市长兴岛开发建设管理办法》,自2008年9月23日起施行。

【虹桥商务区】

2009年7月10日,市委决定成立上海虹桥商务区管理委员会。2010年1月6日,市政府发布《虹桥商务区管理办法》,自公布之日起施行。同年,虹桥商务区管理委员会(以下简称“虹桥商务区管委会”)成立,为市政府派出机构,承担虹桥商务区内的行政管理职责。10月19日,市绿化市容局委托虹桥商务区管委会实施1项市容管理行政审批事项。

【浦东机场综合保税区】

2009年7月3日,国务院批准设立上海浦东机场综合保税区。2010年5月24日,上海浦东机场综合保税区管理委员会成立(以下简称“综合保税区管委会”),为市政府派出机构。同日,市政府发布《上海浦东机场综合保税区管理办法》,自2010年7月1日起施行。2010年7月起,市绿化市容局委托综合保税区管委会实施2项市容管理行政审批事项。

表 1-8　　1997—2010 年上海市特定区域委托审批事项情况表

区域名称	原委托审批事项	调整委托审批事项
外高桥保税区	环境卫生证照的审批	未调整
洋山保税港区	建筑垃圾和工程渣土排放、处置的审批	未调整
虹桥商务区	户外广告设施设置的审批	未调整
浦东机场综合保税区	户外广告设置审批	未调整

资料来源：市绿化市容局。

二、委托管理

【人民广场地区】

1994 年 9 月 22 日，市政府发布《上海市人民广场地区综合管理暂行规定》，自 1994 年 10 月 1 日起施行。同年，黄浦区政府设立人民广场地区管理委员会，并下设办公室，具体负责广场地区内的日常管理工作。市环卫、园林、市容等相关行政管理部门委托黄浦区相关行政管理部门负责日常维护和管理工作，其中涉及环境卫生管理 5 项。1997—2004 年，环卫管理调整为 4 项，增加市容管理 8 项。2004—2010 年，市容管理从 8 项调整为 9 项，环卫管理为 4 项。

【外滩风景区】

1995 年 12 月 19 日，市政府发布《上海市外滩风景区综合管理暂行规定》，自公布之日起施行。同年，黄浦区政府设立外滩风景区管理委员会，并下设办公室，具体负责风景区内的日常管理工作。同年，市市容环卫管理部门委托黄浦区相关行政管理部门负责市容环卫管理 4 项。

【陆家嘴金融贸易中心区】

1998 年 7 月 1 日，市政府发布《上海市陆家嘴金融贸易中心区综合管理暂行规定》，自 1998 年 8 月 1 日起施行。同年，浦东新区管理委员会批准设立中心区城市管理委员会办公室，负责中心区的日常管理和有关组织、协调工作。同年，市市容环卫管理部门委托浦东新区各有关行政管理部门、中心区负责市容管理 6 项、环卫管理 6 项。

【铁路上海站地区】

1998年9月26日,市政府发布《上海市铁路上海站地区综合管理暂行规定》,自1998年10月1日施行。同年,市政府设立铁路上海站地区管理委员会,并下设办公室,该办公室受铁路上海站地区管委会和闸北区政府双重领导,负责铁路上海站地区内的日常综合管理。1998—2004年,办公室接受市管理部门委托,实施对铁路上海站地区内日常管理事项中市容管理4项、环卫管理6项。2004—2010年,市容管理调整为5项,环卫管理事项未作调整。

【南京路步行街】

1998年9月,市政府发布《上海市南京路步行街综合管理暂行规定》,自1998年10月1日起施行。1999年,黄浦区政府设立步行街管理委员会(以下简称"步行街管委会"),负责步行街的综合管理和协调工作。步行街管委会下设办公室,具体负责步行街内的日常管理工作。1999—2010年,市市容环境管理部门委托步行街管委会对步行街内的日常管理工作,其中涉及市容管理4项、户外广告设施设置审批1项、灯光管理2项、环卫管理4项。

第六节 市容环境质量社会监督

上海开展对市容环境卫生状况公众满意度监督考评,接受社会监督,有一个循序渐进的过程。1998年,市环卫局开通"上海环卫投诉热线",接受市民对环卫工作的投诉。1999年,市环卫管理部门从行业内部管理为切入点,在市、区两级环卫管理部门推出了"环境卫生现场巡视制度",做到发现问题及时解决,抓住典型推进面上工作。2000年后,市容环卫行业在环境卫生公众满意度方面,特别是对问题解决的后续督办,坚持以人为本,采取多种方式让市民参与城市市容环卫管理、监督检验,促进市容环卫状况保持良好的水平。2004年后,市市容环卫管理部门引入社会第三方评价机构,对市容环境卫生状况进行更规范、科学的测评调研。其间,市民巡访团穿街走巷,大到涉及行业建设,小到关乎百姓生活,对市容环卫状况尖锐"挑刺",推进行业建设,落实"跨前一步,为民服务"。2007年后,监督工作重点围绕"市民群众最关心、最直接、最现实"的市容环境问题,市市容环卫部门提出"市民评判、社会评价、政府评定"的"三评"构架,考评测评过程中更加体现公开、公平、公正的原则。至此，全市建立起上海市市容环境综合评价体系，促进市容环境质量整体提升。

一、投诉受理

1998年2月9日，市环境卫生投诉中心成立，开通了环卫热线电话52901111，全天24小时接受社会监督。热线电话开通，通过实事实办，及时弥补了工作的疏漏和不足，发挥为民排忧解难的作用。如行业管理方面主要有：垃圾堆积不及时清除或垃圾清运未做到“一手清”、环卫工人作业时人为的噪声扰民、环卫公共服务设施作业人员擅自离岗、清运车辆运输过程中垃圾粪便飞扬滴漏洒落的现象、道路垃圾未入垃圾箱等。行风建设方面主要有：以权谋私、吃拿卡要、乱收费、政务公开执行不规范、执法管理不文明及环卫作业管理中不文明言行造成的纠纷。据统计，投诉热线电话开通当年，共受理市民有效投诉15 519件，反馈15 372次，收到表扬信162封，表扬电话91通，来访25人次，整治垃圾14.2万吨，解决粪便满溢595次。由于市民的诉求得到及时解答和解决，环境卫生工作得到百姓的理解和支持。据统计，当年市、区两级人大和政协两会期间，关于环卫问题的提案明显下降，静安区1997年提案21件，1998年12件，降低了42.3%，徐汇区1997年提案24件，1998年9件，降低了62.5%。

1999年10月，为及时有效解决环境卫生管理的倾向性问题，推进环境卫生长效管理，市环卫局在市、区县建立“环境卫生管理现场巡视制度”，根据市民投诉，对长期没有解决的难点和热点问题，集聚合力，进行破解，给市民一个交代，同时把市民反映较普遍的问题列入当前环卫工作的重要任务。现场巡视每2月1次，市、区县局长或分管局长带队，有关处室、部门领导参与，发现问题及时解决，并抓住典型推进面上工作。

2000年后处理的市民投诉内容从市域内有关环境卫生方面的问题向全市景观灯光设施、户外广告设置、乱张贴、乱涂写、乱刻画行为等市容方面的问题拓展。2008年开始，热线电话承担对全市绿化、林业、市容、环卫等投诉受理、处置等工作。

二、社会监督员队伍

为加强市容环卫行业行风建设，提高行业服务和管理水平，接受社会公众的监督和检验，实现上海“大市容、大环境、大卫生”和“全社会、全行业、全覆盖”的管理机制，市容环卫管理部门将原来由以上级专业部门考核为主、社会监督为辅的传统方式改为专业部门考核和社会监督并重。

【环卫义务特邀监督员】

1998年，市环境卫生投诉中心建立，为扩大信息源，加强舆论宣传，市环卫局聘请457名强生、大众出租公司红顶灯驾驶员为环卫义务特邀监督员，对内环线以内的环境卫生问题进行动态监督，对一些群众反映强烈而又有种种原因难以及时解决的问题，与电视台、电台、报纸等媒体联系，向社会公开曝光，推动问题的解决。

【上海城市卫生市民巡防团】

1998年8月，由24位基层市民代表组成的上海城市卫生市民巡访团队伍成立，这支队伍穿街走巷，对市容环境卫生状况进行挑刺，发现问题，快速反应至相关管理部门，俗称“啄木鸟”。1999年，全市16个区县先后建立市民巡访分团，参加市容环境卫生状况巡访监督的队员达千余人，而后，街道也相继成立社区市民巡防团。经过十余年的发展，至2010年，全市巡访员总数已达到3.1万余人，成为市民对市容环境状况的倾听、巡访、调查、监督、考评的最强的主力军之一。巡访团成员平均年龄52岁，第一批加入巡防团的杨存义老先生已是年过80周岁的老人了。十多年来，这支队伍紧跟城市建设的步伐，从建团时以检查市容环境卫生为主，到后来积极参与各项市容环境专题活动。如在推行“与文明同行，做可爱的上海人”主题实践活动中，巡访团对文明用厕的状况进行调查，提高如厕人的文明用厕行为。在“精神文明建设”主题活动中，巡访员对沿路楼层窗外乱抛垃圾、黑广告、无序的乱晾晒、乱扔垃圾等不文明行为，通过蹲点摄像取得第一手资料，及时反馈职能部门，得到快速整改，使公共环境卫生状况得到明显改善。

【社会监督员】

2000年，市市容环卫管理部门完善市容环境卫生社会监督机制，聘请社会知名人士杨富珍、杨存义等57名市民担任市容环卫行业行风建设监督员，行风建设监督员结合市容环卫行业行风建设，积极参与市容环卫质量巡查、参与市容环卫行业重大活动市容环境保障，参与对市容环卫工作质量评价，并对行业发展建设积极出谋划策。市市容环卫管理部门定期听取他们的意见，把他们对市容环境卫生的评价作为检验市容环卫工作的重要标志之一。与此同时，市容环卫行业还认真接受新闻媒体的舆论监督，对曝光批评事件做到件件有处理，件件有答复。当年，市容环卫投诉热线受理市民投诉3万余件，处理率达到98.6%，满意率达到97.8%。市市容环卫管理部门还通过委托城市社会经济调查队组织对市民评价抽样调查来鉴定市容环卫工作的质量，当年，市民对上海市容环境卫生质量满意度从第一季度74.5%上升到第四季度的81.2%。

2001年亚太经济合作组织会议（APEC）在上海召开，6月18日，市市容环卫局与市新闻工作协会联合组建“上海市市容环卫新闻舆论监督网络”，《解放日报》《文汇报》《新民晚报》和上广、东广、上视、东视以及东方网、新华社等20家媒体的部门负责人和记者接受市市容环卫局颁发的聘书，成为“上海市市容环卫工作舆论监督单位”。新闻舆论监督网可以对上海的市容环卫各项工作进行监督，新闻媒体在向市民宣传市容环卫相关工作的同时也及时反馈市民对市容环卫工作的意见和建议，成为构架市容环卫行业与市民之间的桥梁，增进社会各方对市容环卫行业的了解和支持，这也是贴近市民、接受群众检验的重要途径。当年7月，市市容环卫局还聘请林纬华等8名市政协委员和裘建萍等6名市人大代表担任市容环卫特邀监督员，参与对市容环卫行业管理和执法、行业队伍管理和行业规范服务等方面的监督。至年底，城市社会经济调查队组织对市民评价抽样调查，上海第四季度市民对全市市容环境卫生质量满意度达到82.6%。

坚持社会监督，树立行业形象。社会监督员在整个监督过程中做到有检查、有曝光、有讲评、有督办，提高了市民投诉处理率，解决了市民反映强烈的老大难问题，促进了行业抓好市容环境卫生日常监督工作。2002、2003年，市民对市容环境卫生质量评价与测评成绩连年有所上升。

三、社会满意度测评

2000年，市市容环卫管理部门开始引入第三方评价机构，先后委托上海零点市场调查与分析公司、上海市质协用户评价中心，通过调研测评，广泛征求社会公众对市容环境的感受和需求，对市容环境质量状况总体进行综合评判、打分。

【郊区调研测评】

2004年，市市容环卫管理部门委托上海零点市场调查与分析公司，开始对郊区市容环境卫生状况进行调研测评，这也是市市容环卫管理部门对工作实施全面考评的新尝试。调研测评指标体系数据根据城市发展对市容环境建设的具体要求每年进行调整，每年度调研测评2次。

调研方法 调研测评采用定量入户的访问方式，对象是在所访问街道(镇)居住半年以上的市民，年龄在16岁以上70岁以下。样本量按被调研人口所在区县的管辖数量平衡，每个街道(镇)的统计调查中最小样本量不少于30个。

调研测评分为上半年和下半年各一次，分别在当年的7月和次年的1月公布测评结果。其中，区县的测评结果刊登在报刊及媒体报道上，街道(镇)的测评结果进行内部通报。

调研指标 调研总指标共11项，测评打分按11项总指标具体内容评估，量化后分为二级指标(12项)和三级指标(30项)，然后按测评总得分进行名列排序。具体指标内容见表1-9：

表1-9 2004年郊区市容环境卫生状况测评打分内容情况表

指标体系	评估内容
总指标(11项)	道路环境；建筑物环境；居住区环境；绿地环境；工地环境；集市(菜场)环境；交通集散地环境；公厕、倒粪站、小便池管理；水域环境；车容车貌；服务规范
二级指标(12项)	垃圾、粪便运输环境；居住区环境；建(构)筑物环境；绿化环境；河道环境；工地环境；集市(菜场)环境；交通集散地环境；道路市容；厕所、倒粪站、小便池环境管理；垃圾管理；工作人员服务态度
三级指标(30项)	道路上没有小堆暴露垃圾；沿街单位门前无乱堆乱放的现象；主要道路和景观区域非机动车停放规范整齐有序；道路上基本控制乱设摊位、污染无人管的现象；绿地内无各种暴露垃圾；河道无漂浮垃圾、面清岸洁；市政工地围栏规范、堆放渣土规范、施工完后场地清洁；拆房工地围栏规范，渣土垃圾清除及时，无堆积现象；建筑工地围栏规范，工地内外无渣土垃圾堆积；集市(菜场)环卫设施齐全完好、整洁卫生；集市(菜场)室内无垃圾散落，污水横流，环境整洁；集市(菜场)周边无乱设摊污染市容环境；公交始末站、长途客运站、轨道车站周边自设废物容器；车站内外市容环境整洁；生活垃圾清运及时，不积压；生活垃圾清运规范操作，车走场地清；垃圾箱房外无暴露垃圾；小区内环境整洁卫生；小区内垃圾箱房完好整洁；小区内无建筑装潢垃圾堆积；小区内无粪便满溢；主要道路和景观区域无“三乱”污染；其他区域基本无“三乱”污染；垃圾车辆运输途中无飞扬散落；粪便车辆运输途中无滴漏；公共厕所设施完好，内外环境整洁；倒粪站、小便池设施完好，内外环境整洁；厕所、倒粪站粪便无满溢；市容环卫作业人员服务态度；市容环卫管理部门公开办事情况，投诉处理

资料来源：《上海市郊区市容环境卫生质量市民满意度测评调查》。

二级、三级指标体系的具体测评内容随着市容环境建设发展要求会有部分微调。如2008年调整了垃圾、粪便运输环境，将原11项的总指标体系列为二级指标。三级指标体系更注重市容整体面貌。如道路整洁方面，注重废物箱设置及两侧无乱张贴乱涂写乱刻画现象。市容整洁方面，加强电话亭、书报亭、彩票亭等完好整洁。道路乱设摊现象重点是夜排档的治理状况。建(构)筑物以店招店牌设置协调美观为主要。2008年，还把居住区违章搭建列入居住环境测评中，垃圾收运方面新增垃圾分类的具体测评要求等。

【市区调研测评】

2005年，市市容环卫管理部门委托上海市质协用户评价中心对上海市区12个中心城区104个街道(镇)市容环境社会公众满意度状况进行测评。测评按季度进行，每次测评后市质协用户评价中心出具社会公众满意度评议报告。该报告分为概述、行业分析、各中心城区分析、其他调查结果等四大部分，其中第二部分中“优先改进分析”内容，主要是反映社会公众所关心和重视的，需要市容环卫行业改进的、做实做好的具体要求，这对于改善市容环境状况，提升社会公众满意度起到至关重要的作用。随着市容环境建设和发展，测评覆盖范围、测评样本量、调查频次都有不同调整。如2007年，调查频次分为上半年度和下半年度两次。2008年，测评范围拓展到13个中心城区，测评样本量也从原来每个街道200个样本增加至280个样本。

测评方法　测评采用分层随机抽样的方式，在随机选取街道的基础上，在被选街道中，根据测评项目内容，重点对道路环境、建(构)筑物环境、居住区环境、河道水域环境等进行选取，抽样条件被选居委会中，选择若干居委会，对所拥有小区的不同物业类型分层取样，最后对选定小区内的居民进行随机抽样调查。为了保证调查的有效性，样本抽样采集选择在该街道(镇)必须居住3个月以上的居民，在平时的白天(52%)、平时的晚上(10.7%)和节假日(37.3%)这三种不同的时间段按比例分别进行调查。统计方法沿用5级量表，即很满意(100)、满意(80)、一般(60)、不满意(40)、很不满意(20)。测评过程中对居民集中反映的市容环境卫生不满意的地方进行录像拍摄，以便行业以后有针对性地展开改进工作。

2009年上半年度，市市容管理部门首次在媒体公告中心城区和郊区街道的测评结果。

至2010年,市容环境卫生状况公众满意度测评连续7年引入社会第三方评价机构,全市市容环境卫生公众满意总体评价逐年提升。据统计,郊区市容环境状况市民满意度2004年66.6分,到2008年上升到70.96分,中心城区2006年上半年74.13分,到2010年下半年上升到80.07分,总体评价首次进入良好区域,涉及的市容环境卫生工作指标有11项大类30项具体指标。

表1-10　2010年中心城区市容环境社会公众满意度状况测评指标体系情况表

11项大类指标	30项具体指标
道路环境	道路两侧无小堆暴露垃圾,无乱堆乱放,人行道路面整洁无污物,道路平整无坑洼
	道路上无无证设摊(夜排档等)
	沿街单位门前无跨门营业,环境整洁
	非机动车停放规范整齐、有序,停放点环境整洁
	废物箱设置规范、整洁、无缺损
	电话亭、书报亭、彩票亭、变电箱等设施完好整洁
居住区环境	小区内公共部位(除楼道外)无积水、无堆物、无张贴涂写刻画、无新违章搭建
	生活垃圾清运操作规范,噪声低、少滴漏、作业不扰民
	垃圾箱间(桶)完好、整洁,周边无暴露垃圾
	装修垃圾临时堆放规范,大件垃圾管理有序
	"实施垃圾分类的小区"生活垃圾实施分类倾倒、收运
绿地环境	绿地、绿化带内无各种暴露垃圾
	道路两侧行道树穴加盖,绿化无损坏,黄土不裸露
工地环境	市政、拆房、建设工地围栏规范
	工地设置围栏,工完场地清
集市菜场	集市(菜场)环卫设施齐全完好、整洁
	集市(菜场)内环境整洁,周边无乱设摊,非机动车停放整齐
交通集散地	公交始末站、长途客运站、轨道车站自设废物容器,内外环境整洁
公厕管理	公共厕所、倒粪站、小便池设施完好,内外环境整洁

续　表

11 项大类指标	30 项具体指标
水域环境	河道水面清洁,两岸无垃圾
	黄浦江、苏州河面清岸洁,水面(滩涂)无漂浮(沉积)垃圾,岸坡(防汛墙)整洁,无堆积(吊挂)垃圾
建(构)筑物	店招店牌设置规范、协调、美观
	沿街建筑物附属设施(如空调机架、晾衣架、雨棚等)设置规范
	道路两侧基本无乱张贴、乱涂写、乱刻画
	建(构)筑物外墙完好、整洁
车容车貌	渣土车辆密闭化运输,车容整洁,无飞扬、散落
	垃圾粪便密闭化运输,运输途中无滴漏,车容整洁
服务规范	道路保洁人员、公厕管理人员、垃圾粪便清运人员服务文明规范
	市容环卫投诉处理快速有效

资料来源:《2010 年中心城区市容环境社会公众满意度测评报告》。

2011 年,市区和郊区市容环境卫生状况社会公众满意度调研测评合并,形成上海市市容环境状况的总体评价系统。18 个行政区的测评范围囊括其辖属的所有街道(镇),分别以市区和郊区的不同要求进行调研测评,使评判更具全面性。市区每个街道(镇)平均 280 个样本的抽样水平,郊区每个街道(镇)平均 180 个样本的抽样水平。调查频次为一年两次。调研测评任务由上海市质协用户评价中心承担。

第七节　重大活动市容环境保障

上海在举办规格较高、活动范围宽泛、需要组织众多人参与的社会协调性大型重要活动包括外事活动期间,市容环境工作要承担起整洁、有序的保障作用。其保障内容主要包括道路保洁、公厕配置、废物箱补缺、车容车貌清洁、广告设置规范、夜景灯光装饰及主要道路无暴露和堆积垃圾等。

上海重大活动市容环境保障工作是随着改革开放进程的加快和城市综合服务能力的提升,与国际化大都市形象相匹配而日益提高的。20 世纪 80 年代,上海举办重大活动期间,市容环境保障工作主要以治理环境卫生脏乱差为抓手,整治马路清洁卫生并改善交通秩序。进入90年代后,市容环境保障工作以举办重大活动为契机,加大对活动范围周边市容环境卫生的突击整治,发动群众打扫卫生死角,改善城市市容环境面貌。1993年,结合首届东亚运动会在上海举办的契机,全市上下动员开展集中整治,使市容环境卫生面貌得到明显改观。1993—1994年"使世界清洁起来"大型活动中,清理道路1 700多条、卫生死角8 000余处,清除垃圾1.4万多吨,促进了市容环境保障。1997年举办第八届全运会,上海以东道主的姿态加紧市政和市容的建设和整治,有150条主干道、内环线、南北高架两侧和体育馆周围得到了反复整治。当年,高架路两旁清除违章建筑5.4万平方米,新增道路废物箱5 682只,建成500平方米以上的公共绿地124块。各比赛场馆、住宿宾馆和途经道路增设130个绿化景点,沿路摆设524万盆鲜花。全市新建7 540米破墙透绿工程。120万盏彩灯装饰的灯光线路长达80公里,400幢高楼顶部亮灯,橱窗透亮、高楼内外透光,上海的夜景亮起来了,上海市容市貌朝"净化、绿化、美化"跨了一大步。

2000年以后,上海承载举办更多国内、国际性重大活动的重任,市容环境保障任务也日益加重。每一次大型活动的举办,市容市貌从平面到立体都有明显改观,如在国际上影响力特大的APEC会议、六国峰会及中国上海世博会等大型活动,市容环境保障工作一场场成功漂亮的"攻坚战",是最直观、涉及面最广、最能反映保障成效的,受到党和国家领导人的充分肯定,得到了国内外各界人士的高度好评。

一、2001年亚太经济合作组织(APEC)会议

2001年10月15—21日,亚太经济合作组织(APEC)会议在上海举行。这是中华人民共和国成立以来上海首次承办层次高、规模大、影响深远的一次多边国际活动。为确保APEC会议期间上海呈现"水清、天蓝、街净、城洁"的一流市容环境,市容环卫作业人员在会议召开的前后10天10夜"白天忙保洁,晚上忙开灯,深夜忙清运",全力以赴做好市容环境保障工作,确保了市容环境卫生水平全天候的良好状态。

【主要做法】

统一部署,分口把关 在APEC会议召开前7天,市政府先后2次召开全市

各区市政委、环卫局党政一把手最后冲刺动员大会，就市容环境、灯光广告等保障工作，专门落实各级层面领导责任制和责任追究制，要求大家统一思想，明确目标，高标准严要求，同时制定市容环境保障预案，确保会议期间最佳的市容市貌。市市容环卫行业成立指挥协调应急处理组、夜景灯光组、作业协调巡查督查组、安全稳定组、信息宣传组、后勤保障组等 6 个小组组成的市容环卫系统保障体系，分口把关，全面协调、处理、检查 APEC 会议期间市容环境保障和安全稳定工作。

明确职责，分级管理　会议期间，建立市区两级巡查制度，组建由 1 700 余人、372 辆车组成的 32 支日常巡查队伍，实施 24 小时巡查。全市 3 万多市容环卫职工全勤坚守岗位，昼夜对道路动态情况进行明察暗访，发现问题后及时进行整改，保证了 APEC 会议期间市容整洁、美观。市容监察队伍对重点管理区域进行全天候巡查，使违章行为得到有效控制。市容环卫投诉热线实施 24 小时接待投诉、2 小时以内到达现场处理，24 小时处理完毕的工作机制。市区两级还成立由 1 400 余人，248 辆车组成的应急保障队伍，承担中心城区、主要景观区域的抢险和抢修，确保了会议期间突发事件的顺利处理。

开展市容环卫综合整治　以 APEC 会议召开为契机，全系统对夜景灯光开放、广告招牌设施设置、建筑物立面清洗和粉刷、拆除违章建筑、封闭式卷帘门整治、路面保洁、环卫公共设施维修和配置等多方面开展专项治理。会议期间，上海城市容貌出现了五个“大变样”，即城区道路两侧市容环境大变样、内环线以内集市菜场周边环境大变样、居住区环境大变样、沪宁沪杭高速公路入城段环境大变样和环卫设备设施大变样。

【保障成效】

景观灯光开放　会议期间，全市长达 100 千米的景观灯光都保持了最佳状态。10 月 14—18 日，每天从傍晚 5:30 开放到晚上 10:30，19—22 日，每天从傍晚 5:30 分开放到次日零时。10 月 14—21 日，市区两级景观灯光管理部门 3 000 余人次坚守值班和抢修岗位，对灯光开放期间出现的灯光故障马上修复。如 10 月 17 日晚 7 时，景观灯光监控中心的工作人员发现正在表演的大型动态灯光“亚太腾飞”中有两只探照灯突然熄灭，抢修队员站在离地面近百米的楼顶边缘，顶着 7 级大风，用了 10 多分钟时间就修复了故障。同时，重点区域“橱窗透亮”工程圆满完成,上海夜晚街景灯光更加璀璨。

广告招牌整治 共整治计划内广告2 346块,计划外广告2 042块,拆除违法设置的临时广告2 000余幅,使人民广场、吴淞路闸桥、四川北路、北外滩、延安路高架闵行段等重点地区广告设施设置过密、过乱,有损市容的情况得到明显改善。

卷帘门、晾衣架拆除更换和立面粉刷 对全市100条APEC会议途经道路、10个重点地区开展整治。虹口区吴淞路、四川北路,静安区华山路率先展开封闭式卷帘门、晾衣架拆除和更换。据统计,全市共拆除和更换卷帘门12 615处,晾衣架52 698处,立面粉刷474.4平方米,基本达到预期效果。

违章建筑、摊亭棚、遮阳棚整治 APEC会议涉及的15个住宿宾馆、39个旅游参观点、150条(段)道路周边,通过对违法违章建筑、摊亭棚、遮阳棚大规模整治,共拆除影响市容环境的违法违章建筑35 481处,计86.3万平方米,搬掉摊亭棚1 128只,更新遮阳棚24 014只。同时落实了巩固措施,确保会议期间没有新的违章建筑产生。

垃圾、粪便日产日清 为确保APEC会议期间上海城市干净整洁,从18日起,市、区环卫部门精心调度,24小时昼夜运输生活垃圾,船队以最快的速度向填埋场进发,确保垃圾收集运输渠道畅通。据统计,会议期间全市共清除垃圾14.24万吨、粪便5.75万吨。

景观水域保洁 为确保景观水域的整洁,从10月11日起,每天在苏州河西港口派出12艘打捞船、30多名打捞人员,24小时不间断地打捞上游漂浮下来的水葫芦等各种水生植物。到21日,共打捞水葫芦等水生植物1 408吨。

市容督查 市容监察总队对APEC会议涉及的住宿点、参观旅游点、道路及其周边市容环境展开了沪容1～5号的系列综合整治,共出动市容监察人员12 090人次,监察车辆5 651次,处罚7 553起,处罚金额740 845元。

APEC会议举办期间,上海变得更新更美更亮了。“白天看花,晚上看灯”,上海市容环境美不胜收。国家主席江泽民动情地以“呱呱叫”肯定APEC会议期间上海市容环境保障工作。

二、2006年上海合作组织六国峰会

2006年6月中旬,“六国峰会”在上海召开。根据市委、市政府对峰会期间

市容环境达到整洁怡人的要求，市容环卫行业从破解城市管理中的难题顽症入手，按照“天蓝水清地绿城洁”的标准，在全市范围内组织开展迎峰会市容环境综合整治工作，展示与上海国际化大都市地位相适应的一流市容环境和城市景观。

【保障方案】

2006年3月1日，市市容环境综合治理联席会议办公室下发《关于做好2006年上半年重大活动市容环境保障工作的通知》，市容环境保障工作自2006年2月起至6月底，分发动部署、全面整治、全面保障三个阶段进行。5月20日—6月20日，在全市范围内组织开展“迎重大活动”市容环境整治月活动，作为市容环境综合整治工作的冲刺行动。

主要目标 通过整治，在全面提升市容环境水平的基础上，突出重点，显现亮点，确保主要道路、重点地区、旅游景点、窗口区域市容环境静态整洁、动态有序，平面、立面、空间协调美观，城市景观日夜兼顾、精彩靓丽，实现整洁怡人、耳目一新的整治效果。

主要范围 主要道路、重点区域、旅游景点周边，浦东和虹桥机场周边、通往市中心道路沿线以及高架道路和高速公路沿线。

主要内容 主要道路、重点区域、旅游景点等严控区域内无流浪乞讨、散发小广告现象。

主要道路、重点区域内道路两侧，建(构)筑物外立面进行清洗粉刷，整治破损的遮阳雨篷，清除阳台乱吊挂、乱堆物，拆除破棚简屋，保持建(构)筑物外立面清洁整齐。

以黄浦江两岸、主要道路、保障区域为重点，全面拆除陈旧、破损的户外广告、宣传牌和横幅(条幅)，调整更新保障区域沿线有碍观瞻的公交车、出租车车厢广告。开展围墙文化建设和店招店牌整治，改造、整新、整治保障区域内的各类围墙，展示与周边环境相和谐，具有区域特色、海派文化的围墙。

以外滩、虹桥机场周边景观灯光建设和改造为重点，对重点道路、重点区域、旅游景点的楼宇灯光、景观灯光进行较大范围的检查和维护，调整不协调灯光，保证完好率和亮灯率。主要景观地区设置绿化、小品、雕塑灯光，主要商业街设置临时灯饰。峰会举办期间，黄浦江沿线布置大型动态景观灯光，装点动静相宜、格调高雅、靓丽怡人的夜景灯光。

机场周边交通干道沿线推进环境综合整治，通往市中心的交通干道沿线，高速公路、外(郊)环线两侧无暴露垃圾、无乱堆物、无破旧披棚、无破损广告牌。

提升道路(广场)保洁等级。扩大道路机械化清扫和水冲洗范围，景观道路洁净如洗见本色，中小道路保洁提高一个等级水平。洁净公共广场，达到席地而坐的卫生水平。调整、增设保障区域道路两侧废物箱和公厕设施配置。

主要道路、景观区域各种社会车辆、公交(出租)、渣土、环卫运输车辆必须冲洗干净出场，行驶时保证车容车貌整洁，杜绝车辆跑冒滴漏现象，杜绝生活垃圾暴露、洒落、飞扬现象，车盖严实、车身少泥土黏带，见车辆本色。施工工地进出门口无泥浆积水，围墙围栏遮挡物整洁美观无残缺，渣土无乱倒、乱堆现象。

以黄浦江、苏州河景观水域为重点，加大水域保洁力度和水域两岸市容环境综合整治，保证水面洁净、船舶有序、两岸洁净，特别是外滩和滨江大道水陆环境整洁有序，景色优美。

加强楼宇屋顶及周边市容环境综合整治，在保障区域内选择楼宇制高点进行 360 度目视监管等办法，开展对楼宇屋顶、高楼背后、围墙里侧、弄堂夹缝等部位垃圾杂物的专项整治，确保保障区域整洁有序。

加强保障区域道路沿线街头广场绿带、大型绿地等部位的保洁工作，确保各类绿地花坛整洁有序。

重点区域内强化小区保洁，小区道路、废物箱设置达到规定标准。增加垃圾箱房(桶)冲洗、装修(大件)垃圾清运频次，保持垃圾压缩收集站清洁，消灭二级旧里以下居住区环卫公共设施设置盲区，环卫工人作业时做到不扰民。

【保障成果】

通过市容环境综合整治，全市市容环境卫生面貌有较大改善。如静安区对全区道路、公共广场、楼顶、交通集散地、公交始末站周边以及车容车貌、公共设施等开展集中整治，确保了南京西路、北京西路、华山路等主要景观道路，上海展览中心、延中绿地、静安寺广场周边等区域，以及武宁路、江宁路、常德路等重点路段的市容环境整洁优美。至 6 月上旬，全区共粉刷清洗外墙 1.29 万平方米，修补绿化 500 平方米，人行道板修复 500 平方米，新增大楼灯光 2 处，更新道路废物箱 50 个，整治工地围墙 1 000 平方米等。卢湾区创建淮海中路公共广场“席地而坐”示范街，全面开展市容环境专项整治活动。特别对新锦江、新天地周边地区，淮海中路、重庆南路、延安中路等主要路段的道路保洁、环卫设施维修等加大了管理力度，确保会议期间，这些区域及道路环境卫生始终处于整洁优美的状态。

随着保障工作目标的步步实施，建筑景观、市政道路、广告标志、环境卫生、城市水域、公共设施、景观灯光等都得到了建设和维护，市容市貌有很大改善。黄浦江游船码头、上海科技馆、东方明珠电视塔、人民广场等周边布置了39处花卉景观。粉刷清洗建筑物外墙542.22万平方米，新建改墙围墙24.38万平方米，搬走亭棚卷帘门雨篷3 549只，拆除破棚简屋41.34万平方米。整新修复影响市容的广告牌597块，黄浦江两岸整治户外广告19处35块（其中浦东15处25块，黄浦4处10块），整治店招店牌6.56万平方米，清除黑色广告145.97万处。新增、更新道路废物箱4 620只，翻修增设公厕及调整导向牌95处，整治屋顶垃圾22.98万平方米，河道整治1 297处，打捞漂浮垃圾9 121.9吨。建成以黄浦江沿岸和虹桥地区为重点、延安路高架为轴线的“哑铃状”景观灯光带。以“和平畅想”为主题的大型动态景观灯光演示的“空中芭蕾”在黄浦江两岸探照灯系统和黄浦江防汛墙护栏LED的辉映下，形成璀璨的滨江景观灯光群。浦东世纪大道两侧樟树上缀满了“幸运星”，世纪公园区域的主要商务楼宇、主干道沿街居民住房及绿地安装了节能LED发光管，以及虹许路海派特色街景灯饰、虹桥路（古北路口）象征和平友谊的“上海之花”大型景观灯光装饰，照亮“夜上海”的天空。

“六国峰会”的市容环境整治保障了会议期间上海重点道路、重要区域市容环境优良的水平，展示了一座洁净、文明、和谐的城市环境氛围。

三、2010年上海世界博览会

【迎世博600天市容环境保障工作】

2008年年初，市人大城建环保委和市市容环卫局赴北京学习考察加强城市市容环境建设和管理的经验和做法，并向市建管委及市委、市政府有关部门提交考察报告，建议成立高规格的环境建设和整治的协调机构。4月14日，中共中央政治局委员、上海市委书记俞正声在市委研究室《学习北京迎奥运加强城市环境建设考察报告》上批示“建立一个有权威的环境整治协调组织，似有必要”。同年5月，市委、市政府下发《关于制定实施〈迎世博600天行动计划〉的指导意见》,推进实施迎世博600天行动计划领导小组成立,下设社会动员、窗口服务、城市管理3个指挥部,全力推进迎世博600天行动计划。城市管理指挥部负责指挥协调上海世博会举办前的市容市貌改观、市民生活环境改善、城市管理水平提升三大工程30项任务的实现。市绿化局(市林业局)和市市容环卫局(市城管执法局)成为城市管理指挥部成员单位。指挥部办公室设在铜仁路331号19楼。

按照市委、市政府总体部署和工作要求,城市管理指挥部制定《上海市迎世博加强市容环境建设和管理600天行动计划纲要》,围绕"美好环境、美好生活"战略构想,全面实施市容市貌改观、市民生活环境改善、城市管理水平提升三大工程30项任务。为体现"城市,让生活更美好"的世博主题,促进和保障世博会的筹备和举办期间市容环境水平,6月19日,经市第十三届人大常委会第四次会议通过,市人大常委会公告第2号公布《上海市人民代表大会常务委员会关于本市促进和保障世博会筹备和举办工作的决定》(以下简称《决定》),根据《决定》,市政府专门就涉及市容环境保障,以市政府令和市政府发文形式,共公(发)布《上海市人民政府关于对乱刻画乱涂写乱散发乱张贴乱悬挂宣传品或者标语的行为加强管理的通告》《上海市人民政府关于加强本市占用道路和其他公共场所设摊经营管理的通告》等8项临时通告,通告实施时间从2009年1月至2010年4月不等,对直接影响市容环境卫生行为加大管理和处罚力度。

《迎世博600天行动计划》分阶段推进,2008年9月—2009年12月是实施推进、狠抓落实阶段,2010年1月到4月底是深化提高、投入世博会试运营阶段,通过全面检查,防漏补缺,巩固成果,交流推广,不断提高,为迎接世博会开幕做好全面充分的准备。

2008年7月5日,市城市管理指挥部召开第一次全体会议,下发《上海市迎世博加强市容环境建设和管理600天行动计划纲要》,启动市容环境整治先行工作。7月28日、8月15日、8月20日,城市管理指挥部分别与上海19个区县人民政府、9家市牵头管理部门、57家单位签订"市容环境建设和管理工作责任书和计划任务书",与上海警备区等6家驻沪部队签订"迎世博市容环境建设共建书",这些部门和单位涵盖了城市建设、管理和运行各个环节,为迎世博600天行动市容环境保障工作打下了扎实基础。

2008年11月14日，城市管理指挥部召开第二次全体会议，提出实施“百日计划”，以延安高架路段沿线为重点，掀起市容环境整治高潮。会议下发《关于下达本市迎世博加强市容环境建设和管理600天行动重点区域百日进度安排的通知》《关于做好迎世博600天行动延安高架路、南北高架路、内环高架路沿线两侧市容环境集中整治工作的通知》《迎世博600天行动黄浦江沿岸市容环境综合整治实施计划》等一系列文件，确立迎世博600天行动以百日为工作节点，市容环境保障工作循序向纵深推进。

2009年，市容环境保障工作继续按照《关于制定实施〈迎世博600天行动计划〉的指导意见》，绿化市容部门根据管理职能，在全力推进实施市容市貌改观工程、市民生活环境改善工程、管理水平提升等三大工程30项任务中，具体实施好其中13项任务。13项任务具体内容见表1－11：

表1－11　　2009年迎世博600天行动计划市容环境保障13项任务情况表

三大工程	13项任务	主要实施项目
市容市貌改观工程	清理户外广告和规范店招店牌	清理4.7万块户外广告，重点改造5.9万块店招店牌
	清洁建筑立面	综合整治1 500万平方米高层建筑、1亿平方米外立面保洁
	保洁中小道路和重点水域	保洁中小道路1 115条
	落实市容环境责任区制度	达标街道(镇)118个
	整治铁路、轨道、交通、国省道沿线环境	整治900公里国省道市容环境、整治15个轨道交通沿线市容环境、整治122公里铁路沿线市容环境
	整治建筑渣土乱倒	清除偷乱倒易发路段(区域)155个、清除历史堆积建筑渣土102 670吨
	整治公共交通枢纽区市容环境	2个火车站、2个机场、40个轮渡码头渡口、三岛客运站、43个公交枢纽站、36个长途客运站
	优化绿化景观	绿化整治补种2 500公顷、新增立体绿化20万平方米
市民生活环境改善工程	改造提升公园品质	改造33座公园
	完善公共厕所配置	新增公厕1 039座

续 表

三大工程	13 项任务	主要实施项目
管理水平提升工程	加强建筑施工管理	建筑工地文明施工、优良工地
	综合治理乱设摊	中心城区乱设摊和跨门营业控制在 1 万个以内、实施差别化管理区域 118 个、建疏导点 286 个
	有效治理违法建设	拆除违建 195 万平方米

资料来源:《本市迎世博加强市容环境建设和管理 600 天行动计划纲要汇编》。

落实市容环境保障任务的同时,市城市管理指挥部加强统筹协调,组织实施了高架、江河、世博周边、交通干线、重要地点等“五大战役”,市容环境整治工作在攻坚“五大战役”中全面铺开。

高架战役 涉及延安路高架、南北高架、内环高架、中环线、沪闵高架、逸仙路高架沿线及两侧纵深 500 米,外环线沿线及两侧纵深 100 米的市容环境综合整治。

江河战役 涉及黄浦江杨浦大桥至川杨河(上海水泥厂)全长 16.5 千米两岸及纵深 500 米,苏州河外滩至中环线段全长 16.7 公里两岸及纵深 500 米的市容环境综合整治。

世博周边战役 涉及 5.28 平方千米世博园区红线外延伸 1 000 米范围内 13 平方公里区域,以及 11 条主要世博会出入场通道和 17 条边界通道沿线的市容环境综合整治。

交通干线战役 涉及 122.5 公里沪杭、沪宁铁路(上海段),8 条 194 千米地面运行的轨道交通,925 千米的高速公路和国省干线公路等沿线及两侧纵深 100 米的市容环境综合整治。

重要地点战役 涉及全市众多世博会参观接待点、旅游景点、交通枢纽点周边的市容环境综合整治。

“五大战役”攻坚战推进进程中始终得到市区两级政府部门的高度重视、各管理部门的大力支持以及社区居民和社会公众积极参与配合。

2009 年 2 月 14 日,俞正声、韩正主持召开专题会议,强调迎世博 600 天行动时间节点和工作要求,要求当年 5 月 1 日前市容环境整洁程度明显提升,10 月 1 日国庆前基本完成 600 天环境整治任务。3 月 27 日,俞正声、韩正进行现场检查市容环境建设执行情况,充分肯定迎世博 600 天行动“第一个百日”延安路高架整治效果。4 月 15 日，市委副书记殷一璀主持召开市容环境建设专题推进会议，动员中央在沪单位、市属单位参与迎世博 600 天行动，全力支持市容环境建设。对市容环境建设梳理出的非居建筑立面清洗、违法建筑整治、户外广告整治等方面，共有 3 批 734 个难题项目基本得到有效化解。5 月 31 日，市人大代表视察黄浦江沿线和浦东世博园区市容环境综合整治进展情况。6 月 25 日，市政协委员视察云南南路立面、拆违、店招店牌、人行道整治效果，重庆南路立面、架空线、市政道路、规范车辆停放、优化绿化景观整治效果。7 月 8 日，副市长、市指挥部指挥沈骏召开会议，肯定市容环境建设和综合整治工作，“五大战役”有序推进。8 月 5 日，殷一璀再次召开专题推进会议，对市容环境建设第 4 批梳理出的 32 个难题项目继续推进化解工作。深入推进人行道设施整治保洁、非机动车规范停放、市容环境责任区制度落实、车容船貌常态洁净、公共标志规范设置、绿地美观保洁等工作。8 月 29 日，沈骏在市政府相关会议上要求各个指挥部联手推进市容环境建设和管理的工作局面，紧扣进度、拾遗补缺、攻坚克难、全力冲刺一个月，以“整洁、干净、有序”市容环境迎接国庆 60 周年的目标。10 月 13 日，韩正视察黄浦江两岸及周边区域的市容环境，针对市政协委员暗访部分视察点拍摄的 200 余张照片及提交的 40 余份相关整改建议，要求绿化市容管理部门拿出具体措施，推进市容环境建设和管理长效化、制度化，进一步加强和落实沿江两岸及周边区域的市容环境整治工作。12 月 1 日，沈骏在市政府相关会议上要求市容环境有重点地扩大整治面，主要围绕道路整治、城市保洁、户外广告拆除等 12 个薄弱环节整改，进行思想再动员、任务再落实、工作再部署，确保年前完成市容环境综合整治任务。

在“五大战役”攻坚战中，本市还开展市容环境卫生系列专题活动。

“环境清洁日”活动　2008 年，市爱卫办将迎世博环境整治作为当前爱国卫生、健康城市建设的重点工作整体推进，全面动员市民群众参与社会大卫生清洁活动。每月 15 日，在 219 个街道、镇和工业园区内有 438 个居住区、438 条(段)道路集中开展环境卫生整治工作，清除一批卫生死角，烘托出迎世博、讲卫生、爱环境、促健康的社会氛围。

2009 年，市爱卫办、社会动员指挥部办公室、城市管理指挥部办公室决定从当年 3 月 15 日开始，每月 15 日定为“环境清洁日”，“环境清洁日”的口号是“洁净的城市，可爱的家”。组织社区志愿者走进居民小区，开展“小区是我家，维护靠大家”“垃圾不落地、文明在手中”“楼道无杂物、通行更安全”“规范停车，从我做起”“消除牛皮癣，让城市更美丽”等贴近市民生活的宣传活动，掀起“全民参与迎世博，大家动手整环境”的热潮。到2009年年底，全市已有560余万市民参加了“环境清洁日”三个百万活动，即百万居民清洁小区、百万职工清洁单位、百万志愿者清洁公共场所。“环境清洁日”还以剧场、影院、赛场、展馆、公园(公共绿地)、广场、商场、机场、车站和主要景观道路等10类公共场所为重点，建立大型户外活动环境卫生承诺制，坚持“活动前有温馨提示，活动中有管理服务，活动后有评估反馈”，引导市民自觉做到杂物随人走，垃圾不落地，文明在手中，做到公共场所无积尘、无纸屑、无杂物、无烟蒂、无粘物、无痰迹。从户外活动做起，养成爱护卫生环境好习惯。

“环境清洁日”活动中，全市有500多个集贸市场、7 000多家超市卖场、55家大型医疗卫生单位、12家大型批发市场、216处城郊结合部、2 200多块社区绿地以及近3万家(次)各类单位，5 000多个居委开展以“清脏治乱”为重点的环境清洁行动。

“清洁城市行动” 2009年6月，市绿化市容局下发《关于组织开展“迎‘国庆’清洁城市行动”的通知》，该活动由市绿化市容局会同市城市管理指挥部共同推动，结合迎世博600天行动项目的实施，重点解决七类市容环境薄弱区域“脏、乱、差”现象，取得明显成效。具体内容见表1-12：

表1-12　2009年七类市容环境薄弱区域情况表

序号	内　　容
1	两级以下旧里、售后公房、待动迁基地、城中村
2	城市化区域较差的非主干道路和各类居住区出入口(街巷弄口)
3	菜市场等各类集贸市场
4	重大工地周边
5	交通始末站、轨道车站、长途客运站
6	区与区、街道与街道的结合部(包括城乡接合部)道路、河道
7	通往外省的铁路、轨道交通、高速公路、国道两侧一定的可视范围内的区域

资料来源：2009年《市容环境建设管理年鉴》。

“清洁城市行动”开展后，全市市容环境污染点的及时发现率和及时处理率明显提高，中心城区市容环境保洁形成道路广场上出现纸屑、塑料袋等垃圾20分钟内清除，0.5平方米以下小堆垃圾2小时清除，大堆垃圾24小时内清除的工作标准和运行机制。中小道路、集贸市场、交通集散地等7类区域保洁范围扩大17.5万平方米，消除一批道路与街巷接口、无名街巷等保洁空白区域，使原来该区域近70%的环境脏乱问题得到有效解决，800余条(段)中小道路环境明显改善。同时，一些影响市容环境的管理顽症得到有效遏制，乱设摊、跨门营业等数量大幅减少，当年迎国庆清洁城市行动期间，中心城区乱设摊总数比往年同期下降43.3%，跨门营业比往年同期下降33.3%。2009年11月—2010年1月，对推进“清洁城市行动”开展检查，首次对不合格的长安西路、龙水南路等12条段道路，建设新村、曹家村等10个旧式居住区通过媒体给予曝光，对“清洁城市行动”的开展产生了极大的推动作用。

“百镇千村”清洁保洁行动 为了更好地组织和动员郊区居(村)民共同参与世博、共享世博，市有关部门在郊区组织开展“百镇千村”清洁保洁行动。2009年5月21日，“百镇千村”清洁保洁行动联席会议第一次工作例会召开，市农委、市建设交通委、市水务局、市爱卫办和市城市管理指挥部办公室等负责同志参加了会议。会上通过《关于组织开展“百镇千村”清洁保洁行动方案》，明确以“1个镇、1个村、1片林、1条河、1条路”标准化整治为抓手，推进面上活动开展。全市共有110个街道、乡镇及1 750个建制村参与此项活动，通过健全“国家卫生镇”复查、“上海市村容整洁示范村”跟踪检查、保洁员日常考核等方法建立固化督查机制夯实工作基础。“百镇千村”清洁保洁行动中，全市共完成36个“国家卫生镇”复查与创建，1 173个“上海市整洁村”荣誉称号的跟踪检查。129个村庄结合村庄改造及“村容整洁示范村”，启动“四旁”林(宅基地旁、岸旁、公路旁、田地旁)建设工程，取得明显成效。铁路、高速公路、国省道沿线农民住宅基本完成外墙面粉刷工程、户外广告及违法建筑拆除等整治任务。

2010年1—4月，迎世博600天行动进入倒计时，市容环境保障工作通过全面检查查漏补缺，巩固成果不断提高，为迎接5月1日世博会正式开幕做好全面充分的准备。

表 1-13　　2008—2009 年迎世博 600 天行动市容环境保障工作完成情况表

内　容	完　成　情　况	
	2008 年	2009 年
标准和法规建设	起草修订《上海市容环境管理条例》,编制完成《迎世博景观灯光布局方案》《迎世博绿化景观优化专项规划》	
绿化景观建设	完成内环线桥绿荫化布局调整,龙吴路隔离带绿化改造,先行先试主题绿化景点、主体花墙、屋顶绿化等。完成绿地整治 661 公顷,绿地调整改造 72 公顷,立体绿化 10 万平方米,行道树设施更新 1.9 万套,完成老公园改造 7 座	计划内:完成老公园改造 26 座,累计完成绿地整治 2 498 公顷,绿地调整改造 450 公顷,立体绿化 28 公顷,行道树设施更新 4.5 万套。计划外:绿地整治 289 公顷,绿地调整改造 262 公顷,立体绿化 5.9 公顷,行道树设施更新 1.3 万套。五一期间全市布置花卉 420 万盆以上,十一期间全市布置花坛花境约 12 万平方米,组合容器花卉约 1 万组,设置主题绿化景点 70 余个,用花量达 650 万株以上。完成围绕 10 个重点区域、11 条出入世博园区花道、6 条重要线路、大型公园及郊区重点区域等花卉布置
中小道路和水域保洁	开展"非主干道速改行动",共整治完成中小道路 451 条、围墙修复 21.34 万米、立面粉刷 340.95 万平方米、摊亭棚整治 5.39 万平方米。"三乱"清除 24 万处,取缔跨门营业 1.76 万处,店招店牌整治 14 万平方米。加强黄浦江、苏州河水域和两侧陆域市容环境保洁,打捞水葫芦 18 余万吨,整治支流河口 18 个	完成整治中小道路 1 166 条(段)。黄浦江两岸环境综合整治 175 公里,苏州河两岸环境综合整治 50 公里。一江一河水面保洁 43.8 万平方米,支流环境综合整治 1 036 条(段)。黄浦江趸船立面油漆 235 艘
责任区管理制度	完成静安寺、新华路、外滩等 18 个街道责任区管理达标,建立常态整改纠错机制,虹口凉城、杨浦五角场等 40 个街道进入市容环境实效考核评估阶段	完成全市 118 个街道(镇)市容环境达标创建工作
乱设摊、乱堆放综合治理	落实严禁、严控、控制三种区域和针对不同设摊类型的差别化管理措施。中心城区乱设摊总数已控制达 1.22 个,总数控制达 4 821 个。清除乱堆放 1.6 万余处	中心城区乱设摊总数控制在 8 135 个以下,跨门营业总数控制在 2 134 个以下

续　表

内　容	完　成　情　况	
	2008 年	2009 年
铁路、轨交、国省道沿线市容环境整治	清除暴露垃圾 5.35 万吨，规范摊亭棚 784 只，拆除违法建筑 5.50 万平方米，清除“三乱”6 万处，整治围墙近 44.7 万平方米，清除水域及两岸垃圾 7 419 吨，整治环卫等公共设施 2 008 只	完成铁路沿线 123 公里，国省道路 927 公里，地面轨交 194 公里，轨交站点 17 个环境综合整治。全市 116 个轨道交通站点中，有 112 个站点恢复绿地建设，总面积约 40 公顷
机场、火车、轮渡、公交枢纽区域市容环境整治	清除暴露垃圾 919 吨，“三乱”2 502处，粉刷清洗外立面 51 957 平方米，调整拆除广告标牌 1 728 块，整治店招店牌 2 033 块，围墙 9 605 米，亭棚 75 只，拆除破棚简屋 1 259 平方米，增设更新废物箱 649 只	完成 2 个机场、2 座火车站、40 个轮渡口、44 个交通枢纽站、36 个长途客运站环境综合整治
渣土管理	清除历史堆积量 16.4 万余吨，清除偷乱倒易发路段和区域达 116 个	
公厕配置	新增环卫公厕 139 座，社会单位对外开放公厕 335 座，配置世博应急保障拉臂式厕所 7 座，完善更新公厕导向标志 143 块	新增环卫公厕 363 座，社会对外开放公厕 507 座，轨交、公交、高速公路建设配置公厕 185 座，世博应急保障拉臂式厕所配置 42 座，完善更新公厕导向标志 2 803 块
户外广告、店招店牌整治	拆除地面广告 8 240 块、屋顶墙面广告 2 031 块、高炮 41 个、高架立柱桥荫广告 348 块、店招店牌 26 489块	拆除屋顶墙面广告 9 000 余块，地面道路广告 2.3 万余块，高炮广告 696 个，调整户外广告 2.8 万余块，规范店招店牌 8.8 万余块
违法建筑治理	开展黄浦江、苏州河等重点区域沿岸违法搭建整治，拆除违法建筑 72.8 平方米	各区(县)拆除违法建筑 256.2 万平方米，拆除南北高架、内环高架、江河战役、交通干线、重要地点周边区域违法建筑 180.7 万平方米
景观灯光建设		按照《上海市中心城区重点地区景观灯光发展布局方案》要求，苏州河沿线景观灯光让人耳目一新，世博园区进出 11 条道路景观灯光建设配套到位，黄浦江两岸(包括动态灯光部分)建设基本完成

续 表

内 容	完 成 情 况	
	2008年	2009年
旅游景点(区域)		完成新增的91个重要参观接待点、26个旅游景点(区)、5个旅游集散中心区域周边市容环境综合整治任务
黄浦江沿岸码头、滩涂整治		完成会馆街环卫码头的作业区、转运设备、除异味装置、运输船舶等全面改造升级，整治后的码头船容面貌一新。清除沿岸荒滩42 209平方米，清理废(抛)弃物2 322立方米。按照“整洁无污痕，完好无破损，整齐无违章吊挂和堆放，有序无影响观瞻”的要求，完成沿岸168艘趸船的船容整治任务。拆除沿线广告232块，3艘流动广告船停航，完成沿岸6处节点的景观灯光工程

资料来源：2008、2009年《市容环境建设管理年鉴》。

【世博会举办期间市容环境保障工作】

2010年3月，世博会从筹办转向举办阶段，按照全市统一部署，同月，上海成立世博会主运行指挥部市政市容环保组，负责统筹管理指挥全市世博运行期间的城市管理以及市容环境保障和服务工作，世博会主运行指挥部副指挥、副市长沈骏任组长，市建设交通委副主任、市绿化市容局局长马云安任常务副组长。

全市市容环境保障和服务　主要任务是保障城市整洁、保障市容有序、保障环境美观等。

城市整洁主要包括道路及水域整洁、公共设施整洁、建筑立面整洁、沿街店铺整洁、工地环境整洁等。道路及水域整洁要求世博园区1 000米区域内、全市90条主要道路和25个景观区域实施24小时保洁，冲洗率确保100%；内环线以内其他区域延长保洁时间，提高保洁标准，普遍实施“夜间作业、白天保洁”制度，冲洗率达到80%以上；中环线内延长保洁时间，提高保洁标准；其他城市化区域普遍达到市容环境整洁标准；加强黄浦江、苏州河干流特别是川杨河—杨浦大桥区间世博水域保洁，及时打捞漂浮垃圾和有害水生漂浮物，保持两岸环境整洁美观。公共设施整洁要求高架道路、桥隧路面每天清扫2次，附属设施每10天保洁1次，加强公路以及道口和收费站环境保洁。人行道上公共设施中，电话亭、书报亭、候车亭按照已有作业模式提高保洁标准，其他七类八类设施、交通标杆和交通隔离带（机动、机非、人非）等由权属单位落实保洁，无法落实作业的权属单位委托区县综合保洁，做到无明显污迹破损，无明显乱涂乱画乱贴，无废物箱满溢。建筑立面整洁要求建筑立面及沿路围墙整治后的日常检查养护，督促业主和单位修复重要区域和道路两侧空调机架遮挡板、破损雨棚，控制沿江沿街拆除后新增的球门架等明显影响景观和安全的附着物，对有明显污损的建筑立面有效清洗修复。沿街店铺整洁要求落实市容环境责任区制度，推进118个管理达标街镇市容环境，深化单位（个人）自律和街道常态管理，创新社会共建模式，动员沿街店铺每日清洁门店和市容环境责任区，对影响市容观瞻的条幅、窗贴、门贴、宣传物品及时进行清理清除，橱窗广告做到减量、整齐、美观，加强店招店牌日常管理；禁止跨门营业，严格管理小修理铺、小洗车点、小理发店、小饮食店、小水果摊等各类小行业环境卫生。工地环境整洁要求世博周边约25平方千米范围内除特殊情况外实施停工措施，45平方千米范围内停止桩基施工、基坑开挖等作业以及建筑物构筑物拆除作业，外环线以内（含外环线）停止公路、城市道路建设工程施工以及其他掘路施工作业。在建工地加强文明施工管理，工地标准化围挡围网封闭率、完好率达到100%，确保渣土运输车规范装载和清洁出门。

市容有序主要包括设摊管理、设施设置管理、公共场所市容管理等。设摊管理要求在世博园区及周边1 000米区域、内环线以内主要道路和景观区域、各区县重点地区，禁止占用道路和公共场所设摊经营兜售物品，部分区域可按照民意主导和管理执法相结合的办法采取错时、分区、分类措施，疏堵结合，有序管理流动摊贩，加强文明执法；中心城区设摊点控制在8 000个以内。设施设置管理要求有关部门严格按照《户外广告阵地规划》调整设置户外广告设施，完善公益广告阵地设置，确保广告阵地设置规范和整洁美观。按照《上海市城市道路整治标准》规范人行道设施设置，禁止人行道违规设置摊、亭、棚等。公共场所市容管理要求加强旅游集散站、旅游景（区）点、长途客运站、公共交通枢纽、轮渡码头、火车站、机场、公园、广场、地铁站点站内等公共场所市容环境管理，重点消除违法搭建、占道经营、乱散发小广告、乱张贴悬挂宣传品标语等突出问题。

环境美观主要有绿化景观、景观灯光、环境保护、垃圾清运和公厕服务等。绿化景观要求落实10个重点区域、11条出入世博园区花道、6条重要线路以及大型公园花卉景观布置,抓好施工规划、花卉质量、病虫害防治,细心养护,保持换花频率,确保世博期间花卉景观整体效果;加强高架桥荫、机非隔离带、道路河道两侧、加油站、地铁站点的绿化管养和巡回保洁;组织好20余座公园主题活动。景观灯光要求按照《上海市中心城重点地区景观灯光发展布局方案》,重点展示世博园区及进出的11条道路、黄浦江两岸、市中心大小景观灯光环线两侧景观灯光风貌,提升人民广场地区、徐家汇地区、五角场地区、南京路、淮海路、苏州河等区域景观灯光管理;保障世博园区周边天际线美观;统一控制指挥开闭景观灯光,确保灯光完好率达到98%以上,一般24小时内修复灯光故障;加强霓虹灯管理,确保完好率。环境保护要求加强黑臭河道整治,秸秆焚烧区域调整绿肥种植范围,世博期间禁烧农作物及秸秆。垃圾清运和公厕服务要求生活垃圾(粪便)做到日产日清,消除建筑垃圾、装修垃圾乱堆乱倒,提升公厕管理服务和保洁水平,确保70座(台)应急备用拖动厕所。

世博园区内市容环境保障和服务 按照上海世博会事务协调局与上海市城市建设投资开发总公司签订《中国2010年上海世博会环境卫生项目赞助商赞助协议》和《中国2010年上海世博会环境卫生运营服务框架协议》有关规定,世博运营期间,上海市城市建设投资开发总公司下子公司上海环境实业有限公司成为上海世博会指定环境卫生服务商,上海环境实业有限公司组建上海环境实业有限公司世博分公司,承担世博园区内道路、设施、水域及部分场馆的保洁服务以及环卫基础设施的建设、运营和管理。

1. 公厕服务和管理。园区内公共厕所分为基建式固定厕所、箱体组合式公厕、建造式移动厕所3种,共62座,厕位计4 193个。世博局负责建设的基建式固定厕所位于园区A片区的样板组团内,共计有3座,分别为48个厕位/座。世博运营期间,根据客流情况调整投放应急活动公厕以缓解游客等待时间。公厕保洁人员定岗,照片工号上墙。作业服务采用“夜间集中深度全面清洁、日间干式快速跟踪保洁”作业法。公厕保洁员以“微笑服务,内外洁净”赢得游客的尊重,服务于8号公厕的保洁员肖琴送还捡到的财物折合人民币达11万元,被传为佳话。

2. 道路、广场清扫保洁。包括世博园区公共区域道路(面积为97.8万平方米)、广场(面积为133万平方米)和高架步道(面积为14.2万平方米)的保洁。主要采用“夜间集中清扫作业,日间巡回保洁维护”作业法。针对夜间餐饮点垃圾堆放不规范,日间游客自带食品及园内餐饮店推出外卖服务后,高架步道下、排队围栏区及餐饮点附近的休息区污染较严重,在夜间采用人工配合机械作业的方式对油污重污染区域进行刷洗。2010年7月3日下午,上海世博执委会主任、上海市委书记俞正声以普通游客的身份来到世博园区A10广场高架步道下方,与正在保洁作业的上海环境实业世博分公司(杭州路桥项目部)员工郑潜合影。7月24日上午,俞正声只带了一名陪同人员来到环卫工人道班房内,实地了解园区环卫保洁并与工人们座谈。10月19日下午,俞正声在沙特馆前握着环卫工人牟雪华的手说:“世博园最需要的就是像你们这样的保洁员,我们最关心的也是像你们这样奋战在一线的员工!在100多万人次的游客量面前,你们辛苦了!”临别时,俞正声还特意嘱咐牟雪华代他向所有一线环卫工人问好。

世博会期间,世博园区最高气温曾达到40摄氏度,为确保世博园区环境整洁,近2 000名作业员工坚守各自的岗位,同时积极采取防暑降温措施,高温期间调整作业班次;质量巡查人员主要关注当班员工健康状况,在确保园区生活垃圾日产日清的同时,整个夏季高温期间没有发生环卫工人中暑情况。

3. 园区水域保洁。包括水面保洁和岸线保洁,范围为黄浦江、白莲泾及其延伸区域,总面积为26.8万平方米。水面保洁采取沿两岸巡回保洁、对中心水域进行适时保洁的方法,30分钟巡回保洁1次,作业时采取限速和精细化作业,尽量避让过往船舶并避免轮渡高峰,确保作业的安全性及有效性,并确保江面可视范围内出现的漂浮物在30分钟内予以清除。5—10月共清除水域垃圾1 322吨。

4. 废物箱保洁。世博园区内为方便游客投放废弃物,在园内道路人行道及广场上放置废物箱合计2 141组共计4 282个。试运行后,针对园区内废物箱容积估算不足以及设置布局不合理等问题,世博园浦东片区内广场上增设垃圾筒1 103只,作为临时废物箱。5月下旬,场馆开始陆续安装排队等候围栏,针对游客垃圾无处扔的情况,先后共安装了不锈钢折叠式垃圾投放支架3 236套,既解决了垃圾投放问题,又不会影响游客排队通行。6月再次增加部分垃圾筒当作废物箱使用,在桶身上喷绘不同颜色的“环卫专用”四字,以便与馆内普通垃圾筒进行区分。废物箱每次清除垃圾后进行保洁并每天进行清洁。垃圾收集及废物箱保洁完成后,对箱体周围 2 米半径范围内场地进行保洁,块状污染物、条状污染物在发现后 10 分钟内清除,点状污染物在发现后 15 分钟内清除。

5. 垃圾收集和清运。为适应“低碳办博”燃油车不进核心区的要求,世博园区运营期间,围栏内生活垃圾收运为 24 小时作业,日间由 75 辆小型电瓶收集车和电瓶平板车把生活垃圾收集运送至小型垃圾压缩站;夜间 24 点开始安排一班燃油车辆收集外运生活垃圾,围栏外生活垃圾外运则根据实际情况进行作业班次安排。期间共清运生活垃圾 28 219 吨。餐饮垃圾收运分为 2 次,第一次在每日午餐后采用电瓶平板车进行收集,第二次在夜间采用餐饮垃圾车进行收集。从 5 月至 10 月底,餐饮垃圾共计清运 108 743 桶(签单量),日均垃圾筒为 589 桶;送入闵行餐厨厂处置的世博园区餐饮垃圾总量为 7 441 吨,日均 40.44 吨。此外,4—10 月共清除建筑垃圾 2.37 万吨。

6. 应急保障。世博会开园 184 天期间,有 6 天超过 70 万人次,10 月 16 日更创造了世博会单日最高客流,高达 103.27 万人。10 月 16 日 9 时起,上海市市绿化市容局、环境实业公司、城投总公司等单位领导先后到岗坐镇指挥。园内作业员工延长作业时间,轮休的部分作业人员也放弃休息进入园区进行辅助作业。当天共出动作业人员 1 647 人,其中,常规作业人员 1 457 人,应急作业人员 190 人。当天共清运生活垃圾 198 吨,餐饮垃圾 771 桶(120 升/桶)。

2010 年 10 月 23—24 日,世博会平日票使用的最后一个双休日,客流已连续 4 天超过 70 万人,共调集虹口、普陀、长宁、闵行、青浦、金山、松江、奉贤和嘉定区的 9 台拉臂式活动厕所在浦东高科西路应急活动厕所停车场集结待命。浦东、黄浦、卢湾等区在世博周边地区和重要区域共设置应急活动厕所 32 组(台),共 269 个厕位。17 时,世博周边东三里桥路南码头路附近 119 弄小区内,一棵胸径 40 米 的泡桐树发生倒伏,压倒在小区电力、通信等线缆上,造成安全隐患。正在带班指挥的浦东新区副区长陆月星第一时间赶到现场,亲自指挥电力、环保等部门紧急抢险。截至 20 点 30 分,倒压在线缆上的树木全部清理完毕,小区供电恢复正常。

开、闭幕式市容环境保障 开幕式前,4 月 19—30 日,环境实业组织力量突击清运建筑垃圾、布展垃圾 2 万余吨，园区内“垃圾山”全部被搬平；配合万人观摩烟火表演的需要，世博分公司靠人力在白莲泾公园东区、西区广场布置了 4 个移动式应急公厕集中点共 73 个厕位，并紧急调运 107 个 240 升垃圾筒应急。开幕式结束后立即投入保洁及打捞工作，连夜清理 10 余万发焰火残渣并将黄浦江面 6 000 多只 LED 光球打捞上岸。水域保洁共出动 26 艘各类作业船，188 人次，共打捞 5 吨漂浮垃圾以及所有 LED 光球，保障了世博会开幕式和正式开园的环境整洁。

10 月 31 日是世博会最后一天。24 点，当世博园区的大门正式关闭后，一线环卫员工们一如既往，兢兢业业地完成日常清洁工作，当天在园的近 2 000 名作业员工自愿延长了作业时间，开始最后一轮的收官保洁作业。11 月 1 日凌晨 2 点 30 分，园区箱体组合式公厕关闭，AB、C、DE 三个公厕服务项目部除保留少量作业人员继续从事部分建造式公厕服务外，基本退出世博园区；黄浦江水域保洁全部退出世博园区；陆域保洁力量、生活垃圾和餐饮垃圾收运部分退出世博园区。

第二章　景观管理

20世纪80年代初，上海户外广告设置和景观灯装饰一般是于节庆及重大活动期间在主要街道临时布置些彩灯和彩车，广告也是以布（条、横）幅、涂绘、画板等形式来表现，节庆（活动）后拆除。南京路、淮海路、西藏路等商业街的一些大型商店或商场也有设置霓虹灯店招店牌和商品广告，但只限在营业时间开启，一般晚上9点之前即关闭。

改革开放后，随着上海经济的快速发展，商业广告逐渐恢复。1985年12月8日夜晚，南京西路国际饭店楼顶上亮起了日本企业"东芝TOSHIBA"霓虹灯广告，引起社会反响。南京路、延安路、西藏路、淮海路、静安寺等中心地区也逐渐出现了户外商业广告。1986年10月，英国伊丽莎白二世女王首次访沪，从虹桥机场往市中心的虹桥路上，市政府有关部门设置了数公里的户外广告长廊，夜晚，广告长廊配饰的彩灯照明，成为当时上海虹桥迎客大门一道亮丽的风景线。1989年，市长朱镕基在筹备庆祝国庆40周年工作会议上做出"要让夜上海亮起来"的指示，当年国庆节前夕，外滩"万国建筑"泛光照明，南京东路上也亮起了五彩缤纷的霓虹灯广告招牌，一扫往日一到夜晚城市街道黑沉沉的印象。

1990年后，上海主要商业街人行道上的落地式或者立杆式灯箱广告得到快速发展，楼顶、墙面，新材料、新结构的户外广告设置开始雨后春笋般地出现。广告设施设置后，照明设施也跟着配套装饰，上海市容景观焕发新气象。1999年5月1日，《上海市户外广告设施设置规划和管理办法》施行，户外广告设施设置得到规范、有序、可控的发展。

2000年后，新颖的多层霓虹灯广告、LED广告、投影广告等以新的技术、新的材料、新的形式广泛运用和表现。“浦江映辉”“星光灿烂”“窗口形象”三大标志性主题的夜景灯光工程相继建设完成，总长度约140公里，覆盖11个区的“两环”景观灯光路线诞生，上海的夜晚真正从“亮起来”到“美起来”。户外广告也从分散型设置到有规划地整体推进，真正从“数量型”向“形象品质型”发展，上海市容景观“点、线、面”得到有色彩、有亮点地全面提高，其中，新颖的灯光造景作品层出不穷，分布在灯的海洋世界里，体现上海国际化大都市市容景观。

2010年，中国上海世博会成功举办，华丽美观的广告和靓丽多彩的灯光紧密融合，使上海成为一座充满活力意象的城市，到上海看景观灯光已成为大都市的一张名片。

第一节　户外广告(店招店牌)

一、设施设置管理

改革开放初期，户外广告还是个新事物。上海只有“上广”(上海广告公司)、“广装”(上海广告装潢公司)、“上美”(上海美术广告公司)3家国营性质的广告公司，经营发布全市广告设置。户外广告设置基本集中在外滩、南京路、人民广场、延安路、西藏路、淮海路等热闹的商业街，内容以商业广告为主，如“鹅牌”立体雕塑广告、“白猫洗衣粉”霓虹灯立体灯箱、轻钢薄壳透明的“候车广告亭”等，上海上了年龄的市民都有深刻的印象。还有火车站、静安寺、公园、影院等附近有零星广告牌设置，其中也有专门设置的电影广告、公益广告等。1985年，第一块涉外的大型户外商业广告“东芝TOSHIBA”广告牌设置在国际饭店楼顶，社会反响强烈。随着市场经济对商业广告包括涉外商业广告的需求逐渐显现，户外广告设置数量逐渐增多。1986年10月，英国女王到访，当时虹桥路正在拓宽扩建改造，沿路还有一些破屋和猪棚，根据市领导的指示，在市有关部门的组织下，上海经营户外广告的公司齐心协力，在虹桥路沿线临时搭建了一条数公里的遮挡性户外广告长廊，内容除了欢迎英国女王访沪的公益宣传外还做了一些商品代理广告，其中有一块是国际羊毛局的大型广告牌，该国际羊毛局总部就设在伦敦,英国女王的随行记者看到了这块广告很有感触,当时就拍了下来,照片还在英国BBC广播电视台播放,在国际上引起很大的反响。

1986年,随着国外商品逐渐进入上海百姓生活,南京西路、人民广场、外滩这三个地方的外商来沪设置的户外广告比较多。市委、市政府领导在视察市容环境时提出户外广告设置要和城市的形象、形态相匹配,市政管理委员会要参与到广告占道设置等多项管理中,与市规划、市工商管理部门共同管理好户外广告管理工作。1987年,上海铁路新客站将在年底建成,这年的夏天,市政府委托广告行业和规划部门共同编制新客站户外广告阵地规划,这是上海改革开放后的第一个户外广告阵地规划,这个规划既包括临时性的工地遮挡,又有长期性的固定设施,也为改善新客站建成后的商业氛围创造了条件。1989年,随着广告市场发展,各区、各系统纷纷成立广告公司,如徐汇区的西南、黄浦区的联广、虹口的广达等广告公司,医药、公交、电力、市政等行业下属的“三产”广告企业也相继成立,上海广告企业数量迅速增加。

1990年后,上海广告设置数量快速增加,广告设置的品种、形态、内容等都有很大的变化。高立柱、内光外透、大型喷绘等户外广告开始出现,如人民公园为实现“破墙透绿”,建造了铸铁镂空花式广告围墙,在一个1米多宽的墩柱上安装了“霞飞”化妆品的广告灯箱。为使户外广告得到规范设置,有序发展,1991年10月12日,市市政管理委员会印发《关于加强本市户外广告管理的意见的通知》(以下简称《通知》)正式实施,《通知》要求户外广告的设置要和城市的形象相匹配,规定在人民广场等重要地区,淮海路、南京路等重要道路,以及在市级保护建筑上设置户外广告的,须由市、区两级政府审定,其余的地区和道路由各辖区审定。为贯彻《意见》精神,市、区两级政府先后建立户外广告管理机构,建立起审批制度。此时,外商广告公司也逐渐进入上海广告市场,从管理、规范、技术、理念、设计和产品制造形式等方面给当时上海户外广告业带来了震动和冲击。1993年,首届东亚运动会在上海召开,东亚运组委会接受外商50万美元广告赞助,300余座户外广告丝印式立柱灯箱在市区道路上发布,开启了上海道路沿线广告的新形式。1995年,地铁1号线通车,沪港合资的华智广告公司全面经营地铁1号线内的广告。此后,美国巍珂广告公司和上海庆余广告公司合资,大力开发公路两侧高立柱等户外广告。1998年,上海经营户外广告的企业已发展到

2 000 多家，设置各类户外广告 1.2 万余件，其中灯箱广告 8 567 只，大型广告牌 1 676 块，霓虹灯广告 598 块，立柱式广告牌 234 只，电子显示屏 18 座，其他广告 977 块。上海重要道路、商业繁华地区琳琅满目的广告与配饰彩灯照明不仅成为展示上海改革开放新形象和经济发展的标志之一，也成为上海夜景灯光的一大特色。

城市商业经济的发展也改变了户外广告设置发布的形式，除了固定的户外广告外，流动的户外广告逐渐出现，如公交车广告、出租车广告、轨道交通车辆广告、黄浦江霓虹灯广告船和 LED 显示屏广告船等。还有一些依附公共设施设置的户外广告，如书报亭、电话亭、候车亭、自行车棚、新村指示牌上的广告等。出现了利用建(构)筑物、大型场地等临时设置的旗帜、贴膜、布幅、充气模型、系留气球、投影、展示牌、实物造型灯等表现形式多样的临时(流动)户外广告，这些广告因设置简便、价格低廉，被广告客户在举办大型文化、体育和商品交易展销会等活动中广泛使用。过多、过密、过滥、甚至无序的广告设置现象给城市带来很多不利的因素，如建(构)筑物上设置的广告影响居民居住采光和通风，一些广告牌上不断闪动的电子屏幕造成了视觉污染，直接影响市民生活和市容市貌。1999 年 5 月 1 日《上海市户外广告设施设置规划和管理办法》施行，这是上海首次对户外广告设施设置以政府规章的形式进行依法管理。依据有关规定，户外广告设施(包括临时性、流动性户外广告)设置须经工商、规划、市政等管理部门的登记和审批，明确对重要道路、重点地区实施重点管理的要求。上海市市政管理部门把户外广告设施规范设置列入市容环境建设工作中，如上海优秀历史保护建筑“大世界”外墙最多时有大大小小十多块广告牌。一位美国游客曾慕名来到西藏路延安路附近来来回回两次寻找大世界，就是没有找到，回国后通过渠道谈了自己的感想，引起上海有关部门的重视。在市容环境整治中，“大世界”外墙设置的大大小小十几块广告牌全部拆除，还原了“大世界”的本来面容。为引导户外广告有序发展，当年，上海市广告协会户外广告专业委员会成立，户外广告业进入行业组织自律管理。

2000 年后是户外广告品质提升期，这一时期广告表现形式发生了很大的变化，富有新技术、新材料、新工艺、新创意的广告脱颖而出。为加强对户外广告设施设置的监管，2004 年 12 月 15 日，市政府颁布《上海市户外广告设施管理办法》(以下简称《户外广告设施管理办法》),对管理的界面、职责、内容和要求作了规定。上海市市容环卫局负责对上海户外广告设施设置的监督管理,市规划管理部门负责对户外广告设施设置的规划建设审核及其监督管理,市工商管理部门负责对户外广告发布的经营资质审核、内容等级及监督管理。户外广告设施实行“一口受理、分头把关、并联审批”,市市容环卫局是牵头监督管理和综合协调的主要部门。

2005 年 3 月,市政府批复同意《上海市中心城部分重点地区户外广告规划》实施,该规划从范围、结构、布局,对人民广场地区、黄浦江两岸地区(内环内)、南北高架(内环内)以及内环线高架广告的设置,按照禁设区、严格控制区、适度控制区,分别提出不同的规划控制和管理要求,达到“统一规划、分级管理、繁荣广告、美化景观”的广告设置原则。

2008 年 10 月,《上海市户外广告设施设置阵地规划》(以下简称《广告阵地规划》)在网上公示,这是为迎接 2010 中国上海世博会所编制的一项重要专项规划。《广告阵地规划》由控制分区、控制通则、附则、附件四大部分组成。控制分区根据禁设区、控制区、展示区来划示,以区域、道路、路段为主,明确户外广告设施设置位置,并从保护城市历史风貌和景观环境,保护交通和公益设施环境,保护生态和居住环境等方面,作前瞻性的考虑。控制通则以相关的法规、规章为依据,分为“禁止性条款”和“控制性条款”两部分。附则以《中国 2010 年上海世博会园区户外广告设施设置控制性专项规划》为准,确保世博会期间户外广告设施规范设置,以及规划变更调整。附件是划分市域、中心城区域的地理位置。2009 年 5 月 13 日,市政府发文原则同意《广告阵地规划》,要求市绿化市容局、市规划国土资源局、市工商局等部门及各区县政府按照“分区控制、统筹兼顾、分类指导、强化管理”的原则具体组织实施。市绿化市容局按照《广告阵地规划》划示的“禁设区”“控制区”“展示区”,结合上海迎世博 600 天户外广告整治计划,编制《广告阵地规划》的实施方案,方案编制遵循了“五定”(定性质、定数量、定位置、定形态、定规格)要求和“六大”原则(整体性原则、景观性原则、功能性原则、安全性原则、环境保护原则、有效实施原则)。2010 年 12 月 30 日,市政府颁布《上海市流动户外广告设置管理规定》,禁止专门用于发布户外广告的车辆、船舶、飞艇和无人驾驶的气球在市域内行驶或者航行。除轨道交通车辆、公共汽电车、出租车和货运出租车外,禁止利用其他车辆设置经营性户外广告。除客渡船、旅游客船外,禁止利用其他船舶设置经营性户外广告。除空中游览飞艇外,禁止利用其他飞艇或者无人驾驶自由气球设置经营性户外广告。

户外广告设施设置步入城市发展规划和城市空间规划的法制轨道,全市广告设置的总体数量达到有效控制,设置符合规范和安全要求,与市容环境相协调。

二、设施安全检测

【备案检测】

2001 年,上海出台《关于试行户外广告设施安全检测单位备案制》(以下简称《备案制》),开始实施对满两年的户外广告设施实行安全检测。根据《备案制》要求,市市容环卫管理部门要求广告设置人每年 6 月 1 日前按照户外广告设施设置安全技术标准的规定进行安全检测,并向市或区县相关部门提交安全检测报告,对安全检测不合格的户外广告设施,设置人应当立即整修或拆除,拒不拆除或拒不整改的,市或区县市容环卫部门可以强制拆除。当年,市容环卫管理部门组织专业检测机构对全市地面、墙面及屋顶设置的户外广告设施开展安全大检查活动,特别是对结构单薄、基础松浅的广告设施设置进行重点检查。这次大检测共检查广告设施设置 1.8 万余块(处),对发现隐患较大的 534 块(处),要求广告设置人及时进行整改,整改率为 100%。2003 年 7 月 1 日开始,上海把国家《户外广告设施钢结构技术规程》(CECS148：2003)标准作为对户外广告设施安全检测的技术要求。

2007 年,为确保户外广告设施设置常规安检工作有效实施,市市容环卫局制定《关于加强本市户外广告安全检测工作管理的实施意见》(以下简称《意见》),《意见》对户外广告检测单位实施年检制度,对检测单位整个监测工作流程的具体执行情况,包括单个项目完成的合同,及公司内部流水任务单等进行检查。以市场平衡、适量控制、严格准入、强化监管为原则,优化户外广告安全检测运行管理机制。2008 年,市市容环卫局制定关于检测单位对户外广告安全检测时现场数据采集环节、方法的统一标准。至此,上海户外广告设施安全检测制度基本建立,确保户外广告设施设置安全、牢固。

【防台防汛安全检测】

2001年开始,每当有台风汛情预报,市区两级市容环卫管理部门要求广告设置人按照防台防汛安全技术标准的规定进行安全检测,巡查人员实行通宵值班和巡查,督促广告设置单位做好防台防汛安全检测工作。重点是建筑楼顶广告以及大体量的广告,必须确保设施在台汛期间安全。2002年防台防汛安检中,全市共拆除存在安全隐患的户外广告设施30余块、横幅千余条。2004年,在"麦莎""卡努"强台风侵袭前,市容环卫部门组织在全市范围内进行安检,发现嘉定区有两座高立柱广告存在安全隐患,公安、路政等部门及时排除了险情,这次强台风侵袭时,上海没有发生一起户外广告的重大安全事故。2006年,由市市容管理局编制的《户外广告设施设置市区两级防台防汛安全检测应急预案》(以下简称《应急预案》)正式实施,从组织、人员、装备、制度等方面都作了明确规定,同时定期开展预案演习,确保户外广告设施能安全度过台风和汛期。2008年,《应急预案》内容有新的补充,要求各级各部门在台风、暴雨等灾害性气候发生期间强化巡查和值班,适时发布气象信息,督促各区县和户外广告设施检测单位做好安全检测和日常维修工作,保障人民生命、财产的安全。

【世博会专项安全检测】

2009年,结合迎世博清理户外广告行动计划,根据人行道上不得设置户外广告设施(除公交候车亭和电话亭广告外)的要求,上海有近3万个地面广告被拆除。由于一下子拆除数量多,且地点分散,拆除设施后的道路地面平整、绿化恢复工作没及时跟上,遗留不少安全隐患。市绿化市容局及时对跨区域设置的、影响面较大以及重要道路等3 000余个拆除点实施安全检测。至当年年底,完成了1 200个广告拆除点的安检,2010年4月前,全面完成人行道广告设施拆除后的安全检测。同时,对中心城区2 987个广告拆除后的情况进行安全检测,合格2 923个,对不合格有安全隐患的64个,督促相关单位整改合格,实现"拆得彻底,不留隐患"的工作目标,为世博会的景观安全保障工作打好基础。

三、规范整治

2000年11月28日,根据市政府办公厅下发的《关于开展户外广告和招牌设施市容整治工作意见》的通知相关要求,上海成立了市户外广告和招牌设施市容整治领导小组(以下简称“市容整治小组”),副市长韩正、周禹鹏担任组长,市政府副秘书长吴念祖担任副组长,市建委、市政府法制办、市市容环卫局、市工商局、市规划局、市空港办、市公安局、市绿化局、市市政局等部门为“市容整治小组”的成员单位。“市容整治小组”下设办公室,市市容环卫局具体负责市容整治小组办公室工作运行,各区县也相应成立“市容整治小组”。自此,上海对户外广告和招牌设施设置市容整治,形成了市、区两级、各相关部门联手联治的工作机制。与此同时,市市容环卫局还成立了市容综合整治领导小组和户外广告整治指挥部,按照“市容整治小组”整治工作具体部署,明确清理整治的范围、对象、要求、措施及清理整治工作的组织与分工。

【迎 APEC 会议户外广告整治】

2001 年,举世瞩目的 APEC 会议在上海召开,结合上海市容环境建设,“市容整治小组”组织市区各方力量,在 APEC 会议涉及的重点路段、重点区域开展了户外广告和招牌设施市容整治行动。整治的具体路段和区域见表 2-1、表 2-2。

表 2-1　重点路段(含沿道路规划红线两侧建筑、场地)情况表

1	中山东二路、中山南路(新开河路—南浦大桥)	14	漕溪北路、沪闵路(徐家汇广场—沪杭高速公路入口处)
2	四川北路(北苏州路—东江湾路)	15	衡山路(徐家汇广场—东平路)
3	北京路(中山东一路—万航渡路)	16	宝庆路(东平路—淮海中路)
4	西藏中路(北京路—淮海路)	17	华山路(徐家汇广场—江苏路)
5	南京东、西路(中山东一路—延安西路)	18	陕西北路(北京西路—延安中路)
6	九江路(河南中路—西藏中路)	19	淮海东、中、西路(人民路—新华路)
7	福州路(中山东一路—西藏中路)	20	肇家浜路(徐家汇广场—瑞金二路)
8	金陵东路(中山东二路—西藏中路)	21	华山路(南京西路—常熟路)
9	黄陂北路(人民大道—南京西路)	22	常熟路(华山路—淮海中路)
10	威海路(成都北路—黄陂北路)	23	徐家汇路(瑞金二路—肇周路)
11	人民路(淮海东路—新开河路)	24	武宁路(万航渡路—沪宁高速公路入口处)
12	复兴东路(中山南路—西藏中路)	25	万航渡路(南京西路—武宁南路)
13	陆家浜路(南浦大桥—肇周路)	26	长寿路(长寿路桥—万航渡路)

续 表

27	虹桥路(虹桥机场—淮海西路)	40	内环高架及其地面道路
28	新华路(淮海西路—中山西路)	41	延安路高架及其地面道路(中山东二路—环线一大道)
29	古北路(延安西路—兴义路)		
30	江苏路(华山路—长寿路)	42	南北高架及其地面道路(闸北公园—中山南一路)
31	茂名南路(延安中路—淮海中路)		
32	瑞金一路(延安中路—淮海中路)	43	浦东南路(浦东大道—南码头路)
33	石门一、二路(淮海中路—苏州河)	44	张扬路(浦东南路—东方路)
34	长乐路(茂名南路—瑞金一路)	45	龙东大道、远东大道(罗山路—迎宾大道)
35	天目东、中、西路(河南北路—长寿路桥)		
36	天目东、中、西路(河南北路—长寿路桥)	46	龙阳路(南浦大桥—龙东大道)
37	吴淞路、嘉兴路(外白渡桥—四平路)	47	世纪大道(丰和路—杨高路)
38	四平路(嘉兴路—溧阳路)	48	迎宾大道(远东大道—浦东国际机场入口处)
39	溧阳路(四平路—四川北路)		

资料来源:《上海市人民政府办公厅转发市市容环卫局等三部门关于开展户外广告和招牌设施市容整治工作的意见的通知》。

表 2-2　重点区域(含围合该地区四周道路规划红线外侧建筑、场地)情况表

1	外滩地区(黄浦江和公平路以西,大名路、东大名路以南,中山东一、二路以东,新开河路以北)
2	人民广场地区(西藏中路以西,武胜路以北,黄陂北路以东,人民公园及其以南)
3	铁路上海站地区(东至大统路,西至桓丰路,南至天目西路,北至中兴路)
4	徐家汇地区(南至中山西路、中山南二路,东至天钥桥路,北至华山路、衡山路,西至漕溪北路、虹桥路)
5	豫园地区(方浜中路以北,安仁路以西,河南南路以东,人民路以南)
6	陆家嘴金融贸易中心区(东昌路以北,浦东南路以西,黄浦江以东,以及浦东大道以北,昌邑路以南,即墨路以西,浦东南路以东)
7	虹桥国际机场(规划红线范围内)
8	浦东国际机场(规划红线范围内)
9	南浦大桥、杨浦大桥(包括引桥、桥体)
10	苏州河地区(苏州河恒丰路以东两岸各街坊)

资料来源:《上海市人民政府办公厅转发市市容环卫局等三部门关于开展户外广告和招牌设施市容整治工作的意见的通知》。

这次整治行动拆除黄浦江核心区域两岸广告牌12块，整治各类户外广告4 388块，撤除违法设置的临时广告2 000余幅，使中心城区重点路段和重点区域户外广告设置过密、过乱、影响建筑形态和市容景观的情况得到明显改善。

【人民广场地区和延安路高架两侧户外广告整治】

2002年12月12日，市政府办公厅下发《市市容环卫局等三部门关于开展人民广场周边地区、延安路高架两侧户外广告设施整治意见的通知》，要求对这些区域加大户外广告整治。考虑到人民广场周边地区、延安路高架两侧都是与城市重要窗口联系的主要区域和道路，在整治前，市容环卫部门按照疏密得当、布局合理、视觉通畅、与周边环境相和谐的设置要求先进行规范设置和调整。2003年以拆除一批、调整一批、提高一批的整治原则，采取先清理后拆除的方法，共整治112处户外广告设施，其中，拆除69处、改造43处，整改违章的临时广告3 750余条，对旗585余对。整治后，在设施安全性、视觉效果、避免相互遮挡和与周边景观相协调等方面都有明显改善。

【“三高”户外广告整治】

2004年，市政府办公厅下发《市市容环卫局市规划局关于继续开展对户外商业广告(非广告)设施设置整治意见的通知》，根据该通知有关要求，市有关部门组织对内环高架、南北高架两侧各100米范围内户外商业广告(非广告)设施、20层60米以上高层建筑顶部户外商业广告(非广告)设施、内环线以内大型(高炮)广告设施(俗称“三高”)存在的支撑结构外露、形态简陋等问题开展整治，共拆除内环高架、南北高架两侧户外广告设施174块，拆除高层户外商业广告(非广告)设施25处30块，拆除内环线内(高炮)广告设施21座。2005年年底，拆除内环线内27座(高炮)大型户外广告。2006年，拆除高层建筑顶部户外商业广告(非广告)设施449块(处)，整治改造550余块(处)，使内环高架、南北高架两侧建(构)筑物上的户外商业广告(非广告)设施达到总量控制、安全保障、结构简洁、形态协调。

【迎“六国峰会”户外广告整治】

2006年，“六国峰会”在上海举办，根据市政府办公厅下发的《关于加强黄浦江两岸景观区域内户外广告设施管理意见的通知》的相关要求，市市容环卫管理部门以黄浦江核心区域两岸为重点，会同浦东新区、黄浦区及广告设置单位，就该区域景观建设总体要求开展整治工作。经共同努力,共拆除19处35块户外广告,使黄浦江核心区域两岸的户外广告基本拆除,还原了该区域的建筑历史面貌。

【迎世博户外广告整治】

2008年10月18日,市政府召开全市迎世博户外广告整治工作大会,会上下发《市建交委等五部门关于本市开展城市道路人行道设置设施专项整治实施意见的通知》和《市建交委等六部门关于上海进一步加强户外广告及非商业广告设施管理实施意见的通知》文件,明确规定人行道不得设置户外广告设施(除公交候车厅、电话亭外),户外广告清理在全市范围内全面展开。为配合整治工作推进,市户外灯光广告设置服务中心建立了4个巡查小组,实行每周2次定期巡查,做到发现一处,记录一处,督促一处,处理一处。全年巡查时共发现违章设置广告154处313块(条)。经过反馈,及时完成自行整改的96处,220块。同时,为配合北外滩景观工程改造,对历史上长期设置在北外滩的11块户外广告设施全部拆除,恢复了北外滩历史建筑的原有风貌。2008年,全市拆除临时性广告128处261块。2009年,拆除地面广告6 000余块,屋顶墙面广告1 400余块,(高炮)广告23个,高架立柱桥荫广告260块,临时广告71处104条。截至2010年1月底,全市共拆除各类户外广告设施3.5万余块,其中拆除地面广告2.4万余块,楼顶、墙面广告9 000余块,(高炮)广告700余块,公路广告1 700余块。

【迎世博店招店牌整治】

结合迎世博市容环境综合整治工作要求,2005—2007年上海开展为期三年的店招店牌整治工作。2005年4月,根据《上海市市容环境卫生管理局关于做好店招店牌专项整治工作的通知》要求,市户外灯光和广告管理部门按照区域分类,编制了《店招店牌设置指导手册》,作为店招店牌整治的标准,当年下半年,全市选择了200条道路(段),按照结构设计和安全检测的要求开展整治试点工作,到2005年年底,233条路(段)涉及商家2.5万户的店招店牌得到整治。2006年,整治工作围绕市容环境建设示范区、规范区、达标区建设内容进行,对列入此区域的店招店牌加大整治力度。全年共整治689条(段)道路,3.6万余块店招店牌。在当年整治的同时,市容环卫管理部门建立起店招店牌设置事先核准制度,对规格尺寸、形态特征等都做了比较详细的规定。新设置的店招店牌,与整条道路的建筑风格、环境特点统一，从而达到老设施整治统一，新设施设置规范有序。2007年，市市容环卫局、市语言委联合发布《关于结合店招店牌三年专项整治活动加强本市店招店牌用字规范化管理工作的通知》，店招店牌整治将用字规范列入当年整治内容中，有618条道路(段)、4.3万余块店招根据文字要求得到规范，有些还将店招店牌整治和围墙雕塑、街头小景等工作紧密结合，体现了店招店牌的艺术性。

2008年，根据《迎世博加强市容环境建设和管理600天行动计划纲要》要求，世博园周边地区、主要道路、景观区域等店招店牌专项整治列入市容景观建设的重点任务，整治工作进入紧锣密鼓阶段，至2009年，全市共计2 000多条道路(段)、14万余块店招店牌得到了整治和改造。

第二节　景 观 灯 光

一、景观灯光建设

1989年，上海筹备中华人民共和国成立40周年庆典工作时，市长朱镕基在一份文件上批示："上海要成为国际化大都市，必须使城市夜晚明亮起来。"根据市长的工作指示，市政府决定在中华人民共和国成立40周年期间，让外滩先亮起来，用灯光来辉映外滩老建筑群优美绝伦的风姿，美化外滩的夜景。同年4月，黄浦区成立外滩建筑灯光办公室，全面负责设计、施工、调试以及落实资金、协调等各方面的工作。经过5个多月的紧张施工，外滩(外白渡桥—延安东路)11幢建筑，10月1日晚亮起了灯光，外滩老建筑魅力的泛光照明灯光群连绵起伏。延安东路口的天文台经过灯饰布局，简洁的灯光由下而上照射，宛如一根根玉柱。亚细亚大楼、东风饭店、有利大楼等顶部的亭子用金黄色、白色、蓝色光源照射，通体透亮，气派豪华。外滩市府大楼、海关大楼建筑圆顶在一片金色灯光下像一个发光的球体，衬托着醒目的红星，整幢建筑的中段用金黄色的灯光使柱廊特色表现清晰，下段用射灯照亮门厅，以暖色调灯光照亮外墙，整幢建筑物用蓝色灯光作横向分隔，层次分明，色彩和谐。和平饭店北楼，用3 200米霓虹灯勾勒建筑轮廓，上部用泛光照明层层收缩，蓝色的尖塔好像蓝宝石，十分雅致和谐。中国银行大楼上重点表现民族风格的蓝色大檐顶、透亮的琉璃瓦也为中华人民共和国成立40周年添彩增色。

1990年,市政府决定加快上海景观灯光建设步伐,通过对南京东路商业街霓虹灯和外滩部分临江建筑物的灯光装饰,完美呈现南京路繁花似锦的商都风采和老建筑晶莹剔透的壮观景象,并作为上海夜景"窗口"形象先行。市政府组织有关单位就建设南京路商业街夜景灯光工程制定了方案,设置以霓虹灯为主要光源的店招店牌的景观灯,总格局框架定位上下三层,上层建筑物顶部安排巨型霓虹灯广告牌,中层以店招店牌为一线,由伸出式霓虹灯店招及灯箱、立体字发光以及建筑物轮廓线反光组成一条光带,下层进行橱窗灯光透亮及灯箱布置。当年的国庆节,南京东路(西藏路—浙江路)和外滩24幢老建筑灯饰工程完工。1992年,外滩"万国博览建筑"泛光照明灯光建设和南京东路霓虹灯建设全面完成。"十里南京路"商业街,巨型霓虹灯气势恢宏,成为上海夜景灯光最繁华、璀璨的一条街。至此,每年节假期间,外滩和南京东路的景观灯光成为上海美丽夜景的一大特色。

外滩泛光照明和南京东路霓虹灯工程建设的成功带动了上海其他区域的景观灯光建设。随着城市建设快速发展,市委、市政府提出上海要建设"四点四线"(四点:徐家汇、外滩、南京路、淮海路;四线:三条线是白天的观光线,一条线是晚上的景观灯光路线),要求景观灯光路线要和整个城市的市容、形态相一致。1993年开始,针对当时上海的建筑和旅游观光的发展要求,利用已建好的和在建的景观灯光,规划以市中心徐家汇、新华路、衡山路、淮海路、四川路和新客站地区的景观灯光,串联起一条景观灯光路线。灯饰布置中,把这条沿线的部分饭店和宾馆、名人居所、特色建筑、绿地作为主要载体,通过设置一些广告灯箱、雕塑小品灯饰作过渡,为景观灯光路线添亮加景。1994年,景观灯光路线建设不再拘泥于单色的灯光和一般的灯景,通过新的构思、新的工艺、新的材料来制作霓虹灯、广告箱、灯箱、店招,璀璨明亮的灯光使现代化大都市的色彩气息逐渐浓厚。如建筑物的泛光照明、大型广场的喷泉灯光、绿地庭院式灯光、屋顶灯光和道路两侧新型照明灯光,以及四川路的"彩虹飞跨"、淮海路上的灯光隧道等,途径8个区、涉及近80条路段的五彩缤纷的灯饰围绕成全长约40千米的景观灯光路线,被称为景观灯光"小环线"。

1997 年是香港回归祖国之年，上海规划建设覆盖市中心 11 个区以“浦江映辉”（黄浦江两岸）、“星光灿烂”（南京东路、南京西路、淮海路、四川路等商业街，以及徐家汇、新客站、虹桥等商业集聚区通过以线联点的形式进行景观灯光的装饰）、“窗口形象”（机场、火车站、码头及附近有条件的建筑都用景观灯光来进行装饰）三个主题的标志性景观灯光工程让全国同胞看到上海富有魅力的靓丽夜景。

“浦江映辉”是一期工程，沿着黄浦江两岸，浦西外滩的灯景从南浦大桥延伸至提篮桥，浦东 1 500 米的滨江大道，绿化庭园灯光延伸及陆家嘴 60 幢高楼，中间隔着一条黄浦江，近代建筑和现代建筑经过灯饰装扮，每到夜晚隔江遥相呼应，让人们的视觉领略到灯光的纵深美。香港回归前夕，“浦江映辉” 在浦江两岸展露灯饰之美。

1998—2000 年，人民广场、徐家汇、锦江饭店、豫园、陆家嘴、虹桥、静安寺、上海机场、火车站、码头等有条件的建筑都用景观灯光来进行装饰，形成上海之夜的“星光灿烂”和“窗口形象”。

2001 年，“浦江映辉”“星光灿烂”“窗口形象”三个景观灯装饰点形成完美组合，再连接起浦东新区开发后新建设的景观灯光，上海全长 100 多千米的景观灯光“大环线”建设全面完成。与“小环线”相比较，“大环线”有四个明显的变化：建筑装饰景观灯光数量增加；“亮、闪、跳”的动态灯饰更具规模；景观灯光区域不再局限于外滩、南京路商业街，每个区基本都有独自的观灯高潮区域；覆盖市中心各区域的景观灯通过监控网络实现科学化管理，灯光的开启、闭合以及动态艺术设定采用了无线远动控制和计算机技术管理。景观灯光的“小环线”和“大环线”路线纵横交叠，总长度约 140 千米，它们的诞生，使上海的夜晚灯景，真正从亮起来到美起来，从数量型提升到质量型，从分散性建设到有规划的整体推进，实现了“点、线、面”相结合的全面发展，到上海看夜景已是上海的一张名片。2000—2004 年，由上海市委、市政府主要领导陪同贵宾看上海夜景，平均每年将近 80 次。

景观灯光快速发展使上海的夜景光彩亮丽了，但也给市民带来了“光污染”的负面影响。2004 年 9 月 1 日，由市市容环卫局与市照明学会合作编制的《城市环境（装饰）照明规范》（DB31/T316—2004）（以下简称《照明规范》）经市技术监督局发布实施。《照明规范》规定,景观(装饰)灯光不可射入民居,所有面对住房的灯具必须采取措施,如降低输入光通,以免其外溢光和杂散光射入邻近的住宅窗户;居民楼及医院建筑物的主体部分不允许采用主立面泛光照明;商业中心区内的广告和灯箱招牌均不得超过规定的最大允许亮度值;居民住宅窗户夜间所遭受的光照强度,22时前不得超过25勒克斯,23时前不得超过50勒克斯;可能会对城市居民产生视觉影响的闪烁霓虹灯,其光照强度限定为须按正常标准再降低一半。对城市灯光污染做出严格的地方限定标准,这在国内尚属首次。《照明规范》还要求景观灯光建设采用新技术、新光源、新材料,尽可能减少光污染。

2005年,为推进《上海市人民政府关于做好节约型社会近期重点工作》的实施,市市容环卫局在景观灯光工程上推广绿色照明和智能可控照明。至2006年2年内,完成淮海路跨街拱灯节能灯的更换工作,并运用无线远程控制技术对淮海路(西藏路—常熟路)沿线的内光外透楼宇、跨街景观灯、商业橱窗等照明设施进行集中控制、统一配电,同时完成外滩、小陆家嘴地区的景观灯光节能改造工程。

上海景观灯光的发展也引起国际上的共鸣。2006年11月9—11日,国际灯光城市协会年度大会在上海举办,市市容环卫局代表上海市人民政府具体承担会议的有关组织工作。来自16个国家27个城市的代表共110多人参加了会议。会议主题为"亚洲照明",有6位国内外著名照明规划师、设计师以及照明建设的管理者,从不同的角度诠释亚洲文化和传统与城市照明间的独特关系,并就如何看待城市照明,对其未来的发展发表了精彩的演讲。会议还专门就景观灯光与上海世博场馆建设进行研讨,向国外一些城市介绍世博、宣传世博,取得很好的效果。协会主席法国里昂市副市长达克兰(Daclin)先生表示,此次会议不仅是历次会议中出席人数最多,人员层次最高的一次会议,也是会议内容最丰富、组织得最出色的一次会议。

2007年,市市容环卫局组织编制《上海市中心城重点地区景观灯光发展布局方案》(以下简称《方案》)。2009年,市政府批复同意该《方案》实施,《方案》将景观灯光建设总体布局定为"3+2+4+19"。"3"是指3个核心区域,即黄浦江两岸地区、人民广场周边地区和南京路商业街;"2"是指大、小两条景观灯光环线；“4”是指徐家汇、真如镇、五角场、花木镇四个城市副中心，“19”是指 19 个区县。

《方案》实施分两个阶段，2007—2010 年是第一阶段，重点拓展和完善 3 个市级核心区域、2 条景观灯光环线和徐家汇、五角场两个副中心，启动真如、花木两个城市副中心和 19 个区县级景观灯光中心区域的基础建设，营造体现各区域内既具有特色，又整体协调的景观灯光布局。2010—2015 年为第二阶段，在第一阶段的建设成果基础上，全面实现上海景观灯光统筹兼顾、区域协调、持续发展、节能环保的联网联控目标，展现上海具有海派文化特色的景观灯光。随着《方案》的逐步实施，未来的景观灯光一定会给上海之夜抹上更加靓丽的色彩。

二、新技术新光源应用

【集控】

1998 年之前，外滩、南京东路的景观灯光开启都采用人工操作方式，开灯要事先电话通知，或者用书面告知有关单位，从几点起一起亮灯，什么时候再一起关闭。所以当时对操作景观灯光启闭工作有一种说法，称为“三个千”，即开关灯涉及千家万户，请业主配合千难万难，工作同志千辛万苦。特别是当有重大活动需要展示景观灯光的时候，一家一家通知开灯，费时又费力，落后的操作方式远远不能适应现代化城市的发展要求。1995 年，黄浦区先行开发运用景观灯光设施无线电监控系统，全区 598 处的景观灯光设施通过集中、分区、单体控制的方法控制灯光启闭、动态灯光节目的编排调整。1998 年，上海市景观灯光监控中心成立，采用无线通信远动技术和计算机自动化控制系统，集中开灯关灯控制、电流量监控、数据查询、安全报警、多媒体实景演示和控制方案选优等，形成景观灯光的监控体系。2000 年后，各个区也相继建立了景观灯光监控分中心。按照分级管理的要求，外滩地区由市景观灯光监控中心进行监管，其他地区由各监控分中心进行监管。

2001 年国庆节，中共中央总书记江泽民同志来上海视察景观灯光，驱车到大世界附近的高架道路，这是上海市中心办公楼宇“内光外透”非常好的景点。灯光集控中心工作人员手拿电脑进行当场示范操作演示。通过计算机操控，灯光可以瞬间全部打开、全部关闭，还可以一层一层开，一层一层关。操作了一栋楼以后,总书记意犹未尽,亲自点了海通大厦的景观灯进行演示。总书记连连称赞,他说:“我学的是电气专业,这项工作能做到这样,我也没想到,不得了,呱呱叫”。为使上海夜景灯光照明更具科学性、技术性和艺术性,设计能进一步为城市增添活力,11 月 13—14 日,由市市容环卫局、复旦大学和市照明学会联合举办的 ILIC(Shanghai)国际夜景照明研讨会在复旦大学逸夫楼举行,近 500 位国内外灯光照明领域专家、学者及景观灯光管理部门人员,对新技术新光源的应用等进行了学术研究和经验交流,对上海的夜景灯光照明运用科技技术手段给予赞赏。

2006 年,“六国峰会”在上海举办,峰会期间组织各国领导人观赏上海的灯光和焰火,通过计算机编程技术把灯光编成各种“语言”,焰火组合在一起。当峰会宾客来到黄浦江边时,岸堤长廊 90 个灯饰齐刷刷呈现一个个灯绞花,场面非常震撼,忽然所有灯光全部关闭,江面上焰火喷发而出。根据编程,时而开启时而关闭的灯绞花与喷发而出的烟火汇合,形成灯火空中起舞的壮观美景。总书记胡锦涛非常高兴,对上海市领导说,今天晚上的活动非常成功,非常精彩,并在对讲机中向全体参加这项工作的同志表示感谢。

2009 年,市绿化市容局会同各区政府对市区两级景观灯光监控中心进行升级改造,世博会开幕前夕,市区两级景观灯光监控中心形成景观灯光联网联控体系,信息实现了共享,全市灯光开关及表演可以实施统一监控、集中开闭,为世博会开幕式灯光烟火表演的圆满成功提供有力的技术支撑,也为世博会期间景观灯光保障工作提供了监控平台,提升了全市景观灯光管理水平。

利用信息化技术对城市景观灯光进行管理,彻底改变了过去启闭景观灯光“千家万户告知,千辛万苦奔波”的落后工作状态。

【发光二极管光源】

发光二极管(LED)光源被称为世界上第四代光源,俗称“绿色光源”,和原来传统的气体放电灯、荧光灯、白炽灯不一样,靠电流发光,既能节电,还可以用计算机对其进行控制,达到即开即亮、任意变色的效果,因其具有体积小、使用过程中持续时间长、耐震耐冲击等特点而得到普及和应用。2003 年,东方明珠电视塔改造,260 米的观光层和 350 米的太空层两个转动的球采用 LED 进行灯光装饰,这是上海景观灯首次引用 LED 光源。改造后,两个球的耗电量比原来降低约70%，在当时黄浦江两岸的景观建筑中，东方明珠两个球中576个光源点闪烁，其色彩和形态，成为浦江两岸灯光的标志性载体，也为以后上海城市景观灯光大规模应用LED光源起了示范作用。

2004年夏季，上海用电的供需矛盾十分突出，城市景观照明的电耗虽然只占了整个发电量的千分之二点几，但为了实施"让电于民"的政策，只要天气预报超过35度，上海的夜晚就关闭景观灯，当年整个高温季节共关闭了30多天。"关掉景观灯，点亮万家灯"的"让电于民"的举措引发了旅游业的不满，许多国际、国内游客到上海来观赏夜景，跑到外滩一看是黑的，此事也引起有关部门的重视。根据市技术监督局发布的《照明规范》规定，上海对原来的景观灯光源实施逐步改造，使用节能、低耗的新光源。如人行道树上绕着的灯饰原来都是采用镁钠灯或蜘蛛灯，耗电量大，后经改造都调整为LED光源，既环保又省电。卢湾区打浦桥地区31幢高层楼宇上的灯饰有65%采用了LED、T5、冷凝极管、冷光带、无极灯等现代高效节能灯具，使用电量较常规的泛光照明下降了六成。杨浦区当年投资近800万元完成了大学城区域、内环高架沿线、大连路沿线、黄兴绿地周边等百幢楼宇灯光改建工程。普陀、静安、虹口等区也积极应用环保节能的新材料、新光源对景观灯进行改造和建设。根据上海电力部门数据显示，改造后的景观灯节能效果明显，2004年国庆长假7天，全市景观灯光全部开放，最高负荷1 016千瓦，节电近4万千瓦。

2010年，上海世博园区内场馆室内照明光源中约有80%采用了LED绿色光源。

三、特色灯光

20世纪80年代，上海景观灯光表现手法比较有限，一般利用广告牌、广告灯箱或在行道树缠绕临时灯饰来体现上海的城市夜景。90年代，高层建筑群拔地而起、国际化大都市万商云集的繁荣繁华景象带动了上海特色灯光的新一轮发展，到上海看夜景成为众多游客的主要旅游项目。2000年，主要道路"橱窗透亮"工程建设开始起步，体现了上海景观灯光的人文特色。2001年，建筑楼宇群"内光外透"建设工程列入市政府实事项目，展现建筑风格和灯饰融为一体的特色照明，一批批艺术和人文、灯饰和建筑完美结合的特色灯景体现出上海百年文化的深厚底蕴。

【橱窗透亮】

2000年,上海“橱窗透亮”工程建设开始起步,首先在淮海路(重庆南路—陕西路)段1.1公里两侧商店试行。商店玻璃橱窗拆除了封闭式卷帘门装置,千姿百态的橱窗每天晚上10点至凌晨彻夜通明,展示了夜上海的橱窗文化。2001年,“橱窗透亮”建设以南京东路、南京西路、淮海中路、四川北路、华山路、控江路、吴江路以及上海新客站西块为主要街区,共建成8条相邻路段长达6.3公里的透亮街区,新增357个透亮橱窗,并实现了开闭灯电脑集中控制。随着景观灯建设深入,上海主要商业街“橱窗透亮”成线、成片,逐渐形成了夜上海旅游的新景观,如南京路步行街千米橱窗通体透亮,“食全食美”“食新食异”“朵云艺窗”等布局精美的橱窗为商业街增添了浓厚的文化品位;豫园商城丽水路大牌楼与整个商业区域橱窗灯光透亮同步,勾勒出老城厢的风情画卷。

【内光外透】

随着城市建设发展,上海一栋栋高楼大厦拔地而起,但一到夜晚,整栋楼宇都是暗暗的萤火小灯。要让上海白天看见楼宇建筑,晚上也能欣赏楼宇的建筑风貌,2001年6月21日,市政府下发《关于本市部分地区商办楼实施“内光外透”工程实施方案的通知》,并将“内光外透”工程列为当年市政府实事工程。经市经委、市商委、市房地资源局、市市容环卫局各方齐驱努力,具体落实到每一栋楼宇的沿窗框安装灯具及线路改造实施,同年9月30日起,在市区两级政府、电力部门和广大业主的大力支持配合下,小陆家嘴地区20幢、淮海中路东段12幢、徐家汇地区14幢、虹桥开发区14幢,共60幢商办大楼实现了“内光外透”并开始“天天亮灯”。市市容环卫局对每天亮灯时间按季节做出规定,4月30日—9月29日,每晚亮灯时间为19:30～23:00,9月30日至次年4月29日期间,每晚亮灯时间为18:30～22:30。“内光外透”的灯光夜景作为上海的一道亮丽风景线不断地完善和拓展。2006年,浦东新区以迎世博为契机改造亮灯楼宇达260余幢,还根据灯光和建筑的结合度精心挑选出50幢特色楼宇灯光,邀请市民参与评选,为区域内楼宇“内光外透”工程建设起了示范作用。

作为上海市政府实事工程的“内光外透”工程建设一直在不断改造和提升中。为鼓励商家积极参与楼宇的“内光外透”和商业街的“橱窗透亮”工程,上海电力部门也给予极大的支持,用峰谷电价来计算电费,哪怕就是在“峰”的用电时间,还是用“谷”的价格来进行计算,商家实际上电费只要出50%就可以了,这个政策有力促进了“内光外透” 和“橱窗透亮”景观灯的建设进程。

【灯光作品】

灯光作品是上海景观灯光的一个重要组成部分,是各种光源或与城市雕塑、或与绿地及建筑的有机结合体,一般分布在绿地、广场等视野比较开阔的区域,以营造独特的夜景氛围。1997年,上海市开展了全市优秀灯光作品评比,静安区南京西路展览中心北门《腾飞》获得了一等奖。

2001年,黄浦区“天下一家”、松江区“源”、闸北区“盛开的白玉兰”和“力”、普陀区“大地的宠儿”、杨浦区“绽放”等作品,获得当年夜景灯光建设灯光小品类优秀作品奖。2003年,东方明珠塔“大珠小珠落玉盘”、延安东路“内光外透”灯光长廊和中华第一街建筑灯光景观、徐家汇广场“空中芭蕾”的立体灯光、漕溪北路上的“春风—水面—宝贝—大地风情”系列灯光作品组合提升了城市景观灯光品位。2004年,位于上海音乐厅草坪的“聆听”造景灯光以两个耳朵造型为连接通过透明通道,形似五线谱音符,黄浦江、长寿绿地的激光水幕灯光作品也成为观光上海夜景的新亮点。2007年,上海开展了“迎特奥会、迎女足世界杯、迎国庆”景观灯光建设,组织开展了优秀作品评比活动。杨浦区五角场“彩蛋”、虹口区“友谊之门”、金山区“中央景观大道”、静安区“南京西路玫瑰花瓣”、崇明县“南门广场夜景”、浦东新区“张家浜沿线景观灯光”等获得了灯光小品、节庆彩灯、造景灯光类奖项。

2010年年初,灯光造景作品在迎世博景观灯光新建改建工程中形成了一批新、特、美的绿地景观灯光作品,经过专家和市民评选,“上海十佳灯光夜景”诞生 ,分别是:(1) 淮海中路地区(卢湾区):“内光外透”的照明创意使东方“香榭丽大道”更经典出众;(2) 陆家嘴地区(浦东新区):多元风格的楼宇灯光使陆家嘴地区愈加大气非凡;(3) 南京东路步行街地区(黄浦区):靓丽的霓虹灯张扬着传统与时尚,展示天下闻名的中华第一商业街繁华风姿;(4) 外滩地区(黄浦区):光源的运用表现建筑的结构美感,展现了万国建筑风格在夜晚的无比瑰丽;(5) 徐家汇商圈地区(徐汇区):不同空间层次建筑上明亮的天际线让夜色愈加斑斓多彩;(6) 安亭老街地区(嘉定区):菩提古寺和永安塔朴素简洁的灯彩愈发凸显粉墙黛瓦的古朴风貌;(7) 静安寺地区(静安区):静安寺庙、百乐门舞厅与久光百货等风格迥异的新老建筑,在光的辉映下展露和谐交融的城市魅力;(8) 新天地地区(卢湾区):一块小小招牌、一盏门前烛光,匠心独特的灯火设计展露上海风情万种格调;(9) 苏州河畔普陀段(普陀区):富有创意的灯光小品和法国风情的灯柱设计伫立流淌的岸边,打造优雅舒适的亲水空间;(10) 人民广场地区(黄浦区):密集的夜景灯光塑造了大都市夜间文明的象征。

四、动态灯光

2001年亚太经济合作组织(APEC)会议、2006年"六国峰会"在上海召开,上海大型、动态的景观灯光演示引起中外来宾的赞美,特别是烟火和光源的组合使浦江两岸畅享灯火的"语言"。2010年,世博会在上海举办,申城景观灯每天开放,造就了绚丽的火树银花不夜城的靓丽夜空,多处还进行动态灯光表演,给到上海旅游、观博的人们留下了深刻的印象。

【亚太腾飞】

利用大功率的照明在外滩地区进行大型的、动态的灯光表演,该灯光表演是由多个灯光表演项目组成,有外滩防汛墙上频闪的灯饰,不同颜色用16种组合方式动态表演,有沿岸绿化点缀式的照明,有外滩万国建筑立面投影表演,还有色彩缤纷的烟花在浦江两岸起舞,外滩地区景观灯光整体气势磅礴,飞舞的彩色光束如彩练当空舞动,象征着一个繁荣富强的亚太正在腾飞。

【和平畅想】

2006年,"六国峰会"在上海举办,外滩老建筑泛光照明下的特色灯光及浦东陆家嘴中央绿地设置了20组、90个大功率的彩色气体放电灯,外滩防汛墙外侧设置1.5公里长的LED彩色"腰带",滚动播出以中、英、俄三种文字书写的会议宣传口号,与流动的江水形成呼应。这次灯光表演还与烟火组合,通过计算机管理系统,使两岸建筑、岸线灯光、烟火景观经电脑编程,演示"海上情怀、穿越时空、四海一家"为主题内容的动态灯火表演,呈现世界"和平畅想"的理念,获得了各国友人的一致好评。

【2010年世博会】

大型灯光喷泉烟火表演 4月30日20点,举世瞩目的以"城市,让生活更美好”为主题的“中国上海世博会”开幕式在上海世博文化中心隆重举行。灯光、喷泉、焰火等交融表演把卢浦大桥、南浦大桥、黄浦江两岸及江面水域景色装点得亦幻亦真。大型灯光喷泉焰火表演分为三重奏：第一重奏，激光在江面上打出了“欢迎”字幕，“EXPO”硕大特效的字母焰火升腾天空，拉开了开幕式帷幕，1 200 盏探照灯、16 盏激光灯射向天宇，光源四射。此时，卢浦大桥似一架巨大的竖琴，笼罩在灯火辉映中，弹奏一曲光的交响、美的旋律。浦江东岸是世博园“一轴四馆”的标志性建筑及缤纷的各国展馆，风情万种的灯饰像朵朵鲜花盛开。浦江西岸，高楼建筑的灯饰点亮了蜿蜒起伏的城市天际线，勾勒出各类建筑的美妙线条，形成了一幅浦江两岸熠熠生辉的画卷。第二重奏以 LED 大屏幕“城市，让生活更美好”的精彩画面开始，卢浦大桥、南浦大桥上多彩的礼花飞跃浦江上空，四方璀璨明亮的灯火激情闪耀，把黝黑的夜幕照射得如同白昼。第三重奏，大屏幕“都市协奏曲”字样画面出现，在礼花弹焰升腾时，江面上装扮靓丽的彩船破浪航行，与升腾争眼斗奇的礼花交融，传递世博开幕的欢乐。彩船过后，6 000 个 LED 球变换红、黄、橙三种颜色，顺流江水而下，绵延不绝，形成一幕“锦绣黄浦江”的壮观场面。

“五一”双桥灯火秀　上海世博会开幕式的第二天是“五一”国际劳动节，当晚，黄浦江江水中打出 7 条光柱，照亮南浦、卢浦大桥上的“双桥灯火”，串联成一幅波澜壮阔的“世博夜色全景图”。

世博“灯光秀”　世博会举办期间，卢湾区沿江 162 幢建筑与世博园区共同演绎了“世博灯光秀”。建筑群灯光以黄白色调为主，点缀蓝色和绿色，如中山南路重点打造沿线 8 处 21 幢大楼的楼宇灯光，斜土路沿线 12 处 50 幢楼宇灯光凸显建筑天际线，徐家汇路沿线 6 处 13 幢楼宇实施楼顶灯光点缀，与依偎在卢浦大桥两侧世博园区内的灯光似繁星点点，连点成线，璀璨迷人。

“魔方”灯光秀　被称作世博会“魔方”的上海企业联合馆，每天晚上闭馆之前，“魔方”将有一个 8 分钟左右的灯光和音乐秀。随着音乐和灯光的变换节奏，建筑外立面的 LED 灯光和建筑物顶端安装的镭射灯，在表现上海一年四季春、夏、秋、冬的变幻背景墙衬托下，演绎了“魔方”从睡眠到苏醒的过程，“苏醒时刻”观众会听到“魔方”的“心跳”，有一种视觉和听觉上的奇妙感受。

“幻彩”灯光秀　夜幕降临，世博园区美轮美奂，色彩缤纷的“景观灯光秀”秀出了上海迷人之夜。行走在1千米长的世博轴上,200多万颗LED、9万多套全彩灯具和灯带像点点繁星。世博轴顶部的大型张拉膜、3 420套LED智能投光灯变幻各种色彩,构成一个美妙绝伦的艺术天幕。世博轴阳光谷约有8万个可直视式LED发光点,一幅华美炫目的夜景图案呈现在人们眼前。远远望去,夜色中的世博轴线宛如一道靓丽的彩虹披在黄浦江边,美丽壮观,光彩夺目。

沿着世博轴一路向前,各种高科技的景观灯光秀使世博展馆大放光彩。世博主题馆顶部光伏片组成18个菱形、12个三角形的巨大光伏组件群,犹如宝石镶嵌在屋顶上,闪耀着耀眼的光辉。世博中心外墙面散发出幽静雅致的白光,中国馆高显色性LED投光照亮红色的主体结构,烘托出"中国红"的视觉效果,夺人眼球。位于世博轴交叉处的台湾馆,点灯水台上的祈福天灯应用了LED显示技术,幻化出天灯冉冉升空的奇妙景象。英国馆堪称世博园晚上最出彩的一个展馆,种子圣殿6万根透明的触须向各个方向伸展,每一个触须的内置光源发出奇迹之光,营造了整个英国馆熠熠生辉璀璨迷人的光影盛宴。沙特馆LED显示屏形似一艘高悬于空中的"月亮船",船身上的大型环形LED屏幕播放着世界各地孩子们的笑脸,让人叹为观止。印度馆中央穹顶上镶嵌的金带影影绰绰,折射出神秘的光芒。意大利馆采用新型"透明水泥",颜色各异的树脂组合在一起,可折射五彩斑斓的灯光。冰岛馆夜晚在背投光照射下展现出玲珑剔透的"冰立方"。有着"童话世界"美誉的俄罗斯馆,白色墙体顶部镂空花窗中投射出红金色的光芒。"篮子造型"的西班牙馆夜间也金光四溢。香港案例馆用15块全彩屏组成动态屏幕墙,惟妙惟肖地展示了香港的夜景。韩国企业联合馆多媒体塔绮丽的光影打在护栏上,仿佛银河落九天。浦西的城市最佳实践区有一条用LED灯光地砖铺就的路面,每当夜色降临,LED系统可以随着时间的变化在地面上显示出不同的色彩与图案,既为世博园的夜色添彩,又为游人提供信息指示。

第三节 景观灯光带

20世纪80年代末,外滩万国建筑泛光照明使上海原本暗淡的夜空明亮起来,经过20多年的规划建设,逐渐将分散的灯景串连成璀璨而耀眼的夜景灯光,上海的夜空实现了从亮起来到美起来。随着上海国际化大都市建设加快推进,对夜景灯光建设和布局的要求日益提高，尤其是2002年上海申博成功后，景观灯光迎来了规划建设的大好契机。到2010年，上海形成由一江（黄浦江）、一河（苏州河）、两环（景观灯光大、小两条环线），黄浦江、苏州河两岸及浦东、浦西的主要夜景灯光区域融合成的景观灯光带。

一、黄浦江

黄浦江景观灯光带由杨浦大桥、南浦大桥、卢浦大桥等浦江两岸的沿江区域的灯饰构成。主要由外滩的万国建筑灯光带、陆家嘴的现代灯光群、世博场馆、世博园区及周边建筑照明设施而组成的景观灯光带，是上海水域景观的一大亮点。

【工业文化区】

以杨浦大桥为起点，浦西沿江到公平路，浦东到浦东南路，以两岸的建筑、绿地灯光为基础，逐级导入水域观景，也是市民观光夜景和休闲生活的好场所。该区域景观灯光主要体现上海老工业建筑的风情特色。如浦西杨树浦路上的上海国际时尚艺术中心，原是上海国棉十七厂，百年老厂房依傍黄浦江边，璀璨的灯景装饰和服饰品牌橱窗的艺术设计唤醒了百年老建筑的生命活力。

【上海风貌区】

以外滩万国建筑群、北外滩国际航运服务中心和豪华游轮停泊港岸、小陆家嘴东方明珠、金茂大厦、环球金融中心等地标性建筑为主。主要展示以暖黄色为主基调的泛光照明和优雅、朴素的海派风情。灯饰注重以清新、流畅的现代城市风光来表达，勾勒了富有时代气息的夜间景观。

【滨江风情区】

重点突出十六铺游船码头及旁边的老厂房（老码头）的夜间景观，以沿水岸线建筑景观照明为背景。浦西自新开河沿江至南浦大桥，浦东自东昌路沿滨江大道，以绿化植被，小型广场绿地灯饰，系列灯光小品为表现重点。也是连接上海风貌区和世博展示区江边夜景灯光的主要纽带。

【世博展示区】

以浦东的浦东南路和耀华路一带的江岸至卢浦大桥，然后连接浦西的中山南路及南浦大桥。以新光源、新技术的注入，以及具有独特创意的景观灯光，充分展现“城市，让生活更美好”的世博会主题。同时，世博园区周边的道路及园区主要出入口的景观灯加强了空间的纵深感，营造了与展馆灯饰不同风格但又相和谐的灯光装饰。

至2010年，黄浦江景观灯光带已拓展20余公里，是杨浦大桥、南浦大桥、卢浦大桥三桥两岸滨江岸线连接形成的围合区域。具体路线是：浦西(杨浦大桥—公平路—东大名路—大名路—外白渡桥—中山东路—新开河—南浦大桥—中山南路—卢浦大桥)，然后过卢浦大桥到浦东(卢浦大桥—耀华支路—耀华路—浦东南路—南浦大桥—东昌路—浦东南路—杨浦大桥)。

二、苏州河

苏州河全长约125公里，流入北新泾湾河畔至长寿路桥段约21公里，这一段水岸线的景观灯饰是苏州河两岸最聚集、最亮丽的。在大自然神斧造化下，21公里的河段具有河窄、湾紧、桥多的特点，曲直多湾形成了18个弯道，俗称“苏河十八湾”，他们分别是：长寿湾、潘家湾、昌化湾、潭子湾、梦清湾、朱家湾、小沙度湾、花园湾、纱厂湾、谈家渡湾、小万柳堂湾、学堂湾、九果园湾、长风湾、佛手湾、木渎港湾、北新泾湾和祁连湾。每一个湾道两岸，依水兴建的建构筑物及绿化、道路照明的灯饰与涟漪的流水柔和辉映，打造了“苏河十八湾”景观灯光的水系框架。“苏河十八湾”灯景的美成为上海夜游苏州河一大看点，吸引无数宾客的观赏和赞不绝口。“2009上海旅游节‘欧司朗杯’十佳灯光夜景”评选活动中，“苏河十八湾”灯景被评为十佳灯景之一。苏州河普陀段依水而建的169幢楼宇、26块绿地流光溢彩的灯光夜景，与岸边长风公园的园林灯饰、长寿公园的水幕激光喷泉、长寿路立交桥灯饰照明和武宁路桥上的景观灯，打造了美丽和谐且具现代化气息的苏州河空间灿烂的夜景。2010年世博会举办期间，中远两湾城苏州河畔“光的和谐——苏河星空”、普陀公园苏州河畔“光的靓丽——苏河之花”、武宁路桥苏州河畔“光的浪漫——苏河印象”、华东政法大学苏州河畔“光的文化——苏河烟雨”，成为夜上海苏州河景观灯光的四个主题乐章，体现步移景异的视觉效果。

三、景观灯光环线

景观灯光带环线由一条全长100余千米的大环线和一条全长40余千米小

环线交织而组成，覆盖了市中心 11 个区，展示了上海富有特色的璀璨耀眼的夜景观灯环线。景观灯光带沿线两侧建筑、绿地、商业街、中央商务区等景观灯光为第一视觉界面（第一排建筑为主），并适度向两侧纵深延伸，连接核心区域和中心城区的区域景观灯。随着城市建构筑物、生态环境、照明光源等不断变化，景观灯光环线也在不断补充灯景和延伸线段。

大环线景观灯光路线围绕中心城区各区的观灯集中区域形成，并与世博园区黄浦江浦西浦东部分连通。主要路线是：虹桥机场—延安路高架—江苏路—南京西路—西藏中路—延安东路—世纪大道—陆家嘴滨江沿线—浦东南路—东昌路—张杨路—耀华路—卢浦大桥—中山南二路—中山西路—漕溪北路—延安西路—虹桥机场。

小环线景观灯光路线主要集中在延安路高架沿线及南侧区域，并与世博园区黄浦江浦西部分连通。主要路线是：虹桥机场—延安路高架—中山东一路—中山东二路—中山南路—半淞园路—西藏南路—重庆南路—淮海中路—宝庆路—衡山路—漕溪北路—中山西路—延安西路—虹桥机场。

第三章　生活垃圾管理

改革开放后，随着城市发展而不断增加的大量生活垃圾不能单纯依靠加强末端处置，必须从源头采取有效的措施，使生活垃圾产生量增长的势头得到有效控制。2002年开始，根据《上海市固体废弃物处置发展规划》，生活垃圾收集、运输方式、处理手段都有很大变化。随着环卫基础设施设备的不断完善建设，生活垃圾源头减量化、过程资源化、末端处置无害化。

第一节　垃圾收集与清除

一、收集

【分类倾倒】

20世纪70年代末，农民耕种多使用化肥，垃圾用作农肥的需求量骤减，上海市区垃圾出路难困境日益凸显。1984年，市环卫局为缓解垃圾出路难的困境，提出市区居民垃圾分类倾倒收集的方法，以提高垃圾的肥效让农民接受。同年6月，在长宁区新华街道开始试行，要求居民把日常生活中产生的煤灰、菜皮等可作农肥的垃圾与碎玻璃、铁皮等分开，分别倒入不同的垃圾容器，废砖石块等修建垃圾倾倒在指定的堆放点。1985年，市环卫局扩大垃圾分类倾倒收集的范围，在市中心每个区各选择一个街道进行试点。居民把菜皮、果壳、煤屑等倒入绿色的垃圾筒，废铁、玻璃、动物刺骨等倒入橘红色的垃圾筒，修建、装饰房屋产生的建筑垃圾倒在指定的垃圾集中点，环卫部门定时进行分类收集清除。但这种垃圾分类倾倒收集（倾倒）的方式需要有相应配套的设备、设施、场地，故垃圾分类也只是在少部分街道试行，大部分垃圾最终还是在船舶装运中又混合了，费时费力，没有达到分类的目的，不久，垃圾分类收集清除方式也就自然中止了。

【袋装投放】

1987 年，为改善散垃圾随意倾倒投放对环境卫生的影响，同年 2 月，普陀区环卫所在曹杨街道的 3 个居委会进行居民生活垃圾袋装化试点，要求居民将垃圾装入塑料袋，扎好袋口，在规定的上午 5:00～8:00，下午 4:00～7:00 时段内，投放到垃圾房（桶）内。垃圾房有专人管理，每天定时清除垃圾。同年 11 月，曹杨街道的 18 个居委会、7 万余户居民全部实行生活垃圾袋装投放，缓解了垃圾倾倒时沿途洒落、飞扬的问题，减少了垃圾箱附近的异味和苍蝇密度，取得了较好的环卫效益和社会效益。至同年 9 月，普陀区有 11 个街道的 73 个居委、22.4 万人口实行了生活垃圾袋装化。

1988 年，因居民投放时有部分垃圾满袋或袋口没扎紧，常有散落的垃圾影响垃圾箱房周边环境卫生。同年 4 月，黄浦区环卫部门在福建路无锡路口改建了一只封闭式垃圾箱房，实行上、下午定时投放。上午 9:00～下午 4:00 之间封闭，并落实专人管理。5 月 15 日起，在黄浦区浦西区域和浦东区域部分地段实行生活垃圾定时投放，同年，徐汇在全区范围内，杨浦、虹口、普陀、闸北、静安等区在部分街道先后实行垃圾定时收集（投放）的方式。由于白天大部分时间垃圾箱房是加锁封闭的，垃圾定时投放方式虽然改善了周围的环境卫生，但也给居民带来了不便。所以在垃圾箱房封闭的时段，部分居民会把袋装的垃圾扔放在垃圾箱房外，袋口溢流出的垃圾引发苍蝇聚集，垃圾箱房周边脏乱情况还是不能改变，部分区域垃圾定时投放也就中止了。

1990 年，南市区环卫部门针对老城厢里弄狭窄，垃圾筒多，影响里弄环境卫生的情况，在小东门街道试行居民生活垃圾直接倒入垃圾车的收集方式。在规定的时间内，居民听到垃圾收集的摇铃声后，把垃圾送到收集点直接倾倒到垃圾车上，收集时散落的垃圾由跟车工一手扫清。

1991 年，上海生活垃圾袋装投放方式在全市各区（煤气化地区）推行，先在 1～2 个街道试行，然后逐步扩展。至同年 11 月底，全市有 31 个街道 182 个居委会约15万户居民实行生活垃圾袋装化收集。同时,一些商店、单位的生活垃圾也开始实行袋装化收集。

1992年,市区已有82万余户使用煤气的家庭实行了垃圾袋装化收集,覆盖面达到煤气居民户的60%。其中,普陀、长宁两区超过了70%。南市区除推行袋装化外,还根据本区特点,把垃圾直接倾倒收运车的收集方法扩大到7个街道,设垃圾收集点481处,每日上、下午各一次。有些机动车辆因进出里弄不便,就使用人力车驳运。实行垃圾直接上车的区域,不再设置垃圾投放容器,有效减少了对里弄环境卫生的影响。但由于市区交通时常堵塞,垃圾收运车有时难以在规定的时间内到达垃圾收集点,给居民倾倒垃圾带来不便。

1993年,上海结合创建国家卫生城区的目标推进生活垃圾袋装化收集方式,各区环卫部门对实施垃圾袋装化所需的环卫设施进行改造,黄浦、徐汇、静安等区共投入资金560余万元,为普及垃圾袋装化收集创造条件。各区环卫部门为巩固和提高垃圾袋装收集质量,做了不少努力,普陀区实行"丢桶"法,即以黑色塑料袋取代垃圾筒,实行无桶收集,黄浦区在全区菜场、集贸市场、6条商业街千余单位实行专人上门收集。

1994年,全市有14个区的煤气化地区居民生活垃圾实行袋装化收集,袋装率为98%,非煤气化地区居民的生活垃圾逐步推行袋装化,袋装率为38%,沿街单位垃圾袋装化率为75.6%。为更好地方便居民垃圾投放,居民区垃圾箱(房)都实行了24小时全天开放,生活垃圾袋装化收集(投放)方式延续至今,居民家中废弃的塑料马甲袋也得到了充分利用。

【专项分类收集】

1997年,根据城市生活垃圾减量化、资源化、无害化的处置要求,市环卫局开始试行生活垃圾分类收集,列入年度环卫管理重点工作。按照有机、无机、有毒有害三类垃圾,在普陀区曹杨五村进行分类试点,有机垃圾就地生化处理,无机垃圾袋装化投放垃圾容器,有毒有害垃圾设专门的投放点,垃圾投放的容器(点)都贴(印)有明显的分类标志。在普陀区曹杨五村试点基础上,全市13个区的17个居民小区开始试行生活垃圾分类收集。此外,市环卫部门还在12处公共场所、部分道路共44处,设置65只大型的组合式分类收集废物箱,每组废物箱都贴(印)有明显的分类标志,方便路人分类投放。

1998 年，垃圾分类收集以源头减量、资源化利用为抓手，率先启动废玻璃、废电池专项回收工作。首先在部分党政机关、大中小学校、社区、东方书报亭、超市等单位推行，逐步扩大到部分居民小区和新村里弄。至年底，全市共设置废玻璃回收点 119 个，回收废玻璃 120.22 吨。设置废电池回收箱 1 269 只，回收废电池 21 万节(约 5 吨)。

2000 年，上海以垃圾源头分类、垃圾投放容器收集、有机垃圾生化处理、垃圾上门收集和小型压缩站等多种形式在中心城区 613 个居住小区启动生活垃圾分类收集试点工作。根据《上海市生活垃圾管理规定》相关要求，在“两级政府，三级管理”网络基础上，市容环卫部门推进住宅小区、社区、物业管理等第四层面的垃圾分类收集试点工作。

2001 年，根据全市市容环境建设总体要求，垃圾分类收集在 APEC 会议涉及的宾馆、旅游景点、主要道路、周边小区等区域重点推进。2002 年开始，垃圾分类收集在焚烧厂服务区域 1 121 个居住小区进行。到 2006 年，全市垃圾分类收集小区数达 3 593 个，覆盖居民户数 300 万。2007 年以后，垃圾分类收集按“大分流、小分类”标准实施，餐厨垃圾、一次性塑料饭盒、废弃食用油脂实行专项收运，大件垃圾和装修垃圾实行单独投放，其他生活垃圾按居住区(四分法)、机关企事业单位(三分法)、公共场所(二分法)不同类别进行分类投放收集。

二、清除

20 世纪 80 年代之前，垃圾清除装运一直是由环卫跟车工手拿一把铁锹，一锹锹把垃圾锹上垃圾车，不仅劳动强度大，而且在操作时尘土飞扬，常有垃圾散落四周，也不卫生。1978 年，上海市环卫处成立了垃圾机械化清除攻关小组，通过改造垃圾装运设备解放环卫工人的劳动力。攻关小组研究出在垃圾箱或垃圾筒两端安装活络吊钩、链条，作为改装垃圾车配套的垃圾容器，经试用后，效果非常好。1979 年，上海环卫申纪港船厂投入生产了一批批不同类型的活动垃圾箱(桶)，这些垃圾箱(桶)用薄钢板制作，底部装有橡胶滚轮，可移动，配有桶盖，工人在清除垃圾时，只需将活动垃圾筒移至车旁，用垃圾车上机械链提升垃圾箱将垃圾倾倒入车厢内，垃圾清除装运实现了机械化操作。1985 年，上海环卫科研所设计了一款 ST240 塑料垃圾筒，首批试生产 300 只样品，在杨浦、长宁使用，由于材质轻,更易提吊,受到环卫工人欢迎。1987年以后,ST240塑料垃圾筒作为垃圾运输车辆改装配套的垃圾容器,在全市普及推广、使用,彻底改变了几十年来垃圾清除装运靠铁锹锹的落后作业方式,加快垃圾清除全面实现机械化目标的步伐。1989年,闵行区率先成为全市第一个基本实现垃圾机械化清除的地区。至1992年,市区约有60%的生活垃圾实现了机械化装车。垃圾清除装运过程中,环卫部门制定了"三同时"的规范操作法,即推桶、吊桶、复位桶三同时。在垃圾清除车辆未到垃圾筒(箱)前,不得将垃圾扒出容器外,垃圾装车后,活动垃圾筒(箱)立即复位,并将容器周围散落的垃圾打扫干净。垃圾清除装运机械化随着垃圾运输车辆设备的更新不断得到提升。

表3-1　　1978—2010年上海市区垃圾清除量统计表

年　份	垃圾清除量(万吨)	年　份	垃圾清除量(万吨)
1978	214.32	1995	645.33
1979	205.29	1996	736.32
1980	271.83	1997	754.60
1981	272.00	1998	823.50
1982	295.66	1999	767.30
1983	279.51	2000	899.75
1984	307.54	2001	964.58
1985	304.95	2002	848.50
1986	328.04	2003	801.83
1987	325.39	2004	802.07
1988	329.12	2005	777.42
1989	344.35	2006	804.74
1990	381.90	2007	852.13
1991	393.10	2008	831.39
1992	428.39	2009	709.93
1993	507.51	2010	731.64
1994	533.59		

资料来源:市环卫局、市市容环卫局、市绿化市容局数据统计年鉴。

第二节 垃 圾 运 输

一、陆运

垃圾装上车后，直接运往指定的垃圾处置点。20 世纪 80 年代初，垃圾装运机械化虽然逐年提高，但这些车辆大部分是敞开式的平板车，小弄街巷的垃圾是小吨位的敞开三轮垃圾车装运，垃圾散落、飞扬现象比较严重，被路人戏言“天女散花”。1981 年开始，环卫部门逐步对敞开式的平板垃圾车采用油布、编织布来覆盖，后又用铁皮翻板或滑轮式铁皮盖加盖，使垃圾散落现象得到一定缓解。1986 年，市环卫局制定了《关于环卫车辆防止散落、飞扬、滴漏安装设施使用责任制的暂行规定》，明确了垃圾装运后做好封盖措施，防止运输途中飞扬散落。市环卫汽车修理改装厂和上海航天局 803 研究所经技术攻关，研制成功 2 辆 SW130HLI 后装式压缩密封垃圾车，1989 年投入小批量生产，提高了垃圾运输车辆的封闭化、自动化水平。1990 年，上海形成了机械加盖式平板自卸垃圾车、垃圾筒侧装式垃圾车、集装拉臂式垃圾车和后装压缩式垃圾车等多种类型的垃圾运输车系列。1991 年，垃圾封闭运输率达到 63%。1992 年，市政府把年内实行生活垃圾 100%封闭化运输列为市政府为民办实事工程之一，当年上海新增 789 辆新型的密闭化垃圾车，车辆吨位为 1 934 吨，至此，上海基本实现生活垃圾封闭化运输。1996 年后，随着环卫作业质量要求的提高，垃圾运输车无论是装置结构、外形设计、涂装工艺都有显著改进和提高，压缩式密封垃圾车成为垃圾运输的主要车型。至 2010 年，全市垃圾密闭化运输车辆有 3 607 辆，满足了全市生活垃圾运输任务。

二、水运

上海大部分垃圾收集清除后，由机动车运送至各垃圾码头，然后装船后走水路运往垃圾处置点。1979 年开始，上海市区的垃圾全部由环卫水上运输单位专业运输。运输船舶主要是 50 吨、55 吨吨位的小型木质和水泥驳船。随着上海垃圾产出量逐年提升，垃圾水上运输任务日益加重。1980 年开始，有 7 艘计

1 100 吨敞开式垃圾钢质驳船投入垃圾水上运输，1985 年，发展至 237 艘，计 13 085 吨投入运营。1990 年，100 吨级集装箱运输驳船问世，改变以往水上运输垃圾散装洒落现象。1995 年以后，通过船型的优化，新型的 150 吨、200 吨、360 吨级的机动船逐渐替代了小吨位的传统驳船，360 吨新型集装箱运输船还配备有 GPS 定位导航系统等，环卫水运船舶数量下降，但运能却大幅度提高。至 2010 年，垃圾水上运输船舶有 102 艘，可以满足垃圾水上运输任务。

三、联运

1989 年，为实现城市生活垃圾运输封闭化，减少垃圾运输过程中的环境污染现象，市环科所研发出机械吊装式垃圾集装箱设施转运设施，该设施设置在卢湾区嵩山路体育场边的垃圾转运站，日中转垃圾约 50 吨，附近街道散装垃圾经小型垃圾车运送至该转运站后，再用 5 吨卡车运至开平路垃圾码头转运上船，运送至老港填埋场处置。1992 年，南市区大林路建成机械吊装式垃圾集装箱转运站，日中转垃圾约 100 吨。1993 年，闸北区童家浜生活垃圾压缩集装化中转站建成试运行，日中转垃圾 250 吨，8 吨集装箱由卡车运至梅园路垃圾码头，再由船舶转运至老港填埋场处置。上海市区部分垃圾运输初步实现了水陆集装化联运。

1998 年，普陀区真北路莲花小区建立了上海首座小型生活垃圾压缩式收集站(以下简称“小压站”)，取代小区内多座垃圾箱的垃圾囤积量，有效改善了居民区的环境卫生。2000 年后，小压站逐步成为上海新建居住区主要的环卫配套设施。按照“合理布局、数量适宜”的原则，至 2010 年，小压站新建和改建项目是环卫部门每年的重要工作。2004 年，国家建设部提出城市生活垃圾运输封闭化、减量化、集装箱化，建设大型垃圾中转设施，提高垃圾收运率，避免垃圾运输过程二次污染等要求。静安区大型垃圾中转站建成运行，日中转垃圾 400 吨。2005 年，黄浦区垃圾中转站建成，日中转垃圾 600 吨。该 2 座垃圾中转站都采用垂直压入式工艺，配备了除尘、除臭装置。垃圾从地面一层运进，通过压缩大型运输车从地下装运后运出，具有垃圾装箱工艺简单、动力消耗低、环保性能好、对垃圾分类收集适应性好等优点。2006 年，日中转量 650 吨的虹口垃圾中转站和日中转能力为 700 吨的杨浦垃圾中转站建成投入运营。2008 年 7 月，浦东新区垃圾分流转运中心建成运营，引进国外先进的垂直压入式装箱转运设备，站内建立中央集成控制系统和车载 GPS 系统，实现了垃圾转运全过程的有效监控。垃圾集散转运实施封闭化运输，缓解了以往因垃圾散装运输过程中的环境污染问题。

为彻底改变城市垃圾散装运输系统的落后面貌，建立符合国际大都市要求的城市生活垃圾水陆联运“绿色”物流系统，2008 年 4 月，上海正式启动“生活垃圾内河集装化转运系统”建设，该建设项目列入市政府第三轮（2006—2008 年）“三年环保行动计划”和上海市重大实事工程。垃圾内河集装化转运系统是一个全封闭、集装化、环保性能好的垃圾物流系统，并具有自动化程度高、技术集成度高的特点。垃圾通过压缩方式压入 20 英尺标准集装箱，再用 360 吨、500 吨级集装箱运输船通过苏州河、黄浦江的环卫专用水上航道，将垃圾运至上海老港填埋场的垃圾码头。2010 年，一期项目徐浦垃圾中转站（码头）——老港垃圾填埋场建成，由 1 500 个集装箱开始密闭化水陆联运。2011 年 8 月，该项目全部竣工投入运营。

第三节 垃圾处置

1978—2010 年，上海生活垃圾处置经历了从送肥下乡、高温堆肥、滩地（堆场）堆放、卫生填埋、生化处理、垃圾焚烧等多元化的技术处理过程，从垃圾源头分类减量到资源化手段应用的变化，联结起垃圾产生—垃圾物流转运—垃圾处置的全过程。

1978 年，市区垃圾的处理仍沿袭解放初期送肥下乡的做法，由环卫水运单位把垃圾运往上海郊县和江、浙两省部分的农村，经过一段时间的简易堆放发酵后，用作农作物的肥料。1980 年，随着农村生产方式发生变化，农民耕种因使用化肥方便，不愿使用生活垃圾发酵后的肥料，市区垃圾运到农村后遭到农民拒绝，上海垃圾面临出路难的困境。为解决市区垃圾出路问题，当年 6 月，副市长、建委主任杨堤组织调查组，提出了垃圾处理要新辟垃圾堆场和研究垃圾无害化处理等措施。环卫部门在江、浙两省和上海市郊，租赁一批农田建立垃圾临时堆点或利用滩地堆放，应急处理市区垃圾的消纳。1983 年，上海开始对垃圾技术处理进行探索，如高温发酵技术处理垃圾（俗称“熟垃圾”），使之成为农作物肥料;垃圾集中填埋处理,改变了以往分散、裸露的简易堆放,有效减少了污染;厨余垃圾集中生化处理,生产有机肥用来种花和喂养观赏鱼,达到环保和资源的有效利用。2000 年后,上海 2 座千吨级生活垃圾焚烧发电厂建成投入运营,部分生活垃圾实施焚烧处理。至此,上海生活垃圾末端处置基本实现了集填埋、生化、焚烧等多元化的技术处理方式,并逐步形成以焚烧为主,其他技术补充的垃圾综合处理模式。

2007 年,新修订的《上海市固体废弃物处置发展规划》出台,预测 2010 年以后,上海日生活垃圾处理量将保持在 2 万吨以上。2010 年,上海老港垃圾填埋场利用东南部围垦的储备用地加以扩建,建设老港固体废弃物综合处置利用基地,该场实现了垃圾处理集填埋、焚烧、生化等多元处理技术方式,还包括城市污泥、焚烧灰渣及其他废弃物的最终处置。

一、堆放

随着城市建设发展,人口快速增长,上海垃圾的日产生量从 1981 年的 4 010 吨上升为 1984 年的 5 052 吨,并每年以 7%的增长速度直线上升。而运往江浙农村滩地的垃圾量,因农村普及化肥使用,从 1981 年开始以每年 20%～40%的速度快速降低。为应急消纳上海城市生活垃圾,1983 年,市环卫部门将原来主要堆放建筑垃圾的三林塘垃圾堆场改为以应急堆放生活垃圾为主。同时,上海又在江苏省昆山县淀东乡建立了垃圾堆场,1984 年开始堆放,上海市区越来越多的垃圾运往那里进行集中堆放简易处理。但这些措施并未从根本上解决市区垃圾出路难的问题。1985 年,苏州、昆山、嘉兴等江、浙两省的地方政府纷纷写信给上海市政府和环卫部门,不再接收堆放上海市区的垃圾,由此,上海市区每天约有 3 000 多吨垃圾面临无处消纳的困境。面临上海市区垃圾出路难的矛盾,当年 3 月,市长办公会议研究决定,在新的垃圾处理场未建成前,先在上海近郊和国营农场安排 350 亩垃圾滩地堆放生活垃圾。5 月,面临茭白、竹笋、蚕豆上市,生活垃圾激增,又在上海、宝山、嘉定、川沙 4 个郊县提供 200 亩垃圾滩地,缓解垃圾消纳的矛盾。同时,负责垃圾水上运输的环卫水上运输公司又与浙江省的桐乡、德清、湖州和江苏省的吴县、常熟、宜兴及上海的川沙、奉贤、南汇等地签订了包卸垃圾的协议书,建立了 20 个垃圾滩地,暂时缓解了垃圾出路问题。

1987 年，上海市区每天约有 6 000 余吨垃圾，运往三林塘、淀东、江镇、安亭等固定的垃圾堆场，及金山、奉贤、松江、南汇、青浦等垃圾临时滩地消纳。随着垃圾量的不断递增，作为上海生活垃圾处理的主要设施，滩地量每年都有新增，到 1990 年，全市已设立三林塘、淀东、江镇、安亭、老港等 5 个固定的垃圾堆场，川沙、嘉定、上海县、宝山区设立了 24 个陆运垃圾滩地，以及嘉定、上海、川沙、青浦、松江、金山、宝山等水运生活垃圾滩地，全市日消纳生活垃圾可达 6 500 余吨，基本缓解了 3—5 年内市区生活垃圾出路难的矛盾。1992 年，老港、三林塘、江镇、安亭 4 个固定的垃圾堆场日均消纳垃圾约 8 000 吨，基本解决了市区垃圾的出路问题。

1985—1999 年 15 年间，上海为解决垃圾消纳问题，在江、浙两省及上海市郊设立的滩地(堆场)，垃圾堆集时间最短 1 个月，最长达 15 年。随着上海环卫基础设施建设加快，老港垃圾处置场、垃圾中转站和综合码头的建成使用，上海郊区的垃圾临时滩地从最多的 25 处逐渐减少为 5 处，直至最终取缔。

进入 21 世纪，随着城乡一体化环境建设工作推进，根据《上海市固体废弃物处置发展规划》，根据城乡一体化要求，在减少城市垃圾临时堆点的同时，2000—2006 年，上海 10 个郊区县逐步建立了“户集、村收、镇运、区县处置”为主要模式的农村垃圾收集处置系统。同时，根据市政府关于《上海市人民政府关于实施上海市 2003—2005 年环境保护和建设项目计划的决定》，在关闭市区垃圾临时堆点的同时，逐步关闭乡、镇一级的生活垃圾临时堆点。至 2006 年，共取缔乡、镇、村级生活垃圾临时堆点达 1 252 处，有效改善了农村生活生产环境。

二、堆肥

1980 年开始，针对垃圾出路难的困境，市环卫部门以垃圾高温堆肥发酵方式来增进肥效，使更多的农民接受用作农作物肥料，来缓解垃圾处理的矛盾。1983 年年底，经市政府批准，上海在嘉定县安亭镇附近建造了一座占地 30 亩的垃圾无害化处理场，垃圾处理分为 2 个区域，发酵区和筛分区。发酵区有发酵仓 3 大组，每组 20 座，共有 60 座，每仓容积为 194 立方米，可容纳垃圾 150 吨。垃圾进入发酵仓后，立即加上仓盖防止臭气外溢，然后根据水分来调整发酵仓的湿度，经过 25～30 天的高温发酵和熟化。出仓后的发酵垃圾进入筛分区，经过磁选，选出的金属类回收利用，石块等粗大料就近填埋，其他的进行筛分破碎处理，产生可作肥料的熟化细堆肥，颗粒在10毫米以下，具有氮、磷、钾等有机质成分，对农作物有一定的增产作用。1990年，安亭生活垃圾处理厂日处置垃圾100吨，1992年达到150吨。后因农村耕种普遍使用肥效高、收益快的化肥，堆肥发酵后的细堆肥销路不畅，且垃圾采用高温堆肥的处理方法成本也比较高，1994年，安亭生活垃圾处理厂停用。

三、填埋

20世纪80年代，上海垃圾高峰期间，市区街坊、道路、码头垃圾堆积有时高达4 000多吨，垃圾出路告急。市环卫部门提出，上海要建设大型垃圾处置场，把分散堆放垃圾逐步过渡到集中堆放处置。1984年12月底，在市政府先后两任市长江泽民、朱镕基关心下，南汇老港大型生活垃圾处理场建设启动。经各方努力，1991年4月，老港垃圾处置场一期工程竣工，每天处置生活垃圾3 000吨，高峰时达到日处置量4 200吨，聚集了市区40%以上垃圾，初步实现市区垃圾以填埋处置方式的集中处理，缓解了垃圾出路难的矛盾。1994年二期工程建设竣工后，日均处理生活垃圾可达6 000余吨。

老港垃圾处置场采取卫生填埋方式处理垃圾，垃圾填埋处理分推铺、压实、覆盖3个环节。推铺：垃圾倒卸后，由推土机从上往下交替推送，推铺成0.3米的薄层。压实：每个垃圾面层经过推土机4次碾压，然后再推铺，再碾压，每堆至0.9米厚度，再用压实机压实，增加垃圾密实度和容量，控制臭气散发和苍蝇孳生，如此重复操作至4米高度。覆盖：先是在压实的垃圾裸露面上，及时用熟化垃圾覆盖，厚度0.15米，然后用熟化垃圾细料覆盖，最终用吹泥法覆盖0.3米厚的泥浆或泥土，达到造田复垦目的。用填埋的方法处理垃圾，改变了分散、裸露的简易堆放，有效减少了污染。至2003年，老港垃圾处置场经过一至三期的工程建设，垃圾日处置量已经达到7 000多吨，高峰时段达到9 000余吨，一至三期工程建设的垃圾库区容量基本填满。2004年3月，老港四期工程建设开工，根据《生活垃圾填埋污染控制标准》GB16889—1997，四期工程建设与国家、市建委“八五”科技攻关项目相结合，完善了从卸船装车、卡车驳运、平台卸车、分层推铺、分层碾压、分域覆盖的卫生填埋操作工艺，成功研究、开发和采用国内首创的高维填埋理念、地基加固技术、深挖堆高造坡工艺，使垃圾填埋容量由原来设计的3 500万立方米扩容到8 000万立方米，延长了填埋场使用寿命，大幅度提高了土地的利用率。四期工程对渗滤液处理技术、除臭和灭蝇技术、污泥处置技术、生活垃圾填埋气体疏导和回收利用技术进行了技术升级，多项指标在国内居于领先地位，老港四期建成运营后，每天可处置上海市区约55%以上的垃圾，实现了从简易填埋到无害化处置处理方式的转变。

四、生化

1996年，上海引进第一台日本赠送的有机垃圾生化处理机，采用生物堆肥发酵的工艺，将垃圾中的菜叶、果皮、剩菜剩饭等有机（厨余）垃圾集中处理后生成有机肥，该机器日处理垃圾量300千克，置放在普陀区曹杨五村七居委。1998年开始，国内研制的日处理90～160千克的生化处理机开始逐步在有条件设置垃圾生化处理机的单位、居民生活小区推广，上海部分有机垃圾实现了就地处理。

1999年，普陀、杨浦区等部分居住区有10个有机垃圾生化处理站投入运营，试行厨余垃圾就地处置。

2001年，上海市住宅发展局、上海市市容环卫局联合发布《关于开展上海市新建住宅应用有机垃圾生化处理技术试点工作的通知》，要求上海新建住宅小区，特别是在中心地区，建筑面积在25 000平方米以上的，申报有机垃圾生化处理技术试点，并将此项申报工作与创建国家康居示范居住区、“四高”优秀小区工作相结合。当年，徐汇、黄浦、浦东、杨浦、闸北、虹口、普陀、宝山、松江、金山、闵行等区共有25个新建住宅小区，成为有机垃圾生化处理技术的试点区。有机垃圾用发酵、氧化等技术方式处理，无二次污染，生产的颗粒型有机肥可以用来种花和喂养观赏鱼，达到环保和资源的有效利用。2002年，上海第一座千吨级有机垃圾生化处理厂——浦东美商生活垃圾生化综合处理厂建成投入运营，垃圾经过前处理（自动分拣分类），有用物资进入回收利用和循环处理系统，湿垃圾进行生化处理，生成有机营养土和再生燃料。当年，静安、杨浦、闸北、浦东、松江等区也相继建成垃圾生化处理厂（站），至年底，全市共有96座垃圾生化处理厂（站）投入运营。2006—2009年，嘉定、青浦生活垃圾综合处理厂相继建成投入运营。至2010年,黄浦、静安、虹口、闸北、杨浦、卢湾、徐汇、长宁、普陀、嘉定、奉贤等11个区共设立了162座有机垃圾生化处理站,日均处理700余吨。

五、焚烧

根据上海市环卫“十五”计划目标,垃圾处置最终实现填埋、生化、焚烧等多元综合处理技术。2001、2003年,御桥和江桥2座千吨级大型生活垃圾焚烧发电厂相继建成投入运营,日处置垃圾约2 000吨,解决浦东新区、黄浦、静安、普陀、闸北、长宁、嘉定等区部分垃圾的处理。同时,垃圾焚烧回收的电能,除满足本厂自用外,多余的电能纳入电网对外发售,做到废物利用,变废为宝。除取得一定的社会效益和环境效益外,又取得较好的经济效益。

御桥生活垃圾焚烧发电厂引进法国阿尔斯通公司提供的技术和设备,配置3座日处理生活垃圾300吨的焚烧炉,2台8 500千瓦汽轮发电机组。垃圾焚烧过程中,金属剔除、垃圾投放、温度控制、污染物处理等均实行电脑自动化操作和管理。尾气处理:按照欧盟2002标准,使二氧化硫、硫化氢等污染排放得到有效控制。二噁英有毒气体排放控制:由发电厂中央控制系统实施实时监控,控制在每立方米0.07纳克,低于国家1纳克和欧洲0.1纳克排放标准。垃圾污水处理:运用高新环保的“碟管式反渗透”技术,垃圾污水进入口安装长1米、直径20厘米的膜柱,每根膜柱装有160多个反渗透膜片,垃圾污水经过膜柱层层净化,99%以上的污染物被截留,使酸臭扑鼻的污水达到清澈透明。经检测,水质COD(化学耗氧量)为40～100毫克/立方米,低于300毫克/立方米的设计排放标准,氨氮和悬浮物浓度分别是25毫克/立方米和10毫克/立方米,低于1 500毫克/立方米和2 000毫克/立方米设计标准,可用于绿化浇灌、环卫保洁、游泳池用水等循环利用。渗滤液处理系统:采用MBR+DTRO工艺对渗滤液进行处理,达到三级排放标准后纳入污水管网排放。

上海江桥生活垃圾焚烧发电厂引进西班牙和德国垃圾焚烧的技术和主要设备,垃圾处理生产线配置三炉二机,整体处理工艺采用集散控制系统(DCS),实现了垃圾从进厂到焚烧过程中烟气净化系统、汽轮发电机组系统、电气系统、汽水循环系统及其他各辅助系统的自动控制和管理。进入焚烧厂的垃圾车辆,经过电脑自动称重后,进入卸料大厅,车子倒入卸料口卸完垃圾,卸料口半自动门会自动关上，可以防止臭气外泄。卸料口下面是半地下式钢筋混凝土结构的垃圾贮存池，垃圾经过抓斗吊车进入焚烧炉进料口焚烧。根据上海地区生活垃圾高水分、低热值、未分拣的特点，焚烧厂对焚烧炉炉排的面积、结构等都做了相应的改进，保证垃圾在炉内能够得到充分燃烧。在烟气净化技术上，采用半干法＋喷活性炭＋袋式除尘器相结合的工艺，使垃圾焚烧时排放有害物的含量低于国家标准 GB18485—2001《生活垃圾焚烧污染控制标准》所规定的限值，具有高效、低耗的特色。焚烧后产生的飞灰外运至嘉定危险废物处理场进行安全处置。渗沥液垃圾热值达到设计值时，回喷炉内焚烧处理，在垃圾热值偏低，由专用槽车运到污水厂处理后达标排放。

表 3－2　　1986—2010 年生活垃圾处置情况表(除 2004 年)

单位：万吨

年份	焚烧发电	生化处理	卫生填埋	综合处理	回收利用	简易填埋	滩地堆放	高温堆肥
1986	/	/	/	/	/	/	62.75	0.87
1987	/	/	/	/	/	/	58.44	0.78
1988	/	/	/	/	/	/	67.72	/
1989	/	/	/	/	/	/	78.67	0.97
1990	/	/	44.55	/	/	/	72.14	3.11
1991	/	/	100.01	/	/	/	60.06	3.07
1992	/	/	125.14	/	/	/	59.04	3.58
1993	/	/	169.64	/	/	/	68.79	3.64
1994	/	/	221.87	/	/	/	69.84	/
1995	/	/	234.00	/	/	/	73.00	/
1996	/	/	269.19	/	/	/	98.87	/
1997	/	/	276.11	/	/	/	109.50	/
1998	/	/	288.98	/	/	/	107.31	/
1999	/	/	333.25	/	/	/	86.10	/
2000	/	/	331.89	/	/	/	190.56	/
2001	/	/	363.02	/	/	/	163.48	/

续 表

年份	焚烧发电	生化处理	卫生填埋	综合处理	回收利用	简易填埋	滩地堆放	高温堆肥
2002	28.64	/	235.80	/	/	/	138.69	/
2003	32.85	18.40	233.44	/	/	/	300.63	/
2005	102.41	50.21	277.74	/	/	/	177.78	/
2006	112.73	54.00	332.10	12.29	14.59	/	132.55	/
2007	109.84	52.52	377.32	17.45	11.81	/	125.30	/
2008	109.65	53.44	405.68	19.58	10.58	/	66.23	/
2009	106.10	90.51	380.69	/	/	46.40	69.45	/
2010	108.07	48.83	417.57	41.48	5.37	83.13	27.19	/

资料来源：市环卫局、市市容环卫局数据统计年鉴。

2010 年，上海市生活垃圾处理能力为 1.7 万吨/日，无害化处置率为 84.9%。

中心城区生活垃圾无害化处置总量约为 455.6 万吨(中心城区 9 个区加闵行区、宝山区和浦东新区)，郊区生活垃圾无害化处置总量约为 147.4 万吨(松江区、嘉定区、青浦区、崇明县、金山区、奉贤区、原南汇区)。

处置方式比例：焚烧发电处置达到生活垃圾总量的 14.8%，卫生填埋达到生活垃圾总量的 57.1%，生化(综合)处理达到生活垃圾总量的 12.3%，简易填埋(滩地堆放)达到生活垃圾总量的 15.1%。

第四节 垃 圾 分 类

1978 年，上海按可用作农肥和非用作农肥对垃圾进行简易分类，可用作农肥的垃圾由环卫专业运输船直接运送到农田。1980 年开始，随着农村耕种农作物使用化肥逐渐普及，农民对垃圾用作肥料使用日益减少。况且在城市生活垃圾中，混有的碎玻璃、铁皮等杂质也影响了肥效，农民不欢迎。为解决上海市区垃圾消纳，市环卫部门从提高垃圾肥效着手，通过对垃圾进行分类，剔除杂质，提高农民使用量。1984 年 6 月，垃圾分类在长宁区新华街道试行，要求居民将生活中产生的煤球灰、菜皮等可作农肥的垃圾与碎玻璃、铁皮等分开，分别倒入不同的垃圾容器，环卫部门将可用作农肥的垃圾直接送到田间用作肥料，碎玻璃、铁皮等经过再分拣后送废品回收站回收。1985年3月起，此分类方法在市中心各区选择一个街道进行试点，要求居民把菜皮、果壳、煤屑等倒入绿色垃圾筒，废铁、玻璃、动物刺骨等倒入橘红色的垃圾箱，修建、装饰房屋产生的建筑垃圾倒在指定的垃圾集中点，由环卫部门分类清除收集。

1996年，上海试行以有机垃圾、无机垃圾、有害垃圾三分法进行小规模试点，探索垃圾无害化、减量化、资源化处置。同年3月15日，在普陀区曹杨五村七居委试行。具体做法是：在垃圾箱房内分别摆放4只大垃圾筒，以2只绿色、1只黄色、1只红色加以区别。绿色盛放食品剩余、厨余等有机垃圾，黄色盛放铁皮、塑料、纸张、布料等无机垃圾，红色盛放过期药品、破日光灯管、废电池、残存油漆等有害垃圾，收到良好效果。垃圾分类量从头10天的日均分类倾倒28人次，3个月后上升到289人次，占日均倾倒垃圾总人数的75%。同年9月10日，垃圾三分法在卢湾区海华花园小区和淮海中路部分小区、虹口区蒋家桥小区、南市区豫园地区、黄浦区人民广场地区、闸北区新客站地区等部分居民小区推广，开始对生活垃圾试行三分类倾倒收集。

1997年，上海市环卫局进一步推进垃圾分类收集试点工作，全市各区(嘉定区除外)在居民小区、一条道路或一个大型公共场所，确定1～2个垃圾分类收集试点，提出发展一个、巩固一个。居民区垃圾分类设置的容器分为“有机垃圾”“瓶罐类”“有毒有害”三类，道路和公共场所设置大型分类容器，分为“有机物及其他废弃物”“瓶罐类”二类。

1998年，市环卫局编制《关于推进生活垃圾分类收集的实施意见》，垃圾分类以废玻璃、废电池“两废”专项回收为抓手，在全市部分党政机关、大中小学校、社区推行。“两废”专项回收工作得到社会积极响应，东方书报亭、超市网点等同步加入全市废电池回收网络，废旧电池回收后，经方泰有害垃圾分拣中心集中收运分拣，进入专业公司实施无害化处理。一些电池生产厂家为废电池回收专门配送了废电池专用回收容器，并提供电池以旧换新服务。废玻璃回收后，由上海行申玻璃厂对回收的废玻璃进行加工再生利用。至1998年年底，全市除嘉定、金山、松江以外的13个区，共建立起119个废玻璃回收点，每个回收点内配置废玻璃专用回收容器，回收废玻璃达120.22吨。同年，市政府办公楼及黄浦、南市、静安、卢湾、杨浦、闸北、宝山、虹口、浦东新区、普陀、长宁、徐汇、闵行等区1 357所中小学,以及复旦大学、同济大学、上海理工大学、上海海运学校、上海出版印刷高等专科学校、上海环境工程学校等8所大中专院校内设立废电池回收点,回收点内设置废电池专用回收箱共1 523只,回收废电池约5吨。

1999年,市政府发布《关于加强本市环境保护和建设若干问题的决定》,将垃圾分类纳入环境保护和建设的重要工作,标志着上海市垃圾分类工作正式进入政府工作推进层面。2000年市市容环卫局制定推进垃圾分类收集工作的实施意见,垃圾分类类别分为:有机垃圾、无机垃圾、有毒有害垃圾三类,同时对废电池、废玻璃进行专项分类回收。为推进废电池、废玻璃专项分类回收工作,市市容环卫局与上海电视台联合发起“回收废电池,万人兴环保”的宣传活动,在上海28所高校推行废电池回收,取得良好成效。至年底,全市回收废电池约18吨、废玻璃约212吨。

2000年6月1日,国家建设部确定上海等8个城市为全国“生活垃圾分类收集试点城市”。当年,上海垃圾分类收集工作在中心城区600多个居住小区以源头分类、容器收集、有机垃圾就地生化处理、上门收集和小型压缩站投放等多种形式推进。分类方法主要有两种:焚烧厂服务地区(可燃垃圾、废玻璃、有害垃圾)、其他地区(干垃圾、湿垃圾、有害垃圾)。

2001年,垃圾分类结合APEC会议对市容环境建设要求,在涉会宾馆、景点、道路、周边小区重点推进。有条件的小区要求建立有机垃圾生化处理站,就地处置居民厨余垃圾。至年底,中心城区有超过30%的地区推行垃圾分类收集,树立分类收集的示范小区75个,有机垃圾生化处理站39座。至2002年年底,上海推进垃圾分类收集的小区数超过2 000个,服务人口约150万户。

2003年起,为配合江桥、御桥垃圾焚烧厂的运行,重点推进焚烧厂服务地区的1 121个居住小区,按可燃垃圾、废玻璃、有害垃圾三分类进行收集。各区按分类要求负责推进,并该项工作列入中心城区的文明小区、文明社区、文明城区、健康城区等创建工作的考核指标。

当年,中心城区垃圾分类收集小区2 523个,覆盖率71%。郊区新城、中心镇启动垃圾分类收集。至2006年,开展分类收集小区数达3 700余个,覆盖居民300万户。全市垃圾分类覆盖率已超过60%,焚烧厂服务区域覆盖率超过90%。

表 3－3　　　　1978—2006 年上海市生活垃圾主要分类方法情况表

年　份	垃 圾 分 类 类 别
1978—1990年代中期	二分法：可用作农肥和非用作农肥
1995—1996	三分法：有机垃圾(绿色垃圾筒)、无机垃圾(黄色垃圾筒)、有害垃圾(红色垃圾筒)
1997	居民区三分法：有机垃圾、瓶罐类、有毒有害 道路及公共场所二分法：有机物及其他废弃物、瓶罐类
1998	废玻璃、废电池“两废”专项分类
1999	三分法：有机垃圾、无机垃圾、有毒有害垃圾 废电池、废玻璃进行专项分类
2000—2002	焚烧厂服务地区三分法：可燃垃圾、废玻璃、有害垃圾 其他地区三分法：干垃圾、湿垃圾、有害垃圾(废电池、废玻璃列入有害垃圾实行专项分类)
2003—2006	焚烧厂服务地区三分法：可燃垃圾、废玻璃、有害垃圾 其他地区三分法：其他垃圾、可堆肥垃圾、有害垃圾 (根据国家行业标准《城市生活垃圾分类标准及评价标准》(CJJ/T102—2004)进行调整)

资料来源：《上海环境卫生志》《上海市废弃物管理处年鉴(2005—2006 年)》。

2007 年下半年，上海市通过向社会各方面广泛征询，垃圾物流实行“大分流、小分类”的模式。垃圾分类收集方式也随之作调整。餐厨垃圾、一次性塑料饭盒、废弃食用油脂实行专项收运，大件垃圾、装修垃圾单独投放，其他生活垃圾实行居住区四分法、机关和企事业单位三分法、公共场所两分法的垃圾分类标准，同时确定了垃圾分类标志和垃圾分类投放桶的颜色。

表 3－4　　　　2007—2010 年上海市生活垃圾分类新方式情况表

<table>
<tr><th colspan="2">分类方法和类别</th><th>分类垃圾筒颜色</th><th>分 类 标 志</th></tr>
<tr><td>居住区(四分法)</td><td>有害垃圾、玻璃、可回收物、其他垃圾</td><td rowspan="3">红色桶：有害垃圾
绿色桶：玻璃
蓝色桶：可回收物
黑色桶：其他垃圾</td><td rowspan="3">全市统一生活垃圾分类标志，标志上有文字说明和简单的图案，方便市民投放，图案和垃圾分类运输车辆上的标志统一</td></tr>
<tr><td>机关、企事业单位(三分法)</td><td>有害垃圾、可回收物、其他垃圾</td></tr>
<tr><td>公共场所(二分法)</td><td>可回收物、其他垃圾</td></tr>
<tr><td colspan="4">大件垃圾、装修垃圾单独投放至小区指定地点，餐厨垃圾、一次性塑料饭盒实行专项收运</td></tr>
</table>

资料来源：《上海市废弃物管理处年鉴(2007 年)》。

垃圾分类新方式出台后,同年7月,在黄浦、卢湾、闵行选择7个居住小区共1万多户居民,按新方式开展垃圾分类收集试点。结合实际情况,环卫部门在各试点小区内设立“红、绿、蓝、黑”四色垃圾筒,并在垃圾筒和收集点黏贴统一的分类标志。有害垃圾收集桶为红色系列,玻璃收集桶为绿色系列,可回收物收集桶为蓝色系列,其他垃圾收集桶为黑色系列。同时建立专项物流系统。“玻璃”实行居民投放、环卫收集、集中堆放、企业运输、资源利用模式,“有害垃圾”实行专项回收、储存处置的模式,“可回收物”进入废品回收系统,“其他垃圾”分别进入焚烧、填埋或生化处置系统。至年底,试点小区共回收玻璃0.56吨、有害垃圾0.12吨、可回收物21吨(包括居民出售的废品量)、其他垃圾1 027吨,实施分类对垃圾减量的贡献率达到0.6%。2008年4月19日起,全市实施垃圾分类范围内启动分类新方式。至年底,完成生活垃圾分类投放设施配置的居住区1 492个,企事业单位(办公场所)1 022处,公共场所107个条段(涉及废物分类箱5 487组)。推行过程中,各区还通过整合行政和公共管理资源,与市爱卫办、市房地局等部门联动,提高新分类方式的成效。各区(县)市容环卫部门按照不同场所生活垃圾分类标准,以“方便投放”为原则,在居住小区探索“楼道内投放、垃圾箱房投放”收集容器配置方式,试行生活垃圾分类、分时投放。同时,为方便企事业单位生活垃圾三分类投放,公共场所二分类投放,市容环卫部门引导生产厂家开发多种组合式垃圾分类收集容器,并结合“迎奥运”,在涉奥场馆周边、淮海路、延安路等中心城区道路规范废物箱分类标志。

分类收集后,按照垃圾“区内中转、集中外运”的要求,全市建立分类收运中转点63个,配置专用收集运输车辆65辆,按照分类处置的要求,废旧电池、过期药品等有害垃圾进入专业公司收运分拣系统,实施无害化处置。废玻璃通过小区集中收集,就近纳入废品回收系统或进入专项回收点,实现资源化利用。至年底,共收集有害垃圾62吨、玻璃360吨、可回收物4 763吨。

2008年,市绿化市容局组织开展“2008年度上海市生活垃圾分类优秀居住区”评比活动,提高分类质量和效果,经各区县推荐,业内管理部门考评及市民代表多方评价,共评出垃圾分类优秀居住区18个。

表 3－5　　2008 年度上海市垃圾分类优秀居住区情况表

区　县	小 区 名 称	区　县	小 区 名 称
黄浦区	中南小区	闸北区	绿苑公寓
黄浦区	太阳都市花园一期	南汇区	彩虹苑
黄浦区	太阳都市花园二期	南汇区	丽都家园
长宁区	四季晶园	卢湾区	瑞南新苑
普陀区	安塞小区	徐汇区	丝庐花雨
普陀区	西部秀苑	浦东新区	光辉小区
普陀区	管弄南区小区	松江区	檀香花园
静安区	裕华小区	青浦区	盈湖三岛
静安区	新福康里	奉贤区	贝港花苑

资料来源：《上海市废弃物管理处年鉴(2008 年)》。

2009 年是“迎世博”创建优良市容环境的关键年。上海垃圾分类新方式在 2008 年的基础上，得到进一步推进。截至年底，全市实施垃圾四分类的居住区达 3 738 个，实施三分类的企事业单位(办公场所)达 2 471 个，实施二分类的公共场所(包括道路近 1 200 条、段)、公园、车站等 380 处，新配分类废物箱近 2 万组，世博园区周边重要道路、居住区 100%全覆盖。当年，评比出生活垃圾分类优秀居住区 30 家，优秀单位 18 家。

表 3－6　　2009 年上海市垃圾分类优秀居住区和优秀单位情况表

优秀居住区名称	优秀单位名称	所在区(县)
四季晶园、上海花城		长宁
嘉年花苑	崇明县绿化和市容管理局	崇明
贝港花苑	奉贤区金汇镇环卫所	奉贤
黄浦新苑、振兴小区、集贤小区	民生银行大厦	黄埔
石化十三村		金山
新福康里、华怡园、兴海城、模范村	格林新蕾幼儿园、静安区第一中心小学	静安
瑞南新苑		卢湾
樱园小区一期	江川路街道办事处	闵行
明纶园	浦东新区逸夫小学	南汇

续 表

优秀居住区名称	优秀单位名称	所在区(县)
江南山水、竹园小区、金桥名都、新世纪花园、东方佳苑	佳友电力有限公司震旦国际大楼(上海)有限公司	浦东
绿洲公寓、安塞小区、管弄南区小区	中国电子科技集团第五十研究所	普陀
新青浦世纪苑	夏阳水务管理所	青浦
开元新都、白云小区、玉树公寓、	东陶华东有限公司阿仨希工业科技(上海)有限公司	松江
清真小区、公安公寓、凯悦公寓	中船集团704所	徐汇
	移动通讯万荣局房	闸北
	行知中学、上海市吴淞中学	宝山
	上海市自来水市北有限公司	虹口

资料来源:《上海市废弃物管理处年鉴(2009年)》。

2009年,共青团上海市委、市绿化市容局共同发起“上海绿色账户”活动,以“换出更绿色的上海——垃圾分类新理念”,鼓励市民将废电池、牛奶包装盒、损坏的电动玩具等垃圾分类回收,在自己开立的“绿色账户”里存储积分,以积分换取实用的物品。年底,“绿色账户”活动覆盖全市10个中心城区、74个街道,建立社区绿色循环基地145个,开展社区专项回收日活动556个场次。全市各大超市和250多所中小学也积极响应参加该系列活动。

2010年,垃圾分类减量工作有序推进,市政府办公厅转发《市绿化市容局等十五部门关于推进本市生活垃圾分类促进源头减量实施意见》,明确以2010年为基数,人均生活垃圾处理量减少5%的目标。上海在部分居住区、集市开展日常生活垃圾分类及减量分析试点,细化分拣品种,试点厨余果皮就地处置,畅通废旧衣物、利乐包(用于液体食品的包装产品)等回收渠道,初步实现了近8%的减量成效,为生活垃圾分类减量提供了实践经验。截至年底,全市累计推进生活垃圾分类居住区4 718个、居民户数305万余户、企事业单位(办公场所)2 382个、公共场所(道路)1 200条(段)、公园及车站380处。世博园区周边重要道路及居住区100%全覆盖。全市垃圾收集点约9 900个,共回收了废玻璃6 803.42吨、废纸25 495.32吨、废塑料15 633.79吨、废金属7 842.07吨、其他可回收物7 650.48吨。

第四章　其他废弃物管理

2000年后，上海在推行生活垃圾分类工作中，根据垃圾本身的特性，逐步建立起城市固体废弃物“大分流、小分类”系统，把餐厨垃圾、渣土垃圾、一次性塑料饭盒等与一般生活垃圾分流，逐渐建立垃圾从产生到处置的全过程监管系统，城市固体废弃物处置管理有了根本的变化。

第一节　餐 厨 垃 圾

2005年1月13日，市人民政府45号令颁布《上海市餐厨垃圾处理管理办法》(以下简称《管理办法》)，《管理办法》明确了餐厨垃圾是指除居民日常生活以外的食品加工、饮食服务、单位供餐等活动中产生的厨余垃圾和废弃食用油脂。根据2004年调查统计，上海平均每天产生厨余垃圾约1 100吨、废弃食用油脂约40吨，包括地沟油和老油。2005年4月1日《管理办法》正式实施，全市餐厨垃圾处理管理纳入废弃物管理范畴。

一、厨余垃圾

厨余垃圾俗称“泔脚”，指食物残余和食品加工废料。2000年前经收集后，运往市郊农村的各生猪饲养场，作家禽饲料利用。大部分未经过消毒处置与其他饲料混合，直接喂猪或其他家禽，可导致各类病原菌或病原体的传播与感染。2000年5月，市农委、市商委、市公安局、市环保局、市工商联合会针对此现象，联合发布《关于对郊区中小型生猪饲养场、点进行专项整治的通知》（沪农委〔2000〕第 69 号），把禁止使用厨余垃圾喂养生猪列为专项治理的重点之一。由于禁用“泔脚”饲喂生猪，全市厨余垃圾的出路问题日益突出，引起社会各方面关注。

【依法管理】

2001 年 8 月 28 日，市建委、市市容环卫局、市环境保护局三部门联合颁发《上海市餐厨垃圾处置和管理试行办法》（以下简称《试行办法》），明确餐厨垃圾是指餐饮业、企事业单位等产生的食物残渣和废料。依据“谁产生、谁负责”的处置原则，明确餐厨垃圾产生单位承担处置责任，可以自行处置，也可以委托处置。同时鼓励和引导社会企业参与餐厨垃圾的收集、运输和处置。《试行办法》明确市市容环卫局负责上海餐厨垃圾的产生、收运、处置的监督管理。同年 9 月 12 日，市政府办公厅转发市建委等部门联合颁发的《关于加强本市餐厨垃圾处置和管理工作的实施意见》（以下简称《实施意见》），根据《实施意见》，市市容环卫局组织相关单位对餐厨垃圾产生源、产生量，在建章立制、规范收运作业行为和试点培育处置市场等方面开展了调研，掌握第一手数据信息，开始对上海餐厨垃圾产生、收运、处置及相关活动实施专项管理。2002 年 1 月，市市容环卫局印发《上海市餐厨垃圾产生、收运、处置单位申报、备案程序》规范性文件，明确申报备案的依据、对象、时限和内容，要求各区县市容环卫管理部门，以获得市食品卫生许可企业的信息为依据，对辖区内的餐饮企业和企事业单位的食堂等餐厨垃圾产生单位开展排查摸底。经初步统计，全市餐饮店总数有 2 万多户。当年，结合全市实施生活垃圾分类试点工作，市容环卫部门引导和平饭店、锦江饭店、部分机关食堂等餐饮企业，配置小型生化处理设施，开展厨余垃圾就地生化处理的试点，取得较好的效果。2002 年，上海继续在大型饭店、大食堂等餐饮业和部分有条件的居住小区推行厨余垃圾就地处理的试点。2003 年，结合上海生活垃圾大型处置设施配套建设，厨余垃圾通过集中堆肥、生化处理、综合处置等多种方式，形成以相对集中处置为主和小型分散就地处置为辅的处置系统。至 2003 年 8 月，全市有 4 776 户餐厨垃圾产生单位到市容环卫部门办理申报备案，2004 年增至 5 097 户。

2004 年年初，上海出现“禽流感”，市农委通过对畜禽饲养场检查，发现上海郊区仍有"泔脚"喂养生猪的现象。3 月 12 日，上海市人民政府第 20 号令发布《上海市畜禽养殖管理办法》，其中第十三条（饲养要求）规定：禁止使用餐厨垃圾或者食品加工过程中产生的动物制品废弃物饲喂畜禽。同时，根据连续几年上海"两会"有关餐厨垃圾管理的议案、提案和来信来访资料反映，上海除了"泔脚"饲养生猪问题外，还有部分废弃食用油脂流进食用油市场，成为人大代表、政协委员和市民关注的热点，也引起市政府的高度关注。8 月 27 日，市人民政府法制办在官方网站上发布关于《上海市餐厨垃圾管理办法（草案）》征询公众意见的公告，此草案明确厨余垃圾和废弃食用油脂都是餐厨垃圾，依据"谁产生、谁负责"的处置原则，餐厨垃圾产生单位要根据产生的种类和产生量承担处置责任。2005 年 1 月 13 日，市人民政府第 63 次常务会议全票通过《上海市餐厨垃圾处理管理办法》以下简称《管理办法》，市人民政府以 45 号令发布，同年 4 月 1 日起实施。市市容环卫局负责上海餐厨垃圾的处理管理，上海环保、工商、公安、农业、经济、食品卫生、质量技监等有关管理部门按照各自职责，协同实施本办法。《管理办法》的出台，为上海餐厨垃圾产生、收集、运输、处置和资源化利用的全程监管提供了法律依据。

【管理措施】

申报制度 2005 年，市市容环卫局依据《管理办法》规定，对餐厨垃圾产生、收运、处置单位实行统一申报、备案制度，要求产生单位，每年年初到所在区县市容环卫部门申报，申报时填写餐厨垃圾的产生量及收运单位。2006 年开始，所有申报单位使用全市统一印发的上海市餐厨垃圾产生申报以及自行收运单位备案的表格，从申报、备案依据、对象、管辖、时限、内容、所需材料、程序、监督、时间认定等多项项目作了明确规定，从源头掌握餐厨垃圾产生单位的产生量。2010 年开始，依托食药监部门餐饮服务许可信息（全市大中型餐饮饭店 9 189 家，单位食堂 16 341 家），餐厨垃圾申报管理通过区县有关部门的指导督促延伸至街道。

表 4-1　　2006—2010 年上海厨余垃圾年申报统计表

年　份	申报数（家）	申报率（%）	申报量（吨/天）
2006	7 700	76	674
2007	7 473	64	756

续 表

年　份	申报数(家)	申报率(%)	申报量(吨/天)
2008	6 580	67	660
2009	7 459	80	711
2010	11 763	75.2	828

资料来源:《上海市废弃物管理处年鉴(2006—2010年)》。

收费管理　为规范餐厨垃圾收运服务企业起步阶段的运营行为,2001年,上海市物价局印发了《关于暂定上海市餐厨垃圾收运处置收费标准的通知》,对上海市餐厨垃圾收运和处置收费标准作了明确规定:餐厨垃圾产生单位委托收运的,收运费为每吨100元。餐厨垃圾产生单位委托处置的,收运费为每吨115元。餐厨垃圾收运单位按公平原则,规范计量办法,按量计价。

2002年2月19日,市市容环卫局根据市物价局规定的餐厨垃圾收运处置费标准,印发《上海市餐厨垃圾收运处置收费管理试行办法》,明确政府规定的费用是市场最高限价。根据运输距离、处置工艺、生产成本等实际情况,产生单位可与承运、处置单位协商议定服务价格,收运和处置企业可以自行下浮。市废弃物管理处对餐厨垃圾的收运、处置过程实行"四联单"单据方式进行监管,第一联是产生单位、第二联是收运单位、第三联是管理部门、第四联是处置单位,掌握餐厨垃圾从产生到最终处理的流向。对收费不服务的,或收取费用后,违规作业的收运、处置单位,市废弃物管理处联合市容监察按规定进行处罚处理。

实行专项收运　2000年之前,餐厨垃圾收集、运输主要由两类人员构成:一类是饲养场聘请的工人,他们定点、定时到各产生点收集餐厨垃圾;另一类是社会上自发形成的个体收运者,他们到各餐饮店收购餐厨垃圾,再转卖给各生猪饲养场主。收运人员一般采用自行车为主要运输工具,在车后座装置或吊挂两只大的塑料桶,泼洒的"泔脚"臭味弥漫,直接影响周边环境。

2001年,市市容环卫局根据沪府办41号文《实施意见》"建立以区为主的社会化餐厨垃圾收运系统,先行试点,再实现专项收运"的要求,按照从事市容环卫经营服务行政许可范围规定,开始对餐厨垃圾收运服务单位,实行企业申报登记及资质审核,审核内容主要有:收运队伍、收运工具及设备、餐厨垃圾最终处置流向等，为餐厨垃圾实行专项收运做好基础性工作。

2002年，通过资质审核的餐厨垃圾收运（处置）企业，统一签订由市市容环卫局制定、市工商行政管理局监制的《上海市餐厨垃圾收运（处置）服务合同》（2002年版）。到2006年，上海市餐厨垃圾收运资质企业有29家，收运专用车44辆，收运人员670人。

2007年，餐厨垃圾收运企业发展到37家，收运专用车69辆。

2008年，全市餐厨垃圾收运企业按照资质许可要求，全面推行收运设施、从业服装、标志、上岗证"四统一"，收运作业日趋规范。市容环卫科技部门，针对餐厨垃圾的特性，研制成功厨余垃圾专用密闭收集车，解决餐厨垃圾运输途中跑、冒、滴、漏现象，当年，全市共有41家餐厨垃圾收运企业，69辆密闭型专用收运车。静安区为鼓励中小型餐饮店配合收集，在申报时只统计产生量，免收处置费，并为收运企业无偿提供统一的收集容器，保证厨余垃圾进入专项收运系统。

2009年，市废弃物管理处在广泛征求餐厨垃圾产生单位、收运企业意见的基础上，制定《上海市餐厨垃圾收运作业规范》，要求12个中心城区统一购置密闭回收容器，对大型餐饮单位实施机动车密闭化上门收运，对中小饭店厨余垃圾实施免费上门换桶收集服务。上海餐厨垃圾基本实现专项规范收运。

2010年，《上海市餐厨垃圾收运作业基本要求》出台，全面实施收运作业人员持证上岗，市绿化市容局网上公开收运企业服务信息。静安、闵行、黄浦等10个中心城区实现餐厨垃圾单独收运。

表4-2　2002—2010年餐厨垃圾(厨余)收运量统计表

单位：万吨

年　份	厨余垃圾	年　份	厨余垃圾	年　份	厨余垃圾
2002	4.11	2005	11.88	2008	17.74
2003	6.07	2006	13.57	2009	19.53
2004	7.87	2007	15.38	2010	21.96

资料来源：《上海市废弃物管理处年鉴(2006—2010年)》。

【规范处理】

根据《关于加强本市餐厨垃圾处置和管理工作的实施意见的通知》的精神，

2001年下半年，复旦大学、上海大厦、锦江饭店、南新雅大酒店、沪纺大厦、和平饭店、上海卷烟厂和陆家嘴美食城等8家单位，开展了利用生化技术就地消纳厨余垃圾的试点。由格尔普生物环保科技有限公司、东武环保科技设备公司、百复生物应用技术公司、丰业生物科技发展公司、复旦浦发环保科技公司、玉垒生物环保技术公司、永丰生物科技有限公司等提供厨余垃圾处理设备。试点过程中专家组全程就技术、经济、环保等指标进行测试。试点表明：用生化处理机处理厨余垃圾，能生产肥效较好的有机肥，达到较好的减量效果。为推进上海厨余垃圾就地生化消纳处理方式，上海市住宅发展局、上海市市容环卫局联合发布《关于开展上海市新建住宅应用有机垃圾生化处理技术试点工作的通知》，引导有条件的居住区试行餐厨垃圾就地集中处置，试点选择卢湾、徐汇两个区，徐汇区康健街道设置了有机垃圾高速发酵处理机，每天能处理"泔脚"100千克。同时，静安区在有条件的宾馆、饭店、食堂实施"泔脚"就地生化消纳处理，没有条件的实现统一收运集中处置。

2002年，利用大型设施集中处理厨余垃圾在卢湾区开平路码头(20吨/日)、徐汇区龙水路码头(25吨/日)试点，为全市厨余垃圾实施集中专业处置作准备。

2003年，结合城市固体废弃物处置专业规划，中心城区全面推广技术成熟的厨余垃圾处理设施，不断改进工艺，完善设备，提高处理能力。各区根据厨余垃圾实际产生量，加快处理设施配套建设。至2004年年底，全市已建成厨余垃圾处理厂9家，日处理能力达到500余吨。基本满足市区可收集厨余垃圾的处理需求。

表4-3　　2004年上海9家餐厨垃圾(厨余)处理厂情况表

单位：吨/日

序号	单位名称	服务区域	处理能力	处理工艺	厂址
1	普陀区废弃物综合利用中心	普陀、静安、闸北、宝山	60	饲料	绥德路
2	徐汇区餐厨垃圾处理厂	徐汇	20	堆肥	龙水路码头
3	上海耀丰环保科技有限公司	闵行	15	堆肥	华林路12号
4	上海鑫铭环境资源利用有限公司	卢湾	40	饲料	开平路71号
5	上海绿铭环境科技有限公司	长宁	100	饲料	可乐路300弄

续　表

序号	单 位 名 称	服务区域	处理能力	处理工艺	厂　址
6	浦东新区有机垃圾综合处理厂	浦东	100	堆肥	黎明堆场旁
7	凤亭商行	浦东	1	堆肥	浦东北蔡
8	龙龙农业发展有限公司	南汇	100	饲料	南汇新港
9	上海市新开环保综合处置有限公司	松江	80	饲料	新开公路
总计			516		

资料来源：《上海市废弃物管理处年鉴(2006—2010年)》、市废管处2005年专项工作汇报。

至2010年年末，上海已投运餐厨垃圾(厨余)处理的企业有12家，其中处理能力500/吨日以上的大型生化堆肥处理设施有3家，分别是青浦综合处理厂、嘉定综合处理厂、浦东美商生化厂，处理后的主要产品为动物饲料添加剂和有机肥料。

表4-4　2010年厨余垃圾处置设施运行情况表

单位：吨/日

设　施　名　称	设计处理规模	服务区域
长宁餐厨垃圾处置厂	100(试运转项目)	长宁
普陀餐厨垃圾处理厂	800(在建项目)	普陀、闸北
上海傲雪生物科技有限公司(杨浦区)	50	杨浦
上海餐余垃圾处置厂(闵行区)	200	卢湾、徐汇、闵行
上海科林科技有限公司(宝山区)	50	宝山
上海夏育科技有限公司(奉贤区)	50	奉贤、金山
上海帮旭科技有限公司(浦东高行)	50	黄浦、虹口
上海环兴餐厨垃圾处置厂(嘉定南翔)	50	静安
嘉定综合处理厂	500	嘉定
青浦综合处理厂	500	青浦、松江
浦东美商综合处理厂	1 000	浦东新区
崇明餐余垃圾处置厂	50	崇明
合　　计	3 400	

资料来源：《上海市废弃物管理处年鉴(2010年)》。

二、废弃食用油脂

废弃食用油脂是指不可再食用的动植物油脂和各类油水混合物,俗称“潲水油”。2000 年 3 月 1 日,市政府发布《上海市废弃食用油脂污染防止管理办法》,规范废弃食用油脂从收集到加工过程,严禁废弃食用油脂通过各种途径回流餐桌。根据 80 号令“政府协调,市场运作”的原则,市环保局危险废物处理中心签订 9 家原从事废弃食用油脂回收加工企业为回收处理的定点单位。这 9 家单位共有工作人员 400 余人,收运服务网络覆盖全市 19 个区县。收集主要靠人工捞取阴沟中的“潲水油”和隔油池中废油脂。运输工具一般就是“一辆自行车+两个桶”,个别单位采用封闭的三轮车、卡车等。废弃食用油脂回收后,首先经过初加工成为毛油,在贮存油脂的池中通入热蒸汽,使清油上浮,捞起浮渣后,将上层油滗出来装桶,油层和水层之间的含油浮渣则用压榨的方式来回收油脂。各加工单位的整套加工设备、原理基本相似,加工技术落后,设备简陋。2003 年,9 家定点单位共回收废油脂 7 195.72 吨,加工油脂 3 255.24 吨,其中净油 2 981.79 吨,脂肪酸和油酸 438 吨,主要去向是上海郊区和江、浙地区的化工厂。

2005 年 4 月 1 日,《上海市餐厨垃圾处理管理办法》(以下简称《管理办法》)正式实施,上海的废弃食用油脂纳入餐厨垃圾管理范畴,市市容环卫局负责废弃食用油脂收运、处理监管。根据《管理办法》有关规定,市市容环卫局制定相关管理制度,从整编收运队伍、严格产生源申报、规范集中处置等方面,开展对全市废弃食用油脂的监管工作。

【收运队伍】

根据《管理办法》规定,2005 年下半年,市市容环卫局制定了餐厨垃圾收运准入制度,对原市危险废物处理中心签订的 9 家废弃食用油脂收运企业进行梳理后纳入各区县市容环卫部门管理,对餐厨垃圾收集、运输服务实施资质许可审批,明确企业规模、装备配置、管理制度等要求。2006 年,首批取得行政许可的废弃食用油脂收集企业有 8 家,收运范围覆盖全市 15 个区县(除静安、浦东、崇明、嘉定),废弃食用油脂开始实现单独收运。2007 年发展至 14 家;2009 年发展至 19 家;2010 年,废弃食用油脂收运有资质许可的企业 25 家,登记在册的收运人员约 850 人,废弃食用油脂机动专用收运车 80 辆。

按照“作业方式、从业服装、标志、上岗证”四统一要求，各区县市容环卫管理部门相继建立对收运企业的考评和监管制度，以服务质量、作业规范、收运联单制度落实为重点进行定期检查和跟踪。黄浦、浦东、闵行、静安等区通过公开收运服务要求，对收运车辆安装监控装置，对收运单位的作业行为、收集容器、运输工具、处置去向等实施监管。为不断规范收运作业服务，2010 年，市容环卫行业协会对餐厨垃圾收运从业人员实施规范作业和职业道德的岗位培训，850 名从业人员进行了岗位规范作业的考试。市市容环卫管理部门，为加强对废弃食用油脂规范管理，建立了废弃食用油脂收运单位的档案和台账制度，加强控制废弃食用油脂流向，通过定期监督检查，做好废弃食用油脂分散收运到集中处置的衔接工作。

表 4－5　　2006—2010 年废弃食用油脂收运量统计表

单位：万吨

年　份	废弃食用油脂	年　份	废弃食用油脂
2006	0.94	2009	1.05
2007	1.07	2010	0.97
2008	1.01		

资料来源：《上海市废弃物管理处年鉴(2006—2010 年)》。

【产生源申报】

2007 年，废弃食用油脂正式纳入餐厨垃圾产生申报项目内，要求废弃食用油脂产生单位，每年年初到所在区县市容环卫部门申报，明确产生量及收运单位。同时按市环保部门的相关规定，废油脂产生单位必须安装隔油池等油水分离设施，设置符合标准的回收容器，废弃食用油脂实施单独收集和存放。至 2008 年，全市受理的废弃食用油脂申报单位有 3 719 家，申报量 72 吨/日。2009 年，申报单位 2 553 家，申报量 32 吨/日。2012 年，产生废弃油脂单位约 3.22 万户，办理申报户数 2.82 万户，申报率达到 88%。2013 年，完善“一户一档”餐厨废弃油脂源头申报制度，促进废弃油脂产生单位申报自律。

【规范集中处置】

根据《关于加强本市餐厨垃圾处置和管理工作的实施意见的通知》，2005 年

3 月 22 日，开展废弃食用油脂处置项目的招标工作，全市废弃食用油脂进入由市市容环卫局招标确定的处置企业集中处置。同年 6 月 30 日，共有 9 家企业递交标书，上海绿铭环保科技有限公司和上海中油企业集团科技创业有限公司中标。两家单位均采用废弃食用油脂生产生物柴油处理工艺。其中，上海绿铭环保科技有限公司采用固定化酶生成生物柴油和甘油，设计处置规模为 35 吨/日，上海中油企业集团科技创业有限公司利用日本技术工艺，采用化学法生成生物柴油和甘油，设计处置规模 30 吨/日。同年 9 月 2 日，市市容环卫局与该 2 家处置企业签订《废弃食用油脂处置协议》。2008 年 1 月 20 日，上海绿铭环保科技有限公司完成全部设施建设和相关的政府审批手续，获取了市市容环卫局颁发的废弃食用油脂处置许可证，正式成为上海第一家规范处置废弃食用油脂的单位。同年 3 月，市市容环卫局下发《关于进一步规范废弃食用油脂管理工作的通知》(沪容环〔2008〕35 号)，要求自 4 月 1 日起，上海各废弃食用油脂收运单位将所收的油脂全部运往该公司进行集中处置，至年底，共处置废弃食用油脂 2 444 吨。

2010 年，中油企业集团科技创业有限公司建设竣工。上海 2 家中标的废弃食用油脂处置企业进入正常运营，至年底，2 家企业全年处置废弃食用油脂(已经过油水分离后)2 700.58 吨，废弃食用油脂资源化利用和无害化处置纳入规范。

2011 年 10 月，市政府办公厅转发《关于进一步加强本市餐厨废弃油脂从严监管整治工作的实施意见》。按照食品安全工作“五个最严”(最严的准入、最严的执法、最严的监管、最严的处罚、最严的问责)的要求，探索建立餐厨废弃油脂单独收运处置系统。通过市场比选确定收运单位，实施划片服务、收运联单、车辆跟踪、价格协商等措施。产生单位将废弃油脂交由专业收运单位定向收运，经初加工后，集中送往处置设施。2012 年，全市有 3.2 万家餐饮单位完成废弃油脂产生申报，全年处置量达到 2.3 万吨。

2012 年 12 月 26 日，市政府第 97 号令颁布《上海市餐厨废弃油脂处理管理办法》(以下简称《办法》)，2013 年 3 月 1 日起施行。该《办法》确定餐厨废弃油脂是指除居民日常生活以外的，在餐饮服务、食品生产加工以及食品现制现售等活动中产生的废弃食用动植物油脂和含食用动植物油脂的废水。同时，2005 年市政府第 45 号令颁布的《上海市餐厨垃圾处理管理办法》，将“厨余垃圾”修订为“餐厨垃圾”。

第二节　建筑渣土

20 世纪 70 年代，上海居民自行翻修房屋产生的少量的建筑垃圾，一般倒入附近的垃圾容器，与生活垃圾一并清除。建筑、施工单位产生的垃圾，环卫部门要求自行负责清除处置，无能力自行清除的，可堆置既不妨碍交通，又便于车辆出入之处，委托环卫部门清除，因要收取垃圾清运费，所以又称“代运垃圾”。1976 年，环卫部门接受委托清除的建筑垃圾（包括工厂垃圾和其他不能用作农肥的垃圾）66.35 万吨。

改革开放后，上海建筑垃圾清除量逐年增加，1979 年已达 125.62 万吨，市区建筑施工现场或道路旁堆放的临时堆点有 500 多处，风吹尘扬，影响周边环境卫生。1982 年 9 月，黄浦区在浦西区域内，实行建筑垃圾“晚出夜清”方式，要求产生少量建筑垃圾的单位或居民，在下午 6 时后运至指定地点倾倒堆集，次日上午 9 时前，由环卫部门清除结束，减少对环境卫生的影响。

1990 年，环卫“五小”设施之一——建筑垃圾堆点建设列入市政府实事项目。当年，黄浦区环卫局投资 75.9 万元，在南苏州路 334 号建造上海第一座全封闭式的建筑垃圾中转站，站内装有喷雾降尘设备，可堆放垃圾 1 200 吨，日转运量 320 吨。该中转站投入运营后，撤销了区内原设置在路边的 10 个临时堆点，缓解因垃圾堆点引起的交通堵塞、尘土飞扬、环境污染等问题。

1992 年 4 月 1 日，《上海市建筑垃圾和工程渣土处置管理规定》（以下简称《渣土管理规定》）实施，上海市渣土管理处（以下简称“市渣管处”）、区县环卫渣土管理部门依据《渣土管理规定》，具体负责对全市建筑渣土从源头（产出）—运输—处置（消纳）的全程管理。当年，市财政投资 2 000 余万元，建造了宝山区北塘桥和高境镇、嘉定区申纪港、闵行区漕宝路 6 号桥、浦东新区花木 5 座建筑渣土储运场，共占地面积约 31 公顷。5 座储运场建成投入使用后，日总转运量达 315 万吨，临时堆点逐步实施取消，建筑渣土堆放初步由分散转为集中，露天转为室内，敞开转为封闭。市区建筑渣土临时堆点从 1980 年的 500 多座，压缩至 48 座，其中室内 12 座，占地 1 533 平方米，室外 36 座，占地 3 736 平方米，都具有防污措施，由专人管理。

表 4-6　　1994 年建筑渣土中转站统计表

区别	序号	地　　点	占地面积（平方米）	可以堆放量（吨）	日均转运量（吨）
黄浦	1	南苏州路 344 号	306	1 000	100
长宁	2	宣化路 151 弄 6 号	288	300	70
	3	愚园路 1423 弄 141 号	90	200	30
	4	定西路 400 号	580	230	120
普陀	5	宜昌路 101 厂边	160	70	70
	6	白玉路木材二厂边	120	65	20
	7	中山桥桥下	120	60	20
	8	宜川路沪太街委边	40	15	
	9	中山北路 1369 号边	40	15	
闸北	10	光复路普济路	200	400	40
	11	交通路老旱桥	150	300	40
	12	交通路老北站	100	200	35
	13	通阁路天通庵路	120	240	20
	14	大统路交通路	125	250	20
	15	会文路	40	80	5
	16	民晏路	50	100	15
	17	西和田路济阳桥	100	200	20
静安	18	海防路 41 号	616	700	120

资料来源：《上海环境卫生志》。

一、源头管理

【申报申请】

根据《渣土管理规定》，产生建筑渣土的建筑或施工单位，应在开工前 5 日向渣土管理部门申报排放处置计划，经审核后，由渣土管理部门发放处置证，按规定路线运输到受纳场所。因建设工程需要回填建筑渣土的，应报回填申请，由市渣管处统一安排。通过宣传告知等，建设施工单位的申报率逐月上升。1992 年 4 月统计为 50%，5 月为 60%，9 月底达到 90%。6 个月中，共受理申报申请

7 131家，发放处置证 24 008 张。同时，市渣管处还做好建筑渣土的装、卸点的衔接，确保排放后的清除。如该年上海第一号重点工程——杨高路拓宽急需路基渣土填入，市渣管处马上组织黄浦、南市、闸北、虹口、卢湾、静安等区，实施 3 000 余吨渣土“西土东运”方案，为杨高路工程建设解了燃眉之急。青浦 318 国道建设、淮海路拓宽工程渣土排放、中山南路高架、地铁等市重大建设工程，260 余万吨渣土的装、卸点都做到统一协调，处置得到综合平衡，受到施工建设单位的好评。1993 年，全市建筑渣土排放申报 9 308 次，申报率达 92.33%，回填申请 1 816 次，申请率达 99.59%。解决了杨浦大桥、龙东路拓宽、杨高路绿化带、豫园商城改扩建工程等排放和回填的需求。1994 年，泥浆土排放申报列入建筑渣土排放申报的项目，全市有 20 个专用码头进入渣土管理部门的监控范围。成都路高架、人民广场改建、内环线高架等一批上海重点工程建设的渣土、泥浆排放、外运和处置，都得到了有效的协调。这一年，全市共处置建筑渣土 199 余万吨，核发处置证达 38 939 张，出土申报率为 98%，回填申请率为 100%。当年，黄浦、长宁、普陀、闸北、静安等区，建筑渣土堆置点经改建或扩建，全封闭式建筑渣土垃圾中转站有 18 座，占地面积共 3 245 平方米，可堆放垃圾 4 425 吨，日均转运量 745 吨。市区建筑渣土实现了源头规范堆置。

1996 年，处置建筑渣土 1 726 余万吨，核发处置证达 48 305 张，出土申报率为 99%，回填申请率为 99.5%。

1997 年，市建委下发《关于进一步加强本市渣土处置管理的实施意见》（以下简称《渣土处置实施意见》），根据《渣土处置实施意见》精神，市渣管处在建设、施工单位，印制下发责任书，推行渣土处置管理责任制。在泥浆排放管理方面，印制下发《关于加强建筑泥浆管理的通知》，建立日报表填报制度，并组织 24 名员工坐班管理泥浆码头，堵塞漏报现象。当年共处置渣土 1 273 余万吨，排放申报率 99.38%，回填申请率 99.95%。同年 12 月 14 日，市政府对《渣土管理规定》修正并重新发布，强化建筑渣土处置管理。1999 年，上海建筑渣土处置申报申请制度走上规范轨道。当年，全市共受理排放申报 5 780 次，回填申请 2 476 次，处置渣土 1 058 余万吨。

2001 年，奉贤、闵行、宝山、金山、南汇、嘉定等区县相继建立建筑渣土申报点。

2002 年，建筑渣土的申报申请手续进一步规范，对申报后核发处置证的每一个环节"接件、实地核实、签署意见"制定责任制,要求各类申报申请件的证明和有关资料要素齐全,资格审查要严格把关,对周期较长的渣土处置回填点要制定同步管理与监察的方案,加强申报申请及核发处置证的基础管理工作。

2003 年,全市共受理排放申报、回填申请的渣土总量达 2 436 余万吨。配合上海重大工程建设,注重审核泥浆中转码头作业许可证发放工作。

2004 年 7 月 1 日起,建筑渣土处置申报申请,试行市容环卫渣土处置系统网上申报。该系统不仅实行渣土申报登记管理,还有渣土资源信息交易平台管理、处置动态实时监控管理,做到渣土处置"一站式"办理,有效实现了管理信息资源共享。当年共受理 1 900 余起申报。

2005 年,新版上海渣土处置申报信息系统在全市范围正式开通运行,全年共受理网上申报 4 911 起,建筑渣土管理信息化水平明显提高。按照上海市容环卫综合改革实施方案事权下放,管理重心下移的总体要求,全市建筑渣土处置实施属地化管理,各区县市容环卫管理部门,承担建筑渣土处置申报核准和泥浆中转码头管理等日常基础性工作。

2006 年,根据市市容环卫局印发的《上海市居民装修垃圾处置管理办法》处置申报的规定,全市在渣土处置申报信息系统基础上,启动了装修垃圾申报处理系统建设,并纳入当年市容环卫行业"十大便民利民措施项目"中。为方便市民和单位处理装修垃圾,该系统除受理网上申报外,还在全市范围推行电话申报方式。静安区开通电话申报,并按投放袋装化、堆点管理标准化和收运单位专业化要求并联运行。全区共受理装修垃圾申报 300 多起,垃圾约 6 万吨,其中受理电话申报 21 起,垃圾约 300 吨。黄浦、卢湾、长宁、虹口、徐汇和普陀区,相继启动装修垃圾申报处理系统建设,向居民小区和各物业公司发放联系卡 3 000 多张,在小区堆点设置标牌 800 余块,向社会公开各区申报服务系统,环境效益、社会效益得到显现。

2007 年,市市容环卫局下发《关于进一步加强装修垃圾管理工作的通知》,全市开通装修垃圾申报处理服务电话。当年,装修垃圾申报 1 498 起,垃圾量为 148.6 万吨。渣土排放处置申报 5 697 次,出土量为 1 725 余万吨。

2008 年,建筑渣土申报系统更新升级,新系统根据《装修垃圾设置管理要求》《中心城区装修垃圾区域专营试行方案》,把申报区域、垃圾堆点、堆放要求一并式联网完成。徐汇区先行试点“环卫专业清运、街镇属地监管、物业居委配合、资金政府保障”的管理模式，基本实现居住区装修垃圾和生活垃圾同步清除。当年全市装修垃圾申报量达224.6万吨。

2010年，考虑世博后中心城区建筑渣土产生量会逐步增加，市建管办要求绿化市容管理部门，加强施工工地排放申报资料审核，同时，市建管部门在受理建设工程施工安全监督申请时，把绿化市容管理部门核发的建筑渣土出土证设为前置条件，确保建筑渣土源头管理的有效和可控。建筑渣土垃圾管理是对其排放、运输、中转、消纳等各个环节处置的监管。市绿化市容行政管理部门是上海建筑渣土垃圾处置管理的主管部门。

表4-7　2000—2010年建筑渣土处置证核发数统计表

单位：张

年　度	数　量	年　度	数　量	年　度	数　量
2000	35 647	2004	71 325	2008	24 113
2001	45 888	2005	33 078	2009	46 130
2002	59 056	2006	19 052	2010	41 570
2003	59 976	2007	19 850		

资料来源：《上海市废弃物管理处年鉴(2006—2010年)》《上海市建筑垃圾处置和管理现状及发展报告》。

【工地管理】

2000年后，上海以基础设施建设和房地产项目开发为主的新一轮城市建设开展，据资料统计，上海每年在建工地总数有8 000余个。建设施工单位是处置建筑渣土的责任主体，市市容环卫局以施工工地为源头监控重点，通过建立源头申报制度，对工地出土—规范装运—规范处置，实施“两点一线”管理。

2006年，市建设工程安全质量监督总站、市监管办等联合下发《关于规范建设工地建筑垃圾装运工作的通知》《关于立即开展建设工地建筑垃圾装运专项检查的通知》，将建设工地是否取得渣土处置核准及处置情况书面评价列为办理施工许可和竣工验收的前置条件，在公安、交通部门的大力支持下，在市市容城管网站设立渣土违规举报专线，接受社会公众和新闻媒体的监督，落实了对建筑工地的有效监管。

2007年,全市所有工地推行《施工工地渣土管理规范》,尤其对轨道交通、虹桥枢纽等出土量大的重大工程施工工地加强监管,督促落实施工总承包单位的渣土处置责任,开展“渣土处置规范管理样板工地”活动。每个工地按照规范要求,落实渣土专管人员,同年8月28日,以全市重大建设工地为主体的300余名渣土专管员队伍正式组建,依照《施工工地渣土管理规范》,承担施工工地现场管理职责,履行好自身的法律责任和义务。11月1日,轨道交通7号线长寿路站、10号线古北路站等17个工地获得“渣土处置规范管理样板”工地称号。

2008年,市市容环卫局根据上海“迎世博”市容环境整治要求,对建筑渣土工地实施“六必须”要求,即申报主体必须是建设工地施工总承包单位、必须委托有资质企业承运、渣土车出工地车辆轮胎必须做到冲洗不带泥、车辆装运必须做到不超载、专管员必须落实专项检查、管理部门必须做好对违规工地告诫处罚等相关事项。同年,世博园区重点工程方面,在世博局牵头下,成立世博园区渣土处置管理领导小组,以工作小组方式进驻园区,加强对施工工地的管理。虹桥综合交通枢纽重大工程方面,在建设指挥部组织下,渣管部门和执法部门人员进入施工现场办公,并联手申通公司,实行轨道交通建设工地工程检查情况通报制度,对违规处置建筑渣土,实施内部经济处罚,促进建设工地单位警钟长鸣。

2009年3月6日,《上海市建筑渣土管理实施细则(试行)》实施,上海组建大型建设、施工单位信息交流平台,渣土处置管理提前介入工地,全面掌握工程建设进度,为合理调配建筑渣土处置计划打好基础。同时围绕建筑渣土“定车、定价、定账户、定线路、定点”管理新举措,上海市中心城区开设了运输处置经费监管账户,杨浦、卢湾等区24个工地实施卸点清算,29个工地使用读卡器,施工工地信息化管理水平得到提升。

2010年,施工工地源头管理进一步加强,落实施工单位责任,全面实施施工现场专管员制度,从同年7月1日起,所有专管员实行统一着装,持证上岗,对车辆装载、冲洗保洁等实施监督,工地规范施工面貌大有改善。

二、运输管理

上海建筑渣土运输以车辆运输为主,车辆运输加船舶中转为辅;工程泥浆以车辆运输加船舶中转为主,车辆直接运输至处置点为辅。建设工程的建筑渣土以 10 吨以上大型车运输为主，装潢垃圾和市政维修产生的建筑渣土以 8 吨以下小型车为主，工程泥浆全部由密闭的槽罐车运输。

依据《渣土管理规定》有关条款，渣管部门在核发处置证时，对建筑渣土的运输路线、运输企业、运输车船进行实时监管，确保最终的规范消纳处置。1993 年，市渣管处与上海电视台、《市容建设报》、市容监察大队联手举办"渣土文明运输百日竞赛"活动，以竞赛促管理，通过新闻曝光和严格执法，督促运输单位文明运输、规范作业。1994 年，结合环境卫生"迎新年整治周""五月专题整治月""迎国庆，使世界清洁起来"等活动，严格查处建筑渣土运输途中偷乱倒违章行为。闸北、虹口等区动员数十家大型车辆运输单位出车、出人参与整治，加强辖区内责任路段的巡查管理，发现堆积，及时整治。活动中，还联手《新民晚报》《市容建设报》《上海法制报》、上海电视台等新闻媒体，在全市实行有奖举报，取得很好效果，渣土运输随意偷倒的势头得到遏制。

1996 年，根据上海创建国家卫生城市达标要求，建筑渣土运输管理以施工排放到卸点"两点一线"中的"一线"为重点，市渣管处增强监察频率，派驻专人到卸点测量实际排放量，包括泥浆码头的运输量，全年查处违章 11 686 起，罚款 297 余万元，违规运输企业予以电视、电台新闻曝光。

1999 年，全市开通计算机渣土管理信息网络，市区两级渣管部门，对全市 14 条渣土偷倒易发路段加强布控联防，实现渣土流向监控。2002 年，建筑渣土管理运用 GPS 卫星定位系统技术，逐步实行排放点定位、运输行驶路线定位、卸点定位监督，实现渣土运输处置全程动态监管。

2005 年，全市从事建筑渣土运输车辆约 3 000 辆(其中资质车辆约为 1 600 辆)，运输从业人员超过 8 000 人(其中外来务工人员占 90%以上)。由于运输市场的无序竞争，车辆超载、密闭装置损坏率高、运输途中偷乱倒现象十分普遍。根据市政府对城市建设和管理的总体要求，改变渣土车辆"脏乱差"车况，按照"总量控制、逐年更新、严格准入、强化监管、行业自律、公众监督"的总体思路，市市容环卫局编制《上海市建筑渣土整治方案》，要求实现渣土处置车容整洁、车况良好、运作规范、市场有序。

2006 年 7 月 11 日，市建设交通委、市市容环卫局根据《上海市建筑渣土整治方案》，召开上海市渣土运输车辆专项整治动员大会，启动渣土运输车专项整治工作,为期三年。整治当年,要求在内环线内控制道路扬尘和噪声污染、减少交通事故、规范渣土运输秩序方面得到明显改善。首先,建立渣土运输车辆整治工作管理网络,做到市、区两级目标任务分解到位。其次,由市建设工程安全质量监督总站为主编单位,市建设安全协会、市建筑施工行业协会、市市政工程管理处、市废弃物管理处等单位参与,编制完成《建设工程扬尘污染防治规范》,为渣土运输车辆作业提供规范标准。按照《上海市渣土运输车专项整治方案》要求,同年8月1日起,全市实施建筑渣土经营性运输服务审批制度,渣土运输实施市场准入制。市、区两级渣土管理部门,在启动初期,主动上门,指导企业申请资质审核相关事项,在实施建筑垃圾运输、处置服务审批的同时,市渣管处对运输单位及运输车辆进行运营编码管理,即运输单位一户一号,运输车辆一车一号,按区域编码+单位编码+车辆编号,形成一户一码、一车一码,便于全市渣土车运营管理。当年年底,共有28家运输企业350辆渣土运输车通过车容车况检验,获得运营编码证,其中允许在内环线内作业的车辆有105辆。通过实施市场准入制,运输秩序明显改善。市场准入机制的有效运行,也推进了渣土运输车辆装备更新改造的步伐。当年,在公安交警总队等部门的支持下,市市容环卫局在网上组织开展渣土运输车辆标志色的评选活动,通过市民网上投票,最终确定"柠檬绿"为上海渣土运输车辆标志色,标志色的产生,为实施渣土车辆统一管理、改观脏乱差面貌奠定基础。市建设工程安全质量监督总站、市建筑施工行业管理办公室,会同市城市交通管理局根据《建设工程扬尘污染防治规范》,从技术上明确渣土运输车辆车况检测标准,据统计,同年,渣土运输企业购置新车327辆,对原有的300余辆车进行加盖、改装和修复。

2007年是全市渣土运输车专项整治工作的第二年,同年年初,上海启动对渣土运输车辆安装行驶装卸记录仪。第一季度对取得资质的54家运输企业1 079辆达标车辆中的211辆先行安装。对还未安装的车辆,渣土管理部门向企业发送书面告知84份,督促其尽快安装,年底,行驶装卸记录仪安装达到全覆盖。安装检测时,发现有250辆未达标的渣土运输车,并将其清退出渣土运输市场。同时,对达标运输车辆推广密闭化装运,在车后挡板加装密封圈,安装过滤布。

2008年,在已通过资质审批的65家企业中,有702辆达标车安装了行驶装卸记录仪,完善对渣土运输动态监管的技术手段。结合当年市容环卫行业协会开展的“迎世博，建筑垃圾规范运输竞赛”活动，全市有60多家运输企业、1 000余辆渣土车参与，宏安建设工程公司、凌锐建设发展公司、隧道股份机施分公司荣获“示范企业”称号，杨浦区、徐汇区共有28辆装修垃圾运输车荣获“规范车辆”称号。竞赛活动的开展，增强了企业自律意识，规范了运输行为，提升了行业形象。全市渣土运输车经过三年专项整治，中心城区建筑渣土运输车辆超载、车容不洁现象得到明显改善，在82条(段)渣土偷乱倒易发路段中中，已有74条(段)得到基本控制。据当年统计，全市建筑渣土运输企业400余家，运输车辆4 162辆(分为渣土车、泥浆车及其他车辆)，其中登记在册符合资质的大型渣土车辆约有1 115辆，均安装了密闭化运输装置。

2009年1月12日，市政府发布《关于加强本市建筑垃圾和工程渣土处置管理的通告》，明确建筑渣土运输单位，由建设工程所在区县市容环境管理部门通过招标方式确定。根据《上海市建筑渣土整治方案》2009年中期目标，中心城区推行建筑渣土运输处置区域专营，形成有序的多途径建筑渣土运输处置消纳方式。各区县绿化市容管理部门经半年多招标，确定了全市16个区23家单位为建筑渣土运输区域专营企业。同年9月28日，为增强社会监督力度和企业自律意识，体现“公开、公正、公平”的原则，市绿化市容局将16个区23家建筑渣土运输区域专营企业名单(包括企业负责人、监督电话、社会承诺)在网上公布。市区两级渣土管理部门，还协同市交警总队开展区域性建筑渣土运营整治活动，处罚车辆违规运输7万余起，对不规范运输处置建筑渣土企业起到很好的警示作用。当年，全市有84家渣土运输企业获得服务资质，2 521辆运输车完成行驶装卸记录仪的安装。

2010年，建筑渣土管理信息化水平进一步提高，建筑渣土申报系统、车辆行驶装卸记录系统、卸点付费系统实现整合，于同年10月8日正式启用。该系统提升技术监控条件，对全市86家单位3 046辆车安装了电子标签，每辆车实施定位线路，运输途中的“一举一动”尽在系统掌握中。同时，为保障安全行驶，对每一辆车从技术层面加强防护措施，所有建筑渣土车辆除遵循《建筑垃圾车技术及运输管理要求》外，还必须安装广角后视镜、下视镜、补盲后视镜等，扩大驾驶员视野，消除盲点。车辆侧面安装防护装置，车体转向有语音提示器等设备。同年，对全市区域专营运输企业提升资质申请条件，从5辆自有达标车，提高至20辆，并具有满足渣土处置需求的消纳能力(渣土处置中转码头或者30万方以上的消纳场地)。市场准入门槛的提高,引导运输企业向规模化发展,不具备运输能力、达不到密闭运输要求的单位和车辆逐步被淘汰出市场。

表4-8　2009—2010年上海市16个区26家建筑渣土运输区域专营企业名单情况表

区域	专营企业	区域	专营企业
卢湾	上海路统实业有限公司	杨浦	中国建筑股份有限公司
黄浦	上海建南土方工程运输有限公司		上海万吉机械施工工程有限公司
闸北	上海闸环灵石环境卫生工程有限公司	青浦	上海帅金建筑工程有限公司
	上海闸环环境卫生运输有限公司		上海风溪环卫废弃物处置服务有限公司
长宁	上海儒林清洁服务有限公司	南汇	上海万吉机械施工工程有限公司
	上海宏安建设工程有限公司		上海同梅清洁服务有限公司
静安	上海辰光渣土运输服务有限公司	徐汇	上海宏安建设工程有限公司
虹口	上海市虹口区市容建设公司		上海大鹏环卫保洁有限公司
浦东新区	上海安远基础工程土方运输有限公司		上海勤顺建设工程有限公司
	上海盛涛设备运输有限公司	嘉定	上海嘉定汽车运输有限公司
	上海儒林清洁服务有限公司	松江	上海净华渣土运输有限公司
	上海浦发环境服务有限公司	宝山	上海海淞环境卫生服务有限公司
奉贤	上海南跃市政工程有限公司	普陀	上海普环实业有限公司

资料来源:《上海市废弃物管理处年鉴(2009—2010年)》《上海市建筑垃圾处置和管理现状及发展报告》。

三、处置管理

上海建筑渣土的主要成分是混凝土、石灰、砂石、渣灰土等,从产生到消纳,一直是由市场来进行调控平衡。据统计,2000年以后,上海年产出的建筑渣土量达2 300万～2 400万吨,其中建筑渣土约1 800万吨,工程泥浆约300万吨,装修垃圾200万～300万吨。主要流向:约有1 500万吨回填,可回填施工场地3 000个左右;约500万吨工程泥浆、150万吨深层盾构土,由上海东方疏浚公司吹泥,通过管道输送到海边围海造田;约60万吨工程泥浆运至固定滩地堆放;约40万吨工程泥浆制砖再利用,约20万吨建筑渣土运至加工厂作为砌块或建筑骨料;少部分装潢垃圾进入生活垃圾收运系统处置,大部分运至垃圾卸点进行填埋。由于上海地处东海之滨,低洼地较多,大量的建筑渣土进行回填,还可用于堆山造景。如闵行的体育公园、外环线绿带等项目都取得了较好的景观效果,标高回填成为建筑渣土消纳的主要途径。

2001 年,上海积极拓展建筑渣土消纳途径,通过碎石制砖、绿化用土等措施,实现渣土资源综合利用。当年在市渣管处协调下,完成了 318 国道、黄兴绿地、太平桥绿地和松江大学城等建设项目的调土,消纳建筑渣土 8 万吨。2002 年上海申博成功,大规模工程建设使建筑渣土排放量快速递增。除了回填标高、围海造田的基本消纳方式外,还通过引进和推广堆山造景、制作建材等多项建筑渣土再生利用技术,来尝试实现建筑垃圾的资源化利用。如延绵起伏的延中绿地,就是利用建筑渣土进行回填堆山造景的。浦东嘉年华工地将建筑垃圾通过现场破碎等工艺方法,制作筑路原料,这些都成为建筑垃圾资源化利用新途径的成功尝试。普陀、浦东新区相继建立装修垃圾分拣处置场,积极推进建筑垃圾的资源化利用,日处置能力可以达到 800 吨。

2003 年,不断拓展建筑渣土综合利用的空间,全市调往制砖厂的建筑渣土共 21 305 吨,并为上海绿化建设、创建园林城市提供支持。

2005 年,《上海市建筑渣土整治方案》出台,对渣土的处置流向,除了采用渣土处置费用通过实施卸点支付来控制外,还利用建筑渣土运输区域专营,实行区域对口消纳,确保建筑渣土处置的最终消纳。

表 4-9　2005—2010 年上海建筑渣土处置流向情况表

	出土区域	消纳区域
对口消纳区域	闸　北	宝　山
	黄　浦	浦东新区
	普　陀	嘉　定
	静　安	松　江
	长　宁	青　浦
	虹　口	宝　山
	杨　浦	南　汇
	卢　湾	奉　贤
	徐　汇	闵　行
自行消纳区域	浦东新区、闵行、南汇、奉贤、金山、松江、青浦、嘉定、宝山、崇明	

资料来源:《上海市废弃物管理处年鉴(2009—2010 年)》。

2007年,市市容环卫局落实通过市容环卫网站渣土申报受理窗口,向社会企业公布渣土卸点信息,全年共公布15处(需土量347万吨)。

2008年,市渣土管理处为解决企业渣土消纳难题,积极拓展建筑渣土水运中转处置和重大工程渣土卸点协调工作。新增九龙路码头、江边码头为建筑渣土中转点,中转能力提升80万吨,缓解了虹口、黄浦等区渣土处置压力。落实了青浦青东农场、浦东江镇堆场处置卸点,增加消纳量近200万吨。当年,向社会公布渣土卸点信息共4批21个,渣土处置消纳能力达500万吨。

2009年,市渣土管理部门完成《上海市建筑渣土管理实施细则(试行)》等文件的编制,明确上海渣土处置消纳的具体要求,随着建筑渣土运输处置区域对口消纳制度推进,奉贤、青浦、嘉定、松江、南汇、浦东、宝山等区提供了23处对口消纳卸点,消纳量近800万方。

表4-10　1983—2010年建筑渣土(泥浆)产生量统计表

单位:万吨

年　度	产生量	年　度	产生量
1983	113.47	1997	1 273.90
1984	122.64	1998	1 246.70
1985	108.99	1999	1 058.69
1986	102.49	2000	1 366.23
1987	96.76	2001	1 846.25
1988	88.84	2002	1 983.49
1989	94.09	2003	2 436.48
1990	103.30	2004	1 823.61
1991	97.50	2005	1 797.89
1992	127.22	2006	2 107.14
1993	152.39	2007	1 725.03
1994	199.91	2008	2 265.73
1995	1 807.00	2009	4 051.98
1996	1 726.16	2010	4 624.75

资料来源:市环卫局、市市容环卫局、市绿化市容局数据统计年鉴。

2010年11月8日，市政府公布《上海市建筑垃圾和工程渣土处置管理规定》，于2011年1月1日起施行，同时，市政府于1997年12月14日修正并重新公布的《上海市建筑垃圾和工程渣土处置管理规定》废止。新的政府规章对建筑渣土排放、运输、中转、消纳的各个环节规范运作都作了进一步明确。

第三节　一次性塑料饭盒

20世纪90年代，随着上海快餐业的快速发展，上海每天消耗以非降解发泡塑料为主要原料制成的一次性碗、盒等餐具高达50万～60万只。机场、码头、车站、游览景点、铁路沿线、大街小巷及黄浦江、苏州河上到处可见被丢弃的发泡餐盒等，严重影响城市的环境卫生。因为非降解发泡塑料制成的快餐盒以白色为主，被称为“白色污染”。为此，不少专家、人大代表、政协委员、新闻单位，就“白色污染”不断蔓延对环境影响以及带来的白色“视觉污染”，要求政府有关部门，尽快制定相应的政策法规，禁止非降解塑制快餐盒的销售和使用，用可降解塑制品取代。

1996年5月6日，市科学技术委员会、市市容环卫局，就治理“白色污染”联名向市政府提交《关于编制上海市禁止销售、使用一次性非降解发泡塑制快餐盒规定的请示》，并提出治理“白色污染”的措施和对策。

2000年6月14日，市人民政府84号令公布《上海市一次性塑料饭盒管理暂行办法》(以下简称《一次性饭盒管理办法》)。《一次性饭盒管理办法》采取国际上通行的“谁污染，谁负责”的治理原则，向生产企业征收每只饭盒3分钱的回收处置费，用于回收、利用、处置等环节。3分钱中，1.5分是用于回收补贴，0.5分用于处置补贴，还有1分用于中转运输等补贴。运作中资金严格遵循收支两条线、专款专用、统一管理、量入为出的原则。

市建设和管理委员会负责综合协调管理，市市容环卫局负责生产、销售、使用和回收利用的监督管理，区县市容环卫管理部门负责所在区域内的监督管理。市市容环卫局下属的市废弃物管理处(以下简称“市废管处”)受市市容环卫局的委托，依据“源头控制、回收利用、逐步禁止、鼓励替代”的原则，对上海一次性塑料饭盒进行管理。

一、源头控制

《一次性饭盒管理办法》规定,上海一次性塑料饭盒生产单位及在上海销售的外省市生产的一次性塑料饭盒的单位,必须依法向市容环卫管理部门登记备案,并缴纳回收处置费,对一次性塑料饭盒生产和销售行为实施源头控制。

2000年10月1日,《一次性饭盒管理办法》正式实施,市市容环卫局以“目标明确、责任分解、突出重点、逐步推进”的管理原则,建立起市、区县、街道(镇)三级管理网络。广播电台、电视、报刊等媒体对此进行大量宣传报道。市容环卫部门在街头设摊宣传,发放《一次性饭盒管理办法》单行本4 000余份,下街道和社区发放各种宣传资料约12万份,宣传活动中,大量海报、黑板报等在全市街道(镇)及单位循环展出,引导社会公众知晓并参与治理“白色污染”。为有效做好生产厂家和销售单位登记备案工作,《一次性饭盒管理办法》正式实施两个月期间,市市容环卫局与市其他相关管理部门制定下发了20余件规范性文件。至年底,上海上福塑料制品有限公司等9家生产单位及79家销售单位按规定办理登记备案手续,市容环卫管理部门根据生产和销售量征收一次性饭盒回收处置费120余万元,专项用于“白色污染”回收、利用和治理。

2001年,继续抓好生产、销售单位登记落实管理,尽量做到不遗漏。在《一次性饭盒管理办法》实施一年中,管理部门与执法单位共检查生产和销售单位约7 100家(次),发现违章单位约2 700家,经教育后整改约2 600家,对136家违章单位进行查处,处罚金额8.5万元。

2004年,一次性饭盒管理源头管理注重整合社会管理资源,加强控制和监管外省市一次性饭盒非法运入上海。市市容环卫局和市交通管理局联合发布《关于在各公路道口对运入本市的一次性塑料饭盒开展联合执法行动的通知》,在江、浙两省入沪的各个道口,开展为期3个月(5月10日—8月10日)的专项检查整治工作,根据《对非法入沪一次性饭盒进行专项整治的方案》相关要求,市废管处与市路上运输管理处在青浦、金山、嘉定等区建立一次性饭盒道口检查快速反应网络,严格控制外地生产的一次性饭盒非法入沪销售和逃缴回收处置费的行为。在 3 个月专项整治期间，共查获非法进入上海的一次性饭盒 50 万只，行政处罚人民币 1.3 万元。

2005 年起，为掌握一次性饭盒生产数和销售数，加大监管力度，市容环卫部门印制了一次性饭盒征收回收处置费标签，要求生产厂家出厂前，按大、小包装分两种颜色的标签，粘贴在外包装上，便于计数。对销售外省市生产的一次性饭盒的单位，也必须按照此要求执行。同时，市废管处在上海 6 家一次性饭盒生产企业 15 条生产线安装产量检测计数器，核定上海一次性塑料饭盒的实际产量，实施对生产情况的监管，作为征收回收处置费的主要依据。安装计数器后，处置费征收以生产流水线的条数作为收费单位，每条收费 4 万元/月。销售外省市一次性塑料饭盒的单位，按每大包(600 只)缴费 15 元回收处置费。10 月，市废管处协调闸北、徐汇、普陀、嘉定 4 区，查处了 6 个一次性饭盒销售点，共查获非法入沪销售一次性饭盒 260 余件，补缴处置费 3 900 元，并处 500 元罚款，维护了市场的有序竞争。南汇区按照“污染者付费”管理原则，在摸清生产、销售渠道的同时，完善执法稽查的监督制度，同时调整区内禁用范围，控制好源头。年内，全区回收废弃的一次性塑料饭盒 640 万只，约 20 吨。

2006 年 5 月 1 日起，依据《一次性饭盒管理办法》相关规定，一次性塑料托盘纳入一次性饭盒管理范围，市市容环卫管理部门对托盘生产单位依法办理登记手续。利用已有的管理执法网络，重点对外省市产品入沪销售开展执法检查，年内，在道口、销售点展开专项执法整治活动 5 次，查处违规销售一次性塑料饭盒 168.7 万只。

2007 年，市、区两级管理、执法应急处理建立互动网络机制，对非法入沪产品销售集散地密集地区和入沪道口开展专项整治活动，全年共查获非法入沪销售的一次性饭盒 4 500 包(件)(250 万只)。如 8 月 27 日傍晚 5 点多，在青浦北青公路大盈道口，检查执法人员拦下一辆大货车，查获了无环保标志、无出厂单位名称、无专用的回收红色标志的一次性饭盒 10 万只。

2008 年，市、区、街道三级监察执法网络建立，遵循“监管到位、相互配合、严守程序、公正执法”的原则，定期对生产单位和销售单位开展检查执法工作，监察执法网络覆盖全市车站、码头、机场以及国家旅游风景区、自然保护区等，严控一次性饭盒源头产生量和非法销售行为。

2009年6月24日,市绿化市容局、市城管执法局针对外省市一次性饭盒大量涌入上海市场非法销售,已影响上海一次性塑料饭盒生产销售、回收利用、再生加工处置的良性循环和市场秩序的现象,印发《关于进一步加强一次性塑料饭盒管理执法工作通知》,对生产、销售、使用、回收、处置等环节加强管理和执法。市废管处对上海生产单位的登记情况进行审核,及时更新企业相关信息,市、区两级环卫部门对销售单位主动排摸,掌握一次性饭盒销售单位的数量、分布、产品来源、销售能力等信息,特别对大中型餐饮企业、连锁餐饮企业,加强宣传教育,引导使用依法缴纳回收处置费的产品。市、区、街道三级管理部门加大监察执法检查力度,平均每季度上门检查1次。5—9月销售旺季,检查频率每月1次。在销售点较为集中的闸北、浦东新区不定期增加检查频率和开展集中整治,取得成效。

2010年,继续对外省市产品非法在沪销售开展集中整治,浦东新区、松江、闵行等区实施联动执法,有效控制外省市产品在上海的非法销售。

二、回收利用

2001年年初,全市建立起一次性饭盒回收利用网络,开展多渠道的回收工作。主要做法有:一是环卫作业中回收,清道工人在大扫把上插放签子,清扫马路过程中,顺带回收废弃的一次性饭盒。二是社区回收,由社区看管垃圾箱房的人员,将混入垃圾的一次性饭盒挑拣出来回收。三是社会回收,以均价每只1.5分向社会公开收集,鼓励一次性饭盒使用量较大的餐饮单位自行回收。2001年年底,全市回收废弃一次性塑料饭盒约1亿只(500吨),回收率达到54%。

与此同时,加快处置利用系统建设,在政府政策扶持下,2001年3月,由生产一次性饭盒的上海思凡塑料包装有限公司等6家企业,与台湾保绿基金会联合,共同投资人民币500多万元(68万美元),建立昆山保绿资源再生处理有限公司,该公司投入运行后,每年可处理一次性饭盒近3亿只,实现对全市一次性饭盒回收后的再生利用。废弃的一次性饭盒通过清洗、破碎、烘干、热塑等工艺,生产再生塑料粒子,作为制造各种文具、办公用品、仿木建材的原材料,广泛应用于鞋跟、鞋底、空调过滤网支撑架、文具尺、笔筒、漆包线收线轴、雨衣扣子、塑料木材相框、工艺品扇子等。

2003年，重点加强对一次性饭盒回收的监管。各区市容环卫部门在一次性饭盒回收点过磅、卸货、存货三个关键部位安装摄像探头以及相配套的监控电视机、多路控制器及相关软件等，运用科技手段加强回收稽查工作。杨浦区还将一次性饭盒回收与辖区内市容环境卫生治理工作相结合，采用规范投放、上门收集的方法，取得明显成效，全区全年共回收废弃一次性饭盒166.8万只(8.34吨)。

2003年以后，一次性饭盒回收量基本稳定在每年2.5亿只左右，达到处置厂的设计规模。

随着一次性饭盒有效从生活垃圾中分类分流，上海的马路上、垃圾筒中、垃圾填埋场，废弃的一次性饭盒数量明显减少，多年来给人们造成的白色"视觉污染"得到有效控制。上海一次性饭盒管理，通过"3分钱工程"回收再生利用取得的成效，得到了社会的广泛认可。

表4-11　　2001—2010年上海市一次性塑料饭盒回收利用统计表

年　份	回收处置量约(亿只)	再生造粒约(吨)
2001	1	357
2002	2.5	810
2003	3.5	1 152
2004	2.7	885
2005	3	984
2006	2.8	915
2007	2.3	739
2008	1.7	560
2009	1.1	358
2010	1.6	509

资料来源：《上海市废弃物管理处年鉴(2005—2010年)》《上海市一次性塑料饭盒的管理现状分析及建议》。

三、逐步禁止

为从源头控制"白色污染"的不良环境影响，市建委在2000—2009年间共发布4批《上海市禁止使用一次性塑料饭盒的实施范围公告》。2000年9月11

日，市建委批转市市容环卫局《上海市禁止使用一次性塑料饭盒实施范围的公告》，火车站、客运码头、机场、外滩风景区、人民广场地区、南京东路步行街、淮海路商业街、佘山、淀山湖旅游风景区等列入一次性塑料饭盒禁止使用区域。11月23日，市建委发文就上述实施禁用区域具体范围作了明确规定。市市容环卫局以禁用区域为重点，开展宣传教育和检查执法工作，至2001年年底，禁用区域内的“视觉污染”基本消除。

2002年11月28日，市建委批转市市容环卫局《上海市禁止一次性塑料饭盒第二批具体实施范围》，第二批具体实施范围增加了火车站、客运码头区域、自然保护区区域和新天地地区、国泰地区、陆家嘴美食城区域等禁用范围，进一步从源头上来控制一次性饭盒给人们带来的“视觉污染”。

2004年8月6日，市建委批转市市容环卫局《上海市禁止一次性塑料饭盒第三批具体实施范围》，第三批新增禁止区域范围包括浦东新区陆家嘴中心绿地地块、滨江大道地块。调整禁止区域范围包括撤销十六铺码头地区、公平路码头地区、陆家嘴美食城的禁止使用范围。还对龙华旅游城部分禁用范围进行调整。

2007年，上海持续对一次性饭盒禁用区域开展监管，确保车站、码头、机场等窗口区域落实到位，全年对禁用区域组织专项检查28次。

2008年，监察执法网络覆盖全市车站、码头、机场以及国家旅游风景区、自然保护区等禁用一次性饭盒的区域，执法涉及生产、销售、回收、再生利用等各个环节。闸北区以全区一次性饭盒禁用区域为重点，建立定期与不定期的检查制度，并联合城管执法，完善监管紧逼机制。全区1—11月共回收废弃的一次性饭盒332.4万只，日均1万余只。

2009年，根据“迎世博600天行动计划”市容环境建设要求，市建交委发布第四批禁止使用和调整一次性塑料饭盒区域实施范围，主要对世博园区周边、重点景观区域禁止使用一次性塑料饭盒范围进行扩大调整。同年6月，市绿化市容局、市城管执法局印发《关于进一步加强一次性塑料饭盒管理执法工作通知》，集中开展对“禁白区域”的检查、执法，对“禁白区域”使用一次性饭盒的单位，特别是大中型餐饮企业、连锁餐饮企业，集中上门宣传，确保禁止区域内严禁使用一次性塑料饭盒，以良好的市容环境迎接2010年世博会在上海盛大开幕。

表 4-12　　2000—2009 年上海市禁止使用一次性塑料饭盒区域情况表

批次	区　域	实　施　范　围
第一批	火车站、客运码头、机场	1. 铁路上海站地区：指上海站东起大统路西侧人行道，西至恒丰路东侧人行道(含恒丰路立交桥桥洞)，南起天目西路北侧人行道，北至中兴路南侧人行道范围内的公共区域(包括上海站站前广场、地下广场、地铁车站) 2. 铁路西站地区：指西站东至曹杨路 2316 弄，西至桃浦路 74 号，南至桃浦路北侧人行道范围内的公共区域 3. 铁路南站地区：指现南站老沪闵路 289 号大门范围内的公共区域 4. 吴淞码头地区：指码头西至淞滨路 28 号，南至淞浦路 114 号，北至外环线泰和路越江隧道的码头广场公共区域 5. 十六铺码头地区：指码头北至中山东二路 511 号，南至中山东二路 515 号，西至中山东二路东侧人行道范围内的公共区域 6. 公平路码头地区：指码头至东大名路的公平路段 7. 浦东国际机场地区：指根据依法批准的城市规划确定，包括机场围场河、围墙、围栏或者其他围界设施以内的区域，以及围界设施以外的城市航站楼区域 8. 虹桥国际机场地区：指根据依法批准的城市规划确定，包括机场围场河、围墙、围栏或者其他围界设施以内的区域，以及围界设施以外的城市航站楼区域
	外滩风景区、人民广场地区、南京东路步行街、淮海路商业街	1. 外滩风景区：指东起黄浦江防汛墙，西至中山东一路和中山东二路东侧人行道，南起新开河，北至苏州河南岸范围内的公共区域 2. 人民广场地区：指东起西藏中路西侧人行道，西至黄陂北路东侧人行道，南起武胜路南侧人行道，北至上海大剧院和人民大道 200 号外墙沿线范围内的公共区域(包括地下广场和地铁车站) 3. 南京东路步行街：指东至河南中路，西至西藏中路的南京东路路段，南、北至两侧建筑物范围内的公共区域(包括世纪广场和地铁车站) 4. 淮海路商业街：指东至西藏中路，西至常熟路的淮海东路、淮海中路路段，南、北至两侧建筑物范围内的公共区域(包括地铁车站)
	佘山、淀山湖旅游风景区	1. 佘山旅游风景区：指西佘山环山路接外青松公路再接佘北公路至月湖范围内的东、西佘山公共区域 2. 淀山湖旅游风景区：指青商路 701 号大门范围内的大观园，青商路 702 号民族度假村和梅园范围内的公共区域

续 表

批次	区 域	实 施 范 围
第二批	火车站、客运码头	1. 松江火车站地区：指东至人民路，西至停车场围墙，南至沪杭铁路线，北至站前广场小河范围内的公共区域 2. 芦潮港码头地区：指芦潮港港区大门范围内的公共区域 3. 崇明南门码头地区：指东至崇安路，西至南门支路，南至江边，北至南门路范围内的公共区域 4. 崇明堡镇码头地区：指东至港务站东侧围墙，西至堡镇支路车渡，南至江边，北至新港路范围内的公共区域 5. 宝杨码头：指东至江边，西至候船室旁小河，南至宝杨路，北至候船室范围内的公共区域
	旅游风景区、自然保护区	1. 龙华旅游城：指东接龙华路，西至天钥桥路，南至龙华西路，北至华容路范围内的公共区域 2. 朱家角镇旅游风景区：指东至井亭江河，西至西井街，南至潮江河，北至江周路范围内的公共区域 3. 豫园商城：指东至安仁路，南至方浜中路，北至福佑路，西至旧校场路范围内的公共区域
	新天地地块、国泰地区、陆家嘴美食城	1. 新天地地块：指东至济南路，西至马当路，南至自忠路，北至太仓路范围内的公共区域 2. 国泰地区：指东至瑞金一路，西至茂名南路，南至淮海路，北至长乐路范围内的公共区域 3. 陆家嘴美食城：指东至银城中路，西至银城西路，南至花园石桥路，北至世纪大道范围内的公共区域
第三批	新增禁止区域范围	1. 浦东新区陆家嘴中心绿地地块：指银城中路以东、银城东路以北、陆家嘴路以西、世纪大道以南范围内的公共区域 2. 滨江大道地块：丰和路以北、黄浦江以东、国家会议中心以西(包括国际会议中心)、陆家嘴路以南范围内的公共区域
	调整禁止区域范围	1. 撤销十六铺码头地区、公平路码头地区、陆家嘴美食城的禁止使用范围 2. 将龙华旅游城“东接龙华路，西至天钥桥路，南至龙华西路，北至华容路范围内公共区域”的禁止范围调整为：东至龙华路后马路189号，南至龙华迎宾馆、龙华路2787号，西至天钥桥路口，北至龙华西路口范围内的公共区域
第四批	新增禁止区域范围	1. 世博会园区红线外1千米以内范围 世博会园区浦西地块：指东和南以黄浦江西北岸起，西起日晖东路、瑞金南路，北起斜土路、徽宁路、迎勋路、陆家浜路、河南南路、中华路、董家渡路范围内的公共区域 世博会园区浦东地块：指东起杨高南路，南起成山路、西营路、川杨河，西起黄浦江，北起塘桥新路、浦建路范围内的公共区域。

续 表

批次	区　域	实　施　范　围
第四批	新增禁止区域范围	2. 全市公园、森林公园 全市公园指纳入城市公园管理的各类公园范围内的公共区域 森林公园指4个国家级森林公园：共青森林公园、佘山国家森林公园、东平国家森林公园和海湾国家森林公园范围内的公共区域 3. 商业区区域 徐家汇商业区：指广元路、广元西路、宜山北路、宜山路、南丹路、南丹东路、宛平南路范围内的公共区域 五角场商业区：指国定东路、国定路、政通路、国和路范围内的公共区域 静安寺商业区：指南京西路、乌鲁木齐路、愚园支路、愚园路、常德路范围内的公共区域 四川北路商业街：指南至北苏州河路，北至东江湾路的四川北路路段，东、西至两侧建筑物范围内的公共区域
	调整禁止区域范围	将南京东路步行街禁止范围扩大至南京东路商业区：指东至外滩，西至成都北路，南至九江路，北至滇池路、天津路范围内的公共区域

资料来源：市建管委《上海市禁止使用一次性塑料饭盒具体实施范围》2000年第一批、2002年第二批、2004年第三批、2009年第四批。

随着生产技术的提高，可降解材质的饭盒已逐步被市场接受，原一次性发泡塑料饭盒的使用明显减少。至2008年，全市原来生产一次性发泡塑料饭盒的6个厂家15条生产线，已经萎缩至3个厂5条生产线，生产的一次性发泡塑料饭盒的数量，也只占全市25%的市场份额。

2012年，一次性发泡塑料饭盒使用量进一步萎缩，同年2月22日，在市绿化市容局专题会议上，确定将一次性发泡塑料饭盒，作为生活垃圾分类中塑料包装材料的细分品种之一，其回收与处置，纳入垃圾分类减量工作一并推进，并从2012年开始，停止向生产单位征收回收处置费。

2013年2月16日，国家发展改革委21号令发布产业调整目录，明确将全国一次性发泡塑料饭盒从淘汰目录中删除，该项调整自2013年5月1日起施行。

2014年5月7日，市人民政府第17号令颁布《关于废止〈上海市一次性塑料饭盒管理暂行办法〉的决定》。

第四节 粪便处理

一、清除运输

1980年,上海市区粪便日清除量9 047吨,其中近50%来自居民使用的旧式马桶。粪便倒入倒粪站,进入储粪池,这部分粪便俗称“黄粪”,不经分离,由粪船直接运送到农村,经大粪坑贮存一段时间后,用作农作物肥料。还有部分是抽水马桶和公共厕所的粪便,这部分粪便经管道直接排入化粪池,经分离沉淀,有机固体物厌氧发酵分解后,上清液溢出化粪池,流入雨污水管道,粪渣滞留在池内,这部分粪便俗称“黑粪”。“黑粪”由各区环卫部门按一定时间间隔,用真空吸粪车定期收集清除,然后驳运至市区苏州河沿岸的粪码头,卸入粪船,由环卫水上专业运输船舶运往江、浙一带的农村和上海郊区,作为农肥使用。1980年,上海市区有旧式马桶73万只,公共厕所713座,倒粪站3 445座,化粪池26 754座,粪码头48座。

随着市区倒粪站建设配置发展,市区粪便清除运输基本实现机械化,水上运输船舶也基本实现拖带。粪便清除运输在汽车驳、码头卸、船舶运等环节过程中,粪污水的滴漏,尤其是粪码头囤积的粪便,臭气弥漫,环境脏乱,周边居民意见很大,装卸过程中,粪污水滴漏也污染了河水。20世纪90年代初,上海开始规划苏州河水环境治理工程,沿岸的环卫垃圾、粪便码头逐步撤除。2001年,苏州河长寿路桥以东地区包括黄浦、静安、闸北等区的7座粪码头首批拆除。随着上海合流污水工程的建设进程,苏州河及流经的支流彭越浦河、俞泾浦河上的6座粪码头也相继拆除。粪便运输方式也逐渐从水运向陆运转变。

2008年10月27日,历经半个世纪的虹口区东汉阳路粪码头停止使用。同年11月15日,长宁区万航渡路粪码头也完成了历史使命,撤出苏州河岸线。2009年,军工路2号粪码头拆除。至2010年,承接市区粪便转运的码头有2座:一座是会馆街环卫综合码头,粪船停泊岸线约60米;一座是龙水路环卫综合码头,粪船停泊岸线约50米。

二、处理消纳

1980 年之前，上海市区粪便主要是运往农村作农用肥消纳，经历了从计划分配有偿供应到免费直送田间，最终农民拒绝城市粪便下乡的过程。1990 年以后，市区粪便消纳日益困难，除小部分运往市郊农村用作农用肥外，大部分排放污水干管，环卫部门从设置临时倒口卸粪，延续为定点倒口卸粪。2000 年开始，随着城市合流污水工程建设发展，市区粪便除部分污水干管排放外，基本实现无害化预处理后进入城市污水管网，上海市区粪便基本实现纳管处理。

【农用肥】

20 世纪 80 年代之前，市区粪便历来用作庄稼肥料，作为农村耕种的“紧俏商品”，先后由市肥料公司、市环卫处对农村实行计划销售，且供不应求。随着农村实行联产责任制，化肥供应量逐渐增长，从 1981 年起，上海市郊和江、浙一带的农民，对上海市区粪便的需求量逐渐减少，直至拒绝粪便下乡。大量的运粪船只将粪便运到农村后，经常不能及时卸空，延搁少则两三天，多则达半个月之久，由于粪水压舱，造成市区粪码头有粪无船运，船只周转失灵，这对当时粪便日产量已达到 9 000 多吨的上海，无疑是雪上加霜，市环卫管理部门一直陷入市区粪便消纳难的困境中，一份份有关解决市区粪肥出路的紧急报告，递呈市政府及有关管理部门。

1981 年，市环卫处在《关于解决粪肥出路问题的紧急报告》中，提出缓解粪便出路办法：(1) 延长化粪池定期清除周期，适当压缩市区粪便清除量，从原来 9 000 吨/天压缩到 7 000 吨/天。(2) 降低马桶粪售价，从原来的 1.82 元/吨减为 0.45 元/吨。(3) 减收 2%粪便运费。(4) 建设粪便储存设施，延缓粪便运输矛盾。同年，静安区环卫所在市内河航运局大力支持下，曹家渡粪码头使用岸线从原来的 20 米延长至 85 米，用作粪船靠岸卸粪设施建设，便于粪便储存。

1982 年，在《关于解决粪肥出路的紧急报告》中，市环卫处提出了免收粪费，让农民得到使用粪肥的实惠。

1984 年，《关于城市粪便清运出路的情况报告》中，市环卫局明确了三种措施来应对粪肥出路难。(1) 对县、社供销部门和粪便运输组织，实施粪便经销管理费补贴，以每吨 0.2 元计算，每年财政补贴支出经费达 50 万元左右。(2) 与公社签订《粪肥供需合同》,确定双方经济责任,使城市粪便有去向,避免粪肥积压。(3) 进一步降低粪便运价,缓和出路难矛盾。1985 年 3 月 15 日,延续几十年市区粪便按计划分配供应的方法正式“寿终正寝”,粪便全部按需运送。但农村的粪便需求远远少于市区粪便的清除量。上海市区粪便清除消纳陷入困境。为解决农村用肥淡季的粪便储存和粪便无害化处理,同时缓解粪便下乡无处起卸的局面,根据粪肥容积大,农村贮存条件有限,市环卫局在 1980—1985 年间总投资 2 136 万元,在上海郊区建造了 200 组储粪池,分布在上海、川沙、宝山、南汇、嘉定、金山、奉贤、青浦、松江等 9 个县境内。储粪池规格有 50 吨/座、100 吨/座、200 吨/座,分为每 500 吨一组,200 组储粪池总容量达 10 万吨。根据季节变化,粪水一般在储粪池储存 20～30 天,粪大肠菌值可达无害化要求。起初几年,发酵后的粪液很受农民欢迎,各公社使用率比较高。每组储粪池中央有个计量槽,出粪时先通过计量槽,然后再排到农户的粪船。随着农村生产方式的变化,化肥不仅使用方便,且无臭味,而储粪池的粪肥因容积大,有臭味,储存和运输的成本远比化肥高。因此,储粪池的粪肥使用率逐年下降,1992 年储粪池使用 52 组,1993 年 48 组,1995 年 34 组。1996 年后,由于农村对粪便需求大幅度下降,基本不接受储粪池的粪肥,储粪池使用率逐年萎缩最终拆除。

【粪污水处理排放】

1986 年 4 月,市环卫局投资 1 800 万元建造上海环卫污水处理厂。该厂位于浦东新区黄浦江边的曹家宅后滩,占地 22 亩,设计能力日处理粪污水为 4 000 吨(其中: 水上船舶污水 2 000 吨、陆上粪污水 2 000 吨),处理工艺采用生物消化和氨氮降解的深度处理法,粪便先进行沉淀,分离粪渣和粪液,粪渣经过厌氧处理运送至郊区农村施肥,粪液经过好氧预处理,通向城市污水南干线排放。1992 年 9 月,试运转一个月,污水处理厂日处理粪便量仅 150～200 吨,达不到原设计能力。

【污水干线排放】

鉴于市区粪便出路困难,1985 年 4 月 3 日,市建委根据市环卫局《解决市区粪便出路采取应急措施的请示》,经勘查,同意将农村消纳不了的粪便,临时在污水南干线(原川沙县境内的六里乡艾东生产队、王港乡小山三队、合庆乡红星一队、花木乡龙沟五队、北蔡乡春塘港)和污水西干线(原宝山县盛桥乡友谊大队、杨行乡湄浦河大队、大场乡大场医院)共 8 处,暂时利用污水排放干管的排气口排放市区粪便,解决粪便出路的燃眉之急。市建委同时要求市环卫局在排放污粪时做到:(1) 设置临时倒口时间在 3～5 年。(2) 只有在农忙时或久雨不晴,农村不要粪肥等情况,并征询市郊县肥料组,证实粪便确无去向时,再与川沙、宝山县污水管理所联系后,方可将市区粪便排入南、西污水干线指定的井口内。(3) 为确保南、西污水干线的正常运转,在作业点的井口须加装防护网,粪泵吸粪头嘴前加装网拦,以隔离粪便中的布条沙石等杂物。

从 1986 年开始,除上海郊县农村接受小部分粪便外,其余粪便经码头中转,由粪船运往南、西污水干线排放。排放前经井口粗格栅拦截,粪便中大类杂物隔掉后再排放。至 1994 年,市区粪便经南、西污水干线排放,日均排放量达到 4 642 吨,占市区粪便总量的 70.6%。

1996 年,由于部分卸粪倒口老化和陈旧,还剩南干线的北蔡乡春塘港、王港乡小山三队、合庆乡红星一队,以及西干线的杨行乡湄浦河大队 4 处倒口在继续卸粪,日排粪便 7 900 多吨。年底,随着浦东国际机场市政配套工程建设,南干线合庆卸粪倒口拆除。

1997 年,根据新修改的《上海市环卫系统设施布局规划》,在浦东曹家宅后滩新辟粪污水倒口,接纳黄浦、徐汇等区粪便排放处理。该倒口由 2 艘趸船连接,趸船上配置固液分离的隔栅,利用船上的泵浦压力,粪液直接排入南干线,粪渣运送至垃圾填埋场处理。

2004 年,全市设置卸粪倒口 4 处,总排放量为 141 万吨/年,约 3 880 吨/天。其中:南干线浦东王港 980 吨/天,浦东北蔡 2 050 吨/天,浦东后滩 290 吨/天;西干线宝山杨行 560 吨/天。

2006 年,随着浦东新区建设发展,成山路桥地块开发,关闭了航道,南干线浦东北蔡倒口拆除。

2009 年年底,因世博市政动迁,浦东后滩倒口拆除,新建的徐浦大桥倒口(南干线)同步建成运营,新倒口装置了粗格栅、细格筛和除砂器,可以阻隔大于 0.25 厘米的细小颗粒杂物,粪便处理后的上清液,经管道排入南干线。

2010 年,全市倒口有 3 处,分别是南干线的浦东王港倒口和徐浦大桥倒口、西干线的宝山杨行倒口。经过改建,粪便倒口的环保处理措施都有所加强。

【粪便无害化预处理】

2002年,随着上海苏州河合流污水工程建设,利用合流污水工程穿越的条件,闸北区粪污水处理厂建成投入运营,日处理粪便达600吨。该厂采用生物菌分解法,经近10立方米的生物菌池分解600吨粪便,只剩下不到3吨的粪渣,经预处理后直接排放到城市污水管网。2005年,浦东、普陀、长宁等区都相继建立了粪便预处理厂,粪便进入管道排放的粪污水得到了无害化处理。

2009年2月,杨浦区无害化粪便预处理厂建成投入运营,日处理粪便300吨,解决了杨浦区粪便的处理消纳。

为粪便纳管作预处理的粪便处理厂,采取各类环保措施,对臭气、粪污水等进行控制,粪便经固液分离后,经无害化处理,纳入城市合流污水管道。与此同时,上海在新建住宅小区和商务楼等开发建设中,将粪便进入城市污水处理厂的纳管设施同步配套建设,实现粪便无害化处理。部分有条件的老、旧小区及大楼,也在逐步实施粪便纳管收集设施的改造。

2010年4月,长宁区粪便预处理厂关闭。至年底,运营的粪便无害化处理厂有4家,分布在普陀、闸北、杨浦、浦东等区,年处置粪便达75万吨,约2 054吨/天。

表4-13　　1982—2010年上海市区粪便处理去向统计表

单位:万吨

年份	农用肥			干管排放		无害化预处理	综合利用	年处置总量
	浙江	江苏	上海	南干线	西干线			
1982	15.30	86.60	419.80	—	—	—	—	521.70
1983	12.97	42.75	422.07	—	—	—	—	477.79
1984	53.16	18.99	395.08	—	—	—	—	467.23
1985	0.04	0.79	199.02	52.50		—	—	252.35
1986	—	0.88	229.55	31.72		—	1.20	263.35
1987	—	0.55	216.26	43.95		—	0.80	261.56
1988	—	0.40	214.66	32.89		—	0.50	248.45
1989	—	0.18	198.12	38.51		—	9.49	246.30
1990	—	0.24	141.99	25.11		—	0.95	168.29

续　表

年份	农用肥			干管排放		无害化预处理	综合利用	年处置总量
	浙江	江苏	上海	南干线	西干线			
1991	—	0.20	193.78	34.56		—	0.61	229.15
1992	—	0.036	161.95	75.96		—	3.36	241.31
1993	—	—	76.43	151.18		—	6.83	234.44
1994	—	—	63.80	169.43		—	6.72	239.95
1995	—	—	22.71	149.76		—	43.84	216.31
1996	—	—	24.49	144.47		—	47.49	216.45
1997	—	—	63.51	158.34		—	4.85	226.70
1998	—	—	52.71	157.83		—	6.97	217.51
1999	—	—	42.34	169.69		—	4.89	216.92
2000	—	—	39.31	142.35	—	—	10.77	218.63
2001	—	—	34.82	147.68	—	—	12.96	218.93
2002	—	—	27.85	169.10	—	—	—	206.22
2003	—	—	73.92	169.25	—	—	—	251.08
2004	—	—	—	—	—	—	—	258.00
2005	—	—	60.20	114.42	15.77	52.96	10.55	253.90
2006	—	—	56.07	99.58	12.95	61.04	17.19	246.83
2007	—	—	47.42	86.71	14.95	69.32	13.91	232.31
2008	—	—	34.74	83.08	8.78	62.61	30.44	219.65
2009	—	—	24.07	70.97	16.40	65.71	43.46	220.61
2010	—	—	26.43	84.88	4.30	64.30	21.10	201.01

资料来源：市环卫局、市市容环卫局、市绿化市容局数据统计年鉴。

第五章　城市环境卫生保洁

20 世纪 90 年代后，城市环境卫生保洁逐渐从社会化、行业化、专业化、市场化入手，围绕道路广场、机动车车容、建(构)筑物清洗、公共厕所等清扫保洁，不断丰富和拓展“新型、品牌、服务、添美”清扫保洁内涵，城市市容环境保持整洁而靓丽。

第一节　道路(广场)保洁

一、人力清扫

1978 年，道路人力清扫保洁实行定人、定时、定地段、定工作量的区域责任制。在区域责任制范围内要求达到“三清”即路面清(慢车道、快车道)、人行道清(墙角、树根、花台、车站)、沟底清(沟眼)，“两洁”即废物箱洁、痰盂洁，“三无”即无垃圾、无积水、无招贴，“一少”即少痰迹。

1986 年，市区道路人力清扫按商业繁荣程度，根据人流量、车流量、旅游景点、娱乐场所、机场、新客站、客运码头等具体情况，将道路划分为特级、一级、二级、三级 4 个等级，每个道路等级保洁的质量标准不一样，具体内容见表 5 - 1。

1989 年，市环卫部门根据《上海市环境卫生管理条例》道路保洁质量要求，对人力清扫标准重新制定，市区的特级、一级道路保洁，要求清扫与冲洗相结合，

表 5 - 1　　　　1986 年上海市区道路人力保洁质量标准情况表

<table>
<tr><td>道路等级</td><td colspan="2">特级一级</td><td colspan="2">二级、三级</td><td>备 注</td></tr>
<tr><td rowspan="2">质量标准</td><td>一少五无</td><td>一光一畅</td><td>二少四无</td><td>一畅</td><td rowspan="2">1. 新鲜垃圾指已扫后，行人新丢弃的烟蒂、果皮、纸屑。
2. 陈旧垃圾指隔日、隔班未扫的垃圾。</td></tr>
<tr><td>少见新鲜垃圾
无灰沙积垢
无小堆垃圾
无废弃砖石
无漏扫死角
无积水</td><td>窨井面板光洁
栅栏畅通
无灰沙积垢黏附</td><td>少灰沙积垢
少小堆垃圾
无陈旧垃圾
无明显死角
无明显砖石废弃
无变质积水（帚过水清，水质不发臭变黑）</td><td>窨井、栅栏流水不积畅通不滞</td></tr>
<tr><td>垃圾处理</td><td colspan="5">三要三不：要现扫现收，不漏收（禁止一扫到底，回头再收小堆）
要定点入箱，不乱倒
要文明道德，不推移窨井或其他堆物处</td></tr>
<tr><td>工具保洁</td><td colspan="5">一洁三无：车辆工具外容整洁，无垃圾污物、无缺损、无违章停放</td></tr>
</table>

资料来源：1986 年《关于颁发〈各区环卫工作质量标准的试行规定〉的通知》。

至少做到每日夜间冲洗一次。冲洗设备可以用人力三轮（或二轮）车改装成水箱冲洗车，先进行洒水冲洗，再用扫帚或扫路车清扫。党政机关所在地、商业中心、旅游娱乐场所、闹市区，以及临时举行全市性会议场所、外宾车辆经过的路线等，要求达到路面清、隔离障清、树根清、地坪清、墙角清、沟底清和阴沟眼只只通标准。保洁的时间实行“二班制”（约 15 小时），和“二班半制”（约 18 小时）。

在长期清扫工作中，清道工人还摸索出“道路清扫十要领”，即早上头遍先普扫，辨别风向顺风扫，墙角树根仔细扫，绿化地段挑帚扫，车站前面来回扫，人多拥挤招呼扫，商店门前轻轻扫，沟底积水匀力扫，晴天雨天一样扫，交接点处主动扫。

至 1993 年，由环卫工人人力清扫的特级道路 221.78 万平方米，一级道路 739.68 万平方米，二级道路 995.77 万平方米，三级道路 935.54 万平方米。特级道路、一级道路的重点路段实行清扫与冲洗相结合。全市道路清扫保洁逐步实现人力、机械相结合的清扫方式。

二、机械清扫

1978年,市区主要道路部分重点路段,实施机械清扫和人力清扫相结合的保洁方式。1980年后,市区特级、一级道路实施以机械清扫(沟底)为主、人力清扫(人行道)为辅的保洁方式。1983年,上海市区机扫道路单程长度约23.62万米,占到专业清扫道路的31%。清道工人针对不同道路的保洁质量要求,机械车辆的特性,采用多种保洁方法。如:特级、一级道路,白天车流和人流量大,就趁夜间行人稀少,用2吨中型扫路车,把沟底的灰沙清扫干净,清晨用人工清扫,清道工人把人行道上的垃圾扫向道路两旁的沟底,然后用小型机动扫路车将沟底的垃圾扫清,为确保沟底垃圾清扫干净,一般是2~3辆扫路车纵向斜排成一字型反复清扫,使马路清扫的宽度幅度有增加;二级、三级道路,针对道路具体状况,有人扫与机扫结合保洁,也有以人扫为主的保洁。为减轻清扫道路时尘土飞扬对路人和周边的影响,环卫工人经过技术革新,在扫路车上安装一个喷水装置,一边喷水,一边清扫。1989年,为提高市区特级、一级道路的整洁水平,扩大道路冲洗范围,长宁、普陀、静安、虹口、黄浦、卢湾、闸北、徐汇等区,进行夜间冲洗的路段有130条(段),近18万米。

1994年,随着机械清扫道路的范围逐步扩大,各区环卫部门相继组建道路机械化专业保洁队,负责管辖区域内的特级、一级道路的机扫、冲洗及大型立交桥和主要路面的清扫保洁。市中心有62条道路(段)实现夜间机械冲洗。

1995年,全市有大中型(2吨及2吨以上)扫路车30辆,道路冲洒水车55辆,小型(2吨以下)机动扫路车56辆,道路冲洒水车5辆。多功能扫路车有77辆。功能从单一的清扫,发展为喷水、吸尘,清扫宽度从1米,发展为2~2.5米,结构从机械驱动,发展为全液压驱动,清扫质量有了明显提高。

1996年,特级、一级道路机械化清扫装备率达37%。

1997年,围绕上海创建国家卫生城市的目标,上海继续扩大道路机扫保洁范围,市区两级环卫部门加大资金投入,共投入设施设备费用3 762万元,引入配置国内外先进大小机扫车100辆,冲洗车33辆,全年特级、一级道路机扫率达到62%,冲洗率达到98.11%。同年,徐汇、卢湾、静安、黄浦、长宁、浦东等区,为保障第八届全运会在上海举办期间环境卫生保持清洁,对八运会体育场馆、运动员住宿地和途经道路，进行“精加工”式的清扫和冲洗，确保43座体育场馆及通往外省市和市区干道的道路清洁。1999年，浦东新区陆家嘴地区道路机扫保洁率达到100%。

机械保洁装备为道路保洁提升技术构成和机械化水平提供了保障。2000年后，随着道路保洁设施设备的更新换代，全市机械保洁道路面积逐步扩大，机扫与人扫、冲洗相结合的新型道路保洁法逐渐推行。

2001年，根据迎APEC会议市容环境专项整治要求，全市市容环卫管理部门加大市容环境建设，会议期间，华山路、常熟路等11条市级特色道路、28条重点道路，有50辆机扫车、13辆洒水车，全天候在路面作业，出色完成道路保洁任务。

2003年，上海道路机械清扫冲洗的有382条，面积1 558.52万平方米，占全市道路保洁总面积的34.1%。2004年，市市容环卫局推出市容环卫行业“十大便民利民措施”，要求道路保洁实施冲洗，达到环保降尘。市、区县市容环卫部门落实作业责任，采用新型高压冲洗车进行道路保洁，根据实际情况增加冲洗频次，使冲洗后的道路清洁度基本见本色。同时，道路冲洗范围由原来主要道路向中小道路，由路面向人行道、公共广场扩展，形成了以块为单位的冲洗保洁作业方式。同年，12个中心城区各有5条中小道路商业街、2～3个公共广场实施冲洗，79条交通干道的路面和人行道全部实施冲洗，有效降低了城市扬尘。黄浦区加大道路冲洗力度，将原有的道路冲洗队由6人扩大到2队16人，冲洗道路由原来的13条扩大到22条，冲洗面积增加了86%。冲洗时间由原来的23点到清晨4点延长到清晨5点，与早班头遍道路清扫衔接，对人行道较宽的上街沿（广场空地）的冲洗，由原来的清水冲洗，改为专用洗洁精清洗。至年底，中心城区道路机扫率达60.1%、冲洗率54.2%，有39个广场实行了冲洗，面积约35万平方米。

2005年，中心城区2 500条（段）中小道路（三级、四级），通过增加保洁作业班次，提高保洁标准，普遍将作业时间延长至晚上7点或9点，基本改变以往晚上5点后无人保洁的状况，大部分中小道路达到一级、二级道路保洁质量要求。同年，根据市容环境建设“人行道、公共广场席地而坐”洁净要求，12个中心城区共有51块、面积达80万平方米的公共广场实施冲洗保洁。长宁区在虹桥开发区通过上门宣传,发动社会资源,推行了4个500平方米以上公共广场席地而坐洁净活动,广场业主采用了吸扫、冲洗、吸干、巡回拣扫及擦洗保洁方法,基本做到每周冲洗、擦洗一次。环卫部门再辅以机扫和生活垃圾实行上门收集等措施,使其逐步达到"席地而坐"的标准。闸北区组织保洁力量,对上海火车站南广场和白玉兰广场实行水冲洗和人工拣扫巡回保洁,使原来人流量集中,比较脏乱的广场达到"席地而坐"舒适、洁净的环境。随着城市化区域公共广场、人行道"席地而坐"洁净标准的推行,道路机械清扫和冲洗保洁范围进一步扩大。新型的保洁方式,保洁工具、作业工艺的改进,使道路机械化清扫、保洁水平稳步提升。

2006年,中心城区道路有4 000余条(段)路段做到机扫和冲洗相结合保洁,基本实现小型冲洗车冲刷沟底和人行道,达到路面洁净,垃圾滞留时间缩短。

2007年,中心城区中小道路推进新型道路保洁作业法,提高道路保洁机扫率和冲洗率,推广人行道及路面、沟底冲洗,机械化保洁程度快步提升,机械化清扫道路4 387条(段),机扫率达77%,机械化冲洗道路4 481条(段),冲洗覆盖率达72%。

2008年,全市道路机械化保洁共5 678条(段),总机扫率为62%,中心城区达82%,机械化冲洗道路5 538条(段),总冲洗率为53%,中心城区达75%。全市人行道每日实施冲洗有4 696条(段),冲洗率达到36%。

2009—2010年4月,全市道路保洁以"道路洁净工程"为核心,市、区两级环卫部门,加大投入,梳理工艺流程,推行夜间作业以机械化吸扫、冲洗为主,白天保洁以人工巡回保洁、垃圾上门收集为主的模式,控制道路路面垃圾滞留时间。道路保洁机扫率、冲洗率提高。黄浦区每周三、周日组织大型洒水车对景观道路进行集中冲洗,隔离栏积灰、沟底积水以人工或高压冲洗车配合推扫,达到路面清、隔离栏洁、沟底见本色。

2010年世博会举办期间,全市90条主要道路、世博园区外1 000米范围内、25个景观区域实施24小时保洁,机械冲洗率100%。内环线以内范围,全面实施16小时保洁,普遍实施"夜间作业、白天保洁",冲洗率达80%以上。高架道路、桥隧路面做到每天清扫两次。至年底,全市道路保洁总段数11 515条(段),机扫率达到69%,冲洗率达到60%。

表 5－2　　2000—2010 年道路机扫、冲洗统计表

年　份	机　扫		冲　洗	
	长度（米）	面积（平方米）	长度（米）	面积（平方米）
2000	719 290	14 370 967	719 290	14 370 967
2001	799 067	15 798 866	799 067	15 798 866
2002	973 985	26 399 672	973 985	26 399 672
2003	117 303	30 746 976	115 892	29 823 412
2004	1 858 257	49 019 033	176 473	47 368 504
2005	2 260 271	60 128 206	206 781	99 652 806
2006	2 478 635	65 135 735	2 575 226	53 662 190
2007	2 722 632	71 998 805	2 729 777	63 843 050
2008	3 168 031	81 184 385	2 598 043	74 316 850
2009	5 779 050	89 019 200	4 312 140	81 526 100
2010	4 041 000	98 610 000	2 827 000	89 270 000

资料来源：市市容环卫局、市绿化市容局数据统计年鉴。

三、道路新型保洁法

【“四合一”道路保洁法】

1996 年开始，市环卫部门探索改革传统的清扫作业方式，逐步推行以集管理、保洁、宣传、执法为一体的新型道路保洁作业方式，即以机械化清扫为主体，配合人力巡回巡查保洁，以及市容环卫责任区制度的落实和市容监察定岗巡察。做到机扫作业避开上、下班高峰时段，中心城区主要道路“白天不见大扫帚”。市环卫局根据道路保洁和清扫机械配置的实际情况，提出具体保洁步骤，各区根据区域道路情况各有创新。主要做法：

清晨，利用人少车稀，进行洒水冲洗，把路面上散落的水泥、渣土、碎石等冲入沟底。

头遍清扫实施人、机混扫，由人工进行人行道和机扫死角的清扫，并把机动车道上的粗大(机扫车无法吸入的)垃圾清除掉,把冲洗道路时积下的水扫入窨井。机扫车对机动车道实施全面的清扫。如果道路上无粗大垃圾,改为人工清扫人行道,机扫车扫车行道。

头遍结束后,机扫车卸掉垃圾、加足水后,继续来回对机动车道进行清扫。清道工人改用小扫帚、小畚箕、小保洁车对人行道进行巡回拣扫。

市容监察队员实行定岗巡回监察,在商店开门前上岗,加强对"门责"的管理,把商店开门前清扫出来的垃圾堵在店内。

卢湾区根据"四合一"道路新型保洁法要求,结合淮海路的保洁特点,推出具有卢湾特点的保洁法,即早上由机扫车和清道工人用大扫帚进行头遍混扫,在下午6时前用1辆大型机扫车来回清扫,5辆小机扫车进行补漏,在此时间内,清道工人人行道保洁主要以小扫帚、小畚箕、小保洁车的方式进行巡回保洁。为更大范围推广"四合一"道路新型保洁法,并在中心城区连成环,边缘区以区内主要道路为中心实施,市环卫局结合上海巩固创建国家卫生城市成果,在全市开展创建道路保洁免检路(段)和样板路(段),提高城市道路保洁水平。保洁免检路(段)和样板路(段)保洁标准见表5-3。

表5-3　　1997年免检路(段)范围和保洁标准情况表

范围	特级、一级道路(含市容景观道路)
保洁标准	实行机扫为主,人工清扫实行二班半保洁制,并伴有全天候巡回保洁法,坚持道路每天洒水、冲洗
	道路两侧废物箱设置规范、设施整洁完好,定时保洁,废弃物无外溢
	道路保洁人员佩胸卡上岗,着装统一,作业时间制度化,作业方法规范化
	清道垃圾做到随扫随畚,清扫道路垃圾收集车车型统一、美观、整洁。清道垃圾实行袋装化,倒入指定垃圾收集点
	道路保持路面清、沟底清、人行道清、隔离障清,雨后无积水、无小堆垃圾、无废弃砖石、窨井口畅通
	道路两侧单位门责签约率达100%,履约率达100%,商店门前废物箱设置统一、箱体整洁,环卫监察执法管理到位
	道路两侧垃圾箱、间实行定时开放、专人看管,垃圾袋装化100%,垃圾定时清运,严格按"三同时一手清"规范作业

样板路(段)范围和保洁标准情况表

范围	二级、三级以及城乡接合部道路
保洁标准	推行机扫,人工保洁实行二班保洁制,每周道路应洒水冲洗一次
	道路两侧废物箱设置规范、设施整洁完好,定时保洁,废弃物无外溢
	道路保洁人员佩胸卡上岗,着装统一,操作规范
	清道垃圾做到随扫随畚,清道垃圾收集车整洁完好,清道垃圾推行袋装化,倒入指定垃圾收集点
	道路保持路面清、沟底清、人行道清、隔离障清,雨后无积水、无乱倒乱堆垃圾、无废弃砖石、窨井口畅通
	道路两侧单位门责签约率达100%,履约率达100%,商店门前废弃容器规范、整洁
	道路两侧垃圾箱、间实行定时开放、看管有效,垃圾袋装化100%,垃圾定时清运,严格按"三同时一手清"规范作业

资料来源:市环卫局档案号1996年106号。

1997年,全市有47条道路推行道路新型保洁法,其中44条道路通过免检路(段)、样板路(段)的考核验收。

1999年,全市有64条道路实行道路新型保洁法,道路两侧更新置换新型的废物箱。如:徐汇区在主要道路新添置不锈钢废物箱980只;黄浦区成立道路机扫公司,南京东路步行街及主要道路保洁达一流水平;普陀区使用自行设计制造的小型机扫车清扫人行道;静安、虹口、南市等区,主要道路实行大小型机扫车配合使用,人工辅助清扫保洁;宝山区环卫服务总公司投入250多万元,新增2辆8吨位的大型东风牌扫路车和2辆2吨位的五十铃扫路车,投入逸仙路高架及景观道路的清扫保洁;卢湾区环卫局投资70多万元,添置2辆新型高压冲洗车及多辆小型洗刷车,对淮海中路人行道彩色地坪实行机械高压冲洗,提高了人行道地面清洁度,还彩色地坪面貌。为不影响行人和商店营业,卢湾区环卫保洁的冲刷清洗作业安排在每天午夜23时至次日5时,每天冲刷清洗人行道130多米、500多平方米。

2001年,嘉定区为巩固和提升样板道路的保洁质量,把区内二级道路按一级道路清扫标准考核,二级以下按二级道路清扫标准考核,制定了"以路为主,责任到人,竞争上岗,规范作业,树立样板,奖惩分明"的考核方案,使区内镇街道的道路清扫质量日趋稳定。

【“四合一加一”道路保洁法】

2002年,普陀区建立长寿路“四合一加一”道路保洁法,即机械化清扫、冲洗、人工清扫、市容监察执法,加上对沿街单位垃圾实行上门收集。该保洁法采用机械清扫、冲洗、人力保洁、市容监察交替作业,实行定人、定时、定岗、巡岗制度,每天对路面进行17个半小时清扫保洁,清除污染物,控制清扫飘尘污染,有效提升长寿路段的清洁质量。

【“全天候”道路保洁法】

2003年,长宁区环卫部门在中山公园等7个重点区域,以及新华路等28条重点路段,实施早上5点至晚上10点全天候保洁,全区31条道路60段作业线上,由98人组成的巡回保洁员连续清扫保洁,做到“普扫与巡回保洁相结合”。机械冲洗清扫车增加到22辆,冲洗率达到100%。同时对区内22处容易造成环境污染的重点路段,增派市容环境协管员,进行重点固守管理与保洁。在部分沿街店面较多的路段上,采取定点定时上门收集废弃物,从源头保证了道路环境卫生良好水平。

【“六位一体”道路保洁法】

2004年,卢湾、黄浦、长宁等区在实践工作中大胆创新,总结出一套新型保洁方法——“六位一体”道路新型保洁法,即在道路保洁中实行人扫机扫相结合、清扫机扫相辅助、上门收集相配合,以机扫,冲洗,人工扫,拣扫,对沿街单位(商店)、居民实行上门收集垃圾,配置满足垃圾投放需求的废物箱,协管员巡回保洁为主的“六位一体”新型保洁操作方法。

【“四加一加一”道路保洁法】

2006年,根据道路保洁板块文明行业创建工作要求,市市容环卫局提出“四加一加一”道路保洁法,即4块道路保洁示范区域,1个道路机械化保洁区域,1个“席地而坐”保洁区域。要求全市600万平方米城市化区域,500平方米以上公共广场和部分人行道达到“席地而坐”洁净标准。闸北区推行两班半作业方式,以机械清扫、水冲洗为主,使全区主要道路和广场,达到常态洁净的效果。卢湾区创建“一线两点”(淮海中路一线,新天地、锦江宾馆两点)“席地而坐”示范区域,静安区推行“一线一块”(南京西路一线,静安寺一块)精细化保洁区域。随着道路新型保洁法进一步推行，巩固已建成公共广场“席地而坐”洁净区域成果，“席地而坐”的实施范围被推广至空港、铁路、长途汽车客运及水运客运“四大门户”，以及影剧院、体育场馆、展馆、公园及绿地、广场、商场、公交车站、机场、主要景观道路及人行道、主要旅游景点等“十大公共场所”。洁净面积达到 800 万平方米。

【城市道路组团式保洁法】

2007 年，城市道路组团式保洁法在宝山区试行，上门收集垃圾、废物箱保洁、路面喷淋、机械清扫、道路冲洗、道路洗磨、人工清扫、巡回保洁、垃圾清运等“九步式”城市道路组团式保洁作业法，根据道路属性、车辆人流量、气候变化等因素差别化配置。该保洁法运用先进的集高压冲洗、清扫打磨、污水回收等为一体的新型保洁设备，形成机械清扫、抽吸、冲洗、洗磨、清运等高效作业模式，采用夜间清扫、白天巡回保洁，24 小时无间断保洁作业。不久，城市道路组团式保洁法“夜间作业、白天养护”的模式在全市各区主要道路和广场推行。

表 5－4　　2007 年城市道路组团式保洁法作业流程时间表

<table>
<tr><th>序号</th><th>流程</th><th>作业项目</th><th>时　间</th><th>备　注</th></tr>
<tr><td rowspan="2">1</td><td rowspan="2">收</td><td>垃圾上门收集</td><td>18:00～00:00</td><td></td></tr>
<tr><td>废物箱保洁</td><td>01:00～07:30</td><td></td></tr>
<tr><td>2</td><td>拾</td><td>道路大件垃圾清除</td><td>00:00～06:00</td><td></td></tr>
<tr><td>3</td><td>淋</td><td>路面喷淋</td><td>01:00～06:30</td><td>防机扫扬尘</td></tr>
<tr><td>4</td><td>扫</td><td>机械清扫</td><td>01:00～06:30</td><td></td></tr>
<tr><td>5</td><td>冲</td><td>高压冲洗</td><td>01:00～06:30</td><td></td></tr>
<tr><td>6</td><td>磨</td><td>机械洗磨</td><td>01:00～06:30</td><td></td></tr>
<tr><td>7</td><td>清</td><td>人工清扫</td><td>05:00～07:00</td><td></td></tr>
<tr><td>8</td><td>运</td><td>垃圾清运</td><td>06:00～18:00</td><td></td></tr>
<tr><td rowspan="2">9</td><td rowspan="2">巡</td><td rowspan="2">巡回保洁</td><td>07:00～23:00</td><td>人工</td></tr>
<tr><td>09:00～16:00</td><td>机扫</td></tr>
</table>

资料来源：市市容环卫局 2007 年 7 月 2 日信息发布。

表 5-5　　2000—2008 年道路新型保洁法统计表

年 份	新型道路保洁法道路总数(段)	其 中		
		一级道路(段)	二级道路(段)	三级道路(段)
2000	151	128	21	2
2001	297	215	71	11
2002	539	295	124	120
2003	617	236	146	235
2004	2 622	1 199	767	656
2005	2 580	1 304	972	304
2006	3 280	1 530	1 140	610
2007	3 160	1 623	1 083	454
2008	4 129	1 863	1 605	661

资料来源:《上海市容环卫局数据统计年鉴(2000—2008 年)》。

【"迎世博"道路保洁】

2009—2010 年,随着"迎世博 600 天"环境卫生整治工作深入推进,打造"整洁、有序"的城市容貌,道路保洁成为上海绿化市容行业文明建设的一个窗口。2009 年,为提高清道保洁工岗位技能水平,促进市容环卫窗口形象的提高,市绿化市容局在全行业组织举行"迎世博、展风采、强素质、比技能"为主题的窗口服务保洁技能竞赛。竞赛项目主要是道路保洁、废物箱保洁、普通话及常用英语会话等。通过技能竞赛,市绿化市容局要求各区环卫部门推行新型道路保洁方法,有效促进道路洁净再上一个新的水准,为 2010 年上海世博会举办期间市容环境保障打下扎实基础。主要做法:

优化作业流程。针对上下班高峰、中午晚上道路垃圾大量出现的实际情况,将快速巡回保洁、机扫车休息时间与人工清扫相互交错,按工种先后作业的流程,以小堆垃圾收集先行,机械冲洗、吸扫随后,再人工精细保洁的顺序,使道路保洁实现"人机结合、工种联合"的作业效果。

革新保洁工具。为迎世博,道路保洁除了大型装备外,还根据路况和作业不扰民要求,多配备新型环保小型的机扫设备,如:用电瓶三轮垃圾收集车,车型小、噪声低,适合道路巡回保洁;小型手推式吸附垃圾车,环保、节能易操作,适合人流量大有商铺的人行道及广场保洁,小至烟头、纸屑,大至瓜果皮、小石块都能吸入“囊中”；四轮电瓶冲洗车，便于广场、沟底冲洗；二轮电瓶车、自行车等轻便小型设备，适合道路巡视和飞行保洁；保洁捡拾器，操作灵活，使用方便，在清除道路、绿化带、水沟等区域的垃圾，不用弯腰，手指在手柄轻轻一按，小至牙签、烟头，大到几斤重物皆可夹起来。这些“小型、轻快、灵活”，无污染、无噪声、易操作的道路保洁设备，既减轻了清道工人劳动强度，又提升作业形象提高保洁效率。

控制污染源头。为巩固中心城区主要道路始终保持良好的整洁卫生水平，环卫部门每季度对道路污染源做详细排摸，然后以双向告知的形式，形成管理与作业的互动互补。同时根据路况，及时调整各路段工人休息点，并采用定点收集、定时清洗、网格化飞行保洁等形式，重污染点以电瓶车，轻污染点以自行车为主。清扫与飞行保洁错时交接无空挡，保证 20 分钟内有飞行保洁经过，从而有效控制垃圾滞留时间。

为进一步提升城区道路作业、养护、管理的水平，为世博会召开作好准备，当年，上海开展“创建洁净道路工程”。卢湾区推出的“道路保洁合成作业法”，通过管理、作业、执法、社会互动“四位一体”模式，夜间（22:00～次日 7:00）拾、淋、扫、冲、磨、清等清洁作业方法，白天（7:00～22:00）垃圾收集、运输、巡回保洁、捡拾等方式进行养护作业，主要道路做到小件垃圾丢出后，15 分钟内就有保洁人员到位捡拾、清理。虹口区推出“作业环保洁净法”试点，采用环保的电瓶式小型垃圾驳运车、小型道路冲洗车、小型垃圾收集车，将夜间保洁作业、白天养护作业、垃圾上门收集、道路高压冲洗四大作业板块有机结合，实现 24 小时无间断道路洁净作业目标，路面垃圾滞留的时间由原来的 1 小时缩短为 10 分钟。普陀区新购置 28 辆电动三轮飞行保洁车，对 290 条（段）、326.5 万平方米道路实行快速巡回保洁，主要道路基本做到白天不见废弃物和小包垃圾。

2010 年，上海推出“百个街镇、千条道路”洁净工程创建，根据《中环线内一、二、三级道路保洁质量标准和作业规范》，中环线内推行“墙角到墙角”路面、绿化、市政等公共设施的综合保洁模式，做到消除保洁盲区，实现全覆盖保洁作业。对长期脏乱严重的道路进行重点整治，中心城区基本实现道路、广场上出现纸屑、塑料袋等垃圾 30 分钟内清除，提升道路洁净面貌。黄浦区在全区开展 60 条（段）道路推进道路洁净工程示范创建，优化道路保洁模式，突出“组团式”作业法，白天保洁不见大扫帚，做到道路垃圾滞留时间低于 20 分钟。截至当年年底，全市开展道路洁净工程的总段数约为 2 725 条(段),面积约为 2 370 万平方米,约占道路总面积的 20%。其中,卢湾、长宁、静安三区道路洁净分别达到区域道路面积的 100%、89%、70%。路面垃圾滞留时间基本控制在 15 分钟以内,人民广场地区控制在 20 分钟以内。

世博会举办期间,为确保道路清洁卫生水平持续整洁、有序,市绿化市容管理部门对城市道路组团式保洁法"九步式"工艺流程进行了进一步规范。

表 5-6　2010 年"九步式"保洁法情况表

收	垃圾上门收集	对任务量范围内沿路门责单位进行上门垃圾收集,避免垃圾乱扔
	废物箱垃圾收集	对任务量范围内沿路废物箱进行收集、保洁,做到桶内清、箱面清、箱体清,无乱招贴及涂画等
拾	道路垃圾清除	对任务量范围内车行道的大件垃圾、包装垃圾进行捡拾清除,将机扫无法清除的较大垃圾提前去除
淋	路面喷淋	对任务量范围内机械清扫线路采用较小水量喷雾淋湿,防止机械清扫时产生扬尘
扫	机械清扫	对任务量范围内所有道路车行道进行机械化清扫
冲	大型机械高压冲洗	对任务量内道路沿机械清扫线路进行高压冲洗,洗净路面灰尘,达到路面见本色
	小型设备高压冲洗	对任务量内道路、人行道用小型电瓶高压冲洗车进行冲洗保洁
磨	机械洗磨吸扫	对任务量内道路进行深度打磨,并将打磨下来的污水充分吸尽,防止由于积水干涸而产生黄带
清	人工清扫	对任务量范围内道路人工进行全面清扫
运	垃圾清运	对任务量范围内道路上门收集、道路大件垃圾清除、人工清扫保洁过程产生的垃圾进行清运
巡	人工拣扫保洁	对任务量范围内道路采用"小扫帚""小畚箕"等保洁工具,对路面、沟底、上街沿快速拣扫保洁
	快速巡回保洁	对任务量范围内道路采用电瓶车进行巡回、快速保洁

资料来源:市容环境质监中心。

2010 年年底,上海市质量技术监督局发布上海市地方标准 DB31/T《道路和公共广场及附属公共设施保洁质量和服务要求》,对道路保洁服务一般要求、道路保洁质量要求、公共广场保洁质量要求、道路清扫保洁作业时间要求、道路机械清扫保洁作业频次等作了具体规定,从 2011 年 1 月 1 日起执行。

第二节　机动车清洗保洁

一、业态形成

1978年,车辆清洗只是车主对自有车辆的清洁保养,一般是一桶水、一块抹布,对车辆进行简单的外表清洗。也有部分洗车点,但仅是停车、餐饮业主招揽生意的附属服务。

20世纪90年代,结构性能好的新型汽车不断推陈出新,上海机动车数量快速递增。随着上海人居环境质量的提升,用车单位和车主对自有车辆车容保持清洁的意识不断增强,车辆清洗市场的需求日渐扩大。中心城区路边露天从事清洗车辆的摊位,比比皆是。一般多为无证个体业主,清洗工具仅是简单的一根自来水管、一只水桶、一块毛巾,设施简陋,服务项目单一。与此同时,外省市进入上海的各类机动车辆也在迅速增加,城市道路交通运输日益繁忙,“晴天一身灰,雨天一身泥”,机动车沾带泥土,带来的尘土造成道路污染,已直接影响上海的市容环境卫生。

1994年,上海开始发展洗车服务,在15处通往外省市的出入口,先后有8处设置具有一定规模的车辆清洗站,首先对进入上海大门的不洁车辆进行清洗保洁。后由于部分道口的清洗站为获取垄断经济收入,对进入上海的车辆,强行拦车洗车,而且收费也不规范,社会负面反响很大。根据国务院纠正行业不正之风办公室、国家建设部、财政部、国家计委联合发布的《关于对全国城市车辆清洗站进行治理整顿的通知》有关精神,市政府要求有关部门,结合上海实际情况,对车辆清洗场(站)进行集中检查和整顿。市环卫局组织力量,对设置在金泽、盈中、赵屯、葛隆、钱门、兴塔、枫围等7处清洗站,先后进行实地勘察,重点治理强制车辆清洗和乱收洗车费的行为。

二、依法管理

1995年1月1日起,《上海市机动车清洗保洁管理暂行规定》(以下简称《机动车清洗保洁规定》)正式实施,市市容环境卫生管理部门是上海机动车清洗保洁活动的主管部门。公安、规划、土地、交运、环保、工商、税务、物价等部门应当依照各自职责,协同实施本规定。上海市机动车清洗保洁纳入依法管理的轨道。同年2月28日,上海成立市机动车清洗管理处(以下简称"市机动车清洗管理处"),受市环卫局委托,市机动车清洗管理处承担对机动车辆清洗保洁活动过程中相关行为的管理和监督职责。为有效实施《机动车清洗保洁规定》,规范洗车业经营行为,市环卫局及市其他相关管理部门,就贯彻实施《机动车清洗保洁规定》进行宣传教育,出台系列配套文件,启动企业资质备案,开展集中治理整顿和竞赛活动等,为贯彻实施好《机动车清洗保洁规定》奠定基础。

【宣传教育】

《机动车清洗保洁规定》实施的当月,市环卫局在市教育会堂召开新闻发布会,就具体贯彻实施《机动车清洗保洁规定》清洁城市、净化环境进行社会宣传。13家大型运输单位应邀参加会议,对《机动车清洗保洁规定》颁布的重要意义、主要内容和特点有了了解。市机动车清洗管理处要求13家车辆单位和驾驶员,做到知法、懂法、守法,自觉做好车辆保洁工作,带动业内机动车清洗企业自律。新闻发布会后一周,上海举行《机动车清洗保洁规定》宣传周活动,发动机动车清洗企业共同参与。相关管理部门在外省市入沪道口,印发《机动车清洗保洁规定》宣传提纲达3 000余份和《驾驶员入城须知》1万余份、"入城车辆应保持车容整洁"的宣传牌30余块,提醒驾驶员做好机动车清洗保洁工作,增强爱护车辆、保持市容整洁的意识。上海电视台对宣传周活动作了专题报道,《上海交通安全报》《上海法制报》全文刊载了《机动车清洗保洁规定》,收到了良好的社会效果。

【配套文件】

根据《机动车清洗保洁规定》有关要求,市环卫管理部门结合上海机动车车容状况,编制出台《上海市新建机动车清洗场(站)的申请办法》《上海市机动车清洗企业资质审批办法》《上海市机动车清洗企业文明操作、优质服务标准》《上海市机动车清洗质量标准》《上海市机动车车容不洁的具体说明》《上海市机动车清洗保洁管理处罚实施细则》等系列配套的规范性文件。会同市物价局制定车辆清洗全市统一的收费标准,要求从事车辆清洗企业,在经营活动中做到"四公开一监督",即公开价格标准、公开举报电话、公开举报信箱、公开操作人员上岗服务证、接受社会的监督。市清洗管理处为杜绝清洗企业不规范经营行为，还与清洗企业签订目标责任书，强化职业道德，要求做到“不强行拦车，不乱收费，文明操作，优质服务”。

【资质审核】

按照《上海市新建机动车清洗场(站)的申请办法》《上海市机动车清洗企业资质审批办法》的要求，从1995年4月上旬起，市机动车清洗管理处对提出资质申请的清洗企业逐一进行审查，审查内容包括：土地规划、机械设备安装、供电给水、职工安全卫生措施、三废处理系统、场地环境卫生、消防系统等。对审查后不符合要求的企业，市机动车清洗管理处出具整改通知书，限期清洗企业整改后，再进行复审。至当年6月下旬，全市有11家清洗场(站)通过资质审查，成为上海首批经备案登记的机动车清洗企业。至当年年底，全市共有15家清洗企业通过资质审核，标志依法合规的机动车清洗业初具规模。1996年，继续做好资质审核工作，依法受理11家清洗企业的资质申请，对符合条件的7家企业颁发资质证书。

【治理整顿】

根据国务院纠风办、市纠风办对乱收费、强行拦车洗车的清洗企业进行集中治理的有关精神，上海对上海车辆清洗场(站)加强了监管力度。1995年，市环卫相关管理部门集中力量，对设置在道口的车辆清洗场(站)，共出动65人次，进行13次明察暗访。其间，发现金泽、葛隆清洗站有强行拦车清洗行为，市机动车清洗管理处、市市容监察大队按有关规定对相关企业进行停业整顿、处以罚款等严肃处理，并将处理情况在清洗业内进行通报。同时，为清理整顿无证洗车摊位的蔓延，市机动车清洗管理处、市市容监察大队、市巡警总队，联合出动共183人次，进行4次全市性综合整治活动，对拒不改正的个体无证清洗设摊者进行处罚，有效遏制其蔓延势头。

1996年，加强对道口清洗企业违规作业和重点区域脏车过市的管理。4—9月，市机动车清洗管理处、市市容监察大队每天对全市道口清洗企业进行现场重点监控，对强行拦车的杰宝、枫围、葛隆三个车辆清洗站进行严肃查处。在沪太、曹安、交通、蕴川等路段，对进入上海中心城区的不洁客货车辆进行检查执法，先后查处脏车1 222辆，罚款3.7万余元。对中心城区无证车辆洗车摊点，市机动车清洗管理处会同市市容监察大队、市巡警总队加强联合整治，当年共清理取缔无证洗车摊点近300处，有效改善了摊点周边的市容环境卫生状况。

1997年，市政府对《机动车清洗保洁规定》重新修订颁布，重点加强对外省市进沪车辆(内环线以内)车容监察工作。

【竞赛活动】

1995年2—6月，市市容监察大队、市机动车清洗管理处、市公共客运管理处、上海电视台、东方广播电台、《市容建设报》《新民晚报》等7家单位，联合开展“95整洁营运车辆竞赛活动”，参赛单位600余家，通过4个月的检查评比，最后有48家单位获得优胜。6—8月，市机动车清洗管理处巩固整洁车容竞赛效果，专门对35家出租汽车行业，及拥有100辆以上车辆的单位，开展车容状况调查，就环卫作业车辆车容不洁的老大难问题，与各单位负责人进行探讨，提出切实可行的改善车容的措施。

1996年，随着上海国家卫生城市的创建，车辆容貌(流动景观)得到改善，市机动车清洗管理处、市公共客运管理处、市市容监察大队、市容建设报社、市环卫局科技设备处、市公交公司等6个单位联合发起“96上海市车容保洁竞赛活动”，活动邀请了上海电视台、上海有线电视台、《新民晚报》《上海道路交通安全报》《城市导报》等新闻媒体单位参加。加入此次竞赛活动的车辆单位有上海拥有50辆以上的出租公司，公交一汽、二汽、三汽、四汽、五汽、一电、二电、三电，长途客运总公司，市环卫局汽运处所属各汽运场，各区环卫局所属运输单位近300家。通过竞赛活动，不仅提高驾驶员对车辆的保洁意识和落实保洁措施，也发挥了行业间联合管理的效能。

1998年，以创建国家卫生城市标准为契机，加强车辆清洗保洁活动，抓好外省市进沪车辆(内环线以内)车容监察工作，出租、公交、运输等车辆单位，共同参与开展车容保洁活动。

三、规范发展

1999年，随着车辆清洗市场需求逐渐扩大，根据《机动车清洗保洁规定》有关要求，上海出台建立简易洗车场(站)的政策，吸引部分有条件的企业进入市场。市机动车清洗管理处在市政委、市交警总队、市工商检查大队、市路政管理大队支持配合下，负责受理申报、审批手续权限。同年，中石化下属的200多家加油站，相继建立机动车辆清洗点。普陀、南市等区在相关政策扶持下，利用工厂、工地等闲置场地建立简易停车场附带车辆清洗保洁服务，24小时向社会开放。车辆清洗服务业规范有序发展，品牌化、连锁经营的清洗方式得到发展。上海机动车清洗保洁管理，通过政策引导，规范清洗场(站)建成运营，引摊入室初具势头，通过疏堵结合的监察严控，企业自律行为得到提升，有效遏制占路无证摊点的蔓延。同年，在市容环境整治过程中，市清洗管理处联合市市容监察大队对马路无证洗车摊点调查立卡，按月实施整治，全年共出动6 100余人次，巡查道路9 000多条(段)，取缔占路和影响周边环境卫生的无证洗车摊点1 746处(次)，完成了内环线内无证洗车摊点与去年相比下降80%的目标。

2001年7月18日，为适应车辆清洗保洁业发展需要，上海市环境卫生协会成立机动车车容保洁专业委员会(以下简称“保洁专委会”)，为企业提供政策和技术等方面的咨询服务，促进企业行业自律，规范经营，优质服务。当年，有48家会员单位就统一收费、统一操作、统一服务、统一环境卫生标准达成共识，并组织开展洗车比武等竞赛活动。保洁专委会组织清洗企业参观金沙江路加油站、源深路洗车站等水循环利用洗车的示范活动，宣传和推广洗车水循环利用的技术和措施。帮助和指导有关单位编制利用城市中水(污水厂的尾水)，作为洗车水源的车辆清洗设计方案，引导上海形成洗车服务品牌和规模化的洗车市场。香港新世界实业项目有限公司和上海华星物资(集团)有限公司共同打造“小蜜蜂”车辆美容连锁店，短短半年时间，“小蜜蜂”就飞进了申城百家清洗场(站)。立方同和科技有限公司“环保型车辆美容连锁店”落地上海，集泡沫清洗、上蜡打光和风干脱水功能为一体的通道式洗车机由于具有洗车快速、占地小、外观优美等优势，开始在洗车业内逐渐推广使用。

2003年1月14日，市水务局、市市容环卫局联合发布《上海市节水型机动车清洗设备使用管理暂行办法》，要求机动车清洗保洁企业，合理用水、节约用水。坚持科技创新和环保意识，推广使用新技术、新工艺。同年，全市建成自动化清洗场(站)11家，经过改造安装循环水清洗车辆的设备清洗场(站)30家，小区、停车场推进无水洗车的有16个。

与此同时，市市容环卫局在加大整治占路洗车摊时，落实长效管理措施，采取固守巡查的方法,巩固集中整治成果。市机动车清洗管理处还专门举办《占路洗车整治专报》,加强宣传,营造声势,及时通报取缔占路洗车摊点动态。《新闻晚报》《劳动报》《上海日报》等也频频刊登上海整治占路洗车摊位的情况。各区在取缔严重占路洗车摊位的同时,引导有条件的洗车摊入市(室),从事合法经营。如长宁、普陀、黄浦、闵行、宝山、南汇、虹口、杨浦、嘉定、松江等区抓住源头,对有50辆车辆以上的单位摸底疏导,做好洗车场(站)进小区服务的工作。曲阜路上5个占路洗车摊,影响周边环境比较严重,闸北区通过引导,使其进入合法经营洗车业。奉贤区投资100万元建成16个清洗场(站),安置了一批在马路洗车的下岗人员,为市民办了实事。黄浦、虹口、浦东等区清洗管理部门还主动协调交警、城管、街道等部门,对占路洗车摊位较为严重的路段,整治后出现的"回潮"现象,采取"露头就打"措施,全市内环线内占路洗车现象明显减少。市市容环卫局与上海市测绘院合作出版发行了全国首张标注有清洗场(站)标志的《上海道路交通信息图》,为车主提供清洗保洁指南服务。

2004年,市机动车清洗管理处在全市已备案的近300家车辆清洗场(站),组织开展上海机动车清洗场(站)星级评定活动,列有1～5个不等星级,制定《星级机动车清洗场(站)检查考核细则》。同年,申报星级企业153家,经区县考核推荐,评审组评审验收,首批32家企业通过星级评定。这为车辆清洗场(站)达标建设打好基础。全市安装节水型循环水回用装置的车辆清洗场(站)达40余家。同年,根据环卫作业单位车辆车容保洁列入市容市貌状况评估体系要求,市市容环卫局制定《上海市环卫作业单位车辆车容保洁考核办法》,要求各环卫作业车辆单位承担车辆保洁责任,建立车辆保洁制度,对车身、底盘以及车轮沾带泥浆等污物,要及时冲洗和清除,对破损和加盖变形的渣土运输车辆,要及时修复、更换,保持车辆容貌整洁,特别是内环线以内区域,要求建设施工单位,委托车况良好、车容整洁的车辆单位从事渣土、泥浆运输。对脏车进入工地问题严重的施工单位,市机动车清洗管理处以书面形式告知市建管办加强监管。

8月20日—12月5日,市市容环卫局在12个中心城区组织开展"环卫作业及运渣运浆车辆添美行动"的活动(以下简称"添美行动"),活动以消除和控制环卫作业及运渣运浆车辆飞扬散落、污水滴漏现象和脏车上路的视觉污染为目标。在“添美行动”中，环卫各作业单位自查车辆 5 751 辆次，油漆车辆 1 405 辆，修复车辆 879 辆，改装车辆 449 辆，更新车辆 198 辆，环卫作业脏车进出建筑工地及破车上路的现象有所改善。上海内环线内环卫作业车辆保洁率达 82.5%，外环线内达 72%。

2005 年，结合上海创建文明行业窗口单位，车容车貌作为“流动景观”列入市容环卫创建板块。市市容环卫局与市政府机管局、市交通局开展“上海市机动车容貌保洁管理竞赛活动”。活动的主题是“让车辆整洁，为世博添彩”，参加活动对象有运渣运浆车辆、环卫作业车辆、公交车辆、出租车辆、市级机关车辆。活动期间，市容环卫行业继续推进“添美行动”，有近 4 000 辆环卫作业车(包括运渣、运浆车辆)参加“添美行动”，取得满意的社会效果。当年第二季度，城市调查队对 30 个市容环卫项目民意测评中，环卫车辆车容车貌满意度列第二。长宁区在“添美行动”中，建立车辆每日清洗保洁制度，杜绝环卫作业及运渣运浆车辆飞扬散落、缺损变形的“视觉污染”。同年，继续加大对无证洗车摊点的集中整治。长宁区在整治期间，采用堵疏结合方法，取缔无证占路洗车摊点 6 家，引导 10 家入室入场规范经营，有 8 家新开的洗车站办理了资质备案，其中 3 家洗车站配备了环保型循环水装置和半自动洗车装置。闵行区在集中治理占路无证洗车摊点，坚持条块结合，以块为主，调动和发挥镇和街道各部门的管理优势，分阶段对重点路段进行联合整治，截至当年 11 月底，全区取缔占路无证洗车摊点 233 处，规范正规洗车站 54 家。12 月 1 日，市水务部门对未安装循环水回用装置的机动车清洗场(站)，从当月起提高用水价格，每立方米 1.5 元调整到每立方米 5 元，促进洗车业主节约用水，倡导微水、无水环保洗车。当年，在新增机动车清洗场站 102 家中，机械化、自动化清洗场站达到 25%，循环水设备安装率达到 20%。车容保洁专委会还编制《上海市机动车辆容貌整洁标准》及《汽车美容装潢工》(初、中、高级)培训教材，全市 500 余家车辆清洗企业共 600 多名从业人员参加了相关培训。同时 8 家技术过硬的清洗企业参加上海汽车美容装潢技术比武活动，为树立行业形象起到示范性作用。

2006 年，市市容环卫局、市交通局、市政府机管局联合开展“上海市机动车容貌保洁管理竞赛活动”。活动的主题是“让车辆整洁，为城市添彩”，参赛对象是市(区)级机关车辆、全市出租、公共交通客运、长途客运、货运(具有市内通行权的车辆)、环卫作业、建筑垃圾运输等有关车辆单位。要求所有参赛单位的车辆出场必须清洗,雨过天晴后及时清洗,做到车辆不洁不上路,不清洗不出场。各类车辆,要求基本做到车身外观整洁、光亮、无破损、无斑秃、无凹凸、无污迹等,玻璃明净,轮胎、挡泥板无泥沙、无附着物,无严重锈斑和脱漆。环卫作业车辆还要做到运输密闭化,无飞扬撒落、无跑冒滴漏、无拖挂等。建筑垃圾运输车辆做到土不外露,设施完好。要求不到占路无证洗车摊点洗车,车辆容貌整洁率达到标准。

2007年,经市民满意度测评,当年市级机关车辆、出租、公交、长途客运、货运等车辆整洁率分别达到99%、98.5%、91%、89%、82.3%。2008年,根据新修订的《上海市机动车清洗保洁管理暂行规定》的相关要求,按照"统一规划、合理布局、控制污染、确保道路畅通"的原则,原设置在上海通向外省市出入口的车辆洗车场(站)先后关闭。

至2010年,全市经登记备案的车辆清洗场(站)有610家,其中全自动、半自动清洗场(站)160家,人工清洗450家,使用循环水装置的有64家。

表5-7　　2000—2010年上海机动车辆清洗统计表

年份	合计	企业性质				从业人数	循环水装置	清洗设备		清洗车辆数(万辆)
		国有	合资	民营	其他			机械	人工	
2000	255	108	57	53	37	1 067		7	482	84
2001	315	115	43	97	60	1 422		8	505	144
2002	345	103	55	105	82	1 635		9	590	182
2003	452	122	36	261	33	2 245	30	12	475	254
2004	444	56	67	274	47	2 332	40	39	406	379
2005	592	42	72	421	57	3 171	43	55	537	531
2006	751	123	106	263	259	4 211	63	110	641	631
2007	813	94	116	446	157	4 188	63	139	641	768
2008	832	121	126	364	221	4 915	64	156	676	918
2009	756	59	62	498	137	3 538	64	160	558	683
2010	610	60	71	445	111	4 991	64	170	586	543

资料来源:市市容环卫局、市绿化市容局数据统计年鉴。

第三节　建(构)筑物清洗保洁

一、业态形成

1982 年,英国首相撒切尔夫人到访上海,出于外交礼节的需要,市政府有关部门委托香港至诚保洁服务有限公司对撒切尔夫人下榻的锦江饭店进行全面清洁保养(包括外墙清洗),收到满意的效果。1984 年,香港至诚保洁服务有限公司开始承担上海大厦、锦江饭店等 4 栋楼宇的清洗保洁业务,成为上海首家从事建(构)筑物清洗保洁服务的专业公司。1985—1986 年,上海申厦建筑清洗公司、上海锦江集团、上海东湖集团等相继组建建(构)筑物清洗保洁公司,开展楼宇清洗保洁业务。随后,沪港、中日等合资、合作性质的清洗保洁服务公司纷纷进入上海建(构)筑物清洗保洁市场。

1986 年,国家城乡建设环境保护部制定《城市容貌标准》,对城市高层建筑的外观容貌提出整洁卫生的要求。1989 年,上海在迎接中华人民共和国成立 40 周年之际,根据市长朱镕基的指示,要让上海亮起来、美起来。上海对外滩的高楼大厦进行冲刷清洁,使原本"灰头土脸"的万国建筑显露原本建筑风姿,得到各方好评。

1992 年,国务院颁布《城市市容和环境卫生管理条例》,规定"城市中的建筑物和设施,应当符合《城市容貌标准》,一切单位和个人都应当保持建筑物的整洁和美观"。至 1998 年年底,上海各类高层楼宇达到 2 743 幢,超过前 40 年建造高层数的总和。体育、娱乐、文化场馆星罗棋布,无论是外观设计,还是内部装饰都充分体现了时代特征和现代化的水准。高层建筑和现代化构筑物随着城市发展拔地而起,不仅构成了上海特大型国际化大都市的崭新形象,也为建(构)筑物清洗保洁业提供广阔的发展市场。当年,全市从事清洗保洁服务的各类公司有 500 余家,其中以从事建(构)筑物清洗保洁为主要业务的超过 200 余家。加上以简易劳动为主、作坊式管理的各类保洁队,总数达 1 400 多家。这些企业性质,有国营、集体、民营和合资的,也有外资独资或外商控股经营的,其中民营占了较大比例。按照市容市貌标准规定,建(构)筑物清洗保洁由楼宇业主委托有资质的物业公司,通过招投标方式,选择有资质的保洁公司承担清洗保洁。上海金茂大厦、东方明珠、大型商厦等高层楼宇等的清洗保洁，都由较大规模和具有一定技术水平的大公司承担。

二、行业管理

1999年12月，根据城市建(构)筑物清洗保洁市场管理需要，上海成立市环境卫生协会建(构)筑物清洗保洁专业委员会(以下简称“建(构)筑物专委会”)，通过行业管理的形式，引导和推进建(构)筑物清洗保洁业通过行业自律，达到规范经营服务。当年上海有49家从事建(构)筑物清洗保洁企业成为建(构)筑物专委会首批会员单位。

建(构)筑物专委会成立后不久，编制出台《上海市建(构)筑物清洗保洁合同》，作为上海经营建(构)筑物清洗保洁业务统一使用的规范合同文本，对合同内容、格式、违约责任都作了明确规定。在此基础上，建(构)筑物专委会还出台系列指导性文件，通过对企业实施等级认定、业内开展职工技能培训、建设诚信企业等方面，引导建(构)筑物清洗业规范有序发展。

【出台指导性文件】

2001年3月，上海市市容环卫局与上海市物价局联合出台《上海市建(构)筑物清洗保洁业一次性服务项目统一收费标准》，作为清洗保洁服务行业的指导价，倡导业内规范收费，有效遏制恶意竞价等不良现象。同年5月15日，建(构)筑物专委会为引导行业贯彻执行好收费标准，委托市环境工程设计科学研究院编制《上海市建筑物清洗保养业质量标准》，通过专家评审，市市容环卫局发文，在业内贯彻执行。标准分为六大块22个种类，建(构)筑物专委会根据该质量标准进行跟踪和检查。

表5-8　　2001年上海市建筑物清洗保养业质量标准情况表

项目名称	种类名称	保洁要求
外墙保洁保养	有色玻璃幕墙	表面无灰尘，无明显污迹、污渍、水迹，玻璃及外露金属结构光亮，无折光斑点、有质感
	白色玻璃幕墙	
	釉面砖、马赛克	
	大理石	

续 表

项目名称	种类名称	保洁要求
外墙保洁保养	花岗石	表面无灰尘,无明显污迹、污渍、水迹,玻璃及外露金属结构光亮,无折光斑点、有质感
	彩钢板、复合铝板	
	烧毛板	
地坪保洁保养	大理石、花岗石、PVC、塑料地板、人造大理石地砖	表面无污迹、污渍、光亮,纹理图案清晰
	木质地板	蜡面均匀无气泡和浑厚、质感强烈
	水泥地坪、广场地砖	表面干净无杂物留存
内墙内面保洁保养	大理石、花岗石	表面无灰尘、光亮、凹凸面不留存污垢
	墙纸、墙布、丝绒贴面	
	乳胶漆	表面无灰尘
	烧毛板	同外墙
	玻璃	
地毯沙发保洁保养	羊毛地毯	表面无明显污迹、污渍和灰尘
	腈纶地毯	绒面松软、有活性,色泽基本一致
	沙发座椅	无积灰、见本色、无污渍
电梯保洁保养	轿厢	轿厢不锈钢梯面面缝中无污垢、杂物留存
	自动扶梯、自动扶梯道	
居室清洁	居室清洁	卫生间地面无污迹和污渍、洁具光亮有质感。厨具清洁、无明显污垢留存。窗玻璃光亮、无折光。地板(木质)清洁、无杂物、打蜡后质感强烈。大理石、花岗岩表面光亮、纹理清晰,蜡面均匀质感强烈。不锈钢、铜饰件光亮有质感。灯饰、摆饰无灰尘、光亮,无杂物留存
	办公室保洁	地面打蜡:蜡面均匀无气泡和浑厚、质感强烈 地毯吸尘:无灰尘、无残留物 办公桌(会议室)抹擦:清洁无残留灰尘 办公垃圾清扫:无残留物 玻璃擦拭:表面无灰尘,无明显污迹、污渍、水迹,玻璃及外露金属结构光亮,无折光斑点 电话机:擦洗、消毒 办公茶具:清洗、消毒

资料来源:市市容环卫协会建构筑物专委会。

2002年4月，经修订重新发布实施的《上海市市容环境卫生管理条例》第18条规定："主要道路两侧和主要景观区域内的建(构)筑物应定期清洗。"随着市容环境建设要求的提高，建(构)筑物外观的整洁、美观，越来越得到重视。当年，上海"申博"成功后，市市容环卫管理部门，对上海79条(段)市级景观道路两侧沿街建筑外墙，提出加强清洗粉刷的要求，提升市容市貌。

2004年，市市容环卫局组织编制《建筑物清洗保养验收规范》，经市质量技术监督局批准，作为上海市地方标准，于同年7月1日起正式实施。这是全国首部建筑物清洁保养验收标准，也为同行的验收、监督提供了统一准则。同年，市市容环卫局会同市房地局、市环保局联合发布《关于规范使用外墙清洗剂的通知》，规定外墙清洗不得使用强酸性腐蚀清洗剂。施工前，必须做安全检查，测试施工高空现场风力，确保下吊工作绳、坐板底面等无损伤，促进清洗保洁工作趋向专业化。

2006年，为进一步加强行业建设，提高服务质量和整体素质，市市容环卫协会对持有企业法人营业执照(工商行政管理部门核发)和上海市市容环境卫生行业协会会员证(市市容环卫行业协会颁发)且入会一年及以上的企业，连续三年考评"2006—2008年上海市建(构)筑物清洗保洁业信得过企业"和"十佳楼宇保洁企业"(外墙清洗)。市市容环卫协会聘请上海韦尼企业管理咨询有限公司为第三方论证审核单位，根据"十佳楼宇保洁企业"和"信得过企业"的考评细则，予以论证审核，做到公平、公正。考评细则分为：经营规范、管理科学、作业文明、安全规范、服务质量、业绩良好等六个方面。考评中，审核单位坚持把行业自律和安全作业放在首位，对30余家频发安全事故的企业，签订行业自律安全服务公约，倡导企业在作业中做到安全第一、文明作业。市市容环卫协会组织力量，在全市范围内对楼宇清洗作业安全与质量进行巡回检查，为企业把好安全生产质量关，确保清洗保洁员工的生命安全和服务质量。

2007年，结合上海迎世博市容环境"三类区域"的创建工作，市市容环卫管理部门出台《上海市城市建(构)筑物外立面清洗粉刷保洁管理规定》，以上海举办重大活动市容环境保障为契机，保持建筑物外墙、遮阳雨棚完好整洁，外立面、门窗色彩基色干净、协调等。市市容环卫管理部门协调城管执法、房地、街道(镇)以及物业等管理部门，推进建(构)筑物外立面清洗粉刷保洁。至年底，中心城区主要道路建(构)筑物外立面保洁清洗率达89%。

2008年,市市容环卫行业协会制定出台《建(构)筑物清洗剂标准》《建(构)筑物清洗保洁指导价》和《建(构)筑物外墙安全操作规范》,协会成立"安全质量监督服务中心",有效督促行业自律,提高作业质量。

【启动等级认定】

至2006年,有170余家建(构)筑物企业成为行业协会的团体会员,从事建(构)筑物清洗人数约58 800人。同年,建(构)筑物专委会发布《上海市清洗企业等级认定暂行办法(建(构)筑物外立面清洗保洁)》和《企业等级认定实施意见》,对从事建(构)筑物外立面清洗服务的企业划分为一、二、三等级,不同等级标准,从注册资本、经营年限、企业管理制度、作业(生产)能力、工程质量、管理专业人员职称、作业人员持证上岗、设施设备、上年度清洗营业额、企业诚信、安全生产等11个方面划分认定。等级证书有效期为2年。2007年1月1日起,上海正式启动建(构)筑物清洗保洁外立面清洗企业等级申报工作,首批43家企业提出了申请。经过审核,有21家企业获得资质认定,其中:上海大众清洗有限公司等11家企业为上海市建(构)筑物外立面清洗保洁一级企业,上海申苏清洗保洁服务有限公司等8家企业为上海市建(构)筑物外立面清洗保洁二级企业,上海东迪保洁服务有限公司等2家企业为上海市建(构)筑物外立面清洗保洁三级企业。

同时,建(构)筑物专委会还对建(构)筑物清洗企业,从投资规模、人力资源总量、技术装备、经营规模、经济效益、服务质量、经营管理等方面,划分为大型、中型、小型三类企业。在155家企业中,大型企业2家,从业人数12 612人;中型企业47家,从业人数44 517人;小型企业106家,从业人数17 419人。

2009年,在完成第一批建筑外立面清洗保洁资质等级申报、评定的基础上,建(构)筑专委会起草下发《关于本市清洗企业建筑外立面清洗保洁等级认定的补充意见》,进一步完善等级申报和认定标准。在启动新一轮清洗保洁企业外立面清洗资质等级申报认定中,当年有34家提出资质等级申报,经审核,有28家通过了资质审核和等级认定。

2010年,继续推进建(构)筑物外立面清洗企业资质等级工作。完成新申报的6家企业认定初审受理工作,评出一级资质企业1家、二级资质企业1家、三级资质企业2家。完成首批确认的21家资质企业复审换证工作,21家中有13家提出复审,经认真审核,认定12家企业获得原等级资质认定,1家企业从二级申报认定为一级资质。另有8家未申报复审的予以注销原资质等级。

截至2010年年底,上海建(构)筑物专委会会员单位共有210家,有32家获得资质等级认定,其中一级资质等级12家、二级资质等级10家、三级资质等级10家。同年12月22日,市市容环卫行业协会印发《上海市保洁企业资质管理办法》,首次将建(构)筑物内保洁列入资质等级认定范围。建(构)筑专委会组织起草《上海市建(构)筑物内保洁资质等级标准》,为2011年1月1日正式实施建(构)筑物内保洁资质等级认定工作打好基础。

【开展专项培训】

随着上海建(构)筑物清洗队伍不断壮大,2000年,上海市劳动社会保障局通过开展对建筑清洗行业情况的调研,经有关部门批准,正式将建(构)筑物清洁工种列入工人技术工种的职级序列,设初级工、中级工两个等级,同步公布了两个等级标准。相应的等级工培训教材通过专家评审同步由上海科技出版社公开发行。

2006年,上海新国际博览中心和上海国际展览中心举行大型建(构)筑物设备展览会,为会员企业提供展示清洗产品、保洁技术交流的平台。展会期间,建(构)筑专委会组织举办中央空调消毒清洗、地毯清洗、新型环保清洁剂使用及安全生产等各类讲座,共有1 000余人次参加。在擦玻璃、打蜡等现场操作比赛中,许多一线的操作工人参加了比赛。部分代表在交流会议上提出,为适应上海现代国际大都市的形象,楼宇清洗保洁服务应更新服务理念,完善工具装备和工艺技术,规范和加强从业人员业务培训,逐步创出自身的服务品牌,树立行业服务的新形象。

2007年,为提升建(构)筑物清洗保洁人员技能,以自有技术实力参与行业市场竞争。市市容环卫行业协会、市市容环卫行业工会、市市容环境人才培训中心、上海环境集团等单位联合主办以“提高技能、拓展行业、服务社会”为主题的2007年“上海环境杯”职业技能竞赛,全行业有12个竞赛小组分别获得建(构)筑物清洗保洁项目等团体第一。上海至诚环境服务有限公司等6家单位为2007年“上海环境杯”职业技能竞赛优秀组织单位。同时,还举办各类技术讲座，介绍新技术、新设备的使用，包括石材、地毯保养、外墙清洗保洁等。

2008 年，有 755 名员工参加了初级工培训，107 名员工参加了中级工培训。

2010 年，有 780 名员工参加初级工培训，350 名员工参加中级工培训，清洗保洁作业等级技工，也催生了建(构)筑物清洗保洁项目经理(管理师)队伍的扩大，同年，项目经理培训开展 3 期，共有 151 名学员通过培训获得项目经理(管理师)证书。

随着清洗保洁业技术等级培训工作在上海全面开展，以往外墙清洗工手持一张“登高证”走天下的状况发生改变，使清洗保洁业更适应现代化城市发展的要求。

【服务世博】

2008 年 7 月，市政府办公厅发布《迎世博 600 天行动计划纲要》(以下简称《纲要》)，清洁建筑立面列入《纲要》“三大工程”30 项任务中。任务要求是：列入市容环境建设中重点范围、重点路段、重点区域范围内的建筑物外立面加强清洗保洁和粉刷、修补，按《纲要》“百日计划”推行实施。按照任务要求，建(构)筑物外立面保洁清洗，完成计划总量 1 亿平方米的 13.7%。如闸北区交通主干道共和新路相交的彭江路、永和路综合改造中，推进建(构)筑物外立面保洁清洗工作，使原本灰暗、破旧的沿街楼宇焕发出明亮整洁的容貌。同时，为提升员工技能、服务世博，建(构)筑专委会组织近 400 名员工参加上岗培训。

2009 年是迎世博 600 天行动计划的关键之年，同年 3 月，全国第二届外墙清洗安全暨业务研讨会在上海召开，会议研讨了国家标准《座板式单人吊具悬吊作业安全技术规范》，对上海建(构)筑物外墙清洗执行好有关安全技术、使用安全的清洗设备、提升服务质量等，起到积极的推进作用。上海建(构)筑专委会有 36 家会员单位共 90 人参加了这次研讨会。

为更好完成世博园区建(构)筑物清洁保养工作，培养一批懂技术、有技能的员工队伍，建(构)筑专委会组织编制《上海世博园区建(构)筑物保洁服务人员上岗培训教材》，有 402 人参加培训，参加应知考试的有 115 人，应会考试的有 112 人，合格率达到 90%以上。另外，在“迎世博，2009 上海市市容环卫行业窗口规范服务达标职业技能展示竞赛活动”中，建(构)筑物清洗保洁工 116 人参加竞赛，上海仙客来园艺装潢保洁有限公司取得了第一名的好成绩。

2010年世博会举办前,建(构)筑专委会抓紧开展培训,提高员工技能,有1 000余名员工参加岗位培训,为进入园区规范服务完成清洗保洁任务输送合格的员工。世博会举办期间,建(构)筑物清洗专委会有40余家会员企业,1万余名员工,经过竞标,参与园区内2/3场馆清洗保洁服务工作,保洁员工以优异的服务质量,在世博环境服务中获得了各种荣誉称号,得到中外各场馆方、世博举办方及游客的好评。

表5-9　　2006—2010年上海市建(构)筑物外立面清洗粉刷统计表

年　　份	清洗粉刷(平方米)	年　　份	清洗粉刷(平方米)
2006	3 850 194	2009	13 773 996
2007	7 691 583	2010	11 652 493
2008	8 454 059		

资料来源:市市容环卫局、市绿化市容局数据统计年鉴。

第四节　公共厕所保洁与服务

一、公共厕所保洁

1979年,市环卫处对公共厕所(以下简称“公厕”)保洁卫生标准定为“四无、一少、两整洁”。四无:无积灰、无蛛网、无浮垢、无蚊蝇。一少:少臭气。两整洁:墙壁、屋顶整洁,内外整洁。

1984年7月,根据市环卫局制定的《各区环卫工作质量标准实行规定》,公厕推行分级保洁管理标准。设男女蹲位30只以上的甲级公厕,要求达到“八无”(无积灰、无蛛网、无浮垢、无痰迹、无粪迹、无死角、无臭气、无蚊蝇滋生地)。设男女蹲位20～30只乙级公厕,要求达到七无一少(无积灰、无蛛网、无浮垢、无痰迹、无粪迹、无死角、无蚊蝇滋生地、少臭气)。设男女蹲位10～20只的丙级公厕,要求达到六无二少(无积灰、无积垢、无死角、无痰迹、无粪迹、无蚊蝇滋生地、少臭气、少蛛网)。所有公厕做到:五清(地坪清、墙壁清、周围清、工具清、门窗及管理室清),一勤(勤洗沟槽),一齐全(设备完整齐全)。

1986年,市环卫局规定甲级公厕实施文明保洁(即男厕由男性专人保洁、女厕由女性专人保洁),乙级和丙级大型公厕实施专人保洁管理,对其他设在里弄的综合性厕所、简厕采取巡回保洁(即清厕工1人负责几座厕所保洁任务)。保洁标准按1984年实施的公厕分级保洁标准执行。至1987年年底,市区共有公厕978座。

至1994年年底,市区公厕有1 100座,自动水箱冲洗和手动阀冲洗率达100%。公厕卫生水平总体有提高。1996年,设置在居住区的公厕开始由环卫作业单位负责保洁。

表5-10　　1996年上海市公共厕所保洁标准情况表

保洁标准	保洁控制指标				
	蚊蝇度(只)	臭级	蛛网	粪迹	污水
每天冲洗、保洁、厕内无粪迹、尿垢、地面整洁	≤3	≤2	无	无	无
厕内无蛛网,设施无积灰,墙面、门窗洁净					
无蚊蝇滋生、少臭气					

资料来源:《上海环卫》1996年第3期。

2000年后,公厕保洁标准随着公厕等级的提升而提高。公厕由“解困型”向“舒适型”发展。2003年,市委提出“窗口”行业要为市民提供便民利民服务措施,让市民满意。市市容环卫局在2004—2006年连续三年开展“跨前一步,为民服务”主题活动,每年列出环卫十大便民利民措施的实施意见,并提出具体措施。市、区两级环卫部门积极响应,把加强公厕建设,提高公厕整洁卫生水平列入十大便民利民活动中。

2004年,以打造管理品牌推进便民利民措施落实,开展“公厕板块文明创建”活动,消除12个中心城区、郊区中心镇、旅游景点所在镇的2 200座公共厕所异味,保持厕所良好的整洁卫生水平。具体措施是:

加强公厕保洁——高峰时段平均间隔15分钟对厕所进行巡查保洁,其他时段巡查保洁时间不超过30分钟。夜间间隔可适当延长,一般为1～2小时。

公共厕所每日定时喷洒除臭药剂,降低厕内臭味。

有条件的公厕,安装除臭器。

当年,全市有598座公厕完成除臭器装置工作。

2005年,以“人人参与洁净社区、共同打造我们家园”为主题,推进市容环境十项便民利民措施工作。为有效提升公厕配置,改善厕所面貌,市市容环卫局开展上海市二级旧里区域环卫“五小设施、为民服务”快速改建改进行动计划,全年共有156座公厕得到改建。同年5月,世界公厕论坛在上海举办,来自全球16个国家和地区的200多位官员、专家、学者,围绕“模范城市,优雅生活”主题,就公厕清洁和使用行为等各个方面进行广泛深入的探讨和交流。论坛期间,中外宾客参观了武胜路10号“新概念”公厕,该公厕热水采用太阳能,冲洗利用循环水,厕所无臭无味,无二次污染。

2006年,市市容环卫行业推出《上海市公共厕所保洁服务规范》,促进公厕保洁服务达标率的提升。当年,上海中心城区二级旧里以下居住区域公厕建设纳入市政府实事项目。经努力,全年中心城区新建公厕106座、改建公厕254座,给排水畅通,墙地面平整,有控制异臭措施。保洁服务达标率为95%,公厕整体卫生质量上了一个新的台阶。

2007年,市容环卫部门加大旧式居住区建设和改造环卫公共设施,重点是进行控制异味的技术性改造。全年在旧式居住区新建公厕9座、改建公厕48座,既消除公厕异味,又填补了公厕服务盲点。

2009年,根据市容环境卫生保障工作要求,推进迎世博环卫窗口服务规范,提高公厕保洁质量,市市容环境质监中心对公厕保洁工开展相关业务培训,全面提升从业人员的基本素质、应对能力和服务水平。全市18个区县107家道路和公厕保洁服务企业,都通过有关部门的合格验收考核,全面完成迎世博环卫公厕建设任务和管理服务水平的提升。同时,对全市实施免费开放的公厕,增加保洁频次,确保公厕免费开放后管理质量和服务水平不降低。

2010年2月12日,市绿化市容局,为贯彻落实上海市政府实事项目要求,服务世博,制定关于开展公共厕所规范化建设的实施意见。要求中心城区和郊区城镇由政府投资建设的、设置在公共区域内的2 800余座公共厕所,优化设施设备,做到齐全完好。提升文明服务规范,内外环境整洁无异味。服务管理人员全面实行持证上岗。同时在中心城区重点区域以及世博园区周边,根据如厕人流量的情况,合理配置公厕保洁时间。世博园区核心区域外围共计60

余座公厕，实行定人定位定性别保洁，延长服务时间或提供24小时服务。当年，全市共有80座公厕被市绿化市容局推荐位为“示范公厕”。第三方对400座公厕进行社会公众满意度测评，总体得分为80.925分，公厕整洁卫生水平得到肯定。

表5-11　　2010年上海市公共厕所质量要求情况表

类别	质量要求
外围	公共厕所外墙周围3～5米范围内保持整洁，无乱张贴、乱涂写、乱刻画、乱吊挂、乱堆放等行为
	公共厕所外墙周围3～5米范围内保持环境卫生整洁，无垃圾、粪便、污水、无污迹、无渣土、无蚊蝇滋生地
	坡道、台阶完好无破损、无障碍物、无杂物、无痰迹、无积水
门窗	大门内外及把手等设施清洁，无印记、湿迹、无锈蚀、无尘土、无杂物
	窗玻璃明亮，窗台、窗框、排风机等处无灰尘、无蛛网、无破损
墙面	公共厕所内墙面、天花板无积灰、污迹、蛛网，无乱涂画，墙面应光洁
	公共厕所外墙、屋顶应保持整洁，不应有污迹、广告、涂鸦等
厕位	蹲便器、坐便器外侧应无水锈、粪便、污物；蹲便器、坐便器内无积粪、污垢，洁净见底，保持管道畅通
	小便槽(斗、池)应无水锈、尿垢、污物，基本无臭；沟眼、管道应保持畅通
	蹲便器、坐便器、小便槽(斗、池)，扶手应安全、卫生、无污迹、无水渍
	分隔板应光洁，无积灰、污迹、蛛网，无乱涂写
厕内设备	照明设备上无污迹、无尘土，开关处无明显手印迹、湿迹
	洗手台面光洁，无污垢、无积水、无毛发、无杂物
	面镜镜面光洁无水痕、手印，无明显涂画痕迹
	面盆、水池光洁，无水垢、无毛发、无杂物
	水龙头光洁，无皂迹、水渍；使用标志清洁、清晰、无污迹；安全、卫生
	皂液器、干手器等设备光洁，无印迹
	墩布池、地漏无污渍、无杂物、无臭味
	一类公厕内烟缸、纸篓内废弃物不得超过纸篓容积的1/2，二、三类公厕内烟缸、纸篓内废弃不得满溢
	除臭、通风设备运行良好，无污迹
	无障碍设施清洁、完好，无污迹，无锈迹

续 表

厕内环境	公共厕所内环境应整洁,无杂物
	公共厕所内的地面应整洁,无泥印、无杂物
	公共厕所内的地面应保持干燥,雨天应铺设防滑垫
	公共厕所内采光、照明和通风应良好,无臭味
	工具间(箱)应保持整洁,无异味;保洁工具存放整齐,不应存放在厕位、便器、洗手盆或楼梯过道中

资料来源:上海市地方标准DB31/T525-2011上海市公共厕所保洁质量和服务要求。

表5-12　2010年上海市公共厕所保洁服务要求情况表

开放前保洁作业	检查公共厕所的便器、冲水、洗手、照明、通风、排污等设施设备完好
	检查厕所应配置的服务用品,开启水电设备,保证正常使用
	检查便民服务箱中的便民服务用品是否齐全,缺失部分将其补齐
	清除设施设备、服务台、地面等浮灰;清扫公共厕所门前市容环境卫生责任区,保持整体整洁
	雨天应铺设防滑垫,设置国家规定的防滑标志
开放期间保洁作业	以跟踪保洁为主,做到勤冲、勤刷、勤擦、勤换
	应做到人走厕位清(包括挡板、地面、蹲便器、尿斗)、洗手台无积水、镜面无水迹、洗手盆无积垢、地面整洁
	及时清除烟缸、纸篓内废弃物,一类公厕应确保废弃物纸篓容积的1/2,二、三类公厕确保废弃物不满溢
	应及时补充厕所应配置的服务用品,确保供应
	雨天以及地面保洁时,应设置防滑标志
	对公共厕所内湿、滑区域应及时擦拭,及时对功能区域污染物进行清理,使公厕全部区域始终维持干燥整洁
	对便器、便池进行保洁时,应设置标有“正在保洁”等提示语的提示牌
	公共厕所内应保持通风,当换气量不足时,应及时开启通风设备
	公共厕所内应放置除臭用品,进行厕内臭味控制
	工作垃圾密闭存放,保证垃圾存放点通风良好
	公共厕所排污管道堵塞或粪便满溢应立即疏通;排污管道严重堵塞、设施设备损坏应及时报修,24小时内修复完毕
	公共厕所清洁工具使用后,应放在工具间或隐蔽处,拖把、擦布不得放在无障碍通道的扶手上晾晒

续　表

开放期间保洁作业	公共厕所门前应保持干净、整洁，自行车、助动车等不得放在厕所门前，更不得放在无障碍通道上
	公共厕所应建立每日保洁服务登记制度，包括开门检查、保洁频率设施维修及日常检查等
	公厕服务人员外出就餐时，应放置外出提示牌，提示如厕人员
关门后保洁作业	清洁墙面
	清除烟缸、纸篓内废弃物，并清洗放回原处
	检查、补充除臭剂、洗手液、手纸等厕所需配置的服务用品，确保齐全。清洁洗手台、洗手器具及周边，并喷洒消毒液
	彻底清洁、擦拭并保持各设施设备清洁卫生完好
	清洁门窗、服务台、地面
	清扫公共厕所门前市容环境卫生责任区；做好公共厕所内外环境的卫生保洁工作
	各项保洁工作完毕后，清洁工具间(或工具箱)，将保洁工具清洁干净、摆放整齐，保持工具间(或工具箱)整洁；清倒工作垃圾，清除一切不应保存的物品
	关闭公共厕所内水阀、切断电源，确定公共厕所内已经无人后应关好门窗，确保安全
	清洁男(女)厕间，去除蹲(坐)便器(或沟槽)、小便容器(槽)内部污迹，擦净周边部位(隔板、扶手、便器外部)，清扫、拖干地面，最后喷洒消毒液

资料来源：上海市地方标准 DB31/T525－2011 上海市公共厕所保洁质量和服务要求。

表 5－13　2010 年上海市公共厕所内环境卫生控制指标情况表

部　件	不允许存在的缺陷	允许存在的缺陷				
		缺陷名称	1 个缺陷的物理量	各质量等级缺陷当量控制标准		
				一类公厕	二类公厕	三类公厕
室内环境	明显灰尘	灰尘	部件设施有 1 处 20 平方厘米(含 20 平方厘米)以上的灰尘	1 处	3 处	5 处
	便厕污垢堆积	污垢	有 1 处 10 平方厘米的污垢	1 处	3 处	5 处
	严重积水	水迹	地面有 1 处水迹	1 处	3 处	5 处
室内空间	臭味强度≥3 级	臭味	适量臭味	0 级	≤1 级	≤2 级

资料来源：上海市地方标准 DB31/T525－2011 上海市公共厕所保洁质量和服务要求。

二、公共厕所服务

公厕服务,除了清洁服务外,还有便民服务、挂牌导厕服务、特殊服务(老、弱、病、残、孕及婴幼儿)等。

1978 年起,市区公厕在厕内蹲位墙边,设置搁板或挂钩,方便如厕者放置物件和挂衣。为了方便如厕者便后站立,部分公厕在蹲位分隔板外沿装置定向板,可供老、弱、病、残和孕妇便后扶撑借力。1980 年以后,公厕内普遍装置自来水龙头,方便如厕者便后洗手。

1990 年开始,市区公厕实行"四公开"服务制度,即公开公厕管理员岗位责任制,公开公厕开放时间,公开监督电话,公开当班公厕管理员工号,接受广大市民的监督。河南中路南京东路公厕和广东路外滩公厕,为方便腿脚有疾者和盲人如厕,经过改建,从侧门到蹲位,专设供坐轮椅者进出的无障碍通道和供盲人如厕使用的引导扶手。

1991 年,全市市区公厕参加"全国十佳卫生城市评比活动",参赛评比的过程,推动了公厕服务整体水平的提升。卢湾区雁荡路复兴公园后门公厕管理员为方便路人,在厕内置备针线、药品,厕所门口设置花盆,代如厕者义务保管菜篮、代带小孩等。铁路上海新客站 2 座公厕管理员为方便外地来沪旅客,在公厕门上张贴上海市区交通地图。南浦大桥观光电梯边和豫园童涵春国药店边公厕,设休息厅,供如厕者休息。全市有 1 000 余座公厕设老人方便凳达 1 033 只,根据季节需要,公厕内配备清凉油、十滴水、开塞露、红药水等,供如厕者使用。

1992 年开始,市区高级公厕均配置盥洗台、整装镜,还有香皂、卫生纸或皂液器、烘手器,供如厕者洗手、整装。小便池斗内放置樟脑丸,厕内还安装喷雾器,不定时向厕内空中和四角喷洒清香水。广东路外滩公厕设置的红外线二次感应冲水器,水中含有芳香剂,冲水时香气四溢。当年,在全国城市卫生检查评比中,上海公厕整洁、卫生,得到全国城市卫生检查团的高度评价。

1994 年,根据市技监局发布《关于本市统一组织环卫标志类图形符号国家标准实施工作的通知》的有关要求,环卫部门制作 2 000 多块公厕导向标志,设置在道路边醒目位置,方便路人寻厕。当年,在市测绘院大力支持下,市环卫局组织人员编辑《上海市市区公共厕所指南》小册子,作为生活指南丛书,该书由百家出版社正式出版。这在国内尚属首次,也是环卫部门为行人提供的一项便民举措。为方便路人,环卫部门在外滩、南京路、人民广场、金陵路、豫园、石门路、福州路、机场入口处等人流量集中地方,布设40座流动厕所,为行人提供方便,缓解路人“上厕难”“寻厕难”的尴尬局面。

1996年,随着人们对公厕的建筑、卫生水平要求提高,市环卫部门在全市范围内,开展改善公厕品质、提高公厕管理水平的创“星级公厕”活动,以适应国际化大都市发展要求。“星级公厕”按公厕设施、设备、服务管理条件等,划分为三星级、二星级、一星级三个标准。所有星级公厕必须达到上海市《城市公厕规划和设计标准》中高级公厕的基本标准,厕内宽敞,墙面地面整洁卫生,有供等候人员休息处。采光通风良好,门厅和厕内适当空间有壁挂、人工绿化或点缀。入口处设轮椅坡道,男、女厕所各设残疾人专用单间,配置标准扶手。为方便携带婴幼儿上厕的女士,女厕所内设置专供为婴儿换尿布的小床或搁板。厕内管理人员统一着装、佩戴胸卡等。三星级厕内管理人员,会用简单的英语口语向外宾提供服务。所有星级公厕除了不定时对厕所进行保洁,还必须配置便民小箱子,里面有针线、纽扣、红药水、鞋刷等,免费提供给如厕者使用。通过创“星级公厕”活动,上海大部分公厕面貌焕然一新,二星级公厕的硬件设施基本达到三星级的标准。如黄浦区中山东二路207号公厕、虹口区鲁迅公园边公厕,结合争创“星级公厕”活动,在改建时,将“星级公厕”标准融入设计中,舒适的环境、齐全的设施得到如厕者的称赞。长宁区中山公园边公厕专设方便使用者的小柜台,内有针线包、常用药品、妇女卫生巾等用品。当年,全市共创建11座星级公厕,其中二星级6座、一星级5座。特别是“星级公厕”增设的便民服务,受到社会各方好评。

2003年,闸北区上海火车新客站南广场一座规模、功能、设施一流的豪华公厕对外开放。该公厕外立面由玻璃幕墙和大理石镶拼而成,使用面积270平方米,室内周边墙面和地面均由大理石和高级瓷砖铺成。厕所内安装中央空调、中央换气系统及背景音乐、感应式自动冲水装置等,还配设男女冲淋室、化妆室、自动擦鞋机、针线包、医药箱、一次性衣裤以及为婴幼儿服务的儿童床及保险带等。

2004年7月,上海首张标明中心城区公厕的方便出行导厕地图问世。该导厕地图覆盖941座公厕、74座移动厕所。同时将24小时开放的公厕以醒目的方式标出,便于市民如厕。导厕地图还反映中心城区景观道路、五大银行的24

小时 ATM 取款机服务点、出租车扬招点、医保药房等信息。同年 8 月，依托《上海公厕 WebGIS 系统》的开发和运行，全市 1 800 多个公厕的属性、照片和详细地理位置以电子地图的形式在上海市容环卫网上发布，市民只要进入“便民服务”栏目，点击“公厕查询”便可了解相关信息。

2005 年，全市有 690 座公厕完成“无障碍设施”改建，方便儿童、老弱病残者用厕。

2006 年，市市容环卫部门根据《上海市公共厕所布局规划纲要》的有关原则，结合城镇人口布局和使用特点、人流密度和活动类型，在公厕布局方面，重点增加公共交通枢纽和公共活动区域的公厕配置，使用统一规范的公共厕所标志，解决市民“寻厕难”问题。卢湾区在主要道路上增加便民服务指南指示牌，黄浦区在市中心 511 个废物箱上印制公厕导向图，方便市民查找公厕。

2007 年，上海公厕实施“以人为本”人性化服务，卢湾区设置“为你服务指路牌”，标示残疾人公厕服务设施的标志，金山区在 60%以上新建的公厕设置了无障碍通道及老年人、残疾人的专用蹲位，方便了特殊人群用厕。

2008 年，住房和城乡建设部发布《关于加强城市公共厕所建设和管理意见》，完善公厕导向系统，上海更新公厕导向标志 140 块。

2009 年，全面完成迎世博公厕建设任务，新建环卫公厕 230 座，完善更新公厕导向标志 2 918 块。按照《公共场所英文译写规范》，静安区对区域内设置的公厕导向标志，英文译写 Public Toilet 一致调整为 Toilet。

2010 年，公厕建设列入市府实事工程项目，全年新建公厕 97 座，改建公厕 103 座，完善公厕设施设备 1 012 座，增加无障碍设施公厕 280 座，增加便民服务措施项目的公厕 552 座，确保公厕设施设备齐全、完好。同时，还根据公厕规范化建设的具体要求，对全市 3 671 块公共厕所导向标志中英文译写进行规范更新，在 90 条重点路段的 506 只废物箱上安装了公厕导向示意图。为更好服务世博，市绿化市容局要求在每座公厕内醒目的位置，设置公厕服务统一公示牌，内容有：公厕等级、服务时间、服务管理标准、服务管理人员工号、服务管理单位及投诉电话等。同时，宣传爱岗敬业、礼貌待人、文明作业、规范服务的“李影公厕”服务品牌精神，在行业宣传导向下，公厕服务人员态度的改变，尤其是对老年人、残疾人用厕者，“搀一把、问一声、望一下、送一程”的服务方式，在全市公厕服务中得到推广。

三、公共厕所免费开放

1977年，上海市区公厕开始推行洁厕工收费（售纸）保洁服务，要求洁厕工做到见脏就扫，地坪无痰迹，使厕所内外保持清洁。1984年，市区部分公厕开始实施承包经营服务，环境卫生作业服务单位对公厕核定承包费用基数后，由单位员工承包收费（售纸）保洁服务工作。

1990年开始，市区收费（售纸）公厕对70岁以上老人实行免费服务（不提供卫生纸）。

随着上海市民生活水平的不断提高，市民对提升公厕品质、文明用厕，提高为民服务理念，方便用厕，取消公厕收费的呼声越来越高。市人大代表、政协委员从提高城市文明程度的角度，关于取消公厕收费和24小时开放的提案较为集中，引起市政府及相关部门的高度关注，全面推行免费开放公厕被提上议事日程。市环卫部门就免费开放公厕后，现行的公厕作业模式、管理质量、运行维护经费来源等，进行了可行性研究。

2005年3月15日起，全市公厕对离休人员、残疾人、军人、1.2米以下儿童及普通厕所男子小便先行实行免费用厕。

2006年，中心城区有256座公厕实行免费服务。其中静安、闵行区域内的公厕实现免费服务。黄浦区有20座位于居民区的公厕在21:00～次日5:00实行免费开放。杨浦区在二级旧里以下居民集聚区，向低收入家庭发放免费用厕卡等。

2007年，闵行区、浦东新区金桥集镇的公厕实行免费服务。截至2008年，全市19个区2 469座公厕中，有1 166座公厕实施免费服务，占总数的47%。静安、长宁、闵行的公厕免费开放服务实现全覆盖。同年，全市中心城区12个区，实行24小时开放的公厕有75座，主要集中在黄浦、徐汇、虹口等商业集中区。郊区城市化地区及郊区政府所在镇地区的公厕，包括嘉定、青浦、松江、南汇、奉贤、金山、崇明等区县，由于硬件条件和管理体制等原因，大部分公厕实行巡回保洁，免费服务率较高。

2009年，市、区两级财政为全市推行公厕免费服务和24小时开放使用做好积极准备,落实公厕取消收费后所需增加的财政预算金额,弥补公厕保洁管理支出的不足。市绿化市容部门在全面实施公厕免费服务和24小时开放前,加紧做好精细准备,对公厕部分容易损坏的设施设备,进行提前更换、改造和加固。拧开的水龙头换成按压式,既节水又卫生。使用红外自动感应设备的公厕,做好示意工作,方便使用者了解正确的使用方法。同年9月15日起,闸北区环卫公厕、区域内公园的公厕、大型公共绿地的公厕实行免费开放。9月25日起,虹口区环卫公厕、17座公园的公厕实行免费开放,实行免费开放的公厕开放时间统一调整为5时至22时,其中,27座二级旧里环卫公厕,实行通宵免费开放。10月1日起,浦东新区所有公厕全部免费开放,为确保免费开放后服务水平、保洁质量不下降,节日期间,陆家嘴公厕免费提供手纸,增加保洁频次,并延长服务时间至24点,为百姓出行如厕提供便利。黄浦区公厕配置自动售纸机,增设塑料椅子,为候厕人员提供更为人性化的服务,做到"免费不免责,免费更尽责"。

2010年1月1日起,全市公厕实行免费开放使用。世博会举办期间,世博园区核心区域外围60余座公厕,提供24小时服务或延长服务时间,确保市民和游客如厕方便。

四、单位厕所对社会开放

1994年,结合上海创建国家卫生城市目标,缓解市区"上厕难"局面,市政府根据国家建设部《城市公厕管理办法》有关规定,把开放商场、车站、码头、饮食店、影剧院等单位厕所为社会服务列入当年市府实事项目中。各区县环卫部门,依靠社会力量,携手努力,创造条件,挖掘潜力,收到良好效果。黄浦区首先将繁华商业街大型商场和主要道路上50余座单位厕所向社会公众开放。同年年底,全市共落实229座单位厕所向社会开放,可供使用男女厕位共计2 087个。这些开放的单位厕所,分布在124条道路上,得到属地环卫部门的分类指导,如确定等级,公开保洁规范,落实管理措施,核定收费标准等,逐步归口行业管理,使其与环卫专业管理公厕的水平趋于平衡。

2000年后,随着城市建设发展,中外宾客如潮,虽然已有部分单位厕所实行对社会开放,但商业街上大量的人流,公厕数量还是显得捉襟见肘。针对区域性公厕服务的"空白点",2007年4月,市环卫局及相关部门走访豫园商城股份有限公司、港汇广场等十多家社会单位，实地考察47座已经实行对外开放的单位公厕，就公厕使用量、设施配备、设备维护等方面进行探讨。市环卫局和市公厕协会联合召开由希尔顿酒店、正大广场、永安百货等单位出席的座谈会，了解单位厕所对社会开放情况，听取对开放单位厕所的想法和建议，对下一步充分挖掘社会公厕资源，提倡沿街社会单位开放厕所起到积极作用。经过各区县环卫部门努力，当年，登记对外开放的社会公厕已达2 000余座，社会单位厕所对外开放，不仅填补环卫公厕布局上的不足，也成为2010年世博会在上海举办期间向7 000万游客提供优质厕所服务的重要力量。

2008年，住房和城乡建设部发布《关于加强城市公共厕所建设和管理意见》，强化对公厕管理和服务的考核监督，社会公厕的服务也纳入城市公厕统一考核体系。当年，上海新增对外开放的社会公厕255座。

2009年，市绿化市容局印发《关于加强社会单位公共厕所设置和管理的若干意见》，加强和规范社会单位公共厕所开放和服务管理，明确了设置标准，使社会单位公共厕所作为政府建设公共厕所的有效补充。

表5-14　2000—2010年上海市单位厕所对社会开放统计表

单位：座

年份	总数	按厕所所属单位分类						
		宾馆	商场	娱乐场所	公园	菜场集市	轨道交通	其他
2000	342	32	110	33	19	30		118
2001	764	145	106	55	36	84		338
2002	1 452	229	222	120	60	123		698
2003	1 394	161	209	92	50	183		699
2004	1 297	130	236	98	80	162		591
2005	1 284	109	211	117	68	160		619
2006	955	100	174	86	62	163		370
2007	2 353	229	311	134	119	280		1 280
2008	4 092	249	341	187	164	288		2 863
2009	2 650	278	401	216	128	283	28	1 316
2010	2 695	260	347	202	106	281	20	1 479

资料来源：市市容环卫局、市绿化市容局数据统计年鉴。

第六章　水域环境卫生管理

为保持上海市境内水域的整洁、美观、安全，20 世纪 70 年代起在苏州河水域内实施人工打捞水面漂浮垃圾和收集处置苏州河上各类船舶产生的粪便。80 年代，在黄浦江和苏州河水域内使用水面机械清扫船和人工打捞相结合方法打捞水面垃圾，收集处置各类船舶产生的粪便、垃圾和油污水。90 年代，在直管水域设点拦网、配双体小浮筏定点、定时巡回打捞水面漂浮垃圾；建立沿江单位水域环境卫生责任区制度，开展水域环境卫生竞赛、突击整治环境卫生等活动，提升水域环境卫生质量。

1990 年，市政府发布《上海市水域环境卫生管理规定》，水域环境卫生以清除代管理的历史阶段结束。市政设施建设进入快车道，市直管水域管理和作业范围不断向外延伸。制定和明确水域环境市、区县分级管理职责，中小河道管理成为行业内重点工作。送达沿岸环境卫生责任书，开展创建活动，全市水域市容环境卫生面貌显著改变。

从 2000 年起，市容环卫行业内部改革工作加快提速，市水管处与承担市直管水域保洁作业的单位分开，开放水域环境卫生保洁市场，改革水域内收费制度，建立水域市容环卫收费系统，开展水域市容环卫“三类区域”创建活动，建立水域市容环境卫生联席会议制度，推进长三角地区水生植物污染治理工作，实施迎世博 600 天《上海市重点水域保洁和管理专项工作要求》，至 2010 年，黄浦江、苏州河景观水域实现整洁、美观、有序，全市 1 036 条段中小河道水域环境卫生面貌得到提升。全市有 3 家企业从事船舶废弃物收集处置。进入收费中心专用账户资金总额为 9 997 万元。

第一节　水域保洁

一、市直管水域

为保持上海港水面清洁，1975 年起，市清洁所水上清洁管理站（以下简称“水清站”）开始在苏州河水域内人工小范围巡回打捞水面漂浮垃圾，但无计划任务。1980 年，水清站成立内港分站和外港分站，分别负责苏州河和黄浦江及有关支港的水面漂浮垃圾打捞作业，列入水域保洁计划任务，至年底，共有职工 997 人，配备大小机动作业船 24 艘、木驳船 27 艘。

1984 年，经市政府批准，在水清站的基础上，建立上海市水上环境卫生管理处，负责全市水域环境卫生管理和承担黄浦江及苏州河包括支港水域水面漂浮垃圾打捞作业。1985 年起，国内第一艘双体水面清扫船在黄浦江水域投入使用，黄浦江段内开始实行机械船清扫与人工打捞相结合、定点打捞与巡回打捞相结合的保洁作业方式。苏州河因湾道多、船舶多、垃圾少，外白渡桥向西仍采取人工打捞保洁作业方式。同年，市水管处调整保洁作业方式，先后在黄浦江、苏州河上设置 19 对拦网设施，配备打捞船，实施定人、定点、定时守候打捞的保洁作业方式。1989 年，市环卫局制定《上海市环境卫生主要工种作业规范》，对水上环卫作业规范提出明确要求。1990 年，市政府发布《上海市水域环境卫生管理规定》，市水管处开始组织黄浦江和苏州河沿岸的单位在水域责任区内自行打捞漂浮垃圾，责任区外水域有水上环卫作业单位负责打捞漂浮垃圾。

1992 年，市环卫局改革水域环境卫生管理体制，市水管处调整内部结构，将内、外港管理站合并成立水上综合服务中心（以下简称“水服中心”），负责市直管水域的水面漂浮垃圾打捞作业。至 1993 年，共配备清洁工作船 56 艘、水面清扫船 3 艘、双体浮筏 21 艘。1994 年，市水管处根据《上海市环境卫生水上作业质量标准、监察规范》，明确要求打捞水面漂浮垃圾做到“三捞”（作业点定人守候全日捞、漂浮垃圾聚集点适时捞、重要河段巡回捞），“二无”（受委托打捞的责任区内无 2 平方米以上漂浮垃圾聚集、作业船无垃圾暴露），市直管水域水面漂浮垃圾保洁作业质量得到提高。1995 年,市水管处以创建国家卫生城市为主线,组织实施《水域环境卫生发展计划》和水域环境卫生竞赛活动计划,落实有效措施,切实做好市直管水域水面保洁工作。至年底,完成在黄浦江、苏州河上增设 5 处拦网固定打捞点,实现了市直管水域重点区域白天不见 1.5 平方米垃圾聚集点的保洁作业要求。

1996 年,市水管处确定“理顺关系抓协调,作业服务抓实体,薄弱环境抓整治,控制污染抓源头,水面保洁抓实效”的工作重点,通过迎接全国人大环保检查团视察苏州河和开展“双高”“三迎”等活动,促进保洁作业服务质量的提高。承担市直管水域保洁的水服中心全力投入,突击整治脏源,增加打捞船和作业频次,使黄浦江景观水域和苏州河重点段水面有了较大改善。市直管水域保洁范围不断延伸至上海港内、外港区部分,苏州河、蕴藻浜、淀浦河等市区界内部分,虬江军工路桥东下游部分,虹口港嘉兴路桥南下游部分,定海港,龙华港龙吴路桥东下游部分。年底,水服中心有保洁作业人员 483 名,配备机动收集作业船 42 艘、非机动双体浮筏打捞船 40 艘。1998 年,市水管处转换内部分配机制,提高市直管水域保洁水平。组织开展“爱岗敬业,争当服务标兵”百日竞赛活动,漂浮垃圾打捞量翻倍增加;开展与沿岸门责单位签订委托保洁协议书,实行承诺制服务,赢得了社会各界好评。同年,重点清除小陆家嘴滨江大道滩涂沉积垃圾,使黄浦江滨江大道水面状况得到了改善。

2000 年,市水管处以苏州河、黄浦江中和治理为重点,建立市直管水域与沿岸单位“共管共建”长效管理机制;结合迎接 APEC 会议在沪召开,建立滨江大道水域保洁班,对小陆家嘴滨江大道采取每天水上巡回清扫和退潮后下河保洁相结合的作业方法,保证了滨江滩涂的整洁。巩固完善分段竞标、分配激励、考核监督三大机制,市直管水域水面保洁质量明显提高。2001 年,水服中心等 4 个单位从市水管处整建制划归市废弃物处置公司(以下简称“处置公司”),市直管水域开始实行管理和作业分开。同年,市水管处明确提出“一江(黄浦江)、一河(苏州河)、一环(内环线)、一线(浦东机场至虹桥机场沿线)”水域市容环境卫生整治工作要求,水服中心全力落实各项措施,市直管水域水面保洁质量稳步提升。

2003 年,市水管处以市直管水域为重点,加强基础工作,划分水域范围,制定保洁标准，建立日查、周考、月联考的检查机制；实施双向告知制度和联席会议制度，加强与处置公司协调沟通；延长工作时间，实施两班制和轮休制，对13个垃圾易聚集点重点监控；加大监管力度，发现问题，直接由一线监管人员通知保洁队及时清除，改善了黄浦江两桥（杨浦、南浦）之间和苏州河长寿路桥以东水域的水面清洁状况。市水管处投入70多万元，在黄浦江、苏州河主干流上设置6个监控点、1个主控中心的全天候视频监控设施，实施“控制、作业、缓冲、禁止”四大区域分区监控预警机制。水服中心调整保洁作业方式，实行以机械打捞船与定人、定点、定时守候清除水面漂浮垃圾相结合的保洁作业方式。分类保洁作业方式有效地控制了单位生产成本，提高了水域保洁作业质量。

2004年，市水管处加强水域市容环卫质量监管信息系统建设，建成水域视频监控子系统、水面质量巡查子系统、水面质量评价子系统、直管水域保洁作业管理信息子系统，以及苏州河水面市容环境卫生质量评估系统，包括监控系统、数据汇总系统、评价系统、报告系统，每日对苏州河水面质量做出实时评价。市直管水域水面保洁质量监控进入信息化管理。2005年，市水管处在黄浦江上选取“十点一区域”垃圾易聚集点作为采样点，试行建立黄浦江水面市容环卫质量评估系统，有效掌控水域市容环境质量。市直管水域保洁作业单位由改制后的上海市水域环境发展有限公司（以下简称“水域公司”）承担。水域公司积极落实暴露垃圾并联治理机制，在市直管水域进行整治11次，清除暴露垃圾1.7万余吨。全年市直管水域水面质量优良率稳定在93%以上。

2006年，市水管处完善《黄浦江、苏州河公共水域保洁招投标运作实施方案》，市直管水域实行保洁合同化管理。健全水面质量评价体系，公开公布质量指数，加强专业监管。水域公司全体职工发扬连续作战20天不休息的精神，完成“上海合作组织峰会”召开期间水域环境卫生保障任务，全年市直管水域水面质量优良率稳定在95%以上。2007年，市市容环卫局下发通知，首次明确市直管水域中景观水域范围为黄浦江：杨浦大桥至徐浦大桥水域部分，苏州河：东港口至中山路桥水域部分。市水管处深化合同管理，推行扣分还分考核机制，激励保洁单位注重整改，提升保洁水平，全年市直管水域水面质量优良率达到96%。同年，为世博会举办期间做好景观水域环境卫生保洁服务工作，水域公司自筹资金研制设计科技含量高、满足多功能需求的游艇式保洁船。全面履行市管水域保洁合同,完成“一江一河”的保洁任务。

2008 年 3 月,根据市市容环境综合建设和管理工作联席会议办公室的整治要求,市市容环卫局下发《关于进一步加强本市水域保洁管理的通知》,要求加强对黄浦江关港下游、苏州河华漕下游等市直管水域保洁作业管理要求。市水管处在与作业单位签订合同中增加滩涂、易聚集点等方面考核内容,首次将市民评价分值纳入考核。同年,游艇式保洁船投入日常保洁作业。水域公司根据全市河网水系流向特点,按照“合理、有效、坚固、美观”的基本要求,在黄浦江、苏州河上使用钢桩、铁质围栏、铁质囤船、机械化打捞设施等方法设置了 16 对定点拦截打捞设施,增强拦截作业能力,防范漂浮废弃物对黄浦江、苏州河中心城区段污染,满足“全天候”拦截和打捞漂浮废弃物要求,提升了水域保洁作业整体水平。水域公司根据管理要求,调整作业结构、延长作业时间、加大考核力度,全方位履行保洁责任,与市水管处建立信息互通平台和工作例会制度,定期交流工作难点,及时整改存在问题。2009 年,市绿化市容局下发《关于印发上海市主要道路(河道)和景观区域(水域)范围界定的通知》,确定市直管水域保洁范围为黄浦江:杨浦大桥至鳗鲤嘴长桥港口,苏州河:东港口至真北路桥。市水管处在优化市直管水域保洁作业质量的基础上,开展调查研究,拓展保洁水域段面,编制市直管水域 50 千米整治方案,确定 16 对拦截打捞设施的位置及形式,组织相关作业、建设、监理的招投标,指导开展专项整治工作。水域公司履行市直管水域保洁合同,在黄浦江、苏州河上打捞出水面漂浮垃圾 7 002 吨,与同期相比增加 35%,出动船舶 1 030 艘次,出动人员 5 500 人次,清除景观水域段和 50 千米重要水域内产生的垃圾 5 200 吨。

2010 年,成立世博会水域市容环境保障指挥中心,市水管处整合作业、管理、执法资源,建立信息日报评价制度,强化监管效能。规范各类船舶容貌和容器,遏制污染水域行为的发生。水域公司成立世博水域保障运营项目部,建立公司领导带班、部门负责人主值班、执行值班员三级值班制度,不定期对保洁船舶调度和质量巡视进行考核,重点加强保洁作业现场质量监管,编制应急预案,建立核心水域、外围水域、沿海防区“三位一体”应急保障体系,调拨“沪环货 117”轮,24 小时临战待命,实时保障水域运营安全。协调界定区域保洁责任,落实船舶停泊及相关设施配套和水面垃圾处置。针对日常保洁和 50 千米整治区域不同条件，分别采取机械清扫、人工保洁、布设围油栏、小型橡皮艇特殊打捞等方法，从上午6时至晚上10时对世博园区核心水域进行不间断、全方位、精细化保洁作业，使世博园区核心区水域环境卫生面貌达到整洁标准。世博会开幕式后，水域公司职工奋战数小时，在黄浦江上及时完成打捞漂浮的发光球只、清扫焰火残骸及各类漂浮垃圾等应急任务。世博会举办期间，处理救助失控游艇、落水人员等各类应急事件7起，并成功处置1起沉船溢油污染事故。

二、中小河道

20世纪50年代末，上海城市工业迅速发展，人口持续增长，排入江河的工业废水和生活污水大量增加，黄浦江水体受到污染；郊区建立了许多市属工厂和县属工厂，乡镇工业也开始发展，郊区农村河道的水质开始逐步恶化；农村畜禽生产迅速发展，大量畜禽粪未能充分利用，任意流进河浜，严重污染河道水质。

1992年，为依法加强全市水域环境卫生管理，市环卫局下发《关于颁布〈上海市水域环境卫生市、区、县分级管理办法〉的通知》，明确市、区、县分工职责，提出“县环卫管理部门（包括金山石化地区）的职责是负责本县城镇水域内的船舶、码头、沿岸单位的垃圾、粪便清运处理及公共水域漂浮垃圾的清捞工作”。

1998年，市委、市政府全面开展以苏州河整治为重点带动全市中小河道污染综合整治工作，解决全市人民十分关心、制约上海社会经济发展的水环境问题。同年，市环保局、市水利局、市环卫局等相关管理部门和区县政府联合成立“上海市中小河道环境综合整治领导小组”，副市长韩正任领导小组组长，领导小组下设“上海市河道污染综合整治办公室”，负责牵头开展以集中整治为主要形式的样板河道创建活动。同年，根据中心城区“两级政府，三级管理”和郊区“三级政府，三级管理”的原则，市环卫局下发《本市水域环境卫生市区分级管理办法》，要求建立水域环境卫生管理分工负责制度。依据这一规定，全市23 621条中小河道分别按区县、乡镇、行政村三类区域由相关保洁单位进行日常保洁作业和管理工作。1999年，市环卫局批准在市水管处内设机构中成立区（县）水域管理站，负责全市中小河道的水域环境卫生日常管理工作。至2000年，全市建成样板河道134.6千米，有河道专职保洁人员5 200余人，负责总长度1万余千米3万余条（段）中小河道日常保洁作业。

2002年,市市容环卫局组织开展"六项"达标活动,其中包含巩固中小河道整治成果,并推动新一轮中小河道污染整治工作。市水管处以"达标河道,达标界河"创建活动为抓手,通过完善标准,拓展范围,狠抓巩固,加强检查,落实保洁等工作措施,至年底,全面完成53.6千米市容环境卫生样板河道,224条市容环境卫生达标河道,10条市容环境卫生达标界河的创建任务。2003年,在全市开展市容环境卫生"达标区、规范区、示范区"创建活动中,市水管处全面落实"三区"创建工作要求,深化中小河道创建工作内涵,将落实责任区制度、整治水生植物与达标创建工作有机结合;将创建城乡接合部达标界河和达标镇区列入创建任务,并引入"事先公示、群众参与"新机制。至年底,全市完成341条达标河道、37条达标界河、19个达标镇区的创建任务。中心城区中小河道市容环境卫生达标率92%;郊区新城内中小河道市容环境卫生达标率88.8%,中心镇内中小河道市容环境卫生达标率56.8%。2004年,市水管处制作市市容环卫达标河道历年分布电子地图,为日常管理工作提供技术支撑。围绕加强保洁、严格监管、社会监督、落实责任区制度等四个环节开展中小河道整治工作,至年底,全市创建达标河道658条(段)、达标界河15条(段)、达标街镇27个。同年,为进一步加强中小河道的日常保洁工作,解决部分"4050"下岗待业人员就业问题,由水务局牵头,市市容环卫局等部门参加,在全市范围内组建非正规就业劳动组织性质的河道保洁服务社,主要承担打捞230条(段)区(县)级河道和近千条(段)乡镇级河道的水面漂浮垃圾和清除两岸暴露垃圾。至年底,浦东、宝山、闵行、嘉定、金山、青浦、松江、南汇、奉贤、崇明等10个区县分别根据本地区经济社会发展和地域特点等情况,招聘下岗待业和农村富余劳动力等人员万余人,组建了210家河道保洁服务社,范围覆盖外环线以外区域。2005年,浦东张家浜、高桥港、普陀朝阳环浜、嘉定环城河、松江通波塘等建成"水清、岸洁、景美"的达标河道。全市累计完成达标河道2 687条(段)、达标界河49条(段);内环线内河道市容环境卫生达标率100%,中心城区镇级以上河道达标率97%,全市镇级以上河道达标率86%。

2006年,市市容环卫局通过"市容环境达标区、规范区、示范区"和"上海市整洁村"创建活动两个工作平台,全面推进城市化地区"三区"创建范围内99条(段)河道和郊区"上海市整洁村"创建范围内600个行政村内村沟宅河的整治工作，全年完成50条(段)中小河道市容环境整治任务。2007年，全市开展“万河整治、万人保洁”行动，组织开展以“治脏”为重点的新年“清洁周”活动；通过开展水域省际通道整治，梳理出连接外省市水路省际五大通道沿线污染点117处，协调、督促有关各区落实整治措施，有效改善了省际通道水域环境面貌；同时全力推进村级河道整治，全市有6 900余条村级河道得到有效整治。2008—2009年，市水管处根据迎世博600天行动方案，认真调研排摸，编制“重点水域”任务分纲要；成立“重点水域”整治指挥部及办公室，协调各方落实工作职责；开展50条主要河道和88条主要道路、高速公路、国道、铁路、轨道、公交枢纽等主要区域的水域市容环境卫生综合整治。通过落实保洁队伍、设置拦截设施等有效措施，全市1 036条段中小河道全部完成整治任务。

2010年，市绿化市容局提出“城乡统筹，加强指导”的工作要求，市水管处协调各区县在完成上海世博会举办期间市容环境保障工作的同时，切实加强中小河道的日常管理工作，重点抓好保洁责任落实、沿岸环境维护、开展综合管理、健全监管机制、加强基础管理等五大任务。通过完善标准，深化水域市容环境卫生责任区分类管理；创新管理，引入作业管理第三方评价机制，推行项目化管理，提升市场监管效能；统筹城乡，巩固和延伸亲水观景示范区域创建，改善市民群众生活、休憩和工作环境，嘉定、青浦、长宁等10个区共计建成64处亲水观景示范区域。加强巡视督查，全年检查中小河道3 908条段，发现固定污染点131处，污染率3.35%，与2009年同期数据相比，污染率下降6.9%，全市中小河道水域环境卫生面貌得到有效提升。

三、船舶废弃物收集处置

20世纪70年代，内河船舶粪便的收集由水清站专门负责。1970年开始收集内河船舶生活垃圾。1975年以后开始收集船舶粪污水和扫舱垃圾。环卫管理部门制定发布《水上清除工作质量标准》《扩大清除国轮废弃物(垃圾)的实施办法》等工作规范，逐步扩大收集范围。船舶油污水收集和处理则由海事部门监管。1982年，环卫系统轮船全部开始收集处理油污水。

1984年起，由市水管处承担对停泊在上海港区内船舶废弃物收集业务，通过组织有船单位与水上环卫作业部门签订《委托清除垃圾粪便合同》，组织水域环卫清除部门开展优质服务竞赛，提高作业服务水平。1990年，收集范围扩大到吴淞口外和浦东大治河、川杨河、白莲泾等区域。1993年起，黄浦江上陆续建成南浦大桥、杨浦大桥，万吨级船舶因受大桥通航高度限制，不再驶入黄浦江停泊，水服中心承担的船舶废弃物收集业务开始向外延伸至长江南岸水域（从浏河口锚地到鸭乌沙减载锚地）和进入黄浦江各支港第一座闸桥到黄浦江河口部分（包括黄浦江东岸水域），以及黄浦江、苏州河泵船码头上所产生的垃圾、粪便。

1994—2000年，船舶废弃物收集服务调整作业结构，水服中心根据市环卫局环卫专业走市场的相关规定，组建船舶油污水收集和应急抢险专业队伍，积极参与市场竞争和抢险保障服务，1996年曾应董家渡港监紧急救援通知，派出6艘作业船，装上吸油毡，赶赴现场，解决一艘油轮被严重撞裂造成污油泄露的险情，确保黄浦江水域未发生大面积污染。水域环卫作业服务质量和水平有了进一步提升。市水管处完成下属作业单位划转后，重点加强和规范行业管理和市属景观水域的环卫监察和执法工作。

2002年，市市容环卫局下发《关于开展船舶废弃物自行处置申报工作的通知》，市水管处制定《上海市船舶废弃物处置申报须知》等实施细则，明确规范管理的具体要求，并组织实施工作。2003年，市港务局实施政企分离改革后，原先市港务局属下负责收集外籍船舶废弃物的港清公司划归复兴船务公司管理，不再承担停泊在上海港外港区外轮生活垃圾收集业务，其相关业务由水服中心接替。市水管处根据管理要求加快建立健全船舶废弃物收集服务系统，在全市设立4个申报站，开展船舶废弃物收集申报工作，恢复苏州河内船舶废弃物收集，规范黄浦江船舶废弃物收集服务，基本消除船舶废弃物下河污染水体的现象。市市容环卫局公布《上海市市容环境卫生水域作业服务质量规范（试行）》《上海市市容环境卫生水域作业操作规范（试行）》，进一步规范水域市容环境卫生作业服务，要求作业船舶等大型收集工具着色规范、作业单位标志明显；收集、清除船舶（码头）废弃物作业时须有防止废弃物污染水域措施，无二次污染等。作业操作规范中还明确船舶开航前准备工作和登船作业流程，以及船舶运输装卸作业流程等要求。这为水域市容环境卫生长效管理机制建立和完善奠定了基础。

2004—2005年，市水管处重点加强游轮、客轮所产生的废弃物收集处置的管理工作，提高服务质量。改革上海港船舶废弃物、生活污水监管形式，实施凭证制度管理。水服中心在上海海事局、市港口管理局和市市容环卫局等部门的支持下，作为唯一具备专业收集船舶废弃物作业资质的企业，全面承接对进入上海港400吨以上船舶废弃物实施收集服务。

2006—2007年，水域市容环卫保洁作业市场逐步开放，具备资质条件的上海万承船舶服务有限公司、上海环生船舶服务有限公司、上海盛博工贸有限公司、上海雨雪船务有限公司等4家民营公司在取得市市容环卫局行政许可后，开始进入船舶废弃物收集服务领域。水域公司通过树立“100－1＝0”的诚信服务理念，开展全员诚信服务承诺签名活动，规范作业流程(上船服务做到全覆盖、不遗漏、无盲点；主动亮证表明身份；用语谦虚礼貌；垃圾收集做到“三清”即发票、凭证及垃圾记录簿填写翔实、准确、完整)，确保观光游览船舶生活污水收集“2小时内到达，1小时内完成收集”的特殊服务承诺，树立了良好的企业形象。2007年共参加大小溢油应急抢险38次，布设围油栏2 340次，收集油污水27 090吨。在上海海事局的支持下，水域公司开拓崇明、长兴、横沙三岛防污、清污业务；组建金山项目部，开展洋山深水港业务，实现了洋山—金山连为一轴的发展目标。2008年，根据市政府要求，水域公司开始收集处置大小洋山港区内外船舶废弃物，以保障临港新城附近水域环境卫生达到良好水平。同年水域公司负责对黄浦江水域从事散装油类及液体化工品装卸作业量300吨以上的船舶采取布设围油栏和监视措施，确保黄浦江水域无污染。

至2010年，船舶废弃物收集范围扩大到崇明长兴岛、横沙岛周边长江水域。全市有3家具备资质的企业在上海港内外港区内从事船舶废弃物收集处置，除水域公司(国企)外，另有2家民营企业参与。水域公司在完成世博会周边景观水域作业保障的同时，受市交港局委托管理使用为洋山深水港区配套建造的“洋山环保1号”轮进行作业服务，以及外高桥炼油厂、外高桥污水厂的围油栏布设与监护业务；应上海市地方海事局开展内河船舶污染物接收工作的要求，在虬江、泗港口试点启动船舶污染物接收服务工作，为上海港防治内河船舶污染水域工作全面推进奠定了良好基础。市水管处加大对3 000吨以上船舶、游览船、客运船、餐饮船舶生活废弃物处置的规范检查。在世博会举办期间，市水管处对在黄浦江杨浦大桥至卢浦大桥水域从事游览业务的9家公司、34艘游览船舶建立一船一档管理信息资料，组织开展市容环境卫生责任区自律管理活动，建立专项管理制度,强化管理,严格规范船舶废弃物收集行为,确保世博会相关水域环境达到一流水准。

第二节 水域监管

一、沿岸责任区管理

1986年,市环卫管理部门开始要求黄浦江、苏州河沿岸单位签订水域保洁责任书,落实好各自管理或使用水域岸线范围内的环境卫生保洁工作。1989年,市政府颁布《上海市水域环境卫生管理规定》,对水域环境卫生责任区范围和责任做出明确规定,市水管处负责具体管理并参与确定水域环境卫生责任区划分工作。1991年,黄浦江、苏州河沿岸316家单位先后签订《单位门前环境卫生责任书》,占总数407家的77.6%。为全面落实水域环卫责任区制度,市水管处组织沿岸责任区单位开展各类竞赛评比活动。1993年起,《单位门前环境卫生责任书》改为《单位门前(水域)环境卫生行政管理决定书》(以下简称"决定书")。黄浦江、苏州河沿岸420家沿岸单位签订决定书,占99.5%。1994年,市水管处在黄浦江、苏州河沿岸单位决定书送达率达100%的同时,将决定书送达工作扩大到黄浦江、苏州河部分支港,至年底,全市有568家沿岸单位纳入水域环境卫生责任区管理范围。至1995年,黄浦江、苏州河及其主要支港沿岸单位《单位门前(水域)环境卫生责任区管理决定书》送达率达到100%,达标率为98%。

1996—1998年,市水管处组织开展"创建"达标活动,督促落实保洁责任和防范措施,配备卫生容器,对无力承担保洁的单位督促其委托水上作业单位进行保洁作业,开展门责单位法人代表培训活动,使沿岸单位水域保洁落到实处。在此基础上,根据景观水域的要求,对苏州河虞姬墩以西15家沿岸单位送达《决定书》,通过采取划块包干、巡回监察、责任到人的措施,使门前单位落实责任。

2001年,市水管处设立基层水域环卫专管员,完善各区(县)水域市容环卫三级管理网络,共有专业作业人员1 007人,兼职作业人员4 000余人。11月20日正式开通"52904343"水域市容环卫投诉、监督热线。2002年,根据新颁布的《上海市市容环境卫生管理条例》的规定,对黄浦江、苏州河沿岸水域市容环卫责任区单位重新进行调研、梳理，核定黄浦江水域责任区单位312家、苏州河水域责任区单位53家，向其送达《上海市(水域)市容环境卫生责任书》(以下简称“责任书”)，并将沿岸单位责任书向各区管理部门和监察组织移交和存档。加强日常检查、协调工作，推进责任区制度工作向全面化、深入化、法制化发展。把责任区落实、水生植物整治工作与达标工作相结合，落实整改措施。2003年，共创建达标河道341条、达标界河37条、达标镇区19个，中心城区92%河道市容环境卫生达标，郊区新城88.8%达标，中心镇56.8%达标。

2004—2006年，市水管处按照“四位一体”的工作要求，深入开展责任区分类管理，建立责任区单位“户籍”制。按照市容环境立功竞赛要求，在水域市容环卫行业中开展“分类管理、同类竞赛”活动，通过丰富行业管理工作内涵，将立功竞赛与文明行业创建、重大活动市容保障、科技兴业、依法治水等项工作有机结合，增强行业凝聚力，提升服务水平。进一步落实责任区制度，全市水域市容环卫责任书送达单位上升到近2 000家。

2007—2008年，市水管处发动市管水域各责任区参加水域市容环境卫生责任区立功竞赛活动。至2008年年底，全市市管水域有169家单位参加竞赛活动，全市13个区县市容环卫管理部门和水务部门的22家单位参与竞赛。2010年，市水管处以服务世博为目标，以污染源头管理为抓手，按照“谁污染、谁负责”的原则，进一步完善水域责任区差别化管理标准，积极深化分类管理。将沿岸责任区单位划分成“装卸运输类”“施建修造类”“经营服务类”“公共管理类”“其他类”等五大类，为减轻、控制沿岸水域污染，实现沿岸水域市容环境卫生面貌更加整洁、有序、优美提供了管理支撑，并夯实了水域市容环境责任区长效管理的基础。

二、船舶生活垃圾收费管理

船舶生活垃圾清除实行收费制度。1978年，收取船舶扫舱垃圾清除费。1982年，收取船舶生活垃圾清除费。市港务局下属的港清公司负责外轮生活垃圾收费工作，市环卫局下属水管处(水上服务中心)负责国轮生活垃圾收费工作。1989年，经市物价局批准，水域船舶生活垃圾清运费进行调整。1990年，市环卫局制定《单位占用水域岸线委托保洁每月收费标准》，作业单位按规定收费。

1998年,市环卫局、市物价局联合下发《关于规范环境卫生服务收费的通知》,规定水域船舶生产废弃物清运费、水域船舶粪便污水收集清运费、水域船舶生活废弃物清运费等收费为环卫服务项目,实行政府指导价。2003年,市港务局行政体制改革后港清公司不再承担外轮生活垃圾收运和收费。

2004年,环卫作业市场化改革后,市物价局、市市容环卫局联合下发《关于本市单位生活垃圾处理收费有关事项的通知》,取消1998年10月30日市环卫局、市物价局《关于规范环境卫生服务收费的通知》中的垃圾(自运)码头运输管理处置费、垃圾(自运)滩地管理处置费等项收费,并明确收费标准、收费依据和执收主体,收费统一使用"上海市市容环卫船舶固体废弃物处理专用定额发票",由执收主体到同级税务部门购买,代收部门到市容环卫主管部门登记领取。实行专户管理,所收费用专门用于支付生活垃圾收集、运输和处理以及征收单位的基本征收管理,市水管处参与监管。

2006年,市市容环卫局下发《关于本市船舶生活垃圾处理收费管理的实施意见》,明确"水管处负责本市船舶生活垃圾处理费的征收和管理,下设收费中心负责具体征收工作"和"船舶生活垃圾处理费为经营服务性收费项目"。市水管处成立收费管理中心,船舶生活垃圾处理费的收费工作开始纳入规范化管理。全市船舶生活垃圾处理费的收费工作实行授权委托模式。委托征收单位有水域发展公司、万承公司、奉贤区市容局、环生公司等4家单位;并按照市管水域、区管水域、奉贤区水域等三个相对独立的区域实行不同的收费方法,其中,市管水域收费由收费中心直接与水域公司、万承公司、环生公司等3家单位签订征收委托书,签发船舶生活垃圾收费票据,各单位按照各自业务量(区域)对所辖范围内进出上海港的船舶进行生活垃圾收费,并定期与收费中心核账、结算,所有资金全额纳入收费中心账户,由市水管处以政府采购服务的形式全额拨付。收费采取上门收费、代理收费、打包收费等三种形式。水域公司实行上门收费、代理收费、打包收费;万承公司、环生公司实行上门收费。区管水域收费范围为浦东、松江、嘉定、青浦、宝山、金山、闵行、崇明等8个区,实行由水域公司委托各区县水务部门在船舶通过水闸时代为征收船舶生活垃圾处理费,收费标准为10～60元/艘次。奉贤区水域由区环卫部门委托区水务部门对进出该区范围内水闸的船舶进行收费,收费纳入市水管处收费中心统筹范围。至2010年,进入收费中心专用账户资金总额为 9 997 万元。

第三节　水面污染治理

一、环卫码头垃圾下河治理

苏州河水体受到污染可追溯到 20 世纪 20 年代。由于上海工业和人口的迅速发展,苏州河污染状况渐趋严重,至 70 年代末,苏州河上海段全线遭受污染,市区河段终年黑臭、鱼虾绝迹,两岸环境脏乱。80 年代末,以建设合流污水治理一期工程为抓手,苏州河综合治理工程正式实施。

1995 年,市环卫局组织力量配合苏州河环境综合整治工作,对苏州河及支港污染现状进行调查,找出船舶污染、两岸垃圾堆场、粪便码头污染、底泥污染等六大污染源,制订整治计划,召开由市规划、水利、市政、环保、港监、水上公安和各区环卫局等管理部门参加的专题协调会,明确职责分工,提出整治工作要求。先后 6 次对苏州河东港口至北新泾、陆家嘴滨江大道、彭越浦、龙华港的联合整治活动,全年共计出动 800 余人次;调派车、船 30 辆(艘)次;整治污染点 22 处;清除淤泥杂物 50 多吨、沿岸生活垃圾 30 多吨、建筑垃圾 200 多吨、煤渣 100 多吨;打捞水面漂浮物 300 多立方米,使苏州河及部分支港水面环境卫生面貌得到了有效改观。1996 年,加大对苏州河及其支港污染源整治工作力度,市水管处每月组织两次对环卫码头垃圾下河现象的检查,同时,先后组织对苏州河东港口至北新泾、陆家嘴滨江大道、彭越浦、龙华港进行联合整治 10 余次,出动 100 余人次,出动车船 50 余辆(艘)次,清除淤泥杂物 80 余吨、沿岸生活垃圾 30 余吨、建筑垃圾 300 余吨、煤渣 200 余吨,打捞水面漂浮物 400 余立方米。

1997—2000 年,市水管处发动苏州河两岸 6 个区、17 个街道(镇)开展"四无"(无乱倒乱堆垃圾、无违章搭建、无乱设摊、无拾荒乱堆废品)创建达标活动,数次组织环境整治统一行动日活动,行动日中参与整治人数达 1 000 余人次,沿岸路段基本达到"四无"创建标准,苏州河两岸环境面貌明显得到改观,为净化环境迎"八运会"做出了贡献。以组织开展实事工程立功竞赛为抓手,全力推进苏州河水面环境整治工作。市水管处制定《关于苏州河环境综合整治实事立功竞赛水管处分赛区创建规划》,重点整治长寿路桥至铁路桥水域,综合整治效果明显。组织苏州河沿岸的北站、天目西、长寿、长风、周家桥等5个街道,开展苏州河两域(水域、陆域)市容环境卫生共管共建工作。

2002年,市市容环卫局下发《关于加强垃圾装卸码头市容环卫管理的通知》,要求切实加强码头管理,减轻垃圾码头对水域的污染。市水管处建立码头管理方、垃圾装载方、水域保洁方三方协调机制,明确各方职责,要求严格执行各项管理制度及作业规范,建立工作例会制度和联合考核机制。并对环卫作业码头采取轮流定点跟班和日间、夜晚不定时突击检查等方式加强监控,制定相关考核办法对环卫码头进行考核,并将考核结果纳入市容环境质量监督综合评价体系。鼓励开展小改小革项目,对环卫垃圾码头进行改造,在卢湾区召开现场会进行推广。全年开展检查726次,发现垃圾下河现象127起,与同期相比下降36.82%。

2003—2005年,市环卫局健全环卫码头整治联席会议机制、三级检查和竞赛评比机制,加大垃圾装卸设备改造力度,发挥先进典型的引领示范作用,控制垃圾下河污染管理机制初步形成,环卫码头垃圾下河污染水域现象明显减少。市水管处建立苏州河水面市容环境卫生质量评估系统,包括监控系统、数据汇总系统、评价系统、报告系统等4个子系统。在苏州河东港口至凯旋路垃圾码头段设立16个监控采样点,每日8:30～11:30对水面市容环境卫生质量进行监控采样,运用计算机对照片及文字数据进行汇总分析,根据当日采样段照片总体分值对苏州河水面质量做出评价。健全黄浦江、苏州河水面质量评价体系,通过市市容环卫局政府网站公布质量指数,加强专业评价。全年黄浦江、苏州河景观水域水面环境质量优良率稳定在95%以上。

2006—2007年,苏州河环境综合整治三期工程启动。苏州河沿岸环卫码头全部拆除,垃圾下河现象得到根治,苏州河沿岸市容环境和水面环境实现了"整洁、卫生"的整治目标。

二、水葫芦、绿萍治理

20世纪60年代,市郊农村大力发展生猪生产,为解决生猪饲料而在河道内推广种植水葫芦。至80年代后期,市郊农村生猪养殖开始逐步减少,水葫芦生长失去控制，在河道内大量繁殖；至 90 年代末，黄浦江、苏州河上游水域大面积出现水葫芦，并流入苏州河中心城区水域和黄浦江外滩水域，形成视觉污染。

2000—2001 年连续两年水葫芦泛滥，阻塞上游航道，并沿着黄浦江、苏州河干流水域而下直至黄浦江外滩水域，大量水葫芦集聚在轮渡站周边水面，导致轮渡船无法靠岸，严重影响城市安全运行。水葫芦、绿萍污染黄浦江、苏州河水域的现象引起市政府领导高度重视。2002 年，常务副市长冯国勤召集市农委、市科委、市市容环卫局、市苏办等管理部门，专题讨论水葫芦整治工作。3 月，市政府召开“全市水葫芦专项整治工作会议”进行动员，并部署开展集中整治工作。按照“条管江河、块管地域”的水域管理原则，水葫芦整治工作由市农委、市建委负责牵头协调和检查考核，市水务局负责河道闸口和闸内河道整治的组织指导工作，市市容环卫局负责黄浦江、苏州河干流水域全线的整治工作，市科委负责对水葫芦治理的技术攻关，市环保局负责监督检查，市河道办做好具体组织协调工作。市市容环卫局制定黄浦江、苏州河干流水域全线的具体整治方案，并提出“用 3 到 5 年时间，基本解决水葫芦危害，实现黄浦江、苏州河等主要水域基本看不到水葫芦、其他河道水域水葫芦明显减少”的工作目标。具体由市水管处负责落实推进。

2003 年，生长势头猛、繁殖数量多、持续时间长的绿萍也开始污染黄浦江、苏州河水域。5 月，全市启用绿萍监控预警和拦截打捞系统，控制绿萍对黄浦江、苏州河景观水域的污染。设置监控基地，将黄浦江、苏州河主干流划分为控制、作业、缓冲、禁止四大区域分区监控，发布监控信息，为环卫企业及时打捞作业提供准确的数据。全年共发送预警监控信息 360 余次。2004 年上半年以绿萍、下半年以水葫芦为重点，完善整治方案，加强对区县和市属环卫作业公司的协调，创新机制，科学监管，全年共完成黄浦江、苏州河干流打捞绿萍 890 余吨、水葫芦 12.8 万余吨，水生植物治理取得阶段性成果。水葫芦、绿萍污染黄浦江、苏州河水域得到有效控制。2005 年，逐步落实“条管江河、块管区域”，在黄浦江、苏州河上游推出打捞招投标，积极探索多种控制手段，提高工作实效。整合各方资源，形成管理、作业联动效应，严格控制对“一江一河”景观水域的污染。至年底，3～5 年基本控制水葫芦污染的目标已经实现，嘉金大桥下游已基本无水葫芦污染。

“十一五”期间,市市容环卫局和水务部门联合下发《关于做好水葫芦、绿萍等专项整治工作的通知》,督促上游六区进一步加强本区域内绿萍的打捞,减轻绿萍对黄浦江、苏州河干流的影响。2006年通过加强巡查,多方协调,建立长效管理机制。及时启动预警监控、作业服务系统,把水生植物污染控制在黄浦江、苏州河上游地区,黄浦江、苏州河全年共打捞绿萍5 100余吨、水葫芦8.5万余吨。2007年受到水文、气候、潮汛、冷空气南下等因素影响,在黄浦江干流区域存有大量水葫芦集聚,黄浦江干流日平均水葫芦囤积量达到14 395吨,11月25日达到峰值24 293吨。市水管处加大上游拦截力度,在黄浦江干流原有4个固定水葫芦拦截库区的基础上,又增设了3个临时拦截库区,并通过社会租借的方式,增加黄浦江、苏州河打捞作业能力,防止中小河道内的水葫芦流入干流。共计有打捞船、运输船、吊运船52艘投入水葫芦打捞作业。黄浦江、苏州河上游五区加大水葫芦专项治理力度,有效抑制了水葫芦蔓延趋势。2008—2009年,围绕迎世博600天工作目标,按照“条块协调,块管区域,关口前移,源头控制”的原则,加大对水葫芦、绿萍的整治。在整治中,金山、青浦两区共出动船舶30万余艘次、人员60万余人次,共打捞绿萍6.7余万吨、水葫芦14.7余万吨;环境实业共出动船舶2 700艘次、人员7 800余人次,打捞绿萍3 549吨,打捞水葫芦8.4万余吨。

2010年,通过实施《水生植物整治40周工作计划》《市区两级水生植物监控预警工作方案》,全力确保重点区域水面环境卫生质量整洁和黄浦江世博会核心园区水域不受水葫芦、绿萍的侵害,加强拦截打捞。根据黄浦江、苏州河干流的大致流向和规律,结合有利于拦截、打捞、转运、处置等因素,组织干流打捞作业单位在黄浦江的闸港、奉贤自来水厂、江川路环卫垃圾码头、闵行马桥镇、嘉金大桥、米市渡和苏州河的建德花园、闵行华漕等区域,设置13处水生植物拦截作业库区,拦截打捞黄浦江、苏州河上游而来的水葫芦、绿萍。市市容环卫局主动对接市农委、市水务局、市环保局等管理部门,建立联系沟通机制,使水葫芦整治形成合力。市水管处携手联合市河道管理部门共同督促各区县全面落实块管区域的责任,整合专职和兼职保洁力量,做到中小河道内水葫芦就地打捞处置,减轻黄浦江、苏州河干流压力。建立与相邻省市相关职能部门互通整治工作信息机制,协调省际之间拦截打捞,上下游之间形成合力。全市各区根据辖区特点,因地制宜地采取行之有效的措施。青浦区充分发挥三级管理网络作用，防止农田中生长的绿萍流入水域扩散污染；金山区加强巡查，24 小时监视浙江地区水葫芦、绿萍流入本区域的动态，并组织力量全力拦截打捞；松江区在黄浦江干流增设简易拦截设施，增加打捞频率，启动支流水闸调水“引绿进港”工程，在本区域内就地打捞处置水葫芦、绿萍，效果显著，圆满完成了世博会重点水域和景观水域市容环境保障任务。

第七章　农村环境卫生管理

改革开放前，市郊农村地区的生产队除接纳处置城市产生的生活垃圾和粪便外，每家每户产生的生活垃圾和粪便由农户自行沤肥后还田消纳处置，村前屋后环境卫生面貌基本处于自然良好状态，农村环境卫生管理工作未列入专业管理范畴。20 世纪 80 年代，市郊村前宅后、田头河边开始出现露天小粪缸，如遇下雨天，粪缸满溢，大量粪便污水下河，污染水源，传播疾病。农村地区产生的大量生活垃圾也因无人收集，堆积在村宅旁、田埂边，有的单位和个人甚至将生活垃圾倾倒在沟浜河塘内，严重污染水源体和影响农村生产生活环境，加强市郊农村地区环境卫生管理工作的重要性逐步凸显。1984 年，市郊 34 个城镇（建制镇）的清洁所全部归口区县建设局管理，其他非建制镇未设立环境卫生专业管理机构。

随着城镇化建设的加快，改善农村生产生活环境、保护农民健康、发展农村经济的工作变得十分迫切。1994 年，市政府颁布《上海市集镇和村庄环境卫生管理暂行规定》，明确“乡（镇）人民政府负责本地区集镇、村庄环境卫生的管理”，市郊农村地区环境卫生管理成为全市市容环境建设管理工作的一个重要组成部分。同年 11 月，市环卫局成立“上海市农村粪管改厕办公室”，专职负责具体协调指导工作。1995—1998 年，农村粪管改厕工作列入市政府实事项目，通过明确计划任务、建立管理网络、发挥行业优势、规范设施设备标准等措施，至 2000 年，市郊全面完成农户小粪缸改建任务，在全国率先达到农户卫生厕所普及率 95%的工作目标，市郊农村地区粪便管理工作处于可控状态。

2000 年，上海市环境建设和保护三年行动计划，市郊全面启动建立和健全农村生活垃圾收集处置系统，通过建立保洁员队伍、配备设施设备、整治暴露垃圾、取缔村级堆点、关闭简易处置场、规范转运处置、开展宣传教育、建立长效机制等措施，至 2008 年，全面建成和有效运行市郊农村地区的“户集、村收、镇运、区处置”生活垃圾收集处置系统，农村人居环境得到有效改善。

2005 年，全面贯彻落实中共上海市委八届九次全会通过的《关于推进社会主义新郊区新农村建设的决议》中明确提出的“建立镇有环卫所，村有保洁员，户有责任制的管理体系”的要求，结合乡镇政府机构综合改革工作，至 2009 年，市郊乡镇设置绿化市容管理机构，基本形成“三级政府，三级管理，四级网络”的管理架构。为全面推进社会主义新郊区新农村建设，市市容环卫局组织开展“上海市整洁村”创建活动，通过规范保洁服务、合理配置设施、建立长效机制、倡导志愿服务等措施，至 2008 年，市市容环卫局命名表彰了 1 561 个“上海市整洁村(达标)”和 11 个“上海市整洁村(示范)”。

第一节　管 理 网 络

一、市级管理机构

2002 年 6 月，市市容环境卫生管理局成立上海市市容环境卫生郊区管理办公室(以下简称“郊区办”)，与上海市废弃物管理处“两块牌子，一套班子”，以加强全市郊区市容环境卫生管理，提高郊区市容环境卫生水平。郊区办主任由市市容环卫局副局长兼任，主要职责为：负责编制郊区市容环卫发展规划，并督促指导郊区(县)编制本区域的市容环境卫生发展规划和年度实施计划；制定郊区市容环卫的政策、措施，督促指导郊区(县)管理部门对市容市貌环境卫生、环卫设施的统一管理，对作业单位实施行业管理；指导督促郊区(县)服务规范和作业质量标准制定，以及环境卫生配套设施的建设和管理及重大科技研究成果的转化；协调郊区(县)环境卫生方面的统计数据，以及上海市文明村、镇的建设和检查考核等。至 2005 年，郊区办协调、实施“环保三年行动计划”中涉及郊区(县)市容环境卫生方面的生活垃圾转运设施规划建设、取缔生活垃圾堆点、改建简易公共厕所,以及农村环境卫生保洁服务标准编制和日常考核检查等,逐步健全农村生活垃圾收运系统,提高郊区生活垃圾无害化处置水平。2006—2008年,全面推进村容环境达标建设和"百镇千村"清洁行动,提高农村人居环境水平。至2009年,全市郊区市容环境卫生面貌基本达到整洁、有序。

二、区级管理机构

20世纪80年代中期,嘉定、上海、川沙、青浦等县建设局由市政环卫管理所具体负责管理所辖区内各镇的环卫所业务,宝山、崇明县城镇环卫工作分别由县建设局市政科和城管股分管。1991年,市环卫局和市编制委员会召开了各县建设局和县编制委员会会议,商讨加强郊县环卫管理机构建设,会议建议各县建设局设立县环境卫生管理所,作为县建设局统一管理全县城镇环境卫生工作机构,并发了会议纪要。至1992年,各县建设局均下设环卫所,专职管理各县城镇环卫所环卫业务工作。1995年,各县成立农村粪管改厕办公室,与县环卫所合署办公,具体负责推进各乡镇的农户小粪缸改造。2001年,各区县成立建立农村生活垃圾收集处置系统领导小组办公室,具体负责推进建立农村生活垃圾收集处置系统工作。

三、镇级管理机构

伴随上海城市社会经济的发展,上海郊区环境卫生管理从无到有,郊区乡镇环境卫生管理机构,几度调整,逐步充实,不断完善。

20世纪50年代初期,郊县34个县属城镇先后建立清洁所,负责各镇的道路清扫,粪便和生活垃圾清除和处置,管理的重点是日常保洁作业,县属镇外的乡镇无环卫管理机构和作业单位。1979年7月17日,市爱卫会办公室将郊县34个城镇清洁所情况形成《关于县属城镇清洁所的情况和建议》报告,建议将城镇清洁所划归县建设局领导,日常工作由所在镇统一负责,市环卫处在业务和技术改造等方面给予支持,城镇清洁所镇办集体性质改为县属集体性质,经济上有困难的,从城镇维护费给以补贴。同年10月18日,得到市革命委员会批准,并转发各级革命委员会和有关局。至1984年,郊县34个城镇清洁所全部归口县建设局领导,名称统一为环境卫生管理所(以下简称"环卫所"),从镇属集体单位性质改为县属集体单位性质，所需日常保洁经费从城市维护费中拨付。城镇环卫所除保留负责辖区内道路保洁、垃圾清运、公厕保洁、粪便清运的业务外，还增加负责区域内环境卫生设施设备的建设、维护和管理。同年，农村实施联产承包责任制，郊县206个乡（镇）全部实行政社分设，但由于城镇化程度不高，环境卫生管理需求不突出，至90年代初，除34个城镇外的其他乡（镇）政府中均未设置环境卫生管理机构。1994年11月，市政府颁布《上海市集镇和村庄环境卫生管理暂行规定》，明确提出“乡（镇）人民政府负责本地区集镇、村庄环境卫生的管理”，弥补了集镇和农村地区环境卫生无管理机构的缺陷，使郊县集镇、村庄的环境卫生适应新形势、新体制、新要求。

1995年，市政府将市郊25万户农户粪缸改造列入实事项目。市郊各乡（镇）分别成立农村粪管改厕工作领导小组，下设办公室，与村镇建设办公室（土地管理所）合署办公，具体负责镇区和农村地区的粪便管理，以及农户三格化粪池的新、改建工作，切实加强农村粪管改厕工作的组织领导和推进实施工作，确保年度实事项目如期完成。

2000年，在市级市容环卫管理体制改革的基础上，根据郊区建立“三级政府，三级管理”的新体制的要求，各区县稳步推进乡镇市容环卫机构的设置工作，结合解决集镇和村庄生活垃圾无人收集和管理，造成村前宅后垃圾堆积问题。市政府连续三年将建立农村生活垃圾收集处置系统列入实事项目。各乡（镇）政府分别组建领导小组，并下设办公室与社会事业科（创建办）合署办公。至2002年，农村地区生活垃圾“户投、村收、镇处置”系统基本建成，实现了城镇和农村生活垃圾、粪便管理的全覆盖。

2003年，结合实施上海市第二轮“环保三年行动计划”，各乡镇开展镇容镇貌整治工作，农村卫生户厕长效管理，取缔村级生活垃圾堆点，关闭镇级简易填埋场，改造简易（旱式）公共厕所等重点项目，乡镇市容环境卫生管理工作的重要性进一步凸显。

2006年，根据市委八届九次全会通过的《关于推进社会主义新郊区新农村建设的决议》中提出的“镇有环卫所，村有保洁员，户有责任制”的工作要求，市市容环卫局推进设置乡镇市容环卫管理机构的调研摸底和方案编制工作。2007年，市委办公厅、市政府办公厅印发《关于本市乡镇机构改革试点工作的意见》，各乡镇在实施机构综合改革工作中将设立市容环境卫生管理所作为重点工作。其中南汇区14个镇先后成立市容环境管理事务所，金山区10个镇撤消原镇级城乡环境管理所和爱国卫生运动委员会办公室，统一设置镇级市容环境事务所。崇明县16个乡镇完成市政市容管理事务所设置工作。40个乡镇市容环境卫生管理机构主要负责辖区内市容环境卫生管理工作，人员编制3～8人，镇级事业性质。浦东、松江、嘉定、青浦、宝山、闵行等区的镇级市容环境卫生管理工作由社会事业科(办)承担。同年，市市容环卫局明确乡镇市容环卫管理职能主要有：编制和实施辖区内市容环卫专业规划、年度所需财政经费预决算和生活垃圾处理费的征收工作，划分市容环境卫生责任区和日常管理，各类固体废弃物管理，建(构)筑物与公共设施容貌、店招店牌、户外广告管理，保洁服务单位作业质量监管，市容环卫行政许可备案、登记；应急处置辖区内市容环境卫生突发事件以及市民投诉件的调查、处理和回复。

2008年年底，按照“城乡一体化”管理的新要求，各乡镇整合绿化、市容环卫管理机构，至2009年，奉贤、闵行等区先后完成镇级绿化市容管理机构合并工作，其中奉贤区6个镇成立绿化市容管理所，人员编制4～6人，属镇级事业单位；闵行区3个街道9个镇1个工业区设置城市综合管理中心(所)，人员编制5～13人，属镇级事业单位性质；青浦、嘉定两个区完成14个镇市容环卫管理机构调整。为适应区级行政机构改革需要，浦东新区将13个镇的市容环境卫生管理职能调整到由6个功能区中的社会事业发展科承担。宝山、松江、嘉定等区的7个街道45个镇的市容环境卫生管理职能未作调整，仍由镇社会事业办(科)或创建办(卫生办)承担。

四、联席会议机制

【农村粪管改厕联席会议】

1992年，上海市农村粪管改厕联席会议成立，副市长谢丽娟任召集人，副秘书长陈正兴任副召集人，联席会议成员单位分别是市城建局、市农业局、市教育局、市编委、市爱卫办、市卫生局、市畜牧局、市环保局、市财政局、市环卫局等。联席会议主要对全市农村粪管改厕工作进行规划，提出发展方向和年度计划任务，以及相关政策制定、督促检查各成员单位职责落实情况，组织科技攻关等。4

月，谢丽娟主持召开第三次联席会议，听取市爱卫办、市环卫局、市畜牧局等部门的工作情况汇报，会议明确进一步加强行业归口管理，自1993年1月起由市环卫局负责对全市农村粪管改厕实行统一规划、指导、监督，各区县的实施由区县建设局或环卫局负责管理；要求市建委、市编委、市财政局等有关部门制定相关配套政策措施等。1993年4月，谢丽娟主持召开第四次联席会议，明确1994—1995年农村粪管改厕工作计划、三格化粪池配套抽水马桶为主的农户改厕模式和市、区县、乡镇三级粪管改厕办公室人员编制等。同年7月，谢丽娟主持召开第五次联席会议，调整和明确市联席会议成员单位职责和实行项目奖补政策，以及建立专业施工技术队伍、制定现场管理制度，确保改厕质量达到标准要求等。1994年，市环卫局、市爱卫委、市建委、市农委等部门联合下发《关于成立上海市农村粪管改厕工作联席会议办公室的通知》，在市环卫局设立农村粪管改厕办公室，局领导兼任办公室主任。12月，市郊10个区（县）先后成立粪管改厕办公室，与区县环卫所合署办公。全市203个乡镇同步完成与村镇建设办公室合署办公的粪管改厕办公室设置工作，各乡镇均配备3～5名专职人员，具体负责具体实施工作。全市2 860个行政村也明确1名村委会成员具体负责宣传发动工作。1995年6月，陈正兴参加在奉贤县召开的第六次联席会议扩大会议暨农村改厕现场会并讲话。会议进行了半年度总结和下阶段工作部署。金山、奉贤、南汇、松江等4个区有关代表作交流发言。与会人员到奉贤区齐贤镇的改厕工作现场考察和交流。同年12月，谢丽娟主持召开第七次联席会议，听取年度工作总结和"九五"期间粪管改厕工作规划的汇报，部署建立年度考核和综合验收工作等。1996—1998年，全市农户粪缸改造列为实事项目，推进实施工作成为常态。至2000年，在基本完成对区县综合验收工作后，市级农村粪管改厕工作联席会议和市粪改办停止运行。

【建立农村生活垃圾收集处置系统领导小组】

1999年，市政府颁布《关于加强本市环境保护和建设若干问题的决定》，启动第一轮环保"三年行动计划"，其中包括建立农村地区生活垃圾收运处置系统项目。同年，市农委、市爱卫办、市环卫局联合组建"建立农村生活垃圾收集处置系统领导小组"，下设办公室，由市环卫局领导兼任办公室主任。至2000年，市郊各区县、乡镇先后成立建立农村生活垃圾收集处置系统领导小组，分别由分管区县长、乡镇长担任(区县、乡镇)领导小组组长,区县领导小组办公室设在区县环卫所,乡镇领导小组办公室设在社会事业科(办)或爱卫办、创建办。2001年,各区县结合政府机构改革工作,重新明确和及时调整领导小组成员单位,充实办公室人员。承担建设任务的203个乡镇同步完成部门和人员的调整工作。同年底,在全市农村生活垃圾收集处置系统基本建成,日常管理工作成为常态化,市级建立农村生活垃圾收集处置系统领导小组和办公室停止运行。

第二节　村容村貌管理

一、粪便管理

改革开放以前,市郊农民习惯使用马桶,粪便处理采用自设小粪缸储存后还自留地或农田作最终处置,市爱卫会组织各区县、乡镇政府试行“小型集中,加盖加棚,专人倒洗马桶”等方法,集中管理粪便。20世纪80年代初,粪便集中管理办法不适应农村生产方式,农民又开始设置露天小粪缸。90年代初,全国爱卫会下发《全国爱卫工作十年规划及八五计划纲要》,提出“农村卫生厕所普及率按不同经济水平地区,到2000年分别达到35%～80%,积极开展农村粪便无害化处理”的工作要求,为全面贯彻落实全国爱卫会提出的工作目标,全市启动农村粪便管理和农户粪缸新建、改建工作。上海市郊农户新建住房,配套建造三格化粪池,农户使用卫生厕所远低于全国爱卫会提出的目标。

1994年11月,上海市农村粪管改厕办公室(下简称“市粪改办”)成立。1995年,市政府将25万户农户粪缸改造列为实事项目。市环卫局、市爱卫会、市农委、市建委、市财政局联合下达《上海市1994—1995年农村粪管改厕工作计划》。同年,市环卫局编写《农村改厕宣传提纲》,拍摄《农村改厕、造福农家》录像,编撰《农村改厕动态》专刊,开展宣传教育。市粪改办建立统计网络,制作上海市农村家庭卫生厕所登记表、上海市农村家庭卫生厕所月报表,实施“一户一表”档案制度。制定《上海市农村粪管改厕工作考核标准》,每年组织2次对各区县年度计划任务实施现场的考核检查(1995—1999年共进行10余次)。市技术指导组开展“浅土渗透机理适应条件”“农村低浓度有机废水净化装置科普实用生物”“粪便污水生物脱氮实用技术的应用研究”“上海市卫生户厕几种适宜类型设计研究”等课题研究。同年10月，市环卫局、市财政局联合下发《关于下达上海市1994—1995年农村改厕项目奖励的通知》，确定项目奖励数额按农户建造1只三格化粪池需700元计算，市财政给予5%的专项奖励，区县财政给予10%的专项奖励，考虑各区县经济发展情况和农民生活水平存在的差异，在下达5%的专项奖励经费时按4%～6%的幅度适当拉开档次；按市粪改办考核后实际完成计划数结算年度专项奖励。市财政局建立专款专用监督机制，组织开展计划任务审核、现场核准和考核验收等。同年，市环卫局开展农村改厕实事工程立功竞赛活动，推进实事项目的实施。

1996年，市政府继续把30万户农户粪缸改造列为实事项目。同年1月，市环卫局、市爱卫会、市农委、市建委、市财政局联合下达《上海市农村粪管改厕工作“九五”规划》，提出“到2000年，上海郊区卫生厕所普及率达到90%”的总目标。其间，市粪改办下发文件分配落实各区县的计划任务，并建立计划任务管理目标责任制，与相关区县签订《年度工作责任书》，将考核成绩列入对相关区县年度工作考核内容之一，促进计划任务和总体目标的完成。同年，完成《上海市农村家用化粪池系列施工图》设计和《农村改厕科普知识和实用手册》编写，下发各乡镇和行政村，规范建设施工质量标准和开展正确使用管理家庭卫生厕所的宣传教育。同年8月，市粪改办在奉贤县青村镇召开“上海市农村改厕质量、水冲率现场交流会”。市环卫局领导要求在保证改厕任务完成前提下提高水冲率，使老百姓用厕方便。同年，市爱卫办、市农委、市文明办发挥创建优势，明确“改厕任务未完成或完成后露天小粪缸不取缔的，不能被评为卫生、文明村镇”，并实施“一票否决”制度。

1997年，市政府再次将改造35万户农户粪缸列为实事项目。同年1月，市粪改办下发《一九九七年市郊农村粪管改厕工作计划》，落实各区县承担的市政府实事项目。其间，还下发《关于开展上海市农村家庭卫生厕所建设状况普查工作通知》，进一步加强和规范基础管理工作。同年4月，各区县全面完成普查工作，表现出色的集体和个人得到市粪改办的表彰。同年5月，市政协副主席陈正兴做出批示：“市环卫局积极抓粪改工作很有成绩，为改善农村环境，保护水体起了积极作用，当前正在抓规范建档资料，很好。建议以此为基础，研究抓好改厕后的各项管理工作,诸如定期观察化粪池负载状况、化粪池完好程度、化粪池出渣和维修措施落实情况,以及化粪池实际净化效果,防止产生'有了化粪池,农村粪改永远解决了'的一劳永逸思想。"市粪改办落实市领导提出的工作要求,在金山区张堰镇召开农村改厕普查工作总结会,要求区县、乡镇、行政村三级把关,做到月报表、登记表与普查表"三表"相符,确保无统计遗漏和重复现象,以及统计数据电脑化管理。同年,在云峰剧场召开的上海市创建国家卫生城市工作表彰动员大会上,市委副书记、市长徐匡迪,市委副书记陈至立,副市长夏克强、左焕琛向农村改厕优胜区(县)和先进集体(个人)颁发了奖状。

1998 年,改造 18 万户农户粪缸继续列为市政府实事项目。年初,市环卫局向各区县下达年度计划任务。同年 3 月,召开 1997 年度环境卫生暨环卫实事立功竞赛表彰大会。奉贤县和浦东新区获"1997 年度上海市农村粪管改厕工作优胜区"称号,青浦县、闵行区、松江县获"1997 年度上海市农村粪管改厕工作先进县、区"称号,外冈镇等 30 个乡(镇)、村获 "1997 年度上海市农村粪管改厕工作先进集体"称号,黄毓涛等 40 名同志获 "1997 年度上海市农村粪管改厕工作先进个人"称号,有力地推动了年度计划任务的全面完成。

1999 年,农村粪改进入分批验收阶段。同年 5 月,市环卫局下发《关于开展农村粪管改厕工作综合验收的通知》,要求各区县组织自查,全区域达到改厕覆盖率 90%以上、水冲率 60%以上、三格化粪池完好率 95%和粪缸取缔率 90%以上等综合验收指标后,行文申请市级综合验收。同年 12 月,奉贤县农村改厕工作首获市级综合验收通过。2000 年,松江、嘉定、闵行、金山、青浦、宝山、浦东等 7 个区和南汇县农村改厕工作先后获市级综合验收通过。同年 10 月,市粪改办对浦东新区、闵行区、松江区、嘉定区和奉贤县计 83 个镇 249 个村 1 万户农户问卷调查。12 月召开农村粪管改厕工作总结暨长效管理研讨会。至年底,市郊农村累计建造家庭卫生厕所 123.4 万户,占农村总户数的 92%,通过国家级现场验收,获"全国农村粪管改厕先进地区"称号。崇明县农村改厕工作 2001 年获市级综合验收通过。

2001—2005 年,市市容环卫局下发《上海市农村改厕管理实施意见》,把建立农村粪管改厕常态长效管理制度纳入对郊区市容环卫管理年度工作目标考核内容之一;下发《加强管理,巩固和提高农村改厕成果(上海市农村粪管改厕"十五”工作计划)》等,进一步细化管理目标,巩固农村粪管改厕所取得的成果,使得农村粪管改厕工作进入规范化、常态化管理阶段。市郊农户卫生厕所普及率达96.5%。

至2008年,市郊农村累计改造农户卫生厕所129.74万余只,其中建造三格化粪池109.45万余只、双瓮式卫生厕所4.75万余只、纳管处置10.38万余户,市郊农户卫生厕所普及率达96.5%。

二、建立生活垃圾收运系统

1978年,市郊农村利用城市大量生活垃圾以简单分类沤肥处置方式还田。20世纪80年代初,农村实施“分田到户”生产方式,加上城市生活垃圾中有机垃圾成分减少,农村沤肥还田利用方式无法继续实施。90年代起,市郊城镇生活垃圾实施简易填埋方法处置,但农村地区产生的大量生活垃圾无人收集和管理,造成村宅旁、田埂边,河道两侧堆积大量生活垃圾,有些单位和个人甚至将生活垃圾倾倒在沟浜河塘内污染水源体,对农民生产生活带来严重危害。

1999年,市政府颁布《关于加强本市环境保护和建设若干问题的决定》,启动第一轮环保“三年行动计划”,把农村地区基本建成生活垃圾收集处置系统纳入总目标。2000年,市政府将“完成外环线以内和五条通往郊区县城的主干道,以及崇明岛主干道路两侧共60个乡镇(简称151)建立农村生活垃圾收集处置系统”列为实事项目。同年3月,召开上海市建立农村生活垃圾收集处置系统现场动员会,启动建立农村生活垃圾收集处置系统工程。5月,市环卫局、市农委、市爱卫办编写下发宣传手册到各乡镇和行政村。承担建设任务的846个行政村发放10万多份《告村民书》,使80%以上的村民知晓实事项目建设的相关标准和要求。6月,市环卫局组织专业人员编制《上海市农村建立生活垃圾收集处置系统实事工程示意图》,设定11种技术路线和不同规格标准的收集转运设施建造图,指导区县选择适宜合理技术路线,按图施工,按标准配置设施设备,确保建设工程质量标准安全。制定下发数据统计表和制定5大类16项考核评分标准,建立每月上报统计数据和每季度现场检查制度,及时准确掌握各区县、乡镇完成实事项目的实际情况。至2000年,市郊10个区县完成70个镇846个行政村的建设任务,占市郊行政村总数的29%,覆盖8 372个村民小组、39.89万农户,超计划完成任务。

2001年,市政府再将65个乡镇1 098个行政村建立农村生活垃圾收集处置系统列为实事项目。同年4月,市领导小组办公室举办2期培训班,重点讲解规划编制、环卫设施设备建设配置标准、保洁员队伍管理和基础台账等方面内容,提高区县、乡镇管理人员管理水平。同年6月,组织开展保洁员职业道德教育和作业规范培训工作,全市2万余名保洁员参加培训,岗位技能得到提高。至2001年,市郊10个区县完成65个乡镇1 098个行政村的建设任务,占市郊行政村总数的40%,其中闵行、南汇、崇明3个区县中25个乡镇415个行政村提前1年完成建设任务。2002年,市领导小组办公室行文明确68个乡镇906个行政村建立农村生活垃圾收集处置系统的建设任务,明确提出"农村95%以上地区建立生活垃圾收集处置系统"的总目标。至年底 ,市郊9个区县完成68个镇906个行政村的建设任务,闵行、南汇、崇明等3个区县中25个乡镇415个行政村通过复查验收。

2003年,市政府发布第二轮环保"三年行动计划",提出"到2005年,郊区基本建成生活垃圾收集系统,高标准推进生活垃圾收运、处置设施的改造和建设"的总目标。市市容环卫局在组织实施《上海市固体废弃物处置发展规划》中,将取缔村级堆点和淘汰拖拉机转运作业方式及关闭归并镇级生活垃圾简易填埋场,加强使用中的镇级生活垃圾简易填埋场日常管理列为重点项目,以减少生活垃圾堆点对环境污染,提高市郊生活垃圾的无害化、资源化、减量化水平。其中崇明县结合生态岛建设,通过建设转运站,新增收集车辆,增加农村保洁员等办法,实施关闭生活垃圾临时堆点工程,提前一年完成任务。宝山区通过区财政补一点、镇财政出一点和村级经济拿一点的方法,有效地解决农村生活垃圾处置经费的长效机制。南汇区组织开展农村地区环境卫生"创优达标"活动,杜绝镇、村级生活垃圾临时堆点的产生。嘉定、青浦两区结合创建国家卫生区活动,加快区生活垃圾综合处置场建设速度,提高农村生活垃圾"三化"水平。至2005年,市郊取缔1 252处村级堆点,淘汰1 105辆拖拉机运输生活垃圾,关闭归并52座镇级简易填埋场。

2006—2008年,下发《上海市郊区镇级生活垃圾简易填埋场管理办法(试行)》,作出加强日常管理,减少对周边环境污染现象发生的工作要求。组织开展6

次现场检查考核，并将考核结果列入市局对相关区年度重点工作考核评价体系。

2009 年，市郊建立健全农村生活垃圾“户投户集、村收镇运、区县处置”系统。组织对金山、松江 2 区使用中的 10 座镇级简易填埋场和青浦区 2 座镇级填埋场封场工作进行现场考核检查，结果显示运行和关闭的镇级简易填埋场基本符合相关管理要求。至年底，关闭镇级简易填埋场 98 座，使用中的 10 座镇级简易填埋场基本处于可控状态。

三、创建“上海市整洁村”

2006 年 1 月 26 日，市市容环卫局在奉贤区召开“2006 年十大便民利民措施暨新郊区新农村村容整洁达标建设启动会”，力争通过三年左右时间，将具备条件的建制村创建成为“村容整洁、设施标准、服务完善、管理有序”的“上海市整洁村”。旋即启动全市调查摸底工作。重点调查农村环卫公共设施设备数量、农村保洁员数量、农村生活垃圾日收集量、路面水域保洁面积等基础情况，征求村干部和村民的意见和要求。经调查，摸清农村环卫设施设备底数和存在的“脏、乱、差”问题，在市郊形成“政府支持不包办、农民参与要自主、量力而行不攀比、分类指导有差别、因地制宜显特色、整合资源重长效”的创建共识。选择 87 个村级集体经济分别相对应为好、中、差的建制村开展先行先试工作，有效指导面上推进村容整洁达标建设工作，避免走弯路。4 月，奉贤区四团镇拾村村、松江区叶榭镇井凌桥村、南汇区老港镇中港村、嘉定区江桥镇火线村等 7 个建制村先后开展先行先试创建活动，在完成环卫设施建设、保洁员培训、环境整治等 7 项重点工作后，提交申报市级验收材料。8 月，市市容环卫局组织专家组进行现场验收和资料审核，总结试点经验，确定“上海市整洁村”五种创建模式，即环境整治型、保洁服务型、设施建设型、规范管理型、资源整合型。宝山、松江、奉贤、南汇等区将创建活动列为区级实事工作，组织村干部去试点村现场观摩学习，开展“清洁家园”等活动推进创建工作。南汇区创造出“以组带村”的工作方法，在申报创建村中选择一个村民小组派出村卫生干部蹲点指导村民开展宅基地环境整治和环卫设施改造，安排其他村民小组长现场参观再推进全村域创建活动。松江区方松街道组织村干部、村民代表现场参观五库农业园区曹家浜村和金山区廊下镇中华村，青浦区组织经济薄弱村村干部和村民代表参观学习奉贤区四团镇拾村村的创建经验，有效推进创建活动开展。市市容环卫局建立与相关市级管理部门的共创共建联动管理工作机制：与市农委建立申报自然村落环境综合整治的村须是“村容整洁达标村”，申报“村容整洁示范村”须完成自然村落环境综合整治，并经验收通过的申报机制；与爱卫办建立将整洁乡镇(村)列为申报“国家卫生镇”“健康镇(村)”创建前置条件的规定；与市文明办和市志愿者协会建立村容环境建设志愿者队伍规范等。市级层面设立实事项目立功竞赛村容环境分赛区，组织开展立功竞赛活动，调动区县、乡镇、村三级工作人员的积极性，发动村民参与创建活动。营造良好宣传教育氛围，设计出版“上海市整洁村”宣传海报，下发到各村各组共2.95万余套。全年出版《村容整洁达标建设简报》12期，刊登各区县推进创建活动的工作经验，公布工作进度。

2007—2008年，在10个区县分别举办“上海市村容整洁达标建设成果巡回展”，扩大社会影响，为开展“上海市整洁村”创建活动再次营造良好氛围。市市容环卫局下发《上海市整洁村建设管理办法》，采取送教上门办法，培训区、镇、村三级干部共1 700名，旨在提高创建质量，建立长效管理制度。倡导在“上海市整洁村”创建区域内开展签订《宅基地使用区域环境卫生保洁协议书》，同时统一制定和明确宅基地区域环境卫生协议书样本、使用要求和资料留档等管理流程。结合专家现场验收和复查，以及资料审核，全市1 238个“上海市整洁村”全部完成签约工作，村容村貌管理工作基本形成“政府引导，村民参与”新机制。组织开展市级专家组现场复查验收10余次。编发《村容整洁达标建设简报》20余期，发放到10个区县110个乡镇。至2008年，经各建制村申报，乡镇初审，区县复审，市级专家组现场验收和材料审核，征求意见公示等手续，市郊有1 561个建制村获“上海市整洁村(达标)”荣誉称号，其中37个获“上海市整洁村(示范)”荣誉称号。

2006—2008年，共评选表彰“上海市整洁村”创建活动市级优秀组织者3名、市级优秀集体6个、市级个人记功12名、局级先进集体24个、局级先进个人78名、优秀志愿者500名。

第三节 保洁队伍

2000—2001年，市郊农村地区生活垃圾从自然消纳状态向集中收集处置方式转变，10 个区县 203 个乡镇 2 850 个行政村先后完成农村生活垃圾收集处置系统的建设任务，全市共配备 2.85 万余名收集员，其岗位职责是：负责每天收集村域内产生的生活垃圾，以及垃圾收集房、简易填埋场(点)的管理。保洁员由村委会负责日常管理，每月每人发放 100～150 元补贴。

2005 年起，市郊出现 30%左右的行政村不收集生活垃圾，30%左右的行政村时收时停的现象，严重影响农村环境卫生面貌，村民意见纷纷。为进一步改善农村环境卫生面貌，提高农村生活垃圾无害化处置水平，切实解决农村生活垃圾收集队伍的经费保障问题，结合安置农村富余劳动力中的就业困难且家庭经济困难人员工作，市农委、市市容环卫局决定在全市范围内开展实施农村环境卫生保洁“千百人就业” 项目。同年 8 月，市市容环卫局、市农委、市社会保障局、市建管委、市财政局联合下发《关于组织实施郊区农村环境卫生保洁项目的指导意见》，明确提出“整合农村生活垃圾收集队伍，规范农村环境卫生保洁作业质量，实行由各乡镇、街道为管理主体，以成立非正规就业劳动组织性质为主要形式的农村环境卫生保洁服务社，用工形式为全日制或非全日制，按照有关规定办理用工登记备案手续，交纳社会保险金”等相关工资要求。同年 10 月，市市容环卫局下发《关于做好农村环境卫生保洁员招聘和管理工作的意见》，明确提出“以推进农村环境卫生保洁项目实施为载体，以整合农村生活垃圾收运队伍为基础，以实现农村环境卫生公共服务为主要内容，努力实现农村环境卫生保洁队伍的规范化管理新要求，使村容村貌达到良好水平”的工作目标和健全农村环境卫生组织管理体系，组织开展岗位培训工作，整合农村环境卫生保洁队伍，规范农村环境卫生保洁员动态管理等具体工作任务。首次明确农村保洁员岗位职责 6 条，即负责农村生活垃圾的收集并运输至转运点，清洗保洁生活垃圾容器(间、房)和公共厕所，清扫保洁村域内等级道路、非等级道路、桥梁、村宅周边道路和河道(沟、浜、塘)、灌溉(排水)渠等，收集运输病死畜禽尸体至指定处置场所等。

2006 年，完成《农村环境卫生保洁实务》编写出版和小教员培训后，农村保洁员岗位技能培训工作启动。市郊 115 个街镇中经统一培训和考试合格后上岗的农村环境卫生保洁员共有 2.32 万余名，其中留用原有人员 8 819 名、新录用纯农户中困难人员 5 096 名、失业对象 9 049 名，建立农村环境卫生保洁服务社 75 个。

2008年,市市容环卫局下发《关于进一步加强本市农村环境卫生保洁队伍建设的通知》,提出"农村环境卫生保洁全覆盖和建设一支规模适度、作风文明、服务规范、技能娴熟的农村环境卫生保洁队伍"的工作要求。同时还明确"按每1个村民小组配置1～2名保洁员和强化属地规范管理,健全招聘、录用、培训、辞退、自动离职等动态管理和完善绩效考评"等要求,并在原6条岗位职责的基础上,增加对村区域内村容环境开展日常巡查的职责,充分发挥维护新农村人居环境面貌的作用。至2009年,市郊农村环境卫生保洁员总数为2.58万余人,其中符合招聘条件人数为1.64万余人,占总数的63%。农村环境卫生"千百人就业"项目进入正常运行。

第四节　志愿者服务

2005年,市委八届八次全会提出"建设社会主义现代化新郊区新农村"的要求,市市容环卫局统筹城乡环境协调发展,延伸环卫公共服务,部署开展村容整洁达标建设活动(以下简称"'上海市整洁村'创建")。2006年,市市容环卫局下发《上海市新郊区村容整洁达标建设指导意见(2006—2008年)》,提出"上海市整洁村"创建中要重点做好村容环境志愿者队伍建立和组织开展志愿活动。松江区叶榭镇井凌桥村首创建立一支由145人组成的村容环境建设志愿者队伍,开展志愿者签订"村民公约"承诺书和整治宅前屋后环境整治等活动。至2008年,市郊1 238个"上海市整洁村"中有3.8万余名由老党员、老队长、妇女干部参加的村容环境建设志愿者,他们活跃在田间地头、河边路旁、村宅周边,协助和参加由村委会组织开展的整治村宅内外堆物和维护村容整洁的宣传活动,主动劝阻不文明行为和陈规陋习,有效改善了村容村貌。为弘扬"服务郊区、服务农民、无私奉献"的村容环境建设志愿者精神,表彰先进,激励全体志愿者积极参加"清洁家园"活动,市市容环卫局重大工程实事立功竞赛村容管理赛区领导小组决定开展村容环境建设优秀志愿者(2006—2007年)评选表彰活动。5月28日,"上海市村容环境建设志愿者总队成立暨2006—2007年度优秀志愿者表彰大会"召开,会上宣布"关于表彰2006—2007年度上海市村容环境建设优秀志愿者的决定",现场为50名优秀志愿者代表颁发荣誉证书,奉贤区四团镇志愿者陶根明代

表500名村容环境优秀志愿者向全市3万多名村容环境志愿者发出“进一步弘扬村容环境建设志愿者精神，继续争做环境卫生法律法规的义务宣传员，陈规陋习、不良行为的义务劝阻员，遵守‘七不’规范和保持‘整洁村’荣誉称号的义务监督员”的倡议，局领导宣布“上海市村容环境建设志愿者总队”成立和作“进一步提高开展村容环境建设志愿者活动重要性的认识，创新工作思路，全面规范、不断丰富村容环境建设志愿者活动内涵，进一步加强对村容环境建设志愿者活动的领导”的讲话。宝山区市容环卫局、南汇区康桥镇汤巷村志愿者邹萍分别作交流发言。2008—2010年，全市3.8万余名村容环境建设志愿者积极参加迎世博“百镇千村”清洁保洁行动，继续发挥“服务郊区、服务农民、无私奉献”的志愿者精神，为实现农村人居环境的净化、美化做出了新贡献。

第八章　设施装备

20世纪80年代，市政府逐渐加大对环卫行业建设发展的资金投入，环卫设施建设和环卫装备更新换代加快步伐。1995—2005年，环卫设施新建、改建、扩建都有大步发展，市区建成东、西、南、北四片布局较为合理，物流基本平衡的生活垃圾无害化处理设施。环卫装备通过更新发展，在数量、类型和技术等方面得到改善，由简易型的机械化阶段逐渐向技术密集型的机械化和信息化方向发展。至2010年，环卫公共设施已从简陋、陈旧发展成卫生、整洁和文明。设施配置方便百姓使用，布局更趋合理，环卫公共服务能力上了一个新台阶。大、中、小型基础设施配套发展，实现垃圾处置集卫生填埋、焚烧发电、综合处理等多元处理方式。装备通过新增和改进，收运能力满足作业任务量的需求。大型集装箱密闭转运系统初步建成，使上海垃圾收集转运全部实现机械密闭化。城市道路保洁从小型、简陋更新为集喷、扫、洒一体化，操作自动化的新型设备，实现了城市道路新型组合式保洁方式。

第一节　配 套 设 施

一、公共设施

在垃圾粪便收集作业过程中，环卫部门设置垃圾箱(房、桶)、废物箱、倒粪站、公共厕所等，供市民使用。

【垃圾箱(房、桶)】

1978年前,上海市区垃圾箱一般分为两大类:一类是构造简便的木质垃圾箱,大都设置在棚户区和条件较差的里弄;另一类是坚固耐用的水泥垃圾箱,水泥垃圾箱又分隐蔽和露天两种,露天的设置在普通里弄,隐蔽的设置在条件较好的住宅区和多层建筑区域。为有利于环卫部门对垃圾箱的保洁、维修和垃圾清除,市清洁管理所规定了水泥垃圾箱制造的式样。

表8-1　　1978年上海市区水泥垃圾箱式样及设置情况表

<table>
<tr><th>类别</th><th>式　样</th><th>用户数(户)</th><th>用户离箱距(米)</th><th>每日平均垃圾(吨)</th><th>设　置　情　况</th></tr>
<tr><td rowspan="5">隐蔽式</td><td>隐蔽式</td><td>250</td><td>650</td><td>0.5～1.0</td><td>垃圾箱建造在围墙内,墙外开个小洞,便于清除。平时有小铁门锁住小洞</td></tr>
<tr><td>倚墙内外两用式</td><td>250</td><td>100～140</td><td>1.5</td><td>垃圾箱建造在围墙内外各一半。墙内一半供围墙里居民使用,墙外一半供围墙外居民使用</td></tr>
<tr><td>烟囱式</td><td>单幢使用</td><td>单幢使用</td><td>0.5</td><td>又称漏斗式,建造在多层房屋。口似烟囱,通下面垃圾箱</td></tr>
<tr><td>垃圾道式</td><td>单幢使用</td><td>单幢使用</td><td></td><td>又称垃圾管道式,建造在多层及高层房屋。一根管子直通下面垃圾箱</td></tr>
<tr><td>房箱式</td><td>200～500</td><td>50～100</td><td>1.9～2.5</td><td>垃圾箱建成房屋状,有房顶,地坪约3平方米,2米高,平时有铁门锁住</td></tr>
<tr><td rowspan="5">露天式</td><td>两耳式</td><td>500</td><td>200</td><td>2.5</td><td>一面倚墙,左右各砌一垛墙,无顶无门,敞开式</td></tr>
<tr><td>双桶式</td><td>500～1 000</td><td>100～200</td><td>2.5～5.0</td><td>两只垃圾箱连在一起,为分类收集垃圾用</td></tr>
<tr><td>双倒口式</td><td>200</td><td>40</td><td>0.5～0.75</td><td></td></tr>
<tr><td>老虎窗式</td><td>250</td><td>90</td><td>0.75～1.0</td><td></td></tr>
<tr><td>轨道式</td><td>40</td><td>20～30</td><td></td><td></td></tr>
</table>

资料来源:《上海环境卫生志》。

1979年,上海市申纪港船厂开始制造圆形垃圾筒,作为机械式和吊架式密封垃圾车的配套垃圾容器,实现清运垃圾机械化。该垃圾筒用薄钢板制成,底部装有3个橡胶滚轮,可移动,配有桶盖,桶形为上大下小,容积0.3立方米,每只可供20～30户居民使用,同年试制了170只供试用。1983年,又试造方形垃圾箱,容积1.2、1.8、2立方米3种规格,共32只,在南市区唐家湾街道试用,用于平板垃圾车、叉车机械化清除垃圾的配套设施。1985年,由上海环卫科研所设计ST240塑料垃圾筒,市环卫汽修改装厂试制首批样品300只,在杨浦区、长宁区环卫所使用。ST240塑料垃圾筒用低压聚乙烯塑料制成,底部装有两只直径20厘米橡胶滚轮,1米多高,可存放垃圾144千克。次年,上海环卫科研所进行第二次试制,比原设计更坚固和耐用。由于ST240塑料垃圾筒具有耐腐性、自重轻、易维护、成本低、清洁、美观、使用方便等优点,逐步在各区推广使用,并荣获国家专利局外观设计专利(专利号86300772.4)和市环卫局第一届科技大会三等奖。随着生活垃圾清运机械化程度不断提高,可移动的垃圾筒(箱)普及使用,水泥垃圾箱逐渐减少。

1986年,为改善居住区垃圾投放容器周边的环境卫生,环卫部门在新建住宅区、有条件的里弄和单位,选择适当的地点,建造垃圾箱(房),放置可移动垃圾筒。垃圾箱(房)设置标准为:收集垃圾半径约70米1座,每平方千米设置65座,新建住宅每4幢房屋设置1座,要求做到防雨、地坪平整、容易清洗,并有通下水道的排水沟。垃圾箱(房)有专人管理,定时开放,保持垃圾筒的规范置放、保洁、周围环境卫生。1986年,全市建造垃圾箱(房)3 493座,1990年发展至9 371座,5年增加了168%。徐汇区零陵路250弄34号旁,杨浦区开鲁小区北块四村、六村垃圾箱(房)内,还用不锈钢材质制作的拉臂式封闭集装箱替代垃圾筒装运垃圾,每只可容纳垃圾1～5吨不等,提高了装运效率。

1988年,市环卫科研所针对上海高层建筑日益增多,研发出高层垃圾管道,作为高层建筑收集垃圾的主要设施。垃圾管道有直落式管道,管径在50～80厘米,管道的底层设有垃圾间;有卸口开启式管道,管径在60～100厘米,底部设置的垃圾间面积约有10～25平方米,高度在3.5米左右。同年8月1日,经市建委批准开始在部分高层建筑内设置垃圾管道。1990年,上海市区665处高层建筑设有垃圾管道。

1993年,建设部在上海召开全国部分城市环卫专业规划编制与实施经验交流会,代表们实地考察环卫设施配套情况,对上海工作给予了肯定。

1994年,全市垃圾箱(房)有11 500余座,垃圾管道1 500余处,新建、改建垃圾箱(房)2 700 余座。同年,为推行垃圾袋装化收集,环卫部门在沿街单位添置垃圾收集桶 6 000 余只。

1995 年,为创建国家卫生城市,上海市全年改建垃圾箱(房)2 590 间,其中改造旧式水泥垃圾箱 352 间。虹口、静安、杨浦、普陀等区在有条件的地区,接通垃圾箱(房)上、下水道,方便冲洗保洁。长宁区在改建的 136 座垃圾箱(房)均采用密封性好卷帘门,用玻璃瓦作屋面,使居住区生活垃圾收集点更美观。

1996 年,设置在市区大街小巷垃圾箱(房)达 1.2 万余间,尽管环卫部门垃圾定时清除,日产日清,但由于垃圾箱(房)容积小、密度高,在垃圾存放时间内,污水和臭气的产生,还是影响周边的环境卫生。还有一些移动垃圾筒,因方便垃圾清除,垃圾筒移在垃圾箱(房)外,清除后存在不复位的现象,居民反映比较强烈。为改变这种状况,同年 8 月,由上海市环境卫生车辆设备厂、上海绿环机械有限公司研制的 SHW－1 小型压缩式垃圾收集设施(以下简称"小压站"),在普陀区真北路莲花小区试运行。小压站把生活垃圾全部压缩入密闭的集装箱,通过压力,挤去约占垃圾总量 10%～15%的渗沥水,箱满后,用 5 吨的拉臂车密闭装运。一座小压站,可替代 30～45 座垃圾箱(房)和 3～4 间集装箱垃圾间,全程机械化操作,避免垃圾收集运输中产生的垃圾洒落飞扬、污水滴漏,减轻对环境的污染。

1997 年,根据国家卫生城市创建市容环境、城市市貌标准,市环卫局把设置在沿街的垃圾箱(房)拆、并、移、改工作列入年度市容环卫行业重点任务,经市、区两级环卫部门努力,至年底,全市共拆、并、移、改沿街垃圾箱(房)490 间。

2004 年,环卫部门完成市府"为民办实事"项目的 4 200 座垃圾箱(房)给排水改建任务。

2005 年,全市有 2 519 座垃圾箱(房)完成给排水改建工作,做到 2 天清洗不少于 1 次。对还未有条件改造的垃圾箱(房),采用流动巡回清洗保洁。全市 90%的垃圾箱(房)落实专人清洗与管理,确保整洁、卫生达标。

2008 年,结合迎世博市容环境建设要求,市区主要景观道路两侧沿街垃圾箱(房)完成拆移。全市居住区 1.9 万余座垃圾箱(房)实施"六定"(定编码、定清运单位、定保洁频率、定保洁责任单位、定市容环卫专业管理监督单位、定投诉电话)管理。同时,垃圾箱(房)通过给排水改建,减少了环境污染。

表 8-2 1981—2010 年上海市区生活垃圾收集容器设置统计表

年份	垃圾箱房(座)	可移动桶箱(个)	垃圾管道(处)	集装箱(个)
1981	11 028	6 425	583	—
1982	11 701	6 294	698	—
1983	11 014	6 274	571	—
1984	13 223	7 161	—	—
1985	14 670	8 200	—	—
1986	11 879	19 293	—	—
1987	14 954	22 309	488	—
1988	16 802	25 349	651	—
1989	17 132	28 377	640	—
1990	5 317	40 386	665	—
1991	13 438	35 378	815	—
1992	15 981	37 995	938	—
1993	16 903	39 637	1 375	—
1994	17 003	42 962	1 501	405
1995	16 776	42 375	1 383	—
1996	16 341	46 358	1 077	652
1997	16 981	49 386	1 108	690
1998	16 206	54 978	1 323	466
1999	17 392	61 330	1 001	286
2000	20 021	65 633	1 255	1 210
2001	21 115	77 728	1 372	1 271
2002	23 899	102 235	1 307	1 237
2003	24 792	112 690	1 219	926
2004	25 362	90 313	1 171	746
2005	20 506	98 232	871	611
2006	22 862	98 852	906	389
2007	20 940	25 763	773	482
2008	23 300	28 544	698	469
2009	23 206	164 638	624	408
2010	25 801	169 777	600	430

资料来源：市环卫局、市市容环卫局、市绿化市容局数据统计年鉴。

【废物箱】

20世纪70年代,市区设置的废物箱以铁质、搪瓷较多,有少部分水磨石,大多与痰盂配套连体。到80年代,铝质废物箱逐步替代铁质废物箱,同时,水泥、塑料、陶瓷材质的废物箱逐步出现,基本以单体为主。1986年,市政府决定在全市范围内开展禁止随地吐痰、禁止乱扔杂物活动,根据不同路段的特点和人流密度,调整加大废物箱设置密度,特级路段每侧和人行立交以30米左右设置一套、一级路段每侧以50米左右设置一套、二级路段每侧以80米左右设置一套、三级路段每侧以120～150米设置一套。1989年,在市区的一些主要商业街,逐渐更新设置不锈钢材质的废物箱,有的还与广告相结合。1990年以后,废物箱加快更新换代的步伐,各类新造型、新材质废物箱脱颖而出。1995年,新增废物箱首次列入市府实事项目,一年中,有6 016只色彩鲜艳、美观实用的废物箱布设于全市各主要道路。这批废物箱的造型根据便于垃圾袋装化的收集要求作了改进,提高了废物箱的保洁水平;功能便于垃圾的投放和袋装化收集,材质选用便于资源回收利用,设置标准满足实际需求。

2004年,为适应人行道路、公共绿地和广场等市政设施建设的配套需求,市市容环卫局针对原废物箱容量小、缺少防盗功能、外形款式和色彩与城市区域环境不协调等不足,组织废物箱选型活动。上海、江苏、浙江、广东共10家企业选送65个品种参加评选。经过评选,其中52种废物箱因容量足够、用料合理、款式新颖、价格合理且具有防盗功能,作为上海2004年、2005年环卫部门政府采购和社会各界的选用导向。当年8月,虹口区祥德路、山阴路交会处路边设置了一只大型新型废物箱,高约1.5米,外表不锈钢材质,内置两个大塑料桶。此类废物箱特点是开口大,方便居民投掷垃圾,但人手却无法伸进箱内,可以防止拾荒人员随意翻捡,避免了垃圾洒落地上,污染周边环境。

2006年,市市容环卫局通过网站,向社会征集废物箱设计方案,并评选出适合主要道路、公共广场废物箱设计方案一种,适合中小道路的废物箱设计方案两种,用于当年“六国峰会”期间市容环境保障。其间各中心城区共新增、更新评选款式的废物箱1万余只。

2007年,全市开展规范废物箱设置工作,要求主要道路按照不超过50米间距设置,中小道路按照不超过80米间距设置。主要道路交叉路口每边均应设置废物箱。中小道路交叉路口应至少按对角设置废物箱。个别设置条件有困难的路口,至少应设置1只废物箱。公交站点应根据需要,至少设置1只废物箱。公交站路段大于30米的,至少设置2只废物箱,废物箱的类型、规格根据垃圾投放量和周边环境来配置。同时要及时做好设施的维护工作,及时整修破损的废物箱,确保设施的正常使用。同年底,更新废物箱1 755只,新增废物箱5 740只。

2008年,人民广场周边地区10只光能显示带语音提示的智能型公厕导向废物箱问世。

2009年2月,人民广场周边区域南京东路、北京东路、九江路、西藏中路、福州路、延安东路、金陵路、黄陂路、武胜路、威海路等,以及延安路3座天桥等处,共更新安装了450只新型A类环保废物箱。此废物箱垃圾分类标志醒目,方便市民投放垃圾,保洁水平提高。

至2010年,全市5 753条道路上共设置废物箱7.4万余只。

表8-3　1981—2010年上海市区废物箱设置统计表

单位:只

年份	数量	年份	数量	年份	数量
1981	2 546	1992	4 961	2003	31 679
1982	2 821	1993	5 756	2004	34 571
1983	2 733	1994	6 993	2005	41 817
1984	3 890	1995	9 019	2006	44 888
1985	5 700	1996	9 199	2007	47 739
1986	5 983	1997	12 735	2008	67 882
1987	6 341	1998	15 968	2009	67 465
1988	5 117	1999	17 326	2010	74 658
1989	5 276	2000	23 189		
1990	4 921	2001	24 672		

资料来源:市环卫局、市市容环卫局、上海市绿化市容局数据统计年鉴。

【倒粪站】

1973年,市肥料公司在南市区聚奎街建成第一座倒粪站,供居民倒手拎马桶和痰盂之用。至1975年,市区倒粪站设置得到普及,手推粪车逐渐淘汰。1980年,市区共建成投入使用的倒粪站有3 300余座,居民手拎马桶粪便全部进入倒粪站倾倒,上海市区粪便实现机械化清运。1989—1993年,倒粪站列入环卫“五小”(公共厕所、倒粪站、化粪池、小便池、建筑垃圾临时堆点)设施五年改建计划,市环卫部门采用成片改造的方法,对年久失修的倒粪站,有计划地普遍进行改建。按照改建要求,倒粪站在站貌装饰、粪池结构、洗倒设施等方面都有改进,新建后的倒粪站,墙壁内外都粘贴彩色或白色瓷砖,安装照明灯、自来水,方便居民洗倒马桶。至1991年年底,改建倒粪站1 150座,占倒粪站总数的32%。1992年改建倒粪站1 107座,1993年改建倒粪站834座,在建筑设计、设施功能、施工质量等方面,每年有提高,至1993年年底,全市倒粪站改建工作完成。经改建后,大部分倒粪站附设小倒口,在倒粪站过时关闭后,可以方便居民随时倾倒痰盂粪便。

1994年,市环卫局编制《城市居民倒粪站设计规范》,经市建委批准,于同年4月1日起实施。《城市居民倒粪站设计规范》根据城市市容环境建设总体要求,对倒粪站的建筑、内外装饰、给排水和电气照明、集粪池和污水管道等设计等都作了规定。2005年,市市容环卫局本着“贴近市民、为民解忧、予民以惠”的服务理念,对全市二级旧里以下居住区域的倒粪站进行改建,结合垃圾箱房改建,提出了“三合一”“二合一”倒粪站的改建设想,即把倒粪站与小便池、垃圾箱房一起连建,或倒粪站与小便池、倒粪站与垃圾箱房一起连建。当年完成了742座倒粪站改建工作。居民纷纷称赞:“这是政府为老百姓办了一件实事、好事。”

表8-4　　1980—2010年上海市倒粪站统计表

单位:座

年　份	数　量	年　份	数　量	年　份	数　量
1980	3 382	1991	3 006	2002	1 846
1981	3 464	1992	2 655	2003	1 709
1982	3 434	1993	2 732	2004	1 611
1983	3 467	1994	2 739	2005	1 681
1984	3 481	1995	2 532	2006	1 658
1985	3 470	1996	2 372	2007	1 572
1986	3 537	1997	2 207	2008	2 199
1987	3 587	1998	2 127	2009	2 257
1988	3 342	1999	2 192	2010	1 939
1989	3 107	2000	2 054		
1990	2 973	2001	1 890		

资料来源:市环卫局、市市容环卫局、市绿化市容局数据统计年鉴。

【公共厕所】

1978年,上海市区私有设置公共厕所全部淘汰,市区公共厕所全部为公有公共厕所(以下简称"公厕")。1979年,市区公厕总数约为696座,分为甲、乙、丙、丁四类。随着上海经济发展,市区流动人口增加,外省市来沪人员和市民普遍感到"上厕难",在商业中心和人流量特别多的南京路、淮海路、西藏路、金陵路、四川北路以及外滩、豫园等地段,上厕更显困难。1980年6月,副市长杨堤率调查组对市区环卫工作进行调查研究时,对"上厕难"问题做出明确指示:近期先在外滩至成都路间的南京路两侧,位于河南中路口、贵州路口、华侨饭店对面新建公厕3座,对原位于盆汤弄、中百十店、南京西路317弄的3座公厕进行扩建改造,在西藏路桥南堍、延安东路望亭路口、延安东路湖北路口、福州路福建路口新建公厕4座,对原位于黄浦公园、延安东路外滩、福州路外滩3座公厕进行扩建改造,力争在同年8月竣工使用。此后,市区公厕建设有较快发展,1984—1987年年底,市区新建公厕137座、改建82座,厕所造型、设施配置、环境设计等均有创新。1987年年底,市区公厕978座,其中甲级公厕118座、乙级313座、丙级417座、丁级130座。

表8-5　　1981—1987年上海市公共厕所设置统计表

年　份	数量(座)	年　份	数量(座)
1981	740	1985	952
1982	760	1986	950
1983	778	1987	978

资料来源:市环卫局数据统计年鉴。

1989年,根据国家建设部和国家旅游局、文物局联合发出关于进一步加强旅游景点和公共厕所建设管理的通知,在市区主要风景名胜旅游点新建或将原有公厕改建为"旅游涉外定点公厕";1990年,建成3座,分别设在外滩黄浦公园边、南京西路华侨饭店对面、豫园商场童涵春国药店边。"旅游涉外定点公厕"建筑标准高,设施设备完善,深得国内外旅游者的好评。

1991年,市区公厕建设列入市府实事项目,新建公厕41座,投资240.74万元,改建公厕99座,投资305.27万元,超额完成新建、改建100座公厕的计划任务。同时,上海公厕等级结构开始受到重视,当年建设高级公厕 13 座,一律为分门单间,全部使用独立式便器,文明卫生。厕内设置盥洗盆、皂液器、烘手器、整容镜等。广东路外滩公厕还装有红外线二次感应冲水器。至年底,全市共有高级公厕 21 座,占公厕总数的 2%。这一时期的新、改建公厕,投资大、等级高、设备配置好。如西藏路和平电影院对面的公厕、长宁路中山公园边的公厕,不仅厕所面积大,蹲位设置多,厕内四壁、地坪都贴铺洁白瓷砖和地砖,蹲位间有隔板,每一蹲位独立成间,小便池皆用雪白立式池斗,盥洗盆统为白色瓷缸,还根据特殊人群需求,设有孕妇专用抽水马桶和残疾人坐式大便器等。

为配合取消马桶试点工作,杨浦、普陀、静安、南市等区环卫局共新建 4 座小型公厕,方便周围居民用厕。

表 8-6　　1988—1991 年上海市公共厕所设置统计表

年　份	总数(座)	其中(座)					建筑面积(平方米)
		高级	甲级	乙级	丙级	丁级	
1988	987		124	303	444	116	41 743
1989	1 057		159	334	429	135	43 817
1990	1 016	12	230	389	329	56	52 568
1991	1 033	21	255	450	286	22	44 558

资料来源:市环卫局数据统计年鉴。

1992 年,按照全国城市卫生检查评比标准,上海新建、改建公厕 186 座,公厕的硬件和等级都有大幅度提高,得到全国城市卫生检查团的高度评价。

1993 年,市区旅游涉外定点公厕发展至 7 座,分布在外滩、豫园、南京西路、南浦大桥等观光旅游区域。这些厕所设施设备完善,卫生水平高,逐步与国际接轨,受到使用者好评。同年 5 月,首届东亚运动会在上海召开,为弥补各比赛场馆公厕不足,市环卫局首次从美国、日本各引进 40 座和 20 座占地约 1 平方米、内设一个蹲(坐)位可搬移的移动公厕,供观众使用。赛事结束后,这些移动公厕大部分设置在机场入口处、人民广场、南京路等人流量集中、公厕布局空白处,为行人提供方便,并在公厕附近设置了 2 000 多块醒目的公厕引导牌,方便人们如厕。

1994年,根据市环卫局1989年制定的《城市公共厕所规划和设计标准》,公厕等级分为高级、一级、二级、三级不等,公厕硬件等级提高,公厕布局趋于合理。1990—1994年,市、区政府共投资7 265万元,新建公厕212座,独立式便器、分门单间的高级公厕50余座。改建公厕1 129座,全市90%以上的公厕得到改造。至1994年年底,市区公厕有1 100座,其中高级公厕63座、一级公厕396座、二级公厕391座、三级公厕250座。公厕自动水箱冲洗和手动阀冲洗率达100%。

1995年,新建公厕60座列入市府实事,全市公厕布局补点有新进展。如:静安区利用新辟武宁南路建设工程,新建2座公厕;卢湾区抓住南北高架建设工程,落实淮海路成都路、重庆路复兴路、鲁班路南塘浜路、中山南路鲁班路4座新建公厕厕址;闸北区在南北高架投影线下,附建1座公厕;黄浦区结合凤阳路改造工程,建成黄河路公厕;长宁区结合长宁路拓宽工程与市旅游局共同改造中山公园边旅游定点公厕;南市区紫霞路、徐汇区淮海路常熟路等处,都新建了公厕,填补了市区公厕空白点。经过一年努力,全市新建公厕77座,超额完成市府实事项目。新建的公厕,使用耐火的环保建材,复合聚酯玻璃作分隔板,美观又不易刻画,如闸北区柳营路公厕、长宁区虹桥机场公厕、静安区武宁南路205号公厕、闵行区江川路竹港桥公厕等。1996年,公厕建设从过去的"解困型"向"舒适型"发展,以适应国际化大都市发展要求。按照《城市公共厕所规划和设计标准》,男小便器设自动感应冲水器,小便器设间隔板。男、女厕所设置立式整容器、皂液器、烘手器等,设残疾人专用单间,以及专供婴儿换尿布的小床或者搁板。要求厕所采光通风良好,有适当的壁挂、人工绿化或盆景点缀。

1999年,由上海美申环境设施设备有限公司研制的投币式移动公厕投放市场,该公厕由钢型材、板材焊接而成,结构牢固、稳定。外表采用进口LCF板,造型美观、雅致。厕所两侧设大玻璃橱窗,可设置大型宣传海报等。厕所首创投币口自动屏护技术,确保使用者安全使用和避免在有用厕者时再有人投币情况的发生。每使用一定人次后,厕所自动清洗地坪,提高了公厕的整洁度,自动感应洗手装置弥补了移动厕所无水洗手的缺憾。这批厕所投放市场后,主要设置在外滩、人民广场、南京东路、五角场、豫园地区等主要商业街和旅游景区使用,有效缓解因大人流量引发的"用厕难"矛盾。

表 8－7　　1992—1999 年上海市公共厕所设置统计表

年　份	总数（座）	其中（座）				建筑面积（平方米）
		高级	一级	二级	三级	
1992	1 048	44	307	432	265	49 520
1993	1 104	52	358	422	272	51 225
1994	1 100	63	396	391	250	57 892
1995	1 100	72	524	320	184	59 865
1996	1 114	89	515	326	184	59 334
1997	1 120	107	522	319	172	60 156
1998	1 203	123	539	331	210	63 056
1999	1 311	135	591	318	267	68 118

资料来源：市环卫局数据统计年鉴。

2000 年，经各方努力，市区 10 条主要道路和 10 个商业地区的单位公厕对社会开放，市民在街巷 300 米见厕所。同时加强社会公厕的标志建设，方便市民寻厕需求。2002 年，新建公厕 15 座、改建 64 座，新增高级投币厕所 21 座。2003 年，卢湾区打浦路 316 弄新型环保水循环公厕建成，粪水通过微生物处理技术，固液分离，处理后的水达到国家环保总局规定的冲厕用水标准，无臭味，无二次污染。

2005 年，面对中心城区二级旧里以下居住区域公厕配置标准低、环境卫生基础差等问题，市市容环卫局开展了上海市二级旧里区域环卫“五小设施、为民服务”快速改建改进行动计划（简称“速改行动”），提出了通过改建公厕来有效提升公厕配置，改善厕所面貌。在这次速改行动中，采取五同步推进法，即同步编制计划和经费预算、同步组织资金落实、同步启动协调机制、同步组织设施改造、同步配置服务力量的做法。经过努力，全年共有 156 座公厕得到改建。该年，中心城区新建公厕 32 座，设置移动公厕 8 座，改建二级旧里以下居住区公厕 156 座，改建“无障碍设施”公厕 690 座。公厕设施设置水平明显提高。

2006 年，市市容环卫局编制完成《上海市公共厕所布局规划纲要》。按照“总量合理、明确重点、就近服务、便民利民、规划指导、确保落地”的原则，结合城镇人口布局和使用特点、人流密度和活动类型，安排好公厕的布局，重点增加公共交通枢纽和公共活动区域的公厕设置。当年，中心城区新建公厕 32 座、设置移动厕所8座、改建公厕503座,公厕布局不断得到完善。同年,由复旦大学产学研小组研制的新一代免抽粪的生态厕所在松江洞泾投入使用。

2007年,静安、闵行等区域内的公厕全部免费开放使用。黄浦区有20座,位于居民区的公厕在晚上21:00~次日5:00实行免费开放。杨浦区在二级旧里以下居民集聚区向低收入家庭发放免费用厕卡等。

2008年,上海新建公厕130座,社会单位新增对外开放公厕255座,配置世博应急保障拉臂式厕所6组。完善、更新公厕导向标志140块。

2009年,新建公厕230座,为世博公厕应急保障系统配置的拉臂式应急厕所61组,车载式拖动厕所11座,主要布局在世博会场馆周边区域及重要的交通枢纽地区。

2010年,公厕建设列入市府实事工程项目,市绿化和市容管理局从关注民生、服务世博的视角,提出建设"设施一流"的公厕,进一步规范公共厕所建设中设施配置的标准化。当年,全年新建公厕97座、改建公厕103座,有1 012座公厕完善设施配置,增加了无障碍设施公厕280座,增加便民服务措施项目的公厕552座,确保公厕设施齐全、完好。

表8-8　2000—2010年上海市公共厕所设置情况统计表

年　份	总数(座)	其中(座)					建筑面积(平方米)
		一类	二类	三类	流动	其他	
2000	2 215	434	649	657	66	409	94 138
2001	2 406	457	690	666	72	521	101 286
2002	2 320	457	742	770	67	284	112 269
2003	2 356	460	766	839	78	213	104 800
2004	2 390	404	884	819	95	188	110 960
2005	2 359	472	951	662	113	161	105 388
2006	2 851	511	961	1 028	163	188	122 672
2007	3 065	597	983	1 129	188	168	128 378
2008	3 725	629	1 213	1 611	210	62	139 012
2009	5 946	695	2 351	2 400	269	231	186 921
2010	6 618	743	2 190	2 676	417	592	236 182

资料来源:市市容环卫局、上海市绿化市容局数据统计年鉴。

二、基础设施

【化粪池(蓄粪池)】

未连接市政污水管网的公共厕所、抽水马桶的粪便进入化粪池,老城区的马桶粪便倒入倒粪站后进入蓄粪池。随着上海市区的旧房改造,居民家庭卫生条件的改善,蓄粪池数量逐年减少。

表8-9　1979—2010年上海市化粪池(蓄粪池)统计表

单位:座

年　份	化粪池	蓄粪池	年　份	化粪池	蓄粪池
1979	25 541		1996	40 609	2 616
1980	26 754		1997	44 675	2 549
1981	27 407		1998	41 760	2 506
1982	28 652		1999	44 694	3 218
1983	29 977		2000	46 921	2 747
1984	30 943		2001	47 469	2 514
1985	33 477		2002	49 220	2 482
1986	39 175		2003	49 090	2 421
1987	40 042		2004	47 579	2 295
1988	41 171	3 775	2005	47 390	2 357
1989	41 349	3 941	2006	46 217	1 736
1990	43 685	2 603	2007	45 841	1 562
1991	43 089	2 115	2008	46 510	1 477
1992	43 694	2 279	2009	34 775	1 925
1993	43 323	2 413	2010	43 170	1 910
1994	43 125	2 376			
1995	43 151	2 649			

资料来源:市环卫局、市市容环卫局、市绿化市容局数据统计年鉴。

根据化粪池的长、宽、高,以及贮粪吨位、使用人数,分为1、2、3、4、5、6、7等7种规格。1985年,上海市区化粪池有3.3万余座。1987年10月6日,市政府颁布《上海市城镇环境卫生设施设置规定》，对化粪池的构造、容积、管道连接及清理孔位置等作了规定。1989年9月22日，市建委颁布《城市公共厕所规划和设计标准》，对化粪池设置的设计标准和建造要求进行规定。1989—1993年，市环卫局协同房管部门将年久失修，经常冒溢粪便的化粪池列入环卫"五小"设施改造。2000年后，根据《上海市固体废弃物处置发展规划》，上海粪便处理设施纳入城市建设总体规划，粪便处理逐渐纳入城市市政管网，实施无害化处理。

【小型生活垃圾压缩式收集站】

1998年，为解决垃圾收集点分散和数量过多的问题，防止垃圾在集中运输前散落影响周边的环境卫生。市环卫局在总结普陀区真北路莲花小区试行小型生活垃圾压缩式收集站(以下简称"小压站")收集方式的基础上，提出改革上海生活垃圾收集设施，建设一批符合环保要求的小压站，其规模达到一座小压站可取代30座垃圾箱房(间)的垃圾聚集量，当年在静安、徐汇、虹口、闸北、普陀、南市、杨浦、长宁等区建设了小压站34座，取得了良好的环境效益。1999年9月15日，市政府发布《关于加强本市环境保护和建设若干问题的决定》，明确提出在居住区逐步推广、建设相对集中的小型压缩式生活垃圾收集站。凡新建、扩建居住区或旧城改建的居住区应建造小型压缩式生活垃圾收集站，作为收集生活垃圾的设施，与住宅同步规划、同步建设和同时投入使用。本着布局合理、数量适宜、环境质量提高的原则，市环卫局在进行沿街垃圾箱(房)拆、并、改同时，加快小压站建设步伐。随着垃圾收运方式加快推进压缩式集装箱机械装运，小压站成为垃圾机械密闭化装运的配套设施，在有条件的住宅小区得到普及。

2000—2004年连续5年，小压站建设列入市府实事项目，5年内共完成新建小压站167座。至2004年，全市小压站达448座，部分居民小区垃圾实现密闭化存放和运输，有效减轻垃圾臭气漫溢和对周边的环境污染。2008年，新建小压站38座，市区有条件的居住小区，压缩式生活垃圾收集站都配置到位。至2010年，按照"合理布局、数量适宜"的原则，全市已建成小压站829座。

表 8-10　　1998—2010 年上海市生活垃圾小型压缩式收集站统计表

年　份	数量(座)	年　份	数量(座)
1998	34	2005	541
1999	84	2006	600
2000	109	2007	631
2001	157	2008	711
2002	313	2009	751
2003	371	2010	829
2004	448		

资料来源：市环卫局、市市容环卫局、上海市绿化市容局数据统计年鉴。

三、清道工人休息场所

20 世纪 70 年代末，环卫清道工人用于更衣、休息的场所(道班房)十分缺乏，露天作业的清道工人大部分是“点名在马路，更衣在家里，上班一身汗，回家满身灰”。作业间休息时，倚帚而立，席地而坐，遇到下雨，只能在商店门口、过街楼或屋檐下避雨。1983 年，市环卫局将改善工人作业、休息条件，建设好道班房列入市局重点工作提上议事日程，从制定规划、落实经费入手，取得了各区政府和管理部门的关心和支持。1984 年，全市环卫道班房有 700 余平方米。1985 年，新建道班房 58 座，约 3 000 平方米。1986 年，新建道班房 77 座，约 5 000 平方米。1987 年 10 月，市政府颁布《上海市城镇环境卫生设施设置规定》，于 1987 年 11 月 1 日起实施。该规定明确道路清扫工人的休息点按区域范围的人口数量设置。当年，普陀区环卫所因地制宜建造了 6 座清道工人休息亭。至 1987 年年底，全市有道班房 387 座，共计 2 万余平方米，495 个班组、1 万余名清道工人有了更衣、休息、娱乐的场所。每座道班房内基本配置了桌、椅、更衣箱、电风扇，有条件的还安装了淋浴器及卡拉 OK 等娱乐设施。1988 年，上海新建道班房 49 座，4 257 平方米。静安、卢湾、长宁等区在政府各个部门的支持下，在建造住宅小区时，特意腾出约 300 平方米的新公房调作道班房，道班房房屋结构更好了，房间比之前更宽敞舒适了，配置的生活设施有了改善。

道班房的加快建设，有效改善了一线环卫作业工人的休息条件，许多工人说，过去休息时到处流浪，上街沿当凳子坐，口干舌燥无水喝，满脸灰尘无处擦；现在点名、学习有房子,休息有椅子,洗脸有池子。但由于建造道班房征地比较困难,大部分道班房还是环卫部门在公厕新建或改造时,用加层的办法来弥补道班房的数量不足。

90年代,随着城市道路拓宽,部分沿街的道班房有的被拆除,有的被开设各种售货亭或改作他用。此外,城市规划也没有建设环卫道班房的强制性要求,所以这一阶段道班房建设发展比较滞后,至2000年,全市有道班房273座,道班房的数量和面积都有所减少。

2004年,随着环卫行业体制改革,一线作业单位相继转制,大部分经营企业因作业经费有限,难以顾及道班房的建设。当年,全市400余座道班房和休息点,大部分是转制前建设的,部分休息点是转制后由企业解决或临时搭建的,设施配置一般比较简陋。与此同时,因城市中心城区发展,保洁道路面积不断扩大,环卫一线清道工人数也逐年增多,道班房(休息点)缺口较大。

2006年,全市有道班房(休息点)449座,生活设施配置比较齐全的仅有百余座。

2009年,上海召开"两会"期间,有市人大代表提案,针对环卫清道工人栉风沐雨露天作业,为确保城市环境卫生持续整洁干净默默无闻工作着,而道班房大部分是利用车间厂房简易搭建或管理用房改建而成,狭小简陋,基本生活设施配置缺乏,很多工人只能穿着工作服上班,在马路上进行交接班,又穿着工作服回去的状况,建议有关管理部门,通过规划落实、资金投入,新建、扩建、改建一批环卫工人道班房,让"城市美容师"安心于环卫一线工作。

2010年10月,市总工会、市市容环境行业工会开展市容环卫行业一线职工福利待遇等多项大调研时,将环卫一线作业人员缺少作息场所问题,反映在大调研报告中,引起了市领导及相关管理部门的重视。至2010年,全市道班房有525座,41 107平方米,供1.6万余环卫清道工人使用。

第二节 工程设施

一、垃圾粪便转运设施

【垃圾中转站】

1994年,上海市区设有垃圾中转站30余处,大部分设施陈旧简陋,设备落后，技术含量低。1995 年 10 月，上海首座压缩式生活垃圾中转站——闸北区童家浜生活垃圾中转站建成投入试运营。该中转站总投资 1 045 万元，占地 3 067 平方米，日处理转运垃圾 500 吨，垃圾压缩比为 2∶1，站内建设 40 立方米污水池 1 座，配置容量为 6.9 立方米的集装箱 12 只，2 辆 10 吨运载卡车，1 台长 13.5 米、载重 12.5 吨的集装箱桥式起重机，还有电控、监控、防尘、防臭、防噪声、防蚊蝇等设备。密封技术和滤尘排水系统的应用，使场地不现垃圾，无明显臭味。该中转站的运转，对当时苏州河沿岸生活垃圾码头拆除、垃圾清运路线延长、垃圾中转贮存发挥很大作用。至 1999 年，全市压缩式垃圾中转站有 49 座，其中生活垃圾中转站 37 座、其他垃圾中转站 12 座。

2001 年 12 月，崇明县压缩式垃圾中转站竣工运营，日处理生活垃圾 160 吨。该中转站引进荷兰“竖直压入装箱”先进工艺，经压缩的垃圾其体积比原先缩小一半，封闭式的装箱过程，既杜绝了垃圾渗沥液的泄漏，又大大减少运输费用，中转站的建成和启用，解决了城桥地区的生活垃圾出路难问题，并推动农村生活垃圾收集和处置系统更加完善。

2004 年，国家建设部提出城市生活垃圾运输封闭化、减量化、集装箱化，建设大型垃圾中转设施，提高垃圾收运率，避免垃圾运输过程二次污染等要求。同年 9 月，上海首座花园式大型生活垃圾中转站——静安区生活垃圾中转站建成投入运行，日中转生活垃圾 400 吨。该中转站采用竖直压入装箱式工艺，具有装箱工艺简单、动力消耗低、环保性能好、对垃圾分类收集适应性好等优点。由于静安区生活垃圾中转站地处江宁路淮安路附近，属市区繁华地段，工程采用半地下式结构方案，以降低工作噪声和协调景观，在满足垃圾中转功能需求的同时，中转站又成为该区域一个开放式的景观绿地。

2005 年 3 月，总投资 1.6 亿元黄浦区生活垃圾中转站建成投入运营，日中转垃圾 600 吨。该中转站位于薛家浜路、多稼路、中山南路三角地块，占地面积 9 090平方米。中转站采用垂直压入装箱式工艺，配备 11 辆北方奔驰转运车和 30 个转运容器，整个建筑由地下一层和地上三层组成，中转站运营解决了黄浦区因垃圾下河污染黄浦江水域的老大难问题。静安、黄浦区 2 座垃圾中转站都采用垂直压入式工艺，配备了除尘、除臭装置。垃圾从地面一层运进，通过压缩大型运输车从地下装运后运出，具有垃圾装箱工艺简单、动力消耗低、环保性能好、对垃圾分类收集适应性好等优点。

2006 年 1 月,位于军工路 3700 号的杨浦区生活垃圾中转站建成投入运营,总投资 8 117 万元,日中转垃圾 500 吨。该中转站采用预压式水平压入装箱工艺,设 3 个卸料泊位,配备 8 辆北方奔驰转运车、14 只大型集装箱,解决了因兰州路垃圾码头拆迁垃圾清运的问题。同年 5 月,位于西宝兴路、黄山路附近的虹口区生活垃圾中转站建成投入运营,总投资 15 340 万元,占地 12 270 平方米,日中转能力 700 吨,设 6 个卸料泊位,配备 10 辆北方奔驰转运车、20 只大型集装箱,解决了因九龙路码头拆迁而造成的垃圾清运问题,保护了黄浦江水域的环境,改善了周边地区环境卫生状况。

2008 年 7 月,浦东新区垃圾分流转运中心建成运营,中转站引进国外先进的垂直压入式装箱转运设备,站内建立中央集成控制系统和车载 GPS 系统,实现垃圾转运全过程的有效监控。垃圾中转站运输配备北方奔驰转运车和大型集装箱,随着具有陆转水运中转功能的综合性码头建成,不仅彻底解决了因垃圾装载及运输中下河污染黄浦江水域的老大难问题,也开启了垃圾运输集装中转的新局面。至 2010 年,全市 13 个区县共建设生活垃圾中转站 57 座,日均转运垃圾 8 786 吨。其中黄浦、静安、虹口、杨浦、长宁等区都是日转运能力在百吨级以上的大型垃圾中转站。在满足垃圾中转功能需求的同时,部分中转站还是一个开放式的景观绿地,有绿荫植物、五彩花卉、雕塑小品和跌落式水景等,成为人们休闲、休憩的花园广场,是上海环卫垃圾处理设施现代化、环境优美化的示范工程。

表 8-11　　2010 年上海市垃圾中转站统计表

单　位	数量(座)	日均进量(吨)	日均转运量(吨)
黄浦区	1	600	597
徐汇区	1	70	70
长宁区	2	745	745
静安区	1	280	280
虹口区	1	731	708
杨浦区	1	1 069	1 054
闵行区	3	640	640

续　表

单　位	数量(座)	日均进量(吨)	日均转运量(吨)
嘉定区	11	648	648
浦东新区	9	1 967	1 965
青浦区	8	385	380
南汇区	5	812	792
奉贤区	3	750	600
崇明县	11	815	377
合　计	57	9 512	8 766

资料来源：市绿化市容局数据统计年鉴。

随后，徐汇、长宁、闵行、嘉定、青浦、南汇、奉贤、崇明、浦东新区等也相继建成生活垃圾中转站。至2010年，全市有垃圾中转站57座。其中日转运能力达100吨以上的31座。

表8-12　2010年上海日转运能力达100吨以上的垃圾中转设施情况表

序号	中转站名称	运营单位	地　址	年实际转运量(万吨)
1	会馆街码头	洁城环境卫生运输有限公司	黄浦区外马路1016号	189 800
2	中山南路中转站	环城固废转运有限公司	黄浦区中山南路1118号	217 905
3	清洁运输处置场	徐汇区绿化市容管理局	徐汇区龙水南路中滩60号	54 750
4	田度中转站	环境实业公司	长宁区泾力西路861号	182 500
5	双流中转站	长联环境运输有限公司	长宁区双流路68号	89 425
6	静安中转站	静安环境建设有限公司	静安区淮安路750号	102 200
7	虹口废弃物中转站	环境虹口固废中转运营公司	虹口区黄山路53号	258 420
8	军工路中转站	环杨固废中转运行有限公司	杨浦区军工路3701号	384 710
9	吴闵路码头	闵行区绿化市容管理局	闵行区江川路301号	547 500
10	华漕中转站	华漕环卫综合服务有限公司	闵行区联友路2721号北侧	87 600
11	虹桥中转站	虹桥环卫综合服务有限公司	闵行区吴中路外环线旁	73 000
12	浦江中转站	浦江环卫综合服务有限公司	闵行区召楼路	127 750

续 表

序号	中转站名称	运营单位	地址	年实际转运量(万吨)
13	嘉绣中转站	新翔保洁服务有限公司	嘉定区嘉绣路惠平路口	54 750
14	墨玉北路中转站	安亭环境服务公司	嘉定区墨玉北路近 A30	73 000
15	马陆中转站	马路环卫发展有限公司	嘉定区申霞路	54 750
16	陈行分流转运中心	东道园综合养护有限公司	浦东新区川六公路陈行车站北	54 750
17	高桥分流转运中心	东道园综合养护有限公司	浦东新区和龙路 890 号	43 800
18	高科转运中心	环境浦东固废中转运营公司	浦东新区高科西路 4145 弄 5 号	273 750
19	合庆分流转运中心	东道园综合养护有限公司	浦东新区华夏东路远东大道东侧	54 750
20	唐镇分流转运中心	东道园综合养护有限公司	浦东新区川沙路近一沁村	91 250
21	高行分流转运中心	东道园综合养护有限公司	浦东新区津行路 1364 弄 11 号	109 500
22	张江分流转运中心	东道园综合养护有限公司	浦东新区军民路近康桥路	43 800
23	贵乔码头	金欣环卫综合服务有限公司	金山区南欢路 583 号	127 750
24	惠南中转站	惠欣环卫综合服务有限公司	浦东新区惠南镇下盐路 5001 号	83 950
25	周浦中转站	奉拓环卫服务有限公司	浦东新区新坦瓦公路 1356 号	82 855
26	新场中转站	欣伟清运保洁服务有限公司	浦东新区新坦瓦公路卫星河北侧	52 925
27	三敦中转站	浦欣清运保洁服务有限公司	浦东新区川南奉公路三墩老刮嘴北侧	44 895
28	第一中转站	虹升环境保洁有限公司	奉贤区南桥镇华严村 3 组	73 000
29	第三中转站	虹升环境保洁有限公司	奉贤区奉城	73 000
30	第二中转站	奉柘环卫服务有限公司	奉贤区柘林镇	73 000
31	城瀛中转站	城瀛公司	崇明县港东静南村	38 325

资料来源：市绿化市容局数据统计年鉴。

【环卫专用码头】

20世纪80年代前，上海垃圾粪便经水陆转运，最终至末端处置设施处理，均依靠环卫专用码头中转。1978年，市区有环卫专用码头71座，其中垃圾码头18座、粪码头53座，大部分设施简陋，设备陈旧，作业机械化程度低，装卸能力严重不足。随着上海城市建设发展，垃圾粪便清运工具机械化程度不断提高，改善环卫专用码头布局，适应机械化装运迫在眉睫。1980年开始，市环卫局根据环卫设施建设规划，逐步对梅园路、九龙路、乌镇路、福建中路、新昌路等一些容积小、设施简陋、设备陈旧的环卫码头进行改扩建，更新装卸设备，增加码头卸驳能力，提高市区垃圾、粪便中转外运效率。1990—1995年，部分环卫码头通过扩建和改造，装备先进、机械化程度高的环卫综合码头逐渐建成投入使用，南码头、关桥、新开河3座环卫码头因南浦大桥和外滩二期改造工程建设逐渐被拆除。

至1995年，上海在用环卫码头有37座，其中综合码头有7座、垃圾码头18座、粪码头12座。

表8-13　　1995年上海环卫码头情况表

码头名称	岸线长度（米）	日均吞吐量（吨）	
		垃圾	粪便
杨浦区军工路综合码头	197	1 200	600
南京区会馆街综合码头	186	1 400	1 000
卢湾区开平路综合码头	531	950	3 000
闵行区闵吴路综合码头	659	120	1 000
徐汇区龙水路综合码头	234	1 000	1 000
宝山区吴淞路综合码头	178	168	700
静安区淮安路综合码头	200	690	350
长宁区万航渡路垃圾码头	50	529	
闸北区梅园路垃圾码头	30	640	
杨浦区兰州路垃圾码头	41	800	
虹口区九龙路垃圾码头	100	1 500	
黄浦区乌镇路垃圾码头	100	450	
普陀区东新路垃圾码头	50	360	

续 表

码头名称	岸线长度(米)	日均吞吐量(吨)	
		垃圾	粪便
废管处江镇垃圾码头	400	1 000	
废管处安亭垃圾码头	180	300	
废管处南汇中港一号垃圾码头	400	3 000	
废管处南汇中港二号垃圾码头	400	3 000	
废管处三林塘垃圾码头(7 座)	600	1 000	
市环卫局浦建路垃圾码头	138	700	
长宁区凯旋路粪码头	180		300
长宁区北新泾粪码头	400		3 000
闸北区浙江路粪码头	32.2		245
闸北区普善路粪码头	10		102
闸北区广中路粪码头	10		86
虹口区汉阳路粪码头	64		450
浦东新区川黄路粪码头	82		3 000
浦东新区张家浜粪码头	14		450
黄浦区福建中路粪码头	60		400
普陀区安远路粪码头	45		70
普陀区朱家湾粪码头	30		147
静安区曹家渡粪码头	80		150

资料来源：市环卫局 1995 年数据统计年鉴。

1998 年，根据苏州河综合环境整治工程环卫码头搬迁实施方案，淮安路、福建中路、浙江路等 6 座环卫码头相继拆除。至 2000 年，全市环卫码头有 27 座，其中垃圾码头 6 座、粪码头 14 座、综合码头 7 座，岸线总长度 1 919 米，日均中转垃圾 9 856 吨，粪便 5 551 吨。

2001 年开始，苏州河环境综合整治加强水上景观控制，以从严控制使用岸线为原则，不设置任何作业码头，2004 年前梅园路、乌镇路等码头相继关闭和调整。

2007 年，苏州河环境综合整治三期工程建设，地处苏州河长宁区万航渡路环卫码头拆除。2008 年，为配合“世博会”黄浦江两岸市容景观建设，开平路、三林塘等环卫码头被拆除。至2010年，环卫专用码头8座，更趋于大型化，布局更为合理，作业环境改善，密闭化机械操作能力大大提高。环卫专用码头列入生活垃圾转运设施类。

【集装化水陆联运系统】

2010年4月，环卫集装化水陆联运系统经一年试运行后正式投入生产。该联运系统由2座垃圾中转站（徐浦、蕰藻浜）、3座码头（徐浦、蕰藻浜、老港）组成。垃圾收集后，经中转站压缩打包，装进20英尺集装箱后，由牵引车辆运至码头，再通过吊装至集装箱，运至老港码头。根据垃圾转运走向，联运系统分为2个相对独立的基地，徐浦—老港基地和蕰藻浜—老港基地。

徐浦—老港基地（即徐浦中转站—徐浦码头—老港码头）：徐浦中转站—徐浦码头，位于徐浦大桥南侧黄浦江西岸，华泾港下游河口处，距吴淞口42千米。工程总用地面积2.7万余平方米，岸线长度位160米。徐浦中转站2008年12月开工，2010年2月竣工，日均压缩垃圾2 800吨。徐浦码头2008年5月开工，2009年1月竣工，码头日均转运垃圾3 500吨。主要服务苏州河以南区域，包括徐汇、卢湾、闵行、长宁等区。2010年，徐浦中转站—徐浦码头是世博园区生活垃圾指定的转运设施。

蕰藻浜—老港基地（即蕰藻浜中转站—蕰藻浜码头—老港码头）：蕰藻浜中转站—蕰藻浜码头，位于宝山区西泗塘以西、蕰藻浜南岸，距蕰藻浜、黄浦江交汇处约5千米。其上游为杨盛河，下游为西泗塘。工程总用地面积3.1万余平方米，岸线长度为320米。蕰藻浜中转站于2009年2月开工，2009年12月竣工，日均压缩垃圾2 000吨。蕰藻浜码头于2009年2月开工，2010年1月竣工，码头日均转运输垃圾3 500吨。主要服务于苏州河以北区域，包括宝山、闸北、杨浦、虹口等区。

老港集装箱转运码头位于浦东南汇大治河支流清运河末端，老港生活垃圾填埋场北端，2008年4月开工，2009年1月竣工。

二、垃圾处置设施

【垃圾堆场】

三林塘垃圾堆场　上海解放前开始堆置垃圾，至1984年，堆成3座“垃圾山”,最高点有33米,总量300万吨,三林塘垃圾堆场占地27公顷,日卸垃圾1 039吨。1988—1989年,为保护黄浦江水质,投资757.1万元,在堆场沿黄浦江、三林塘港与水域接触的岸线,新建防渗墙1 561米,防汛墙1 730米,开挖截水沟1 535米、3只集水池共3 250立方米,整个垃圾堆放区形成封闭式的地下防渗帷幕,污水可以渗透进集水池。敞开的垃圾堆场建起封闭的围墙,沿防汛墙建设2 000米的绿化带,垃圾堆成的路改成水泥路,有效改善了当地环境。1990—1992年,三林垃圾堆场日平均堆置垃圾量1 150吨,高峰时,日卸垃圾达3 000吨左右。2005年,因上海世博园区建设用地需要,整整沿用了半个多世纪的三林垃圾堆场停止使用,陈垃圾搬迁。

广粤路垃圾堆场 20世纪50年代末,市区部分生活垃圾和建筑垃圾运往该处堆放。至1986年,形成了一座高40多米,占地5.8公顷“垃圾山”。有2条可供2辆卡车并排上下的通道,环绕着相当于5个大型足球场的“垃圾山”。1987年,该堆场停止堆放垃圾,经过复垦,“垃圾山”种植了雪松、黑松、白玉兰、棕榈、水松等树木万余株,改造成可供市民休闲散步的绿化景点。

江镇垃圾堆场 1985年7月,为解决市区垃圾出路难的问题,市环卫局在浦东川沙江镇东海边建造了江镇垃圾堆场。该堆场占地面积约60公顷,1986年竣工投入运行,日处置垃圾500吨。1992年进行扩建工程,1994年竣工运行,平均日处置垃圾量1 000吨,最高时生产量达2 260吨,远远超过设计能力,为城市垃圾处置做出了贡献。1998年10月,为配合浦东国际机场扩建,该垃圾堆场封场停用。

黎明生活垃圾应急堆场 1998年,为解决浦东新区的生活垃圾处理问题,建造黎明生活垃圾应急堆场,总面积约33.33公顷,日处置垃圾750～1 000吨。出于应急考虑,该堆场的建设标准和技术要求都较低。至2008年,场地垃圾库容已经饱和,垃圾长期堆积直接影响地质结构渗滤要求,对地下水环境造成不利影响。2010年,根据《上海市固体废弃物处置规划》对垃圾实施无害化处理的要求,黎明垃圾应急堆场实施封场进行植被恢复。

【垃圾堆肥处理厂】

安亭无害化处理厂 1983年年底建成投入使用,日处置垃圾约150吨,垃圾通过好氧发酵后,成为熟化的有机细堆肥,可作农作物肥料。随着农村普遍使用肥效高、收益快的化肥，堆肥发酵后的细堆肥销路不畅，且生活垃圾采用高温堆肥的处理方法，成本也较高，1994 年，安亭生活垃圾处理厂停用。

宝山神工生活垃圾综合处理厂 1998 年开始筹建，2001 年立项选址，2008 年项目开工建设。该垃圾处理厂采用垃圾气化、厌氧发酵、有机肥生产等先进工艺，日处理垃圾设计规模 500 吨，规划 2010 年投入运行，后因土地规划调整，该垃圾处理厂建设进度被耽搁。

【无害化填埋场】

老港垃圾填埋场 1985 年 12 月 28 日一期工程动工，1989 年 10 月 17 日，一号堆场和码头基本建成，投入试运行，1990 年 7 月 1 日试投产，1991 年 4 月经验收竣工使用，每天卸堆垃圾达 3 000 吨。老港垃圾填埋场采用卫生填埋的方法处置生活垃圾。1991 年，被国家环保局和建设部评为全国城市环境整治优秀工程。1992 年 10 月，扩建第二期工程，1994 年投产，日处置生活垃圾 6 000 吨，解决上海市区 55.6%的生活垃圾出路。同时，对处置场的垃圾渗沥液、沼气采取无害化治理工程措施，治理效果较好。1998 年 3 月，第三期改扩建工程开工，1999 年 12 月竣工。建成投产后，日处理垃圾 7 500 吨，实际达到 9 000 吨，承担上海市区约 70%的生活垃圾和城镇污泥的处置。经过一、二、三期工程的建设，2003 年年底，已有的 3 个填埋库区全部填满，填埋区面积已达 3.3 平方千米，超过原设计负荷运行能力的 120%。2004 年 3 月，为解决未来上海市区生活垃圾的出路，在老港垃圾填埋场东部滩涂围垦区内，老港四期（老港生活垃圾卫生填埋场）工程开工建设，2005 年 2 月 21 日进入试运行，2005 年 12 月 12 日，主体工程正式投入运行，2006 年 3 月正式投入生产。第四期工程建设，首次运用高维填埋垃圾新技术，既解决大型滩涂型填埋场高推填埋作业工艺的技术难点，又提高了填埋场的库容，节省了宝贵的土地资源。首次构筑起“人工的”独立水文地质单元，填埋库区的地基，先进的防渗衬垫结构，成功解决特大型库区的地下水和渗沥水的收集与导排技术上的难点，实现雨污水分流，采用现代化填埋气收集与发电利用系统，实现垃圾降解产生的填埋气（沼气）作为资源回收发电，有效减少温室效应，采用先进的清洁生产工艺及封闭循环空气冷却系统等，是高标准、生态型的卫生填埋场。

长兴生活垃圾填埋场 2008 年 5 月建成试运行，日处理垃圾达 150 吨。该场总投资5 000万,库区容量达35万立方米,使长兴乡所有生活垃圾得到无害化填埋处理。该场占地13.6公顷,绿化面积占50%,有效防止灰尘飞扬和弱化空气中随风飘扬的垃圾气味,处理符合崇明生态岛环境建设标准。

【垃圾生化处理厂】

1996年,在普陀区曹杨五村七居委进行试点,1998年开始,逐步在有条件设置生化处理机的居民生活小区推广,每台机器日处理有机垃圾90～160千克。2001年,黄浦、卢湾、徐汇、长宁、普陀等区,建成投入使用垃圾生化处理站共37座。

2002年,浦东美商生活垃圾生化综合处理厂建成投入使用,这是上海第一座千吨级,运用高新微生物堆肥发酵法生产有机肥的垃圾处理厂。当年,静安、杨浦、闸北、浦东新区、松江等区也相继建设垃圾生化处理站,至年底,全市共设置生化处理收集站96座。

2006—2009年,嘉定、青浦生活垃圾综合处理厂相继建成投入运行。生活垃圾通过厌氧发酵技术方式处理,无二次污染,生产的有机肥可以用来种花和喂养观赏鱼,达到环保和资源的有效利用。至2010年,黄浦、静安、虹口、闸北、杨浦、卢湾、徐汇、长宁、普陀、嘉定、奉贤等11个区共设立了162座有机垃圾生化处理站,日均处理垃圾量达5.3万吨。

【垃圾焚烧厂】

浦东御桥生活垃圾焚烧发电厂 2001年建成投入运行,是上海首座千吨级大型生活垃圾焚烧发电厂,日处置垃圾1 000吨。该焚烧厂引进法国阿尔斯通公司提供的技术设备,设置3条焚烧生产线、2套8 500千瓦的汽轮发电机组,以及烟气净化装置,废水综合处理装置。焚烧处理后生活垃圾减量80%以上,焚烧处理的各项环保指标达到现行欧洲共同体的环保标准。

上海江桥生活垃圾焚烧发电厂 2003年建成投入运营,是上海第二座千吨级大型生活垃圾焚烧发电厂,日处置垃圾1 000吨。该焚烧厂引进西班牙、德国垃圾焚烧技术、关键设备及控制系统。整体工艺控制采用集散控制系统(DCS),以实现焚烧系统、烟气净化系统、汽轮发电机组系统、电气系统、汽水循环系统及其他各辅助工艺系统的自动控制和管理,从而使全厂获得高度的自动化水平。该厂烟气净化系统产生的飞灰,外运至嘉定危险品处理场进行安全处置。垃圾焚烧产生的灰渣，运往老港垃圾处置厂处理。垃圾渗沥水、垃圾热值达到设计值时，回喷炉内焚烧，垃圾热值偏低时，渗沥水由专用槽车运到污水厂处理，生产废水、生活污水由厂内污水处理站处理达标后排放。

御桥和江桥两座生活垃圾焚烧发电厂投入运行后，解决浦东新区和黄浦、静安、普陀、闸北、长宁、嘉定等区的部分生活垃圾处理。垃圾焚烧回收的电能，除满足本厂自用外，根据国家对垃圾焚烧有关优惠政策发电上网。2005 年，奉贤区生活垃圾焚烧厂建成投入运行，年处置垃圾 2.75 万吨。

三、粪便处置设施

【储粪池】

1985 年，为方便农民使用粪肥，消灭粪便中致病细菌和寄生虫卵。市环卫局总投资 2 136 万元，在上海郊县建造了 200 组储粪池，总容量 10 万吨。每组储粪池配有计量池、粪泵房、管理房、管道、电源、照明、浮标水位尺、供水设备、简易驳岸、简易码头等。随着农村生产方式的改变，1996 年后，农民使用粪肥逐年减少，储粪池使用率逐年萎缩最终拆除。

【卸粪倒口】

1985 年，为解决粪便出路的燃眉之急，经市建委同意，市环卫局在浦东川沙境内的六里、王港、合庆、花木、北蔡，宝山境内的盛桥、杨行、大场等，设置临时卸粪倒口 8 处。每个卸粪倒口设立管理点，配备管理人员。配套设备有：真空泵、配电房、机房、柴油机、简易码头、驳岸等。1996 年，由于部分卸粪倒口的老化和陈旧，8 处倒口还剩北蔡、王港、合庆、杨行等 4 处继续缺粪，日排放粪便 7 900 多吨。年底，随着浦东国际机场市政配套工程建设，合庆倒口拆除。1997 年，市环卫局总投资 120 万元，扩建了浦东后滩—上海环卫污水处理厂的粪污水排放口，接纳黄浦、徐汇等区粪便处理。至 2004 年，全市卸粪倒口有 4 处，分别是王港、北蔡、后滩、杨行。2006 年，随着浦东新区建设发展，成山路桥地块开发，北蔡卸粪倒口拆除。2009 年年底，因世博市政动迁，后滩卸粪倒口拆除，新建的徐浦大桥卸粪倒口同步建成运行，新的倒口装置了粗格栅、细格筛和除砂器，可以阻隔大于 0.25 厘米的细小颗粒杂物，粪便处理后的上清液，经管道排入城市污水干线。

2010 年,全市有 3 处卸粪倒口,王港、徐浦大桥、杨行。经过改建,卸粪倒口的环保处理措施都有所提高。

【粪便预处理厂】

2002—2009 年,利用苏州河合流污水工程建设穿越的条件,闸北、虹口、浦东、普陀、长宁等区粪便预处理厂相继建成投入运行,粪便预处理厂采取各类环保技术措施,对臭气、粪污水等进行控制,粪便经固液分离并无害化处理后,进入城市合流污水管道深海排放。2010 年 4 月,长宁区粪便预处理厂因粪码头拆除关闭。虹口区粪便预处理厂因地处中心城区,周边居民连年上访,停止运转。

2010 年年底,全市粪便预处理厂有 4 座,分布在普陀、闸北、杨浦、浦东,年处置粪便达 75 万吨,每天约 2 054 吨。

第三节　装　　备

一、车辆

【垃圾车】

20 世纪 80 年代初,上海市区垃圾收运大部分实现了机械装卸运输。随着运输垃圾机动车的逐步普及,其性能、技术也不断提高。1985 年,上海环卫汽车改装厂成功组装后装式压缩垃圾车,使垃圾装卸兼人工和自动功能。1986 年,环卫汽车改装厂与环卫科研所、上海航天 803 所成功试制载重 2 吨后装式压缩垃圾车,并小批量生产投入使用。1990 年,上海环卫机械厂成功试制载重 2～5 吨集装拉臂式垃圾车,具有装卸完全自动化功能,小批量生产投入使用。1992 年,市政府把实行生活垃圾密闭化运输列为实事项目,同年,市环卫局投资 1 873 万元,更新 379 辆密封式垃圾车,至同年年底,上海垃圾基本实现封闭运输,缓解了垃圾运输飞扬、散落的问题。1993 年,市环卫局更新和新增各类垃圾运输密封车 300 多辆,淘汰陈旧、破损、性能差的车辆,自此,垃圾运输基本形成机械化平板自卸垃圾车、垃圾筒侧装式垃圾车、集装拉臂式垃圾车、后装式垃圾车等密封自卸车辆系列。1994 年,全市机动垃圾收运车共有 1 651 辆,大吨位的垃圾收运车占有一定比例。1995 年,上海召开环卫系统第一次设备管理工作会议,制定《环卫设备更新改造管理规定》等系列文件，巩固提高环卫专用车辆技术装备水平。1998年，由上海环卫车辆设备厂研制的SHW5092ZLJ侧装压缩式垃圾车投入使用，垃圾由强压式装载机构压入封闭式车厢，较好地防止了运输途中的二次污染。该车外形美观，具有全程双向压缩，全液压控制，有自动和连锁功能。车厢运用高强度钢板圆弧形成工艺制成，具有重量轻、装载量大的特点。同年10月，该车型荣获上海市优秀产品奖三等奖。2000年以后，垃圾收运通过新增大吨位车辆、更新小吨位车辆的措施，使垃圾的装载能力和压缩密闭功能等都得到较大提升。

2004年，上海迎世博加快城市建设步伐，为实现具有一流市容环境目标，上海启动新一轮环卫专用车辆更新换代，促进环卫装备水平与国际化大都市环境需求相适应。首先用性能优良的汽车底盘淘汰技术落后、性能差的底盘。轻型车选用日本五十铃庆铃牌底盘，中型车选用东风牌汽车底盘，重型车选用性能先进的北方奔驰底盘。当年全市共购置200辆全密闭压缩式垃圾车，全部具有污水储存、车厢密封、装料口密闭、卸料仓自动清除等功能。2005年，新购置新型垃圾收运车446辆，车辆配置性能进一步提升。压缩式垃圾车成为垃圾收集车的主要车型，占到新购置垃圾车总数的62%。2006年，全市共购置垃圾车402辆，生活垃圾密闭化运输率继续得到提升，具有厢式密闭功能的垃圾车占购置新车总数的81%。

2010年，全市生活垃圾收运车共有3 607辆，其中压缩式垃圾车1 725辆、车厢可卸式垃圾车530辆、自装卸式垃圾车389辆、自卸式垃圾车963辆。

【吸粪车】

20世纪70年代中期，机动真空吸粪车发展较快。至1978年，全市有409辆，其中0.5吨的71辆、1吨的191辆、2吨的57辆、4～5吨的87辆、8吨的3辆，除了部分老城厢狭窄小巷仍使用手推粪车或脚踏三轮粪车收集粪便外，机动真空吸粪车基本取代人力车收集、运输粪便。随着上海汽车工业的发展，1985年，上海环卫车辆修理改装厂研制成功0.6吨松花江型自卸粪车，1986年，试制JL110型吉林牌真空吸粪车，载重0.5吨，这些新型的小型机动粪车，成为小街小巷粪便清运的主要装备。1988年，上海环卫车辆修理改装厂研制改装成功10吨级真空吸粪车。至1990年，已形成0.6吨、1～2吨、3～5吨及8～10吨真空泵吸粪车系列。进入21世纪,随着上海固体废弃物收运、中转项目的建成和环卫作业质量要求的提高,环卫装备改造速度加快,用低噪声的新型吸粪车淘汰超过使用年限、作业噪声大、污染严重的吸粪车。2004年,新购置低噪声的新型吸粪车50辆,与此同时,对在用的260辆高噪声吸粪车进行改造,全部达到低噪声作业要求。2005年,新购置吸粪车61辆,国内第一辆厢式吸粪车购入使用。2006年,新购置吸粪车52辆。至2010年,全市吸粪车共有456辆,基本采用低转速、低噪声、高真空度的真空泵新型吸粪车,整个作业噪声明显降低,臭气排放量减少。

【扫路车】

1975年,上海清洁工具修配厂在SH130 2吨型汽车底盘上改装了S-230型中型扫路车,采用液压传动,清扫速度为7～10千米/小时,清扫宽度2.3米,投入使用后,因为清扫效果好,全国其他城市也有购用。1976年,送往北京,在中南海、钓鱼台使用。为减少和避免道路清扫时的扬尘严重问题,提高清扫质量,1986年,市环卫局从英国和瑞士进口了SK150、JHONSTON326、K1500等3种类型共6辆,具有喷水、吸尘、扫路3种功能的扫路车,作为上海环卫设备技术引进、新产品开发的样机。这些扫路车采用全液压驱动,微电脑控制,清扫速度可从0～15千米/小时范围内无极变速,具有技术先进、性能可靠、使用寿命长、故障率低、清扫质量好、效率高等特点,适用于上海道路的清扫作业要求。1987年,市环卫局与湖南江麓机械厂签订联合开发以英国SK150扫路车为基型的新型扫路车的协议,研制1吨中型吸扫车;1991年9月12日,由机械电子工业部组织通过技术鉴定,小批量生产投入使用。

1993年,市环卫局共投资1 900万元购置具有喷、吸、扫功能的国产和进口道路清扫车43辆。1994年,全市道路扫路车共有87辆,其中小机动型25辆、2吨以下56辆、2吨以上6辆。随着道路机械化清扫的推广应用,1996年,在全市道路机械化清扫研讨会上,市环卫局提出了提高道路清扫机械化的技术装备水平的要求,逐步对二次污染严重的扫路车报废更新。当年,全市扫路车有112辆,通过更新,大部分具有喷、吸、扫功能,从而改变以往前面洒水车、后面扫路车的清扫作业组合方式。进入21世纪,市容环卫加大环卫车辆报废力度更新,通过购置技术先进、外观新颖兼具清洗和清扫功能的清扫车,逐步淘汰作业噪声大、二次污染严重的旧车辆。2005 年，新增扫路车 46 辆，2006 年，新增 48 辆。至 2010 年，全市清扫车共有 813 辆，全部具有防扬尘、清洗、清扫功能，无论是车辆的配置和外形设计都有不少改观，主要道路、中心广场路面保洁的效果得到提高。

【清洗(洒水)车】

1980 年后，由于洗路面积扩大，一些主要路段，除雨天或冲洗后会结冰的天气外，环卫部门每日夜间冲洗路面 1 次，作为道路保洁的一项措施。1985 年，全市有 2 吨清洗车 26 辆。1989 年，为提高市区特级和一级道路的整洁水平，提出了清扫和清洗组合的保洁要求，长宁、静安、普陀、黄浦、虹口、卢湾、闸北、徐汇等区，共有 130 条(段)近 18 万米的路段，采取清扫和清洗相结合的保洁方法，并坚持每日夜间清洗 1 次。后因采取机械冲洗路面费用较大，以及利用洒水车洗路的作业范围扩大等原因，至 1993 年，减至 9 辆。1999 年，全市有清洗车 15 辆。1977 年，上海有 65 条、120 千米的道路进行夏季洒水。1978 年，为满足道路洒水需要，环卫车辆修理改装厂自行设计改装 2 辆黄河 JN151 型半挂洒水车，装载量为 20 吨，可连续洒水 6 千米、洒水宽度为 16～20 米。当年，全市有洒水车 18 辆，其中 20 吨的 2 辆、10 吨的 14 辆、8 吨的 1 辆、4 吨 1 辆。1987 年，环卫车辆修理改装厂又成功改装解放 CA141 型 5 吨级单车洒水车，该车采用汽动控制调节水量大小，并装有冲洗路面的喷口，增加了清洗道路的功能。1989 年，各区环卫部门根据道路清扫保洁的需要，将洒水车主要用于夜间冲洗道路。至 1994 年，全市有 5 吨级洒水车 17 辆，8～10 吨级洒水车 19 辆。1999 年，洒水车发展至 82 辆。进入 21 世纪，随着道路清洗质量要求提高，高压力、节水型的冲洗车逐步淘汰了低压力、大流量的洒水车，并成为道路清洗的主要装备。至 2010 年，全市共有道路清洗(洒水)车 285 辆，道路清洗效果得到根本性提高。

二、船舶

20 世纪 70 年代末，环卫垃圾、粪便水上运输基本实现拖轮拖带，主机功率 88.26 千瓦的钢质拖轮有 76 艘，功率 7 586.67 千瓦，占到拖轮总数的 36.7%。小机船 49 艘，功率 1 640.16 千瓦；驳船 1 472 艘，装载量 37 836 吨，其中木驳船 1 196 艘、26 709 吨，水泥驳 269 艘、11 127 吨。1980 年，开始制造(敞开式)钢质驳船,当年制造7艘,计1 100吨。同年,功率294.20千瓦钢质拖轮问世,为实现环卫水运100%拖带化打好了基础。1984—1985年,垃圾、粪便运输船舶中,拖轮有85艘,计功率9 980.72千瓦;小机船27艘,计功率794.34千瓦。驳船1 210艘,载装量4万吨,其中铁驳175艘,9 665吨;水泥驳281艘,11 469吨;钢驳237艘,1.3万吨。由于钢质驳船吨位高、容积大、行驶平稳性好,逐步替代了木质和水泥驳船。1985年年底,由环卫水运公司自行设计的第一艘50吨钢质密封粪驳试制成功,1986年起批量生产,投入粪便运输,钢质密封粪驳,船体长21.12米、宽4.4米、深1.6米,粪便臭气不外溢,大大改善了环卫一线工人的作业环境。

1990年,集装箱式垃圾钢质驳船问世,采用底开门卸料式集装箱装运垃圾,一只集装箱容积为8立方米,每艘驳运船装运11只集装箱。当年制造100吨级集装箱运输驳船10艘,集装箱式垃圾钢质驳船长27.75米、宽6米、深1.7米。由于是封闭式集装箱式运输,垃圾在装、运、卸过程中的散落、飞扬的情况得到有效控制。1991年,上海环卫申纪港船厂批量制造固体、液体废弃物两用钢质驳船,该船长71.12米、宽4.72米、深1.6米,载重量干杂货为54吨、液货为51吨。至1992年,密封式粪便钢质驳船有72艘,集装箱式垃圾钢质驳船有50艘,固体、液体废弃物两用钢质驳船58艘。1993年,专门运输粪便的钢质粪驳船146艘,载重7 374吨;木质粪驳船98艘,载重1 979吨。至1994年,钢质拖轮有93艘,这些拖轮的结构长20～27.04米、宽4～6.86米,船舱深2～3.2米,航速9～10.5节,功率88.26～314.79千瓦。钢质驳船共有642艘,计3.8万吨,是环卫水上运输的主要船舶。1996年以后,通过船型的优化,新型的150吨驳船、200吨级和360吨级机动船代替了传统的驳船,船舶数量下降了,运能却大幅度提高。

2004年,根据固废内河集装化转运系统规划建设,生活垃圾逐渐以集装箱中转压缩船运为主的现代集运方式,代替以往的原始散装船运方式。随着上海蕴藻浜、徐浦两个大型生活垃圾集运码头的改建,配置了360吨、500吨级集装箱货机驳以及桥吊、集卡的设备,环卫专业运输设备有了质的飞跃和全新的变化。

2010年,环卫各类运输船舶共有254艘,计3.6万余吨位,功率31 555千瓦。

第九章　法规与规划

第一节　法　　规

1983年，上海市环境卫生管理局恢复建立不久，就着手研究建立环境卫生依法管理的法规体系。1988年，上海市环境卫生第一部地方性法规《上海市环境卫生管理条例》由上海市第九届人民代表大会常务委员会第五次会议通过，市府相关部门依此为“母法”，相继制定了一系列政府规章和规范性文件。2001年11月4日，上海市第十一届人大常委会第三十三次会议审议通过《上海市市容环境卫生管理条例》，为依法管理全市市容环境卫生工作奠定了法律基础。

2008年，为促进和保障世博会的筹备和举办工作，体现“城市，让生活更美好”的世博会主题，6月19日，经市第十三届人大常委会第四次会议通过，市人大常委会公告第2号公布《上海市人民代表大会常务委员会关于本市促进和保障世博会筹备和举办工作的决定》(以下简称《决定》)，根据《决定》，市政府专门就涉及市容环境、广告管理、渣土管理、责任区管理等内容，制定、修订了一批支持、保障和服务世博的政府规章和通告，市绿化市容局又相应细化制定了一些规范性文件。

一、地方性法规

【《上海市环境卫生管理条例》】

1988年12月22日，市第九届人大常委会第五次会议通过《上海市环境卫生管理条例》(以下简称《环卫条例》),1989 年 5 月 1 日起施行。《环卫条例》共有 7 章 50 条,是上海市环境卫生第一部地方性法规,该法规遵循上海环境卫生管理实行统一领导、分级管理、社会监督的原则,对环境卫生管理要求、实施范围、责任分工、权利义务、行为规范、设施建设、行政处罚、环卫监察、执法程序、复议申诉等方面都作了原则规定,市环卫局是上海环境卫生工作的主管机关,负责该条例的组织实施。依据《环卫条例》,1989 年 4 月 21 日市人民政府 5 号令发布《上海市环境卫生管理条例实施细则》(以下简称《实施细则》),《实施细则》共 39 条,细化了《环卫条例》各项原则规定,特别对违反《环卫条例》相关规定的行为制约措施做出具体规定,实施更具有可操作性。《环卫条例》与《实施细则》的施行,对上海环境卫生事业的发展起到重要的法律支撑作用。1993 年 1 月 30 日,根据《上海市人民政府关于修改〈上海市环境卫生管理条例实施细则〉的决定》修正并重新发布,新修订的《实施细则》共 39 条,对各单位环境卫生责任区的保洁责任及违法行为行政处罚作了进一步明确。

【《上海市市容环境卫生管理条例》】

2001 年 11 月 14 日,根据上海市容市貌综合管理的新格局,适应加强市容环境卫生管理的需要,适应城市经济发展对城市市容环境卫生的新要求,经市第十一届人大常委会第三十三次会议通过,发布《上海市市容环境卫生管理条例》(以下简称《市容环卫条例》),自 2002 年 4 月 1 日起施行,同时废止《上海市环境卫生管理条例》《上海市环境卫生管理条例实施细则》。

《市容环卫条例》,共有 8 章 63 条,明确市市容环卫局是上海市容环境卫生工作的主管机关,负责该条例的组织实施。《市容环卫条例》在原《环卫条例》实施 10 多年的基础上,进一步规范市容环境卫生管理行为,对适用范围、市容环境卫生责任区制度、市容管理、环境卫生管理、废弃物管理、作业服务管理、环境卫生设施管理等做出了全面规范。规定市容境卫生责任区制度的建立、范围、责任人的确定以及责任人承担的责任要求。《市容环卫条例》对上海城市容貌标准,包括建筑物、构筑物和其他环卫公共服务设施应当保持整洁、完好、美观,并与周围环境相协调提出更高保洁要求。对户外广告和非户外广告设施的设置和维护、道路和车船的容貌等都作了规定。

2003 年,"非典型肺炎"疫情发生,针对人们随意吐痰易传播病菌的行为,同年4月24日，市第十二届人大常委会第三次会议通过《关于修改〈上海市市容环境卫生条例〉的决定》，对《市容环卫条例》第四章第二十八条第一款，随地吐痰等易导致细菌传播的行为加大了处罚力度，从原来处50元以下罚款，修正为处200元以下罚款。

2009年2月24日，根据"迎世博600天行动计划纲要"中有关市容环境卫生管理要求，市第十三届人大常委会第九次会议通过《关于修改〈上海市市容环境卫生管理条例〉的决定》，具体对第四条第三、第四、第六款，第十八条第二款，第十九条第一款，第二十条，第二十四条，第二十五条第一、第二、第三款，第二十七条，第二十八条第二款，第三十三条第四款，第四十四条，第四十五条，第五十六条第四款，第五十八条第一款，第六十条，第六十一条，第六十二条等进行修改。修正后《市容环卫条例》共有8章64条，2010年4月1日起施行。

新修正的《市容环卫条例》进一步完善了市容环境卫生管理的有关制度和措施，明确区县人民政府、街道(镇)办事处负责所辖区域内的市容环境卫生管理工作，承担起对本区域范围内市容环境卫生工作协调、监督、检查的责任，督促单位和个人履行维护市容环境卫生义务；增加了提倡和鼓励居民委员会组织居民制定维护市容环境卫生的公约，动员居民积极参加市容环境卫生治理活动，创建整洁优美环境的条款；规定了将市容环境卫生的行政处罚执法主体由原来的市容环卫监察组织调整为城管综合执法部门。规定上海主要道路两侧和景观区域内的建筑物、构筑物和其他设施外立面清洗保洁和修复，保持持续整洁完好，明确建筑物、构筑物和其他设施清洗保洁和修复的费用，由该所有者或者约定的责任者承担。规定景观灯光设施规范区域内的，应当按景观灯光设施规划和有关技术规范设置景观灯光设施。景观灯光设施规划和技术规范应当向社会公布。规定街道(镇)办事处应当选择适当地点设置公共招贴栏，零星招贴物应当张贴于公共招贴栏中，负责日常管理。区县市容环境卫生管理部门对本辖区内公共招贴栏负责日常管理，对出现的乱张贴、乱刻画、乱涂写，应当组织清除。规定市和区县人民政府应当合理布局商业配套设施，确定相应的经营场所，鼓励引导农产、日用小商品等经营者进入经营场所从事经营。规定市人民政府应当组织有关区县和部门统筹安排上海建筑垃圾、工程渣土处置接纳场所，建筑垃圾、工程渣土应当在规定的接纳场所集中堆放、处置。从事建筑垃圾、工程渣土运输单位的车船应当统一标志,统一安装、使用记录路线、时间和处置地点的电子信息装置,随车船携带处置证,并按照交通运输、公安交通部门规定的区域、时间行驶,凭处置结算凭证领取建筑垃圾、工程渣土运输费。

二、市政府规章

【市容】

《上海市人民政府关于禁止随地吐痰、禁止乱扔杂物的通告》《上海市人民政府关于实行门前环境“三包”责任制管理的规定》 1986 年 3 月 7 日,市政府下发《上海市人民政府关于禁止随地吐痰、禁止乱扔杂物的通告》(以下简称《两禁通告》)和《上海市人民政府关于实行门前环境“三包”责任制管理的规定》(以下简称《三包规定》)。

《两禁通告》共有 5 条款,1986 年 4 月 1 日起施行。对在道路、广场、文体活动场所、公共绿地、车站码头、机场、里弄、公交车辆、船舶等一切公共场所及单位内部随地吐痰、乱扔果皮纸屑等杂物的单位和个人违法行为的处罚作具体规定。《三包规定》共有 5 条,1986 年 4 月 1 日起施行。要求各单位对门前和一定责任区域内的市容卫生、公共秩序、公共绿化等环境要求负包干责任,经常保持环境的清洁卫生,公共区域不乱堆物、乱设摊、乱停车、乱搭建,保护树木花草不受损害。

《上海市机动车清洗保洁管理暂行规定》 1994 年 11 月 21 日,市政府发布《上海市机动车清洗保洁管理暂行规定》(以下简称《机动车清洗暂行规定》),共 28 条款,1995 年 1 月 1 日起施行。《机动车清洗暂行规定》明确市市容环卫部门是上海机动车清洗保洁活动的主管部门。对车辆保洁状况的监督、单位车辆保洁要求、清洗企业设置的条件及行政部门实施的处罚程序等作了规定。《机动车清洗暂行规定》自发布至 2010 年,共修正过 5 次。第一次是 1997 年 12 月 14 日,市政府令第 53 号修正重新发布。新发布的《机动车清洗暂行规定》,对未取得《资质证书》擅自从事经营活动的、清洗企业强行拦车清洗的,或只收费不清洗,及擅自提高收费标准单位和个人的违法行为加大处罚力度,处罚金额从原来 500 元以上 1 万元以下,调整为 500 元以上 3 万元以下。第二次是 2001 年 1 月 9 日,市政府令第 97 号修正重新发布,对原第七条(企业设置)、第八条(设置原则),归并为第七条(机动车清洗企业设置原则)。第三次是2002年11月18日,市政府令第128号修正重新发布。该次修正新增了清洗企业办理备案登记的规定,要求"申请成立机动车清洗企业应当在取得工商营业执照后,10日内向市市容环境卫生管理部门办理备案手续",明确机动车清洗企业建立后,未按规定办理备案手续"可处以200元以上2 000元以下罚款"。同时,取消原对未取得《资质证书》擅自从事经营活动的处罚500元以上3万元以下的条款,对经营资质复审、机动车清洗企业的改建扩建等内容进行了归并。新修正后《机动车清洗暂行规定》条款从原来的28条款调整为24条款。第四次是2007年11月30日,市政府令第77号修正重新发布。对第十六条第一款机动车容不洁的处罚数额进行调整,从原来的10元以上50元以下,调整为20元以上200元以下。第五次是2010年12月20日,市政府令第52号修正重新发布。对凡在上海城市道路以及国道、干线公路上行驶的机动车,应当保持车容整洁。对主管部门、主管部门职责、车辆保洁状况的监督、单位车辆保洁要求、机动车清洗企业设置原则、申请成立机动车清洗企业的条件、审批和发证、机动车清洗企业的改建和扩建、机动车清洗要求、损坏赔偿、污物处理、清洗收费标准、统计要求等作了各项规定。

《上海市禁止乱张贴乱涂写乱刻画暂行规定》　1997年4月30日,市政府令第44号发布《上海市禁止乱张贴乱涂写乱刻画暂行规定》(以下简称《"三乱"规定》),共16条款,1997年6月1日起施行。《"三乱"规定》明确维护城市市容环境整洁,有关管理机关、单位的权利和义务,对违反《"三乱"规定》的单位和个人,实施处罚。

《上海市户外广告设置规划和管理办法》　1999年1月27日,市政府令第65号发布《上海市户外广告设置规划和管理办法》,共33条款,1999年5月1日起施行。户外广告设置是指在建筑物、构筑物、场地、空间等(统称阵地)设置的路牌、灯箱、霓虹灯、电子显示牌(屏)、实物造型,及彩旗、条幅、气球等。

《上海市户外广告设施管理办法》　2004年12月15日,市政府令第43号发布《上海市户外广告设施管理办法》(以下简称《户外广告管理办法》),共27条款,2005年4月1日起施行。《户外广告管理办法》对广告设置原则、禁止设置的情形、阵地规划和技术规范、阵地使用权取得、管理权限、公共阵地设置广告设施的手续办理、非公共阵地设置广告设施的申请及审批、设施设置期限、变更等作了各项规定。明确市市容环卫局负责对上海户外广告设施设置的监督管理和综合协调。2010年12月30日,《户外广告管理办法》经修正,市政府令第56号重新发布,自2011年1月1日起施行。新发布的《上海市户外广告设施管理办法》共34条款,主要内容是户外广告设置要求、阵地规划编制、实施方案编制、技术规范编制、公示和征求意见、修改要求、禁止设置的情形,阵地使用权的取得、管理权限,公共阵地设置户外广告设施的手续,非公共阵地设置户外广告设施的申请,非公共阵地设置户外广告设施的审批、设施设置的期限,临时性户外广告设施、设施设置变更、审批的变更和撤回,创新户外广告设施设置论证,电子显示装置的源头管理、维护义务、安全管理、设施拆除要求,户外广告内容的要求、信息系统建设等。市绿化市容管理部门负责上海户外广告设施设置的监督管理和综合协调。

《上海市查处乱张贴乱涂写乱刻画乱悬挂乱散发规定》 2010年11月15日,市政府令第51号发布《上海市查处乱张贴乱涂写乱刻画乱悬挂乱散发规定》(以下简称《"五乱"规定》),共13条款,自2011年1月1日起施行。同时废止1997年4月30日市政府令第44号发布的《上海市禁止乱张贴乱涂写乱刻画暂行规定》。《"五乱"规定》明确任何单位和个人都应当自觉维护树木和建筑物、构筑物或者其他设施的整洁,并有权制止、检举损害其整洁的行为。禁止在树木和建筑物、构筑物或者其他设施上刻画、涂写。禁止在树木上张贴、悬挂宣传品或者标语。禁止擅自在建筑物、构筑物或者其他设施上张贴、悬挂宣传品或者标语。禁止在主要道路、商业集中区域、景观区域、交通集散点以及其他公共场所散发经营性宣传品。禁止散发的具体区域,由市绿化市容管理部门确定并对外公布。规定各单位应当保持所使用、管理的树木和建筑物、构筑物或者其他设施的整洁。发现有乱张贴、乱涂写、乱刻画、乱悬挂、乱散发行为的,有权要求行为人及时清除、赔偿损失;一时难以发现行为人的,应当先行代为清除。

《上海市流动户外广告设置管理规定》 2010年12月30日,市政府令第57号发布《上海市流动户外广告设置管理规定》(以下简称《流动户外广告规定》),共15条款,自2011年1月1日起施行。《流动户外广告规定》要求利用车辆、船舶、飞艇、无人驾驶自由气球等可以移动的特殊载体设置的户外广告,必须符合有关管理部门禁止设置的情形、设置规范和广告内容的规定。对违反有关规定,上海交通港口、公安交通、气象等行政管理部门和民航华东地区管理局、上海海事局等应当采取必要的措施，提供必要的信息，协助市绿化市容管理部门和城管执法部门做好流动户外广告设置的监督管理和行政处罚工作。

【环卫】

《上海市城镇环境卫生设施设置规定》　1987 年 10 月 6 日，市政府发布《上海市城镇环境卫生设施设置规定》(以下简称《设施设置规定》)，共 8 章 81 条款，自 1987 年 11 月 1 日起施行。《设施设置规定》对环卫公共设施的设置、城市环卫工程设施、基层环卫机构、环卫车辆通道、涉外环卫设施、环卫设施建造维护的管理、法律责任等作了具体规定。为加强城市环境卫生设施的规划、建设，提高城市环境卫生水平，保障人民的身体健康，《设施设置规定》自实施至 2010 年，共修正过 3 次。第一次是 1995 年 11 月 30 日，根据《上海市人民政府关于修改〈上海市城镇环境卫生设施设置规定〉的决定》修正重新发布。新修正的《设施设置规定》共 9 章 85 条款。在《环卫公共设施的设置》，新增“大型商场、金融经营交易场所按服务对象的最高聚集人数 1 000 人左右或者建筑物总面积 2 000 平方米左右设置一座；最高聚集人数超过 1 500 人或者总建筑面积超过 3 000 平方米的，应当按比例相应增加公共厕所面积或座数”“餐饮场所按服务对象的最高聚集人数 100 人左右设置 1 座”的款项。新增“法律责任”章，对违反规定的单位或个人，明确了罚款数额、处罚程序及承担的法律责任，明确了管理部门工作人员和环监察人员行政处分及承担的法律责任。第二次是 2004 年 6 月 24 日，根据《上海市人民政府关于修改〈上海市化学危险物品生产安全监督管理办法〉等 32 件市政府规章和规范性文件的决定》修正，共 8 章 82 条款。在环卫设施建造维护的管理中，新增了“单独设置环境卫生设施的，建设单位应当按照环境卫生设施设置规定和设置标准进行建设，并在建设施工前，将设计和建设方案报设施所在区(县)市市容环境卫生管理部门备案”的款项。取消原第六章涉外环卫设施章节。第三次是 2010 年 12 月 20 日，市政府令第 52 号修正并重新发布。重新发布的《设施设置规定》明确了“本规定由市绿化市容局解释”。

《上海市水域环境卫生管理规定》　1989 年 10 月 11 日，市政府发布《上海市水域环境卫生管理规定》(以下简称《水域规定》)，共 22 条款，1990 年 1 月 1 日起施行。《水域规定》自实施至 2010 年共修正过 3 次。第一次是 1993 年 2 月

1日,根据《上海市人民政府关于修改〈上海市水域环境卫生管理规定〉的决定》修正。第二次是2004年6月24日,根据《上海市人民政府关于修改〈上海市化学危险物品生产安全监督管理办法〉等32件市政府规章和规范性文件的决定》修正,共22条款。第三次是2010年12月20日,根据市政府令第52号公布的《上海市人民政府关于修改〈上海市农机事故处理暂行规定〉等148件市政府规章的决定》修正并重新发布,共22条款。重新发布的《水域规定》中,规定了任何船舶、单位和个人不得随意向水域排放粪便;禁止向水域倾倒垃圾等废弃物;禁止向水域扔弃动物尸体。运输、装卸垃圾、粪便和粉状、轻飘货物的,应有防止散落、溢漏、飘散的措施。冲洗码头、船舶甲板时,应事先清扫干净,不得将垃圾等废弃物冲入水域。使用岸线水域的单位,在环境卫生责任区内应做到:落实水域环境卫生保洁责任人;设置与垃圾、粪便产生量相适应的容器;有防止漂浮物流出责任区的措施,并保持责任区内水域清洁。使用岸线单位的水域环境卫生责任区的具体范围、保洁要求,由水上市容环境卫生管理部门划分、确定,并书面告知各责任单位。各单位水域环境卫生责任区的保洁责任不得转移。规定水域环境卫生责任区外的水面漂浮垃圾,由水上环境卫生专业作业单位负责打捞清除。外滩、淀山湖等风景旅游区和临江取水口等重点水域,有关责任单位和管理单位应加强水域环境卫生管理,并做好水域保洁工作。规定各类船舶、趸船,应设置与粪便和垃圾产生量相适应的符合规范要求的容器;国家或上海对粪便和垃圾容器的设置尚无规范的船舶、趸船,必须设置有盖的、不渗漏的、与粪便和垃圾产生量相适应的、方便清除的容器。新建港区或港区改造时,水上环境卫生作业、管理所需的工作场所和岸线,规划、土地、港务等部门应予同时安排。

《上海市建筑垃圾和工程渣土处置管理规定》 1992年1月11日,市政府令第10号发布,《上海市建筑垃圾和工程渣土处置管理规定》(以下简称《渣土管理规定》)共6章31条款,1992年4月1日起施行。《渣土管理规定》自实施至2010年共修正过2次。第一次是1997年12月14日,市政府令第53号修正重新发布。第二次是2010年11月8日,市政府令第50号修正重新发布,共32条款,自2011年1月1日起施行。同时废止原1992年市政府令第10号、1997年市政府令第53号修正重新发布的《渣土管理规定》。2010年发布的《渣土管理规定》,鼓励对建筑垃圾和工程渣土实行综合利用,优先将建筑垃圾和工程渣土作为填充物用于建设工程。并对确定区域运输单位、招投标要求，建设单位确定运输单位、消纳场所设置要求、消纳场所管理、消纳场所的核实、招标和发包要求、运输费和处置费、运输和处置费用的其他情况、处置申报、报监手续的要求，施工现场管理，车船运输规范，中转码头要求，消纳结算要求，信息系统等作了各项规定。市绿化市容行政管理部门对运输单位未实行密闭或者覆盖运输；运输车辆超载运输建筑垃圾和工程渣土；运输单位擅自倾倒、堆放、处置建筑垃圾和工程渣土；运输单位承运未取得处置证的建筑垃圾和工程渣土，违法行为在一定期间内被处罚 3 次以上(含 3 次)的，吊销其建筑垃圾和工程渣土运输许可证。对承运未取得处置证的建筑垃圾和工程渣土运输单位擅自倾倒、堆放、处置建筑垃圾和工程渣土，情节严重的，吊销其建筑垃圾和工程渣土运输许可证；对运输单位所属的驾驶员发生道路交通事故累计造成 3 人以上死亡，且承担全部责任或者主要责任的，吊销该运输单位的建筑垃圾和工程渣土运输许可证。

《上海市集镇和村庄环境卫生管理暂行规定》 1994 年 11 月 16 日，市政府发布《上海市集镇和村庄环境卫生管理暂行规定》，自 1995 年 1 月 1 日起施行，共 34 条款。该规定自实施至 2010 年，共修正过 3 次。第一次是 1997 年 12 月 14 日，市政府令第 53 号修正发布。第二次是 2002 年 11 月 18 日，市政府令第 128 号修正发布。第三次是 2010 年 12 月 20 日，市政府令第 52 号《上海市人民政府关于修改〈上海市农机事故处理暂行规定〉等 148 件市政府规章的决定》修正发布。修正重新发布的《上海市集镇和村庄环境卫生管理暂行规定》对环境卫生规划和目标、环境卫生经费、集镇粪便清除和处置、公共厕所管理、饲养家禽和家畜的限制、村民粪便管理、粪便处置要求、集镇居民生活垃圾清除、公共场所垃圾管理、单位环境卫生责任、生活垃圾处置要求、垃圾处置的限制、公共环境卫生设施的设置、单位和船舶环境卫生设施的设置、环境卫生设施保护、生活垃圾处置场的要求、村民贮粪设施的设置、水冲式户厕的管理等作了各项规定。市和区、县市容环境卫生管理部门负责组织实施该规定。乡(镇)人民政府负责本地区集镇、村庄环境卫生的管理。

《上海市道路和公共场所清扫保洁服务管理暂行办法》 1999 年 7 月 7 日，上海市人民政府令第 68 号发布《上海市道路和公共场所清扫保洁服务管理暂行办法》(以下简称《清扫保洁暂行办法》)，自 1999 年 10 月 1 日起施行，共 19 条。

《清扫保洁暂行办法》明确上海道路的清扫保洁标准划分为四个等级,公共场所的清扫保洁标准,比照相邻道路的清扫保洁等级执行。具体的保洁标准由市环卫部门按照国家有关规定划定。对三级以上道路和公共场所清扫保洁服务项目,由财政性资金支付的,必须通过招投标方式确定承包人,承包人不得转包,并对承包人资质等级、经营范围,保洁质量的监督检查条款明确规定。

2012年5月2日,上海市人民政府令第83号修正并重新发布《上海市道路和公共场所清扫保洁服务管理办法》,自2012年7月1日起施行,共21条。1999年7月7日上海市人民政府第68号令发布的《上海市道路和公共场所清扫保洁服务管理暂行办法》同时废止。新发布的《清扫保洁暂行办法》所称的道路,具体包括:城市道路;经区(县)人民政府认定,在城市化地区内按照城市道路清扫保洁标准进行作业的特定公路路段;未纳入物业管理区域的街巷、里弄内的通道;连接同一行政村内的村民小组与村民小组、供行人或者车辆通行的村内通道。办法确定道路和公共场所清扫保洁服务的责任人分别为:城市道路、特定公路路段和公共场所,由区(县)绿化市容行政管理部门或者乡(镇)人民政府负责;街巷里弄内通道,由镇人民政府或者街道办事处负责;村内通道,由村民委员会负责。道路和公共场所清扫保洁区域按照道路、商业网点和居民区分布、人流量、车流量等因素,划分为四个等级。各等级道路和公共场所清扫保洁区域的具体范围,由市绿化市容行政管理部门组织区(县)绿化市容行政管理部门确定并公布。并对保洁质量标准要求、作业服务单位和清扫保洁队伍的确定、资金保障和监管、招标文件、作业服务协议、作业服务规范要求、应急处置、评议、违约责任等作了各项规定。

《上海市一次性塑料饭盒管理暂行办法》 2000年6月14日,市政府令第84号发布《上海市一次性塑料饭盒管理暂行办法》(以下简称《一次性饭盒管理办法》),共19条款,自2000年10月1日起施行。2010年12月20日,根据市政府令第52号公布的《上海市人民政府关于修改〈上海市农机事故处理暂行规定〉等148件市政府规章的决定》,《一次性饭盒管理办法》经修正并重新发布,共18条款。新发布的《一次性饭盒管理办法》明确上海市绿化和市容管理局负责上海一次性饭盒生产、销售、使用和回收利用的监督管理。上海生产一次性塑料饭盒的单位,应当自工商营业执照核发后30日内,向市绿化市容局办理登记手续。

外省市生产的一次性塑料饭盒在上海销售的，销售单位应当在销售前向所在地的区、县市容环卫部门办理登记手续。区、县市容环卫部门应当及时将登记情况报市绿化市容局备案。市绿化市容局应当自登记之日起7日内公告经登记的生产、销售单位名录。上海生产一次性塑料饭盒的单位，应当在产品上标明生产单位的名称和地址；外省市生产的一次性塑料饭盒在上海销售的，销售单位应当在产品上标明销售单位的名称和地址。使用单位应当向已经登记的生产、销售单位购买一次性塑料饭盒。宾馆、饭店、饮食店、盒饭供应点等使用一次性塑料饭盒的餐饮业单位，应当设置回收容器，清洁整理后予以回收，严禁任意丢弃。生产、销售一次性塑料饭盒的单位，可以组织回收一次性塑料饭盒。管理部门应当按照回收比例返还回收处置费。办法还对专门单位的回收、处置，财政和审计监督，部分区域禁止等作了各项规定。

2014年5月7日，市政府令第17号发布《关于废止〈上海市一次性塑料饭盒管理暂行办法〉的决定》。

《上海市餐厨垃圾处理管理办法》 2005年1月13日，市政府令第45号发布《上海市餐厨垃圾处理管理办法》(以下简称《餐厨垃圾管理办法》)，共25条款，自2005年4月1日起施行。《餐厨垃圾管理办法》明确了餐厨垃圾的定义、管理部门，倡导通过净菜上市、改进加工工艺等方式，减少餐厨垃圾的产生量和对餐厨垃圾进行资源化利用。2010年12月20日，根据市政府令第52号公布的《上海市政府关于修改〈上海市农机事故处理暂行规定〉等148件市政府规章的决定》，《餐厨垃圾管理办法》经修正重新发布，共25条款。明确市绿化市容管理局负责上海餐厨垃圾处理的管理。明确食品加工单位、饮食经营单位、单位食堂等餐厨垃圾产生单位(含个体工商户)，应当承担餐厨垃圾收集、运输和处置的义务。并对产生申报、收集要求、自行收运和处置、收运单位、收运要求、收运台账、处置单位、处置要求、处置台账、申报信息汇总、处理费用、禁止行为、监管档案和奖惩措施等作了各项规定。

《上海市城市生活垃圾收运处置管理办法》 2008年8月1日市政府令第5号发布《上海市城市生活垃圾收运处置管理办法》(以下简称《垃圾收运处置办法》)，共28条款，自2008年11月1日起施行。《垃圾收运处置办法》规定市市容环卫部门负责本市生活垃圾处理的管理工作。区、县市容环卫管理部门负责本行政区域内生活垃圾处理的管理工作。业务上接受市市容环卫部门指导。《垃圾收运处置办法》对生活垃圾处置设施布局、处置设施建设和运营所需经费提出规划预算规定。对容器和设施设置、投放要求、垃圾产生申报、收运、处置等行为,在方式和规范上都作了明确规定。对违反《垃圾收运处置办法》有关规定的行为,由市或者区、县市容环卫部门给予处罚。

《上海市建设工程文明施工管理规定》 2009年9月25日,市政府令第45号发布《上海市建设工程文明施工管理规定》(以下简称《建设工程施工规定》),共28条款,自2009年12月1日起施行。《建设工程施工规定》规定市建设交通部门是本市建设工程文明施工的行政主管部门,市建筑市场管理机构负责本市建设工程文明施工的日常监督管理工作。本市各区(县)建设行政管理部门根据职责权限,负责辖区行政区域内建设工程文明施工的监督管理工作。

三、市政府通告

【市容】

《上海市人民政府关于对乱刻画乱涂写乱散发乱张贴乱悬挂宣传品或者标语的行为加强管理的通告》 2009年1月4日,市政府令第9号公布,该通告共5条款,自公布之日至2010年12月31日施行。主要内容:禁止在树木和建筑物、构筑物或者其他设施上刻画、涂写。禁止在道路、地铁站或者其他公共场所散发经营性宣传品。禁止擅自在树木和建筑物、构筑物或者其他设施上张贴、悬挂宣传品或者标语。违反本通告规定的,由城管执法部门依法处罚处理。

《上海市人民政府关于加强本市流动户外广告管理的通告》 2009年1月4日,市政府令第9号公布,该通告共6条款,自公布之日至2010年12月31日施行。主要内容:禁止非客货运输用途的船舶在黄浦江、苏州河水域发布户外广告。禁止利用飞艇、航空运动器材、无人驾驶自由气球等飞行器设置、发布户外广告。轨道交通车辆、公交车、长途客运车、出租车、货运出租车外,禁止其他机动车和非机动车设置、发布户外广告。利用轨道交通车辆、公交车、长途客运车、出租车、货运出租车设置、发布户外广告的,应当符合技术规范。禁止利用车辆、船舶,设置、发布可能产生不良影响内容的户外广告。违反本通告规定的,由各相关管理部门依法处罚处理。

《上海市人民政府关于加强本市占用道路和其他公共场所设摊经营管理的通告》　2009 年 7 月 14 日，市政府 34 号文发布，该通告共 5 条款，自公布之日至 2010 年 12 月 31 日施行。主要内容：禁止任何单位和个人在世博园区及周边 1 000 米区域、内环线以内主要道路和景观区域、各区县重点地区占用道路和其他公共场所设摊经营、兜售物品。对违反本通告规定的，由城管执法部门按照《上海市市容环境卫生管理条例》的有关规定予以处罚。城管执法部门可以对暂扣物品和工具依法予以处置。

《上海市人民政府关于加强本市户外广告设施管理的通告》　2009 年 8 月 28 日，市政府令第 15 号公布，该通告共 8 条款，自公布之日至 2010 年 12 月 31 日施行。主要内容：对户外广告展示区、控制区内新增户外广告设施的申请不予受理。对已经批准且符合《阵地规划》设置规定的户外广告设施的延期申请，每次批准延期的期限不得超过 6 个月。对户外广告禁设区内的新增户外广告设施设置申请以及已设户外广告设施的延期申请，不予受理。禁止在本市道路红线范围内设置独立式、附属式户外广告设施，公交候车厅等公益性设施的附属式户外广告除外。禁止在本市外环线内擅自设置彩旗、条幅、系留气球、招贴等户外商业广告。禁止在本市外环线以内地区以及外环线以外的主要道路和景观区域设置、发布可能产生不良影响内容的户外广告。对违反本通告规定的，由各相关管理执法部门依法处罚处理。

《上海市人民政府关于加强本市景观灯光设施设置管理的通告》　2009 年 10 月 29 日，市政府 55 号文发布，该通告共 4 条款，自公布之日至 2010 年 12 月 31 日施行。主要内容：在本市中心城重点地区内利用建筑物、构筑物和其他设施新设置景观灯光设施的，应当符合《上海市中心城重点地区景观灯光发展布局方案》和有关技术规范。景观灯光设施发生损坏、残缺的，其所有者、使用者或管理者应当及时整修。景观灯光设施的所有者、使用者或者管理者，应当加强对景观灯光设施的日常检查，对存在安全隐患的景观灯光设施，应当及时整修或者拆除。景观灯光设施的所有者、使用者或者管理者，应当按照绿化市容管理部门规定的时间启闭景观灯光设施。违反本通告规定的，由绿化市容管理部门或城管执法部门依法处罚处理。

【环卫】

《上海市人民政府关于加强本市建筑垃圾和工程渣土处置管理的通告》 2009年1月12日,市政府2号文发布,该通告共8条款,自公布之日至2010年12月31日施行。该通告强化产生建筑垃圾和工程渣土的建设单位,对建筑渣土量、运输、处置场等事项向工程所在地的市容环卫管理部门如实申报。建设单位在工程建设预算中,要专门列支建筑渣土运输处置费,存入专用账户中。建筑渣土运输处置费实行政府指导价。建筑渣土运输单位,由建设工程所在地市容环卫管理部门通过招标方式确定。对渣土运输管理实行联单制度。运输单位按照申报的出土量、出土时间、承运车船号牌、运输路线、处置场等运输。对违反本通告规定的,由各相关管理部门依法处罚处理。

《上海市人民政府关于加强本市建筑垃圾和工程渣土运输安全管理的通告》 2010年4月15日,市政府令第4号公布,该通告共5条款,自公布之日至2010年12月31日施行。主要内容:建筑渣土运输车辆除应当符合本市《建筑垃圾技术及运输管理要求》(DB31/T398-2007)的规定外,还应当安装符合市绿化市容管理部门规定的转弯信号、语音提示装置。建筑渣土运输车辆少于20辆的运输单位,不得从事建筑渣土运输作业。建筑渣土运输车辆驾驶员应当具备3年以上驾驶大型车辆的经历,并经绿化市容、公安交通和交通港口管理部门组织的建筑渣土运输安全专项培训考核合格后方可上岗。发生人员死亡的道路交通事故,建筑渣土运输车辆驾驶员承担全部责任1次或者主要责任2次的,不得从事建筑渣土运输。发生道路交通事故累计造成3人以上死亡,建筑渣土运输车辆驾驶员承担全部责任或者主要责任的,由绿化市容管理部门吊销该驾驶员隶属建筑渣土运输车辆单位的建筑渣土运输许可证。违反本通告规定的,由城管执法部门或者各相关管理部门依法处罚处理。

《上海市人民政府关于加强本市市容环境卫生责任区管理的通告》 2010年4月15日,市政府令第41号公布,该通告共3条款,自公布之日至2010年10月31日施行。主要内容:市容环境卫生责任人不得擅自超出门窗、外墙经营;不得擅自占用道路及其他公共场所堆放物品影响市容环境卫生。违反本通告规定的,由城管执法部门依法处罚处理。违法责任人不履行行政处罚决定的,城管执法部门可以申请人民法院强制执行。违法责任人违反规定被处罚3次后,再次违反该规定的，城管执法部门可以将违法责任人有关案件材料移送给工商行政管理部门，由工商行政管理部门责令违法责任人停产停业7天以下。

四、规范性文件（部分）

发布机构	文件编号	产生日期	文件名称
上海市城建局		1979.7	上海市城市环境卫生管理实施细则
上海市环卫局	〔84〕沪环卫发字第151号	1984.7.18	关于颁发《各区环卫工作质量标准的试行规定》的通知
上海市环卫局		1985.1	关于城市生活垃圾分类收集扩大试点的意见
上海市环卫局	〔86〕沪环卫发业字第204号	1986.11.5	关于发送《环卫业务清、扫、保洁等级划分和管理的标准》的通知
上海市环卫局		1989.4.9	上海市环境卫生主要工种作业规范
上海市规划局 上海市环卫局	〔89〕沪规业字第837号 〔89〕沪环卫发规字第213号	1989.9.23	关于把环境卫生设施纳入详细规划的通知
上海市环卫局	〔89〕沪环卫发规字第281号	1989.11.20	《上海市水域环境卫生管理规定》若干问题的说明
上海市环卫局	〔90〕沪环卫发监字第192号	1990.9.15	关于《贯彻〈禁止乱吐痰、乱扔杂物、乱招贴、乱推物、乱搭建、乱设摊的通告〉的实施办法》的通知
上海市建工局 上海市环卫局	沪筑管研字〔1991〕第187号 〔91〕沪环卫发调字第89号	1991.4.10	关于发布《上海市建筑工地环境卫生管理暂行规定》的通知
上海市环卫局	〔92〕沪环卫发渣字第48号	1992.3.2	上海市建筑垃圾和工程渣土处置管理市区（县）分工意见（试行）
上海市环卫局	〔92〕沪环卫发水管字第88号	1992.4.8	关于颁发《上海市水域环境卫生市、区、县分级管理办法》的通知
上海市环卫局	〔94〕沪环卫发调字第01号	1994.1.2	上海市水域环境卫生管理规定行政处罚实施办法

续 表

发布机构	文件编号	产生日期	文件名称
上海市人民政府办公厅	沪府办〔1994〕10 号	1994.2.4	上海市人民政府办公厅关于同意市市政委实施外滩夜间灯光每天开放请示的通知
上海市建委	〔94〕沪建研字第 0479 号	1994.6.9	上海市城市生活垃圾管理实施细则
上海市环卫局	〔95〕沪环卫发调字第 045 号	1995.2.28	上海市机动车清洗保洁管理暂行规定行政处罚实施办法
上海市环卫局	〔96〕沪环卫发调字第 101 号	1996.5.30	上海市城镇环境卫生设施设置规定行政处罚办法(试行)
上海市市政委 上海市邮政局	沪市政委办〔1997〕55 号	1997.6.2	关于实施对乱张贴乱涂写乱刻画违法行为人中止通讯工具使用的通知
上海市环卫局	沪环卫发管〔98〕第 067 号	1998.4.21	关于印发上海市环境卫生经营性服务招标投标管理试行办法和上海市环境卫生作业经营服务质量考核标准(试行)的通知
上海市环卫局	〔98〕沪环卫发规字第 172 号	1998.7.31	上海市环境卫生行政处罚程序规定
上海市市政委	沪市政委办〔1998〕第 81 号	1998.10.9	关于调整商业广告灯光开灯时间的通知
上海市环卫局	〔99〕沪环卫发规字第 102 号修正并重新颁发	1999.5.24	上海市机动车清洗保洁管理暂行规定行政处罚实施办法
上海市财政局 上海市市容环卫局	沪财城发〔2000〕24 号	2000.12.28	关于印发《上海市一次性塑料饭盒回收处置费征收使用财务管理试行办法》的通知
上海市市容环卫局 上海市绿化局	沪市容发容〔2000〕196 号	2000.12.29	关于加强上海绿地环境卫生管理工作的通知
上海市建委	沪建建〔2000〕第 0156 号	2000	小型压缩式生活垃圾收集站设置标准
上海市市容环卫局	沪容环发灯〔2001〕187 号	2001.9.29	关于小陆家嘴等四地区内光外透楼宇实行天天亮灯的通知

续　表

发布机构	文件编号	产生日期	文件名称
上海市市容环卫局	沪容环发容〔2002〕7号	2002.1.17	关于印发上海市主要道路和景观区域范围界定的通知
上海市市容环卫局	沪容环发建〔2002〕217号	2002.10.24	关于印发《上海市环境卫生设施建设管理办法》的通知
上海市质量技监局	沪质技监标〔2002〕369号	2002.10.28	户外广告设施设置技术规范
上海市市容环卫局	沪容环发〔2003〕28号	2003.3.6	关于加强上海木质大件生活废弃物管理的意见
上海市市容环卫局	沪容环发〔2003〕171号	2004.10.25	关于上海“三乱”治理中使用语音告知系统的实施意见
上海市市容环卫局	沪环卫发业字〔96〕第100号	2004.10.27	关于印发《上海市城镇环境卫生设施设置规定部分条款解释》的通知
上海市市容环卫局	沪容环发〔2004〕257号	2004.12.13	上海市市容环境卫生管理局关于生态型公厕评选结果的通知
上海市市容环卫局	沪容环办〔2004〕52号	2005.01.06	上海市市容环境卫生管理局办公室关于上海市垃圾筒选型情况的通报
上海市市容环卫局	沪容环发〔2005〕9号	2005.02.22	关于发布《城市生活垃圾生化处理工程技术规范》的通知
上海市市容环卫局	沪容环发〔2005〕15号	2005.02.22	关于做好单位生活垃圾处理收费等相关工作的通知
上海市市容环卫局	沪容环〔2005〕44号	2005.04.25	关于下发《上海市餐厨垃圾处理管理实施方案》的通知
上海市市容环卫局	沪容环〔2005〕65号	2005.05.13	关于做好店招店牌专项整治工作的通知
上海市市容环卫局	沪容环发〔2005〕62号	2005.05.13	关于印发《开展“2005年环卫作业及运渣运浆车辆添美行动”活动方案》的通知
上海市市容环卫局	沪容环〔2006〕152号	2007.02.28	关于发布《上海市机动车辆容貌整洁规范》的通知
上海市市容环卫局	沪容环〔2007〕110号	2008.03.03	关于发布《上海市城市环境卫生质量标准》的通知

续 表

发布机构	文件编号	产生日期	文件名称
上海市绿化和市容管理局	沪绿容〔2009〕216号	2009.06.01	上海市绿化和市容管理局关于报送《关于加强本市占用道路和其他公共场所设摊经营管理的通告》的函
上海市绿化和市容管理局	沪绿容〔2009〕481号	2009.12.16	关于发布《上海市户外招牌设置技术规范》的通知
上海市绿化和市容管理局		2010.03.01	上海市户外招牌设置管理暂行办法
上海市绿化和市容管理局	沪绿容〔2010〕207号	2010.06.21	关于加强上海建筑垃圾和工程渣土运输管理的规定
上海市绿化和市容管理局	沪绿容规备字〔2010〕3号	2010.06.28	关于《上海市户外招牌设置管理暂行办法》的备案报告

第二节 规　　划

改革开放后,随着行业建设快速发展,规划引领的重要性逐渐得到了重视。1978年,《1978—1985年上海城市清洁卫生工作规划》出台,对上海市区垃圾、粪便清除、运输及管理做出8年规划。1985年,市环卫局编制《上海市环境卫生1986—1990年专业计划》,重点推进环卫设施建设,提高全市环境卫生水平。20世纪90年代,《上海市城市环境卫生主要设施发展布局规划》纳入《上海市城市总体规划方案》。市环卫部门随之编制各单项规划,如《环卫五小设施改造规划》《逐步减少、取消旧式马桶的规划设想》等。各区县环卫部门同步编制区域内环卫设施建设发展规划。上海逐步建立起垃圾、粪便的收集运输、中转转运、处置综合利用等方面各环节相互配套、协调发展、性能优良、先进的环卫设施运转体系。

2000年以后,上海市经济、社会、环境持续快速发展,市容环境卫生规划内容逐渐实现综合规划与专项规划相结合。2001年4月,"十五"计划实施,对城市市容环卫管理、设施设备建设、郊区环卫管理、科技与信息等方面提出具体目标任务。同年8月,《上海市固体废弃物处置发展规划》编制工作起步。2002年

2月，市政府原则同意《上海市固体废弃物处置发展规划》实施。2004年，《上海市水域环境卫生管理规划》《上海市渣土管理规划》《上海市车辆清洗管理规划》《中心城区环卫设施配套规划》等纳入市市容环卫局整体规划编制工作中。同年，启动《上海市市容景观"十一五"规划》和《上海市环境卫生"十一五"规划》编制工作。2005年，完成《上海市公厕建设和管理发展纲要(2005—2010)》和区县区域性公厕建设和管理规划编制。同时，《中国2010年上海世博会市容环境卫生专业规划》纳入世博会市政基础设施配套规划中。2007年，市政府发文原则同意《上海市固体废弃物处置发展规划》修订稿实施。2009年11月，市政府原则同意《老港固体废弃物综合利用基地规划》实施，明确将老港固废基地建成上海市面积最大、处置能力最大的垃圾处置与利用基地。至2010年，市容景观、固体废弃物、城市保洁等三大系统规划建设落实目标完成任务。

一、综合规划

【"六五"计划】

"六五"期间(1981—1985年)，上海环卫建设进入一个全面发展的新时期。按照"全面规划、合理布局、清洁城市、造福人民"的原则，根据《1978—1985年上海城市清洁卫生工作规划》实施要求，市环卫部门编制《上海环卫"六五"计划和十年设想》。主要内容有加强环卫管理，构架好城市环境卫生管理组织结构。扩大城区道路保洁范围，重点路段冲洗与清扫相结合，道路保洁机械化达到30%左右。提高垃圾清除量，重要路段垃圾做到日产日清。提高垃圾装运机械化程度，垃圾机械上车率达20%，建筑渣土机械上车率达80%。粪便、垃圾水陆运输基本实现汽车运输和驳船拖带。加快环卫公共设施建设，新建公厕注重美观适用，数量每年有所增加，缓解部分地区群众上厕难矛盾。垃圾容器、废物箱、痰盂等设计造型美观、使用方便，与洁净街景相协调。扩大水上清洁范围，增加打捞水面漂浮垃圾工作，增加收集水域各类船舶粪便、垃圾(扫舱垃圾)量，减少水域污染。加大垃圾无害化处理，完成郊区储粪池建造，缓解市区粪便出路难问题。

根据《上海环卫"六五"计划和十年设想》，"六五"期间，用于环境卫生建设的投资约9 957万元。特别是环卫公共服务设施有大幅度投入，一批新型的铝制废物箱和埋入式痰盂开始在南京东路等繁华地带设置，方便行人使用。平均每年增建公厕42座,公厕的等级、数量都得到改善和提高,到1985年,全市环卫公厕有952座,有效缓和了市民“上厕难”的矛盾。与此同时,垃圾清运机械化程度提高,改变垃圾人力装车状况。道路保洁增添中型机动扫路车和三轮扫路车,道路机械清扫达19.3%。其间,水面清扫船的问世投入使用,填补了水域保洁机械清扫船只的空白。新建、改扩建龙水路、吴淞路、军工路、兰州路、淮安路等一批环卫专用码头,增强粪便、垃圾的清运能力。江镇垃圾堆场、安亭无害化处理场建成投入使用,缓解了市区垃圾处置困难的矛盾。也为“七五”期间环境卫生基础设施建设打下良好的基础。

【“七五”计划】

“七五”期间(1986—1990年),按照国务院关于“解决好城市垃圾问题,是建设清洁优美的城市,保护人民基本生活环境的重要条件”“要使垃圾的产生、收集、运输、处理到回收利用,都能衔接配套,落到实处”的要求,1985年市环卫局编制《上海市环境卫生1986—1990年专业规划》和《上海市城市环境卫生主要设施布局发展规划(1986—2000年)》,重点抓好城市垃圾的消纳和处理。主要内容有抓好环卫行业科研,打好技术基础,改善设施,进一步提高环境卫生水平。基本做到生活垃圾日产日清,建筑垃圾出路畅通,粪便满溢消除,粪便、垃圾无害化处理率达90%。公共卫生设施基本满足群众需要,公厕等级上新台阶,数量和布局更趋合理方便市民使用。提高环卫操作机械化,主要道路实现机械化保洁,生活垃圾、建筑垃圾机械装车分别达到70%和90%。环卫车船运输工具,要按密封、防臭、卫生、防飞扬散落滴漏的要求和醒目、大方、协调的原则,改进车容车貌、船容船貌。加大新建、改建的环卫码头及大型环卫设施资金投入,提高城市废弃物处置能力。全市道路整洁,脏、乱、差现象得到较好治理。

“七五”期间,共完成投资2.64亿元,南汇老港废弃物处置场开工建设,1989年年底,一期工程竣工生产,为城市生活垃圾由分散堆放逐步过渡到集中处置为主创造了条件。建设上海环境卫生污水处理厂(曹家宅后滩),使粪水得到预处理消纳处理,基本解决停泊在上海港的船舶粪污水收集和清除。环卫专用机动车新增131辆、更新813辆,垃圾运输机械化率达到76.66%,其中密闭运输率达到58.5%。更新70%的环卫专用运输船舶,50吨密封式铁驳粪船和100吨集装箱垃圾船成为垃圾粪便运输的主要装备,从根本上改变了以往垃圾、粪便敞开式运输中污染周边环境的问题。“七五”期间，上海重视环境卫生公共设施建设，在主要道路、商业街、风景游览点改建公厕151座、新建公厕139座，平均每年改建、新建58座，是历史上建造厕所数量最多的时期。此外，供居民使用的垃圾箱房、倒粪站、小便池、化粪池等环卫公共设施通过分期分批新建和改造，提高了城市居住生活的环境质量。

【“八五”计划】

“八五”期间(1991—1995年)，根据落实《上海市城市环境卫生主要设施布局发展规划(1986—2000年)》要求，加快环卫建设，提高上海垃圾集中处置能力，基本实现垃圾、粪便封闭运输，完善“五小”设施改造和设置布局，1992年《上海市环卫建设“八五”计划和十年规划》落地。主要内容有改善环卫基础设施，扩建老港二期工程，提高垃圾处理能力。新建改建一批环卫专用码头，提升垃圾粪便起卸机械化操作水平，减少环境污染。建设垃圾中转站，缓解城区占道堆放建筑垃圾问题。环卫“五小设施”通过建设，从数量、质量、管理、卫生水平都上了一个新台阶。加快环卫专用车辆船舶更新换代，道路机械化由从单一纯扫式，发展为喷、吸、扫新型作业方式。垃圾、粪便运输车辆、船舶封闭率提高。

“八五”期间，环卫建设共完成投资4亿余元。老港废弃物处置场二期扩建工程竣工，垃圾处置能力从原来的3 000吨/日，提高到6 000吨/日。扩容江镇垃圾堆场，日处置生活垃圾由原来的500吨提高到1 000吨。老港废弃物处置场二期扩建工程和江镇垃圾堆场扩容工程，市区约80%的生活垃圾得到集中填埋处置。扭转了城市生活垃圾长期分散堆放、影响市区和邻近地区农村的环境卫生状况，也使垃圾的无害化集中处理有了更好的基础。新建和扩建会馆街、龙水路、吴闵路等一批环卫专用码头，提升了码头垃圾、粪便装卸能力和机械化操作水平。拆建改建新开河、关桥、南码头、福建中路、新昌路、乌镇路、梅园路、九龙路等环卫专用码头，通过改进设施，增添设备，扩大容量，理顺垃圾、粪便运输中转系统，使原本简易、脏乱、落后的环卫码头面貌焕然一新。建设了静安、黄浦、宝山等区垃圾中转站，垃圾中间转运过程中滴漏撒落现象有所改善。新增、更新环卫运输车辆912辆，改造垃圾运输船7 855吨、粪便运输船4 812吨，垃圾粪便运输实现100%封闭化运输。市区特级、一级道路保洁添置具有喷、吸、扫功能的扫路机，机械化清扫装备率达26.3%，道路保洁作业方式大有改观。改建倒粪站 3 060 座,改建独立式小便池 184 座,新建改建公厕 1 352 座(次),公厕等级标准有很大提高。至 1995 年年底,全市建成建筑垃圾室内中转站 21 座,环卫"五小设施"从数量、质量、管理、卫生水平都上了一个台阶。

【"九五"计划】

"九五"期间(1996—2000 年),根据《上海市环卫建设"八五"计划和十年规划》以创建国家卫生城市为目标,把城市环境卫生提高到同上海建设成世界一流城市相适应的水平要求,1996 年市环卫局编制《上海市环境卫生事业"九五"计划和 2010 年规划》,城市市容环境卫生从过去的治理"脏、乱、差"为主,逐渐向"大市容、大环境"的城市市容环境治理拓展。主要内容有建成比较完善的环境卫生收运、中转、处理体系,配置先进的技术装备实现垃圾转运机械化、封闭化。生活垃圾运输由水运为主逐步转变为水、陆运输并重。垃圾处理由卫生填埋为主转变为填埋、焚烧等多种处理方式相结合。"九五"期末生活垃圾处理无害化率达 90%以上。因地制宜推进城市粪便处置逐步纳入城市污水处理系统和提高无害化处理率。加强垃圾产生源管理,控制垃圾产生量。水域环境卫生管理覆盖全市主要水域。中心城区逐步推进生活垃圾定时、定点袋装收集。调整公厕布局、提高公厕等级,继续推进单位厕所开放社会使用。市区道路机械化清扫率 40%以上,其中市区特级、一级道路机械化清扫率达 90%以上。继续紧密联系社会力量,推进单位门前市容环境卫生责任制,使景观道路和重点区域能持续保持整洁卫生。

"九五"期间,上海连续多年开展红旗街道(镇)评选活动,以"六无"(即在主要道路上无乱堆乱放、无乱贴乱画、无乱挖乱占、无乱搭乱建、无乱设摊点、无乱挂衣物等现象)为标准,使一些多年来市容市貌"老大难"问题得到解决。景观灯光建设加快步伐,完成灯光夜景小环线和以东方明珠为核心、以高架道路为框架的"浦江辉映""窗口形象""星光灿烂"三大景观工程,贯通了浦东、浦西 11 个中心区域不同路段的夜景灯光,郊县城镇的景观灯光建设得到同步发展。

至"九五"期末,完成环卫建设投资达 9 亿余元。完成老港废弃物处置场三期扩建工程,提高了城市生活垃圾无害化处置能力。两座千吨级生活垃圾焚烧厂相继立项建设,为上海实现垃圾多元处置方式奠定基础。全市新建小型压缩式生活垃圾收集站 164 座,使生活垃圾中转运输系统朝密闭化更前进一步。新增、更新环卫作业车辆 1 663 辆，道路机扫率达到 51.5%，新增、更新环卫作业船舶 112 艘，使环卫水上运输作业机械化和技术先进性更上一个台阶。环卫“五小设施”从数量、质量、管理、卫生水平都上了一个台阶。市区开展以废玻璃、废电池为突破口的垃圾源头管理，推行生活垃圾分类收集试点工作，20%的地区生活垃圾实行分类收集。根据《上海市农村粪管改厕工作“九五”规划》实施要求，全市累计完成农村家庭卫生户厕建设 123.4 万户，覆盖率达 92%以上。

【“十五”计划】

2000 年，上海实现市容环境综合管理新格局，市市容环卫局组织编制《上海市环境卫生建设与管理“十五”计划（2001—2005 年）和十年规划（2001—2010 年）》，以完善城市市容市貌和提升环境卫生水平为主要目标，对城市市容景观、环境建设和管理、环卫基础设施建设和设备更新发展、上海新农村环境建设等做出规划要求。2002 年，上海“申博”成功后，《中国 2010 年上海世博会市容环境卫生专业规划》出台，根据其要求，对“十五”计划实施提出了跟踪要求。

目标任务：“十五”期间，全市主要干道和重点地区的市容市貌持续达到优良水平。广告设施设置有序，调整和改造店招店牌，建设市容环境管理达标街道（镇）和景观中小道路，遏制“黑色广告”等“三乱”现象泛滥。建成外滩、小陆家嘴地区、虹桥开发区、徐家汇商业中心区和延中绿地周边等景观灯光新景点，全市形成景观灯光大环线。建设浦江两岸特色观灯区域，部分高层商办楼和主要商业街的大型橱窗实现内光外透，为城市市容环境整体水平的提升增添亮点。纠正跨门营业无序现象，无证设摊处于可控状态。城乡接合部及中小道路加强管理力度，对违章搭建等问题，通过综合协调、整合资源、加大管理和执法力度，并进行连续的专项突击整治。

建立起完整的垃圾分类收集、运输、处置体系，有效控制城市生活垃圾产生量。加强垃圾处理设施建设和调整，满足垃圾全量无害化处置要求。改造城市粪便收集系统，实现粪便无害化排放。道路清扫基本实现机械化作业，主要干道使用具有喷、洒、吸、扫多功能的先进扫路机，特级、一级道路全面实现高压冲洗，提高道路清扫效益和作业质量。建筑渣土实行全方位、全过程、全覆盖监管。水域环境卫生电脑管理覆盖全市水面，水面保洁全面实现机械化。加快更新环卫设备，实现大型集装箱运输，提高垃圾收集、中转、运输、处置全过程机械化。更新环卫水域作业船舶，提高技术性能和作业效率。公厕设置布局合理、造型美观、功能齐全、使用卫生舒适、数量满足需要，充分体现现代化城市的一流水准。

执行情况：市容景观建设和管理，以迎接APEC会议在上海召开和保障首次F1中国汽车大奖赛2004年在上海举办的契机，上海城市主干道和其他有重要影响的道路两侧以及“窗口”地区的市容景观环境综合整治达标率达到95%，城市次干道和通往外省市高速公路、国道、铁路两侧市容景观综合整治达标率达到80%，中小道路及郊区公路两侧的市容景观综合整治达标率达到65%。至“十五”期末，市容环境整治城乡接合部176处，整治中小道路550多条(段)，拆除违法建筑380万平方米。建成覆盖12个区、总面积46.73平方千米的市容环境示范区域和40.83平方千米的市容环境规范区域。建成90个市容环境管理达标街道(镇)和一批景观中小道路，取缔无证设摊，纠正跨门营业，调整和改造店招店牌，整治“黑色广告”等，为城市市容环境整体水平的提升增添了亮点。建成外滩、小陆家嘴地区、虹桥开发区、徐家汇商业中心区和延中绿地周边等景观灯光新景点，完成浦江两岸激光水幕表演项目的建设，部分高层商办楼和主要商业街的大型橱窗实现内光外透，全市形成140余千米的景观灯光大环线。“十五”期间，市、区两级景观灯光监控11个分中心相继建立，形成景观灯光监控联动网络。对内环线内“高炮”广告设施，20层(60米)以上居民楼顶户外广告设施以及内环、南北高架两侧100米范围内的户外商业广告(非广告)设施进行拆除整治，共拆除各类违章广告设施9 500余平方米、违章临时广告2万余条，广告设施设置更加规范有序。

根据《上海市环境卫生建设与管理“十五”计划和十年规划》以及《中国2010年上海世博会市容环境卫生专业规划》环卫基础设施配套要求，“十五”期间，黄浦、杨浦、静安、崇明等大型生活垃圾中转站建成，御桥、江桥两座千吨级生活垃圾焚烧厂相继点火，浦东生活垃圾生化处理厂、嘉定生活垃圾综合处理厂、松江生活垃圾卫生填埋场、老港生活垃圾卫生填埋场四期工程等相继完工，垃圾无害化处理规模达到9 300吨/日。建成闸北、普陀、虹口等区粪便预处理厂，部分粪便实现间接城市污水纳管排放。至“十五”期末，中心城区垃圾分类覆盖率达70%，焚烧厂服务地区分类覆盖率达90%。建立餐厨垃圾收集、运输、处置监管系统，落实处置责任主体。一次性塑料饭盒治理落实生产者处置责任，实现源头控制管理。渣土垃圾处置完成渣土申报信息系统建设，通过有效监管、市场有序运作，基本实现渣土产生和消纳平衡的目标。

全市道路清扫保洁基本实现机械化作业，中心城区道路完全机扫率达67%，冲洗率达63%。建(构)筑物保洁业发展迅速，全市登记备案建(构)筑物清洗企业约有1 400家，使中心城区重点区域的建(构)筑物持续保持洁净。加强车辆清洗管理，基本取消内环线内马路无证洗车摊点。全市环卫公厕2 359座，公厕的等级提高、设施齐全、功能完善。单位公厕对社会开放数达1 280余座。新建改建垃圾收集点7 860间，建成小型压缩式垃圾收集站541座，设置废物箱4.18万只，提升环卫公共服务能力。水域环境卫生管理范围拓展，组建长江口管理站，填补了管理空白。更新、新增环卫专用车辆1 480辆，更新、新增环卫船舶126艘，生活垃圾收运车辆全部实现车厢全密闭、具有防污水滴漏装置的压缩式垃圾车。餐厨垃圾收运采用具有固液分离技术的车型。吸粪车达到低转速、低噪声、高真空度性能。道路清洗采用高压力、用水小流量的清洗车。

郊区环境卫生工作取得重大进展，环卫设施设备配置完善。“十五”期间，新建、改建垃圾中转房2 675座、垃圾房(箱)1.56万座，配备人力收集车2.34万辆、机动收集车(拖拉机)1 452辆、打捞船2 077艘，发放垃圾储存桶127.61万只，卫生厕所建造普及率达94.12%。新城道路机扫率和冲洗率分别达到39.7%和38.2%，中心镇道路机扫率和冲洗率分别达到30.4%和13.2%。村户开展生活垃圾分类收集，建立镇(乡)、村保洁队伍，初步建成垃圾收集、处置系统，受益的农户达95%以上，有效改善农村生活环境。

【“十一五”规划】

根据上海市城市总体规划以及市容环卫行业建设与城市现代化同步发展的要求，“十一五”期间，市市容环卫局从社会公众的视角对市容环卫总体水平的提升和上海经济社会发展的内在要求着手，编制《上海市市容景观建设与管理“十一五”规划(2006—2010年)》《上海市环境卫生“十一五”规划(2006—2010年)》(以下简称“市容景观规划”和“环境卫生规划”)。

市容景观规划　“十一五”期间市容景观建设和管理工作，以“市民群众得实惠、城市管理显实效”为基本取向，其目标任务主要有：

户外广告和非广告设施整治。结合户外广告阵地规划要求，规范广告及非广告设施设置管理。内环线以内的建筑楼顶广告基本以通透性为主,结合人行道和道路分隔带内的各类广告设施,逐步取消路灯、电杆灯箱等广告形式,减少对交通的影响,还路于民。通过3年的整治,店招店牌等非广告设施设置走上规范化道路,成为市容景观的一个新的亮点。市容环境示范区域的节能型产品使用率达到80%,规范区域的节能型产品使用率达到50%。

景观灯光规划及改造工程。根据区域功能定位,确定景观灯光重点发展方向,提倡使用环保、节能、低耗的新材料、新光源。根据上海市城市功能及市容景观建设要求,到2009年,全市景观灯光形成2("大环线"和"小环线"2条景观灯光环线)+3(人民广场周边、南京路商业街、黄浦江两岸地区包括北外滩和世博会园区3个重点区域)+19(19个区县的区域景观灯光中心)的布局形态。

市容环境达标创建和村容村貌建设。全面建成约140平方千米的市容环境示范区域、约150平方千米的市容环境规范区域、500多平方千米的市容环境达标区域,实现城市形态中平面整洁、立面规范、空间和谐、动态有序、各具特色的目标,确保以良好的市容市貌迎接世博会举办。上海市郊区以推进整洁村建设为抓手,不断提升郊区村容村貌建设和管理水平。

执行情况: 2006年,户外广告整治以黄浦江两岸为核心区域,拆除19处35块陈旧、影响市容、遮挡建筑的户外广告。2008年,完成各区县户外广告设施设置阵地规划编制,配合北外滩景观工程改造,通过对广告的整治,拆除违章设置的11块广告。同年还拆除临时广告128处261块。2009年是迎世博关键年,完成对全市户外广告及非商业广告设施的全面治理,清理城市重点地区和依附城市快速路设施设置的户外广告及非商业广告设施,规范人行道户外广告及非商业广告设施设置,拆除地面广告6 000余块,屋顶墙面广告1 400余块等,全市户外广告设施设置达到总量控制、安全保障、结构简洁、形态协调。全市全面开展店招店牌专项整治工作,至2009年,全市共计2 000余条(段)道路、14万余块店招店牌得到整治和改造。

结合各区域功能特点以及旅游、人文历史资源等,推进景观灯建设与改造工程。2009年完成大、小"两环"观光路线灯光的改造升级,凸显城市景观灯光新亮点。按照"靓丽、特色、节能"的原则,重点建设黄浦江两岸、世博会园区及周边地区的景观灯光,以及南浦和卢浦大桥等8处创意(动态)灯光。完善郊区中心镇景观灯光布局，形成新的景观灯光亮点。中心区域景观灯光集控率达到95%以上，景观灯光科技含量得到提高，节能型灯具推广普及。

市容环境创建工作根据承办2010年上海世博会对市容环境要求，在全市全面开展市容环境示范区域、规范区域、达标区域创建活动。创建按照与城市区域功能定位相结合，与城市历史风貌保护相结合的原则，在内容上突出以建筑立面、围墙围栏、店招店牌、市政道路、园林绿化、灯光广告为重点，采用“拆、整、改、遮、刷、清、植、建”等各种有效做法，推进“三类区域”创建工作。对城市管理难题顽症的治理，坚持市容环境专项整治，对乱设摊现象，推进坚持堵疏结合，落实不同区域、不同设摊类型差别化管理措施，全市主要道路、景观区域的乱设摊现象基本得到遏制，其他区域的乱设摊情况处于基本可控状态。对暴露垃圾的治理，创新建筑渣土管理机制，初步遏制中心城区渣土偷乱倒、渣土车辆交通肇事易发多发现象，运输车辆车况不断改善。对城乡接合部、中小道路、人行道公共设施设置等影响市容市貌的现象开展多次整治和落实有效监管措施，进一步加大源头发现、快速查处的力度，严厉打击违法搭建行为，2007—2010年，全市共拆除违法建筑1 430万余平方米，有效遏制违法建筑的增长态势。世博园区市容景观建设以创建市容环境示范区标准推进，注重创造园区环境整洁有序、市容美观和谐、昼夜绚丽多姿，显示人与自然相和谐的生态环境。以世博会园区为核心，沿南浦大桥、浦东南路、卢浦大桥、中山南路向周边辐射，开展以精加工为主的世博会场馆周边市容环境综合整治工作。园区广告设施设置按照世博会园区户外广告规划全面落实，园区景观灯光全部采用节能灯具，并实现远程集控。

到2010年，全市城镇化地区“三类区域”达标率达到了95%以上，共创建示范区域61块，面积为150平方千米；规范区域71块，面积为200平方千米；达标区域200块，面积为750平方千米；达标街道(镇)136个。

郊区村容村貌建设和管理。全面推进“上海市整洁村”建设，2008年完成1 561个建制村荣获“上海市整洁村”荣誉称号，其中37个荣获“上海市整洁村(示范)”荣誉称号。

环境卫生规划　立足上海承办2010年世博会和生态型城市建设，将环境卫生融入全市经济、社会、人口、资源和环境大系统，强化环境卫生管理职能，建成与城市现代化相适应和创建一流城市环境需要的合理、高效、环保、节能的生活固体废弃物管理、收运和处置处理系统,城市保洁系统,达到国际化大都市环境整洁有序,市容美观和谐的环境水平。

主要任务: 推进固废设施建设。实施生活垃圾的全过程管理,对已产生的垃圾通过回收利用等多种手段减少其清运量,运用经济手段促进生活垃圾减量。“十一五”期间,生活垃圾增长率从“十五”期间的 4%~6%减少至 2%~3%,力争实现生活垃圾人均处理量零增长。全面实施垃圾处置无害化,形成“回收利用、焚烧、生化和填埋处理等多种技术集成、合理配置”的生活垃圾综合处理系统。完善生活垃圾收运体系,建设水、陆联运集装化转运系统。建设生活垃圾小型压缩站 320 座,控制生活垃圾收集环节的环境污染。配合老港综合处置基地的建设,建设与之相配套的集装箱设备及船舶,构建固体废弃物集装化转运系统,实现生活垃圾运输从散装运输到中转压缩、集装化运输的转变。加强餐厨垃圾管理,鼓励理性消费、促进源头控制,鼓励就地消纳、实行单独收集和规范处理。加强建筑垃圾管理,推进建筑垃圾产生、收运、处置过程管理的信息化,逐步实现处置流程可控化。构建涵盖平面、立面、空间和移动面“四位一体”的城市保洁系统,创造良好的城市公共环境。主要景观道路及广场的保洁质量达到或优于国家规定的一级道路保洁标准,中小道路、城乡接合部道路环境卫生有明显改善。加强社区(居住区)保洁,提高环卫设施配置等级、标准。规范建(构)筑物清洗保洁,主要景观道路、南北高架、延安路、内环线高架,东方路、世纪大道两侧及世博园区、机场、火车站及大型公共活动场所的建(构)筑物实现每年清洗或粉刷 2 次,外立面清洗保洁率达到 95%。市内其他繁华路段、重要干道两侧楼宇实现每 2~3 年定期清洗 1 次,外立面清洗保洁率达到 80%。楼宇保洁规范率达到 90%。世博园区按照“起点高、立意深、体现上海特点”的总体要求,体现“城市,让生活更美好”的世博会主题。世博园区生活垃圾分类收集率达到 100%,无害化处理率 100%,采用先进、环保的气力输送系统方式。园区内禁止使用一次性塑料饭盒,大件垃圾、餐厨垃圾、建筑垃圾实行统一管理、统一清运、统一安排资源化处理。粪便实行 100%纳管处理。

执行情况: 至“十一五”期末,全市有 4 718 个小区 305 万居民户、2 382 个单位实施垃圾有效分类。建成老港填埋场四期、崇明(长兴)填埋场、嘉定及青浦综合处理厂等生活垃圾处置设施,生活垃圾无害化处理能力 6 350 吨/日。中心城区粪便实现粪污水预处理后间接纳入城市污水管道。垃圾无害化处理率从2005年的38%提高到85%。

全市道路专业清扫面积达1.5亿平方米，比2005年增长近50%。中心城区道路机扫率达到80%，冲洗率达到70%，解决道路扬尘污染。黄浦江、苏州河沿线169个支流河口和1 036条段中小河道实施保洁，内环线内直管水域水面市容环境卫生管理月优良率达到90%，内环线至中环线直管水域达到85%。建成黄浦江下游和长江口外高桥水域管理基地、苏州河泗港口和华漕地区无障碍漂浮物收集装置，实现沿岸水域环境卫生面貌更加整洁和优美。发展城市公共环卫设施设置，在数量、布局、等级、保洁等方面都有更高标准和要求。“十一五”期间，主要道路等地段平均每年新增、更新废物箱1万只左右，废物箱配置基本实现道路全覆盖。居住区更新改造垃圾箱房7 000余个，新增小型压缩式收集站200余座。新增公厕614座，中心城区公厕达到按5座/平方千米设置标准，新城、新市镇按2～3座/平方千米设置标准，公厕布局日趋完善。

世博园区引进先进、生态的清扫保洁设备，园区内清扫率、冲洗率均达到100%。水域保洁率100%。园区内公厕设置按照“便捷舒适、生态环保、经济节能”的标准设置。主要公共活动区域和景观区公厕等级按照国家旅游厕所质量等级五星级标准设置。

郊区全面推进“上海洁净家园”工程建设，切实改善农村人居环境。加快环卫基础设施建设，建立、健全与新城发展定位、规模和功能相配套，与生活废弃物产生量相适应的生活垃圾收集、转运、处置系统，关闭严重影响农村自然生态环境的镇级生活垃圾简易填埋场46座。

二、专项规划

【上海市固体废弃物处置发展规划】(2002—2020年)

2002年2月26日，市政府批复同意《上海市固体废弃物处置发展规划(2002—2020年)》(简称《固废规划》)，《固废规划》从上海的实际出发，遵循突出重点，远近结合，标本兼治，合理布局，源头减量，资源利用和落实长效管理的原则，在全市19个区县，面积6 340.5平方千米，建立市区、近郊区、远郊区3个生活垃圾物流组团。规划要求，生活垃圾处置要逐步从只重视末端处置手段，转变到重视全过程处置管理。垃圾源头分类减量，到资源化利用手段的运用，从单一的填埋处理方式转变为焚烧、生化等多元化综合处理。郊区农村生活垃圾通过收集、转运、处置系统，也纳入全过程规范化管理中。2007年5月，根据对《固废规划》的环评、交评、经济分析等报告，市市容环卫局提出对《固废规划》进行修订，对上海市生活垃圾处理技术选择、生活垃圾中转设施、生活垃圾处理设施布局、垃圾物流平衡等进行优化。提出到2010年，力争实现人均生活垃圾处理量“零增长”，基本实现生活垃圾处置减量化、资源化、无害化的目标。市政府批复同意《固弃规划》(修订稿)。新修订的《固废规划》实施分近期(2006—2010年)、中期(2011—2015年)、远期(2016—2020年)。要求在实施近期任务中，努力做到固体废弃物分类收集和回收利用两个普及，为实现生活垃圾处置无害化打好基础。

近期(2006—2010年)：生活垃圾中转运输系统不断升级完善。相继建成虹口、长宁、浦东等生活垃圾压缩中转站，建成徐浦、蕴藻浜、老港3座集装箱码头包括徐浦、蕴藻浜2座压缩中转站，建立起市区生活垃圾内河集装化转运系统。生活垃圾运输方式从小吨位、散装、单一长途船运的模式向大吨位、集装化、水路运输和陆路运输并举发展。

生活垃圾处理能力进一步增强。建成青浦、长兴岛等郊区生活垃圾处理设施，相继关闭一批镇级生活垃圾简易填埋场。

中期(2011—2015年)：至2015年，建立起技术可靠、环保达标、处置有序、结构合理的生活垃圾处置系统，实现生活垃圾处置减量化、资源化、无害化，力争实现原生垃圾“零填埋”。完善城市生活垃圾应急系统。

远期(2016—2020年)：至2020年，建成老港固体废弃物循环经济和资源利用生态产业园，建立起功能高效、国内领先、世界先进的生活垃圾处理处置系统，全面提升上海城市环境质量。进一步完善城市生活垃圾应急系统。

【上海市粪便处置发展规划】(2003—2020年)

为解决粪便出路问题，市市容环卫局依据《上海市城市总体规划》《上海市环境建设与管理“十五”计划和十年规划》等相关文件，编制《上海市粪便处置发展规划(2003—2020年)》。

规划范围为全市19个区县，总面积6 340.5平方千米，总人口1 327.14万人。根据不同地域排水设施的建设状况,粪便处置规划目标城镇和农村两类区域,年限分为:近期、中期、远期。

近期(2003—2005年):加强粪便管理,城镇粪便污水纳入城市污水系统统一处理,粪便无害化处理率达到90%左右。加快城镇地区粪便管道化实施进程,粪便纳管率达到25%。农村地区全部改为三格化粪池,改厕使用率100%,完好率100%,拔缸率100%,粪便出路以自行还田处置为主。试点开展农村地区粪便污水的治理,使粪便污水治理达标率达到10%。

中期(2006—2010年):粪便全部实现无害化处理。加强城镇地区粪便管道化实施进程,粪便纳管率达到60%。加快农村地区粪便污水的治理,使粪便污水治理达标率达到50%。

远期(2011—2020年):全面改造城市粪便收集系统,基本完成粪便产生源与粪便收集点的粪便纳管改造工程,粪便纳管率达到90%。继续完善农村地区粪便污水的治理,使粪便污水治理达标率达到90%。

2000—2005年,利用合流污水工程,在合流一期穿越的地区,建造和田生活污水预处理厂、中江生活污水预处理厂、凉城生活污水预处理厂,解决闸北、静安、普陀、长宁、虹口、杨浦等区的粪便预处理。2005年以后,建造徐汇生活污水预处理厂、南市生活污水预处理厂,解决徐汇、卢湾、黄浦等区的粪便预处理。浦东建造了成山污水预处理厂、羽山污水预处理厂,解决浦东新区部分地区的粪便预处理。至2010年,上海粪便无害化处理厂有4座,年处理量75万吨。城市粪便经预处理厂无害化处理后,进入城市合流污水管道深海排放。从根本上改变了上海粪便运输、处置的作业方式。上海郊区农村通过"粪改厕"工作,卫生厕所建造普及率达94.12%,累计完成农村家庭卫生户厕建设123.4万户。

【上海市公厕建设和管理发展纲要】(2005—2010年)

坚持"以人为本"的基本理念和科学的发展观,积极探索上海城市公厕建设和管理的新思路、新机制和新方法。加快上海新一轮公厕的规划建设和管理构建,实现与现代化国际大都市相适应的公厕供给体系,共建上海和谐社会,全面提高公厕服务的整体水平。

科学合理规划全市公厕布局,公厕设置间距适应人的用厕生理特性和心理特性,一般平均为7～15分钟。全面提高全市公厕建筑等级,集中城市化地区的公厕等级以一类以上、一类、二类为主,取消三类。农村中心区以二类、三类为主,一类为辅。注重资源节约和环境保护。坚持城乡同步发展,加快解决薄弱地区用厕落后问题。建设适应大型活动的应急能力和应对突发事件的公厕应急系统。提高公厕的供给效率,做好公厕供给制度安排。培育和建立全市完善的公厕服务体系,逐步形成管理一体化、运营标准化、服务人性化的新格局。

至2010年,对公厕建筑等级标准比例提出要求,要求新建公厕配置的节水设施使用率达到65%,公厕异味控制中心城区达到100%,其他城区95%。设置数量指标,中心城区建成平均250米服务半径公厕服务网络,新城建成平均300米服务半径公厕服务网络,镇区建成平均350米服务半径公厕服务网络,同时在农村居住区配置适宜数量的公厕,全面实现公厕的合理布局。2010年,集中城市化地区公厕基本需求量规划在3 540座左右,社会单位对外开放的公厕约1 905座,全市公厕总量约5 445座,设置平均密度为3.6座/平方千米。农村中心村的公厕设置总量为900座左右。

表9-1　　2010年各区域公厕建筑等级标准统计表

区　域	一类以上	一　类	二　类	三　类
中心城区	20%	35%	45%	0%
郊区城镇	10%	30%	60%	0%
农村地区	0%	10%	40%	50%
全市平均	40%		50%	10%

资料来源:《上海市公厕建设和管理发展纲要研究》。

2010年,上海共有公厕9 313座。环卫公厕6 618座(其中一类公厕743座、二类公厕2 190座、三类公厕2 676座、三类以下公厕417座、流动类公厕592座),社会单位厕所对外开放数2 695座。

【世博会地区市容环境卫生系统专业规划】(2005—2020年)

把握"生态世博,和谐城市"的原则和《中国2010年上海世博会详细规划方案汇报》《中华人民共和国固体废物污染环境防治法》《上海市市容环境卫生管理条例》《城市环境卫生质量标准》《城市环境卫生设施规划规范》《市容环境卫生术语标准》,以及相关区域市容环境卫生专业规划、市容环境卫生管理专业法规及环境卫生设施规范设计标准。

市容环境管理：世博会园区市容景观达到市容环境示范区标准。

广告灯光管理：全区禁设广告。景观灯光全部实现节能灯具，实现远程集控。

固废管理：分类容器配置率100%，收集容器完好率100%，分类收集率100%，资源回收率35%，密闭运输率100%，无害化处理率100%，粪便纳管率100%。

保洁管理：道路机械化清扫率100%，道路冲洗率100%，公共设施保洁率100%，建构筑物定期保洁率100%，水域保洁率100%。

至2010年，垃圾清运量：平均120吨/日，高峰180吨/日，极端高峰240吨/日。分类收集方式：园区内分为可回收物、其他垃圾和有害垃圾三大类。处理处置：可回收物循环利用，进入规范的废品回收系统。其他垃圾能源利用进江桥生活垃圾焚烧厂、御桥生活垃圾焚烧厂。有害垃圾安全处置，进入上海市安全处置系统。垃圾物流收运方式：浦东地区世博轴两侧永久场馆覆盖区域采用气力输送方式收集，浦西地区及其他区域全部采用小压站收集方式，由分类车辆外运。垃圾收运车辆配备数量：新能源小型收集垃圾车13辆，8吨车厢可卸式运输车4辆，餐厨垃圾专用收集车2辆。公共厕所设置数量：场馆外永久固定厕所13座，厕位数不低于1 610个。临时固定厕所39座，活动厕所50组，厕位数不低于1 050个。场馆内厕所不低于250座，厕位数不低于3 750个。所有公厕等级不低于上海市《城镇公共厕所规划和设计标准》(DB/TJ08－401)一类等级。废物箱设置数量：大容量废物箱2只一组(分可回收物、其他垃圾)，共计约2 100组，景观步廊、步行广场、亲水平台等人流量大的区域废物箱设置间隔为30～50米，其他干路、支路等区域废物箱设置间隔为70～100米。保洁设备配备数量：道路保洁配备机扫车8辆、冲洗车4辆、小型机扫车6辆。广场保洁小型保洁车辆25辆。水域保洁配备中型清扫船和小型清扫船各1辆。以上环卫设施设备建设共投资25 425万元。

【老港固体废弃物综合利用基地规划】

2000年后，上海市把加强环境保护作为调整经济结构、转变经济增长方式的重要手段，连续实施四轮环境保护和建设三年行动计划，推进环境基础建设。

为满足未来上海经济社会发展的要求,市政府提出,按照上海市固体废弃物百年保障的建设目标,组织编制《老港固体废弃物综合利用基地规划》(简称《基地规划》),要求建设一座能满足上海固体废弃物处置需求,具示范性的新型固废综合处置基地。

《基地规划》的编制依据《中华人民共和国城乡规划法》《中华人民共和国环境保护法》《上海市环境保护条例》《上海市国民经济和社会发展第十一个五年规划纲要》《上海市工业固体废弃物处置发展规划》《南汇区区域总体规划实施方案》等,加快推进上海市固体废弃物处置设施建设,解决生活垃圾、建筑垃圾分类回收、危险废物处理、工业固废处理,污泥处理等的最终处理。建设上海市固体废弃物综合处理基地,同时发展其他相关设施产业,促进固废处置的集约化、规模化与资源化发展。

老港固体废弃物综合利用基地逐步建成"一环、四场、三轴、两厂、一中心"功能结构。一环:基地范围南北边界外围、清运河西侧建设200米宽防护绿带。四场:已用填埋场、在用填埋场、综合填埋场、特种废弃物填埋场。三轴:主轴是基地内东西向主要道路形成的基地主轴,西接南港公路,向东延伸至防护林;次轴是已用填埋场与在用填埋场、在用填埋场与综合填埋场之间的道路,成为基地内部主要的南北向轴线。两厂:焚烧厂、渗滤液处理厂。一中心:保留基地范围以外、清运河港池西侧的老港固体废弃物处置有限公司的管理办公基地。规划分为近期和远期。近期项目(2010年开工建设):焚烧厂一期工程,规划处置能力3 000吨/日,2013年建成试运营。综合填埋场一期工程。扩建老港四期渗滤液处理系统。焚烧厂南侧新增河道与大治河支流清运河连通,河道北侧建设新码头区。一、二、三期封场及生态修复工程。基地周边防护绿带建设。建设风力发电二期项目。远期项目:循环经济基地建设——对废气、废水、煤渣、粉煤灰、生物污泥、电子垃圾等有效组织加工,成为再生资源,进行物质集成、能量集成、信息集成,形成新的生态资源网络,建设新型循环经济基地。环卫新技术展示中心——展示国内先进的固废处置基地,垃圾处理流程和处置工艺向市民普及环保知识。分期开发利用综合填埋场——对远期填埋场储备用地,根据未来市区垃圾产量的变化以及垃圾处理工艺的变革,分期滚动开发,适时建设,以适应全市固废处理需求。

表 9－2　**1978—2010 年上海市容环卫规划情况表**

编制时间	编制单位	规　划　名　称
1978	市环卫处	1978—1985 年期间上海城市清洁卫生工作规划
1980	市环卫处	关于 1985 年前市区增建公共厕所的规划
1982	市环卫处	关于“六五”计划和十年设想
1985	市环卫局	环卫专用车辆三年更新改造规划
1985	市环卫局	上海市环境卫生 1986—1990 年专业计划
1985	市环卫局	上海市环境卫生专业 1986—2000 年发展纲要初步设想
1985	市环卫局	上海市城市环境卫生事业发展战略及城市生活垃圾的收集、运输和处理的研究和对策(1986—2000 年)
1986	市环卫局、市规划局、市规划设计院	上海市城市环境卫生主要设施发展布局规划(1986—2000 年)
1987	市环卫局	街道环卫管理分所改造规划(1988—1992 年)
1988	市环卫局	环卫“五小设施”改造规划
1990	市环卫局	五街二景点建厕规划
1991	市环卫局	逐步减少、取消旧式马桶的规划设想
1991	市环卫局	2000 年前上海市城市垃圾处理规划
1992	市环卫局	上海市环卫建设“八五”计划和十年规划
1996	市建委、市农委、市爱委会、市环卫局、市财政局	上海市农村粪管改厕工作“九五”规划
1997	市环卫局	上海市环境卫生事业“九五”计划和 2010 年规划
2001	市市容环卫局	上海市环境卫生事业“十五”计划和十年规划
2002	市市容环卫局	上海市固体废弃物处置发展规划
2003	市市容环卫局	洋山深水港物流园区环境卫生专业规划
2003	市容环卫局	上海市粪便处置发展规划
2005	市容环卫局	中国 2010 年上海世博会市容环境卫生专业规划
2005	市容环卫局	上海市水域市容环境卫生管理发展专业规划
2005	市容环卫局	上海市城市保洁规划研究
2005	市容环卫局	崇明县环境卫生专业规划

续 表

编制时间	编制单位	规 划 名 称
2005	市规划局、市市容环卫局	上海市公厕建设和管理发展纲要(2005—2010 年)
2006	市容环卫局	整治“乱设摊”三年行动计划
2006	市容环卫局	虹桥综合交通枢纽地区市容环卫专业规划
2006	市容环卫局	崇明岛固体废弃物处置发展规划
2007	市容环卫局	上海市固体废弃物处置发展规划(修订稿)
2007	市市容环卫局	2010 年上海世博园区环境卫生专业规划实施方案(环卫配套设施和设备)
2008	市市容环卫局	上海市市容景观建设与管理“十一五”规划
2008	市市容环卫局	上海市环境卫生“十一五”规划
2008	市市容环卫局	上海市公厕建设和管理发展(2006—2010 年)的实施意见
2008	市市容环卫局	市容环卫、城管执法装备建设三年行动计划
2008	洋山保税港区管理委员会、市环科院	洋山保税港区(陆域)环境卫生专业规划
2009	市城市规划院	老港固体废弃物综合利用基地规划
2010	市城市规划院	黄浦江环卫码头布局规划

资料来源：上海市绿化和市容管理局规划发展处、《上海市容环卫年鉴》《上海建设年鉴》《上海市环境卫生 1986—1990 年专业计划的报告》《上海市农村粪管改厕工作“九五”规划》《上海环卫产业现状调查报告》《上海市环境卫生事业“九五”计划和 2010 年规划》《上海市环境卫生建设与管理“十五”计划和十年规划》《上海市环卫“十五”计划实施情况中期评估报告》《上海市固体废弃物处置发展规划(修订稿)》《上海市市容景观建设与管理“十一五”规划》《上海市环境卫生“十一五”规划》。

第十章 科技与信息化

第一节 科 技

1978年10月,市环卫处设立了科技科,此后,行业科研机构逐步成长,科研队伍不断壮大,科技工作逐步进入健康有序的发展。1982年12月,市环卫处科技科改为科研室,负责城市生活垃圾粪便无害化处理研究、环卫机具的改革和环卫设施的研制,并开展环卫科技信息工作。1983年2月,上海市环境卫生设计科研所成立。1984年7月,市环卫局成立科技处,加强对环卫设计科研所和全局各单位科技工作的管理和指导;局直属单位和区环卫所相继成立技术科,形成环卫系统科技组织网络。1986年3月,市环卫局设总工程师,加强对全局科技工作领导。1988年12月,市环卫局职工技术协会成立。同年,先后成立环卫局工程技术人员高级、中级职务评审委员会,并设专业评议组,负责评审环卫工程技术专业的高级、中级工程师任职资格。1989年4月,召开上海首次环卫科技大会,此后每4年左右召开一次(市容)环卫科技大会(共5次),对市、区两级市容环卫科技发展起到较有力的推进作用。1993年10月,市环卫局建立科学技术委员会。其间,以市建委"八五"科技攻关项目"垃圾卫生填埋场研究"为重点,为把老港废弃物处置场建设成卫生填埋场,开展一系列新技术、新工艺、新材料、新设备的设计科研工作。至1995年,市环卫系统取得科技成果99项,其中获得国家发明奖三、四等奖各1项,获国家新产品奖1项,获上海市科技进步奖三等奖2项,获上海市第二、第三届科技博览会金奖3项、银奖4项、优秀奖2项,获市政府决策研究成果奖三等奖1项,科技成果推广应用率达65%。

“九五”期间,环卫行业科技投入累计近3 000万元。完成科研项目225项,其中“生活垃圾卫生填埋场研究”获得上海市科技进步奖二等奖,“上海环卫地理信息系统”、自流提升式清扫船等15项分获上海市科技进步奖三等奖、上海市优秀新产品奖三等奖和上海市标准化科技成果奖三等奖,7项研究成果申请了国家专利。科技人才队伍不断壮大,具备一支专业趋向齐全,中高级人员搭配趋向合理的科技队伍,专业技术人员达到1 137名,其中高级职称68名、中级职称454名。工程项目的技术含量大大提高,完成老港三期改扩建等,在闵行、徐汇、浦东白莲泾等码头建立生活垃圾称重系统;提高上海市区生活垃圾的收运处置能力、环保标准和管理水平。市容景观管理科技含量逐步提升,各种新材料、新光源、新工艺和先进的灯光监控等技术在夜景灯光相继采用。建立垃圾渗滤水处理、环卫专用车辆、市容环卫信息管理和生活垃圾处理等4个局级专项技术研发工作室;与知名企业合作建立5个上海环卫专用设备研发基地。制定《市环卫局科技项目招投标管理办法》等6项科技项目管理制度,保证项目研究的质量及成果转化工作的开展;7家环卫企业通过ISO9000质量认证,与市教委合作普及小学生环境科学知识教育,1998年,《环境与卫生》正式列入小学四年级专题教育的教学计划,对小学生养成良好环境意识和文明习惯起到了积极作用。

“十五”期间,市容环卫科技由“常规性”转变为重点“强化性”工作。全系统共投入经费超过8 000万元(其中信息化投入近5 000万元)。中高层科技人才不断增加,已形成了门类较全、结构较为合理的科技队伍。全系统共有各类专业科技人员2 160名,其中具有高级职称的有103名、中级职称的有632名。2005年出台《上海市容环卫行业科技兴业实施方案》(2005—2007年),确定行业科技工作规划。以企业为龙头的产学研联盟取得初步成效。全行业有7项科技成果获上海市科技进步奖,其中“大型滩涂生活垃圾填埋场填埋与运行关键技术”获上海市科技进步奖二等奖,“上海市生活垃圾收集、中转、运输系统研究”等6项获三等奖。“水草拦截打捞装置”等70项自主创新技术获得国家专利的批准。有计划地引进一些具有国际前沿水平的技术和设备,并坚持进行二次技术创新,建设一批高标准、高水平的生活垃圾焚烧厂、生化处理厂和卫生填埋场。市区环卫运输车辆全面实现机械化,市区生活垃圾密闭化运输率达100%;成功研制粪车对接技术，有效降低了污染和作业噪声。景观灯光控制实现无线控制、有线控制、远动技术、数字和互联网等多种控制手段。环保节能型的LED、高效荧光材料、低压霓虹灯等先进光源灯具逐步替代常规设备。行业信息化快速发展，信息化基础设施建设初具规模，建成生活垃圾自动称重网络系统，实现称重数据的实时传输，为垃圾处理市场化运作和费用结算奠定基础。市容环卫标准体系建设加快，组织和参与编制《城市生活垃圾卫生填埋处理工程建设标准》《城市环境(装饰)照明规范》等各类国家、行业、地方标准20余项，对推动市容环卫的发展，指导市容环卫建设和管理起到了重要的作用。

"十一五"期间，市容环卫依托行业装备研发基地，通过新产品研发方向引导，加快新能源装备的研发、新型装备的研制工作，成功研制具有国内发明专利，填补国内空白，集清洗、扫路、垃圾污水回收功能为一体的道路洗扫车，开展城市景观照明LED光源应用技术研究，构建适合上海生态定位城市景观照明。科研成果进一步贴近市场和社会需求。同时，通过信息化网络基础设施建设，建立建筑垃圾和工程渣土处置管理系统，整合渣土申报和车辆监管平台的功能，增加卸点付费系统，实现建筑垃圾的全过程监管。

一、科技管理

【行业科技大会】

1989年4月11日，市环卫局首届科技工作大会在03单位(上海电影译制厂)大礼堂召开。市人大常委会副主任孙贵璋，市建委副主任沈恭，市科委、计委、经委等有关领导到会祝贺。会议主题报告分别是《依靠科技进步，发展环卫事业》《同心协力，加快环卫技术进步的步伐》和《到环卫工作的主战场上去拼搏，为改造和振兴环卫事业而奋斗》。会议指出，开展环卫科学技术研究是环卫事业蓬勃发展的希望所在，要大力开展环卫科学技术研究，花大力气抓科技工作，学会依靠科技进步，推动环卫事业的发展；同时切实从思想上提高认识，深化改革，加快技术进步；充分发挥科技人员的积极性和创造性，希望广大科技人员要立志献身环卫事业；会议提出在"七五"后2年和"八五"前3年，要抓紧环卫专用机具、船舶、设备、设施的开发和应用技术的研究，加快电子计算机在管理和科研工作中的应用，大力开拓科技成果的商品市场，努力提高经济效益。1993年10月

14日,上海市环卫局在教育会堂召开第二次科技工作大会,市、区两级环卫科技干部、管理人员和科技人员的代表200余人出席会议。会议主报告为《抓住机遇,深化环卫科技改革,加速出成果、出人才、出效益,振兴上海环卫事业》,会议回顾了自1989年首届科技大会后,共取得科技成果48项,其中1项获上海首届科技博览会银奖、2项获上海首届科技博览会优秀奖、15项获市环卫局科技进步奖;总结了主要经验及存在的问题,提出了“八五”科技工作计划和到20世纪末环卫科技工作面临的主要任务。提出了加大科技投入等10条发展环卫科技的措施。选举产生市环卫局科学技术委员会,并成立环卫工程等6个专业组。1996年11月15日,上海市环卫系统第三次科技工作会议在教育会堂隆重举行。副市长左焕琛和市建委、市科委、市环卫局、部分区县政府领导,以及全市环卫科技干部、管理人员和科技人员的代表近200人出席会议。会议主报告为《向世纪高地进军》;会上颁布《关于加速上海环境卫生科技进步的若干意见》和《上海环卫科技发展“九五”计划和2010年规划》;15个项目获得1992—1995年度上海市环卫科技进步奖,表彰一批科技先进集体和个人。左焕深在会上作重要讲话。会议期间,还同时举办环卫科技成果展览;公布第二届市环卫局科技委名单等。《解放日报》《文汇报》《新民晚报》《劳动报》《青年报》《上海科技报》《城市导报》《市容建设报》、上海电视台、东方电视台、有线电视台和上海人民广播电台等12家新闻单位分别对这次会议作采访报道。2001年4月6日,上海市市容环境卫生第四次科技大会在锦江小礼堂召开,会议主报告为《依靠科技进步使21世纪市容环卫工作走向崭新的未来》,报告回顾了“九五”期间共完成科研项目225项,科技投入达3 000万元,科技队伍壮大、专业技术人员达到1 197名,技术研发基地建设、项目工程建设和管理水平等方面都取得了较大的进步;提出“十五”期间的主要任务。会议要求继续推进市区(县)联动,产学研结合,努力培养一支高素质的人才队伍,激励科技人员在新世纪多作贡献,共同开创市容环卫科技发展新局面。会上对上海市市容环卫的1997—2000年度科技精英、科技先进工作者、科技先进集体进行表彰。评选出1997—2000年度上海市市容环境卫生科技进步奖17个,评选出市容环卫优秀论文38篇。会上宣布聘请上海市市容环境卫生科技咨询专家40位。2005年11月22日,上海市市容环卫行业第五次科技大会在上海金茂君悦大酒店隆重召开,一批市容环卫行业科技工作中成绩突出以及在项目和产品研发中取得优秀成果的先进个人、集体(单位)受到表彰。市建设交通委、建设部科技司领导以及市科委、市信息委、市质监局、市建委科技委等单位的代表应邀出席。市容环卫行业科技工作者和单位代表约200多人参会。大会的主题是：转变观念，完善制度，创新机制，重点跨越，发挥市场主体科技创新力，推进市容环卫科技兴业。会议工作报告回顾了“十五”前四年全系统科技工作共投入经费8400余万元，有各类专业科技人员2160名，其中具有高级职称的有103名、中级职称的有632名；全行业有7项科技成果获上海市科技进步奖二、三等奖，70项自主创新技术获得国家专利的批准，产学研联盟带动一批企业的核心竞争力逐步增强；市区环卫运输车辆全面实现机械化，生活垃圾密闭化运输率达100%，道路保洁作业正在逐步实现机械化；成立市景观灯光控制中心及十多个区级景观灯光分中心；行业信息化获得快速发展。报告提出科技兴业的六个目标：建立一套完善的科技管理制度，建成一支具有创新能力的科技人才队伍，建设一批重点学科技术研究中心，取得一批有影响力的创新成果，建成一个“数字市容”框架，搭建一个公共服务平台。5个单位(个人)作交流发言。大会共颁发9个局级科技进步奖、11个先进集体(单位)奖、20个先进个人奖和9个新产品奖。会议还展示一批具有高科技水平垃圾中转和处理设施、高科技含量的配套服务设备等。

【管理制度】(选介)

1993年10月，市环卫局发布《关于深化环卫科技改革，发展环卫科学技术，振兴上海环境卫生事业的实施意见(试行)》《上海市环境卫生管理局科学技术委员会章程》《科学技术委员会专业组工作规则》等文件，明确提出加大科技投入和继续贯彻行之有效的缩短战线、突出重点、集中力量打歼灭战的工作方法等10条发展环卫科技的措施。成立市环卫局科学技术委员会及其环卫工程等6个专业组。开始评选环卫科技进步奖以及环卫科技先进集体，表扬集体和先进工作者。1996年11月，颁布《关于加速上海环境卫生科技进步的若干意见》和经修订的《上海环卫科技发展“九五”计划和2010年规划》，印发10项环卫科技管理办法。2001年起，开始评选市容环卫行业科技精英，聘请上海市市容环境卫生科技咨询专家，首批共40位。2005年5月，发布《上海市容环卫行业科技兴业实施方案(2005—2007年)》。该方案有4项目标5项任务4条保障措施。

目标 (1) 建成一支高素质的科技骨干队伍和专家顾问团队,带动建设一批重点学科技术研究中心,使之成为市容环卫的创新基地,并取得一批有影响力的创新成果。(2) 基本形成"数字市容"框架。建成"一个数字指挥中心,一个综合信息库,三个信息化基础平台,一批计算机信息系统和一套信息化标准和制度"(简称"11311"工程)。(3) 基本形成政策导向、宏观决策、行业协调、咨询服务、立项鉴定、决策评估紧密衔接、有机统一的科学决策机制和科学规范的科技管理制度。(4) 基本建成体现行业特征,以信息共享、中介服务、交流合作为主要载体的公共服务平台。

任务 (1) 制定科技发展"十一五"规划,完善科技工作机制、管理机制、投入机制,提高科技对市容环卫建设和管理的贡献率;建立完善行业地方标准体系;建设公共服务信息平台。(2) 完善市容环卫行业基础数据库,推进行业信息资源共享;建设专业化的技术服务平台,加强市容环卫检测、测试、评估和标准化等专业技术服务。(3) 建立国际交流合作服务平台和交流网络,推进产、学、研联合,共建研发中心,联合攻关;推进重点领域的技术进步和关键技术攻坚;强化管理技术的应用研究。(4) 建设适合市容环卫特点的电子政务系统;逐步建立行业信息化技术应用标准体系;建立市容环卫数字化指挥系统。(5) 在固废处置、环境工程、环卫信息等 5 个专业,建立 15 人的学科带头人队伍。按照 1∶2 的比例,建立 30 人的学术骨干队伍,通过重点支持,加快学科带头人和青年学术骨干队伍建设。

保障措施 (1) 建立市、区两级市容环卫科技行政管理框架,形成市区联动的机制。市局成立由主要领导挂帅的科技兴业领导小组,领导小组下设工作小组和办公室,引领全市科技兴业战略实施。(2) 完善科技投入机制,逐步形成科研项目由政府、行业、企业多元资金投入途径;对重视和开展工程项目科研活动的企业,在申报奖项、经费投入和提供服务等方面给予重点支持和倾斜;包括一定比例的经费补贴。(3) 继续深化科技管理制度改革,强化配套制度建设,完善科技兴业的配套法规、政策和制度;对绩效明显的有功人员予以重奖。(4) 重视保护知识产权促进行业科技发展;对科技人员的职务发明专利予以奖励;在科技成果推广应用阶段,保证知识产权能按合理的比例参与分配。

二、科研活动

【专项研究】

环境工程研究　有技术人员30人，其中高级工程师1名、硕士13名。主要从事生活垃圾收集、转运、处理、处置等相关的工程设计、技术咨询、标准编制等工作。拥有卫生填埋场雨污分流、臭气补集及净化自主专利技术，掌握卫生填埋场防渗系统等技术。

EPC项目研究　2010年成立，有技术人员16人，其中高级工程师6名、硕士10名。主要从事生活垃圾渗沥液处理工程总承包工作。承担“上海市老港综合填埋场渗沥液处理工程”“上海市金山区永久生活垃圾综合处理厂渗沥液处理工程”和福建省漳州市蒲姜岭生活垃圾焚烧发电厂渗沥液处理工程。

市容环卫规划与景观设计研究　2003年成立，有技术人员14人，其中高级工程师4名、博士1名、硕士6名。主要从事生活垃圾及市容环境卫生专业规划以及标准编制等工作。承担数十项静脉产业园、户外广告、园林绿化等专项规划，项目遍及全国80多座城市。《全国城镇环境卫生“十一五”规划》获得全国优秀工程咨询成果奖二等奖。

上海环境卫生监测中心　2003年成立，有技术人员18人，其中教授级高级工程师1名、高级工程师3名、高级化验员2名、硕士1名。主要从事垃圾成分检测、垃圾产量调查、各类生活垃圾收运处理设施环境监测和运营监管、后评估等工作。2006年，取得国家质量技术监督局颁发的CMA计量认证资质，监测项目涉固体废弃物（容重、垃圾成分、含水率、灰分、有机质、镉、总铬、汞、铅、砷、发热量、元素、热灼减率、氮、磷、钾等）、水和废水（pH、CODcr、BOD5、悬浮物、氟化物、氯化物、硝酸盐氮、亚硝酸盐氮、铁、锰、锌、铜、镉、铅、六价铬等）、空气和废气（TSP、氮氧化物、甲烷、硫化氢、氨、臭气浓度等）三大类别，共计72项指标。形成了生活垃圾焚烧厂、填埋场等处理处置设施的通用监管体系。

上海环境焚烧技术中心　2009年成立，有技术人员23人，其中教授级高级工程师5名、博士2名、硕士8名。主要从事焚烧处理工程咨询、设计和CDM等工作。先后承担“山东省青岛市小涧西城市生活垃圾焚烧发电厂”“南京市生活垃圾焚烧发电厂”“老港再生能源利用中心”“洛阳老港再生能源利用中心”等项目。

标准化管理 共有管理人员6人,其中博士1名、硕士3名。主要承担全国城镇环境卫生标准化技术委员会、住房和城乡建设部市容环境卫生标准化技术委员会、中国城市环境卫生协会研究部、中国城市环境卫生协会市容环境卫生管理专业委员会、上海公厕协会等日常管理职能,包括提出市容环境卫生领域标准制定修订的规划、年度计划建议;组织制定本专业领域产品国家标准体系;负责本专业领域工程建设国家标准、行业标准以及相关产品国家标准、行业标准编制全过程中技术文件质量和进度的日常管理工作;协助组织本专业领域标准的制定、修订和复审、宣贯及编写《科技信息与动态》等工作。

上海市市容环卫标准体系研究 2005年起,市市容环卫局着眼于适应上海构建国际化大都市的发展战略,抓住上海申博成功的机遇,以课题研究的形式,立项开展上海市市容环境卫生标准体系的研究。先后对环卫、环保、建设等行政主管部门,环卫工程设计、科研单位和环卫材料设备生产企业等进行调研,以熟悉市容环卫工作的主要涉及范围,以及各项工作对标准的需求。摸清市容环卫业态发展的状况、国内外市容环境卫生标准的状况,初步形成上海市市容环卫行业标准体系的雏形。2008年,又与市技监局合作,并委托上海市标准化研究院开展上海市市容环境卫生标准体系的研究,搜集大量资料,主要包括:全国部分行业的标准体系表,市容环卫的国家标准、行业标准及上海市地方标准,以及美国、欧盟等国外相关的市容环境卫生标准;国内外市容环卫法律、法规,以及其他相关材料。丰富了标准情报资料,规范了标准体系的形式,增加了国际标准的采标内容,完善了标准化工作规划内容。2009年,由市技监局正式发布上海市市容环卫行业标准体系。该标准体系共包括225项标准及相关项目,其中包括已发布标准92项、相关法规8项、在编标准39项、内部管理文件18项(5项标准在编)和待编标准73项。已发布的92项标准中,包括国家标准20项、行业标准64项、上海市地方标准8项。在编、待编标准项目中,包括国家标准、建设和环境保护行业标准及上海市地方标准计划项目,以及课题组根据行业发展需要提出的项目,共125项,包括在编标准39项、内部管理文件18项(5项在编标准)和待编标准86项(其中已有内部管理文件13项)。

【学术研讨】

ILic2001(Shanghai)国际夜景照明研讨会 2001年11月13—14日,以“新

世纪照明与人类发展在同一节奏中前进”主题的ILic2001(Shanghai)国际夜景照明研讨会在上海召开。参加会议的有来自美国、澳大利亚、荷兰、匈牙利、日本、丹麦等国际著名的景观灯光照明设计专家，北京、天津、重庆、昆明、深圳等国内14个主要城市的夜景景观照明管理人员以及学者、专家250余人。会议围绕21世纪城市夜景照明的发展趋势、国内外夜景照明优秀实例、照明规划、视觉环境质量分析、日光照明、景观结构硬景照明、照明控制、照明经济分析与照明维护、防止光污染和照明新产品等10个方面的专题开展研讨。会议共收到国内外论文28篇，对21世纪世界城市在提高城市品位和质量、开发景观灯光经济和塑造城市灯光文明等方面带来积极和重要的影响。

城市市容美学论坛　2002年9月2日，市市容环卫局和《解放日报》等在锦江小礼堂联合举办“城市市容美学论坛”，探讨将城市美学的理念和审美价值引入城市的规划、建设和管理中，打造城市美。14位环境艺术、建筑美学、城市规划、社会学等领域的专家济济一堂，就如何为上海“美容”各抒己见。画家陈逸飞、城市建筑美学专家刘天华、建筑大师蔡镇珏、散文家赵丽宏、社会学家邓伟志研究员等围绕“特大型城市市容格调、色彩及管理”“城市布局和功能与城市美学的关系及其影响力”“城市风貌个性化如何体现”“农村城市化、上海郊区市容定位”等话题出谋献策。

国际灯光城市协会(LUCI)技术委员会　2004年1月10—12日，LUCI协会在上海召开技术发展委员会小组会议。LUCI协会的总协调Lavande Machabert小姐和匈牙利的Kiss Istvan先生分别代表协会总部和布达佩斯市参加了本次会议，建设部城建司和上海、杭州、南京、成都、广州、深圳、武汉等城市负责景观灯光建设和管理的专家以及上海照明学会、飞利浦公司、德赛公司、碧谱公司和华刚光电的代表等30余人参加了本次会议。会议围绕“照明技术与城市发展”这个主题，就开发和运用新光源、新技术，有效控制或避免光污染，为市民创造更舒适和谐的生活空间等进行积极的交流和探讨；并为不同历史文化背景和技术经验的照明设计企业和灯具制造商们提供合作舞台，共同探讨城市照明的发展趋势及它对社会经济、文化发展和人体健康的影响等问题。

2005世界公厕论坛暨第一届世界厕所博览会　2005年5月8—10日，世界厕所组织和市市容环卫局在上海联合举办2005世界公厕论坛暨第一届世界厕所博览会。来自18个国家和地区的200多名专家、学者和政府、企业等的代表出席论坛(其中境外代表79名),共同探讨公厕管理的理念和思路,为中国2010年上海世博会出谋划策。开幕式上,主办单位作了《上海公厕管理的基本理念和思路》《上海未来五年的公厕发展规划纲要》等精彩演讲。论坛共分公厕文化、公厕技术、公厕管理等三大板块。新加坡国会议员、新加坡环境部、日本厕所协会、北美厕所协会、澳大利亚厕所协会、国际移动卫生协会、黄浦区环卫局、上海市公厕协会、上海财经大学、安徽财经大学的20多位专家、学者发表演讲。论坛还组织对上海公厕的建设和管理进行实地考察。其间,第一届世界厕所博览会同期开展,超过100家国内外参展商展示了无水冲厕、生物降解处理等新技术和应用太阳能的环保型公厕等新产品。

2006 国际城市景观灯光学术研讨会首次在沪举行 “国际灯光城市协会(LUCI)”于2002年6月在匈牙利成立,上海市被选为技术发展委员会主席城市。会员包括50多个城市和几十位国际专家。该协会的研讨会曾分别在匈牙利、意大利、摩洛哥、比利时、英国召开。2006年首次在亚洲的中国上海举行,由市市容环卫局承办,英国、德国、俄罗斯等28个国家城市或地区的分管市长、专家学者出席。市长韩正为大会专门出版的《靓丽上海》大型彩色灯光画册作序。副市长杨雄出席会议,并在致辞中指出,上海正加快推进“四个中心”和现代化国际大都市建设,积极筹备中国2010年上海世博会,以充分体现“城市,让生活更美好”的世博会主题。

2006 第四届亚太固体废弃物管理国际会议(APLAS) 2006年11月2—4日,第四届亚太废弃物管理国际会议在上海展览中心举行。会议由市市容环卫局、中国城市环境卫生协会、市市容环卫业协会、日本废弃物研究协会(LSA)、日本废弃物学会(JSWME)联合主办。市政府副秘书长洪浩,APLAS的创始人、日本福冈大学教授花岛正孝,日本废弃物学会副会长、日本北海道大学教授古市徹,上海市市容环卫局,国家建设部城建司,上海城投,日本环境省废弃物管理和再循环处废弃物管理课,中国城市环境卫生协会,中国城市建设研究院等的领导和专家出席。会议共征集到国内外学术论文240篇。会议内容包括开幕式、主题论坛、分会场演讲、海报展示、实地参观等议程,共有80多名国内外固体废弃物专家在7个分会场畅谈观点、交流技术和经验。有来自21个国家及地区的近400位人士参加。会议论文集共收录15个国家的127篇论文,其中国外56篇、国内71篇。

三、科研成果

1987—2010年,市容环卫行业共有29项科技项目(成果)获得部或市级奖项。

表10-1　1987—2010年上海市容环卫系统科研课题获部、市级奖项名录

序号	项目名称	获奖名称	等级	完成单位	获奖时间
1	6立方米水面清扫船	上海市科学进步奖	三等奖	上海市环境工程设计研究院	1987年
2	环卫汽车路单数据处理系统	上海市科技进步奖	三等奖	上海市环境工程设计研究院	1987年
3	SW130HLI型后装式压缩垃圾车	上海市优秀新产品奖	二等奖	上海市环境工程设计研究院	1987年
		建设部科技进步奖	二等奖		1989年
4	熟化垃圾组合筛碎机	国家发明奖	三等奖	上海市环境工程设计研究院	1990年
5	垃圾卫生填埋场研究	上海市科技进步奖	二等奖	上海市环境工程设计研究院	1997年
6	垃圾卫生填埋场研究	上海市科技进步奖	二等奖	上海市废弃物处置公司	1997年
				上海市环境工程设计研究院	
7	上海环卫GIS系统	上海市科技进步奖	三等奖	上海市环卫信息中心	1997年
8	自流提升式清扫船	上海市科技进步奖	三等奖	上海市环境工程设计研究院	1998年
				上海市环境卫生水上管理处	
9	上海市环卫基础设施数据库管理系统	建设部科技进步奖	三等奖	上海市环卫信息中心	1998年
10	日处理300、500吨城市生活垃圾焚烧厂设计方案研究	上海市科技进步奖	三等奖	上海市环境工程设计研究院	1999年

续 表

序号	项目名称	获奖名称	等级	完成单位	获奖时间
11	小型压缩式垃圾收集站设备研制	上海市科技进步奖	三等奖	上海市环境卫生车辆设备厂	1999 年
12	日处理 300～500 吨生活垃圾焚烧厂设计方案研究	上海市科技进步奖	三等奖	上海市环境工程设计研究院	1999 年
13	苏州河水面清扫船	上海市科技进步奖	三等奖	上海市环境工程设计研究院	2000 年
14	上海市环境卫生基础设施及道路保洁图—文管理系统	上海市科技进步奖	三等奖	上海市环卫信息中心	2000 年
15	上海城市生活垃圾收集、中转、运输系统研究	上海市科技进步奖	三等奖	上海市市容环卫局 上海市环境工程设计研究院	2001 年
16	压缩式食物垃圾收集车	上海市科技进步奖	三等奖	上海市环境装备公司	2004 年
17	水面漂浮垃圾打捞船	上海市科技进步奖	三等奖	上海市环境工程设计研究院 上海市废弃物处置公司	2004 年
18	大型滩涂型生活垃圾填埋场填埋与运营关键技术研究	上海市科技进步奖	二等奖	上海市环境工程设计研究院	2004 年
19	东滩固体废物设施生态化研究	上海市科技进步奖	三等奖	上海市环境工程设计研究院	2006 年
20	上海市农工商畜禽粪便处理中心项目后评估	上海工程咨询成果奖	三等奖	上海市环境工程设计研究院	2007 年
21	金山区畜禽粪便处理中心项目后评估	上海工程咨询成果奖	三等奖	上海市环境工程设计研究院	2007 年
22	全国城镇环境卫生“十一五”规划	上海工程咨询成果奖	一等奖	上海市环境工程设计研究院	2008 年

续　表

序号	项 目 名 称	获奖名称	等级	完成单位	获奖时间
23	可持续生活垃圾填埋处置及资源化研究与应用	上海市科技进步奖	一等奖	上海市环境工程设计研究院	2008 年
24	生活垃圾填埋原位污染削减与资源利用成套技术	国家教育部科技进步奖	二等奖	上海市环境工程设计研究院	2008 年
		上海市科技进步奖	三等奖		
25	可持续生活垃圾填埋处置及资源化研究与应用	上海市科技进步奖	一等奖	上海市环境工程设计研究院	2008 年
26	生活垃圾填埋原位污染削减与资源利用成套技术	上海市科技技术奖	三等奖	上海市环境工程设计研究院	2008 年
		国家教育部科技进步奖	二等奖		2009 年
27	生活垃圾厌氧型生物反应器填埋成套技术及示范	上海市科技进步奖	二等奖	上海市环境工程设计研究院	2009 年
28	西藏自治区环境卫生专业规划（2008～2020）	上海工程咨询成果奖	一等奖	上海市环境工程设计研究院	2010 年
29	崇明县生活垃圾综合处理场一期工程可行性研究	上海工程咨询成果奖	三等奖	上海市环境工程设计研究院	2010 年

1. 统计口径为报送（推荐）条线为绿化市容（林业）系统或者获奖的是第一完成单位。

2. 部分直属单位参与外系统科研项目，以第二完成单位及以后而获得的奖项，虽然有获奖证书，均不再列入统计范畴。

资料来源：市绿化市容局。

四、推广应用

1978—1995 年，上海环卫科技主要在集中技术推广应用方面。这一期间研究成功一批适用收集、运输、处理垃圾粪便的机具和设备，生活垃圾处理、收集、运输的研究课题，分别列为上海市“七五”期间和国家“八五”期间重大科技攻关项目。在生活垃圾的气化和燃烧的可行性、熟化垃圾筛分机械、卫生填埋处理技术研究、收集运输车船的研制等方面取得了一批成果，有的获得国家专利。其中

“大型滩涂生活垃圾填埋场填埋与运行关键技术”“上海市生活垃圾收集、中转、运输系统研究”“水面漂浮垃圾打捞船”等获市级科技奖;“道路清扫车”“水草拦截打捞装置”等80余项自创性技术获得国家专利。

“九五”期间,市容环卫科研项目侧重实用性、应用性、储备性和科技成果的转化性,其中“垃圾卫生填埋场研究”“上海环卫地理信息系统”“自流提升式清扫船”等获市科技奖,共有7项研究成果申请国家专利。先后完成老港三期改扩建工程、江镇填埋场封场工程和浦东黎明填埋场新建工程,提高了上海市区垃圾填埋场的处置能力、环保标准和管理水平;自行设计、建成白莲泾压缩中转站;在闵行、徐汇、浦东白莲泾等码头建立生活垃圾称重系统;御桥、江桥2座垃圾焚烧厂分别进入设备安装阶段与基础阶段。工程项目的技术含量大大提高,规划中的生活垃圾分拣中心、有机垃圾综合利用工厂等技术研究成果正待工程转化。夜景灯光的科技含量得到提高,运用各种新材料、新光源、新工艺以及匀变程控、智能连续变色控制、电脑同步光源发生器控制、先进的灯光监控等技术,实现全市景观灯光的集中监控,管理效能和质量大幅提高。1997年,根据城市道路新型操作法和收集垃圾的需要,上海市环境卫生车辆设备厂研制的高压清洗车、3吨后装式压缩垃圾车,经性能测试、400小时工业性考核,达到设计任务书要求,通过市级鉴定。1998年,SHW-1小型压缩式垃圾收集站设备通过鉴定。同年,SHW5092ZLJ侧装压缩式垃圾车研制成功并通过市级鉴定。1999年,包含13个区环卫数据“上海环卫GIS系统”通过市科委组织的技术鉴定。至2000年,全市主要道路清扫机械化,垃圾收集减量化、袋装化,中转运输集装化、封闭化目标基本完成。

“十五”期间,市容环卫设施以科技为支撑,依靠科技进步,通过技术攻关,引进和消化吸收国内外的先进技术、先进设备、先进管理,在固体废弃物的收运处置方面取得突破,建成具有国内领先水平的江桥、御桥生活垃圾焚烧厂,使得上海生活垃圾处置有了新的技术手段;老港生活垃圾填埋场后续建设,逐步达到卫生填埋的要求,浦东、嘉定的生活垃圾综合处理厂的建设,使上海生活垃圾处理技术实现多元化;完成崇明、静安、黄浦等大、中型生活垃圾中转站的建设,大大提高了生活垃圾的运输效率,改变了生活垃圾完全依靠船舶运输的单一模式,并达到密闭运输,有效提高了环境质量。通过科技进步和科技成果的推广应用,环卫装备的机械化水平不断取得新的突破。环卫运输车辆全面实现机械化，生活垃圾密闭化运输率已达100%；生活垃圾收集系统不断完善，一批新建成的小型压缩中转站取代旧式垃圾箱；吸粪车通过技术改造和使用新装备，作业噪声大幅降低，有效改善了作业扰民现象。水面漂浮垃圾打捞船的研发和推广应用，为解决黄浦江、苏州河的水葫芦等水草的打捞提供了急需的装备，改变了河面水草打捞靠人工、效率低、强度大的落后状况。同时，信息技术在市容环卫各个领域得到广泛应用，一些关键环节取得突破性进展。尤其是依靠自身开发和借助专业公司力量，建立以生活垃圾称重数据管理中心为中心，各区环卫码头、生活垃圾填埋场、生活垃圾中转站为数据采集终端的上海生活垃圾自动称重计算机网络系统，使生活垃圾实现真正意义上的准确计量。环卫作业车辆、垃圾运输船安装GPS卫星定位导航系统，提高了企业的管理和政府的监管水平。开发建设环卫基础设施管理信息系统、环卫GIS系统、渣土管理信息系统、环卫垃圾运输船调度和GIS系统、水域视频监控系统、环卫企事业财务汇总统计系统、公共厕所导向系统等一批信息系统，极大地提高了市容环卫系统的工作效率和工作质量。

"十一五"期间，上海市容环卫行业依托装备研发基地，通过新产品研发方向引导，加快新能源装备的研发、新型装备的研制工作，成功研制具有国内发明专利，填补国内空白，集清洗、扫路、垃圾污水回收功能为一体的道路洗扫车，该种新型车辆在全市迎世博期间道路保洁作业中得到推广应用，为提高道路清扫质量和控制扬尘发挥了重要作用。一批新型垃圾转运专利技术在垃圾集装箱水陆联运线得到应用，包括"一次传送、多次预压"技术，集装箱复合门的密封和自锁机构、集装箱动力底盘、低平板运输车、500吨集装化运输船，解决了集装箱码头空间有限、垃圾场条件恶劣环境下车辆转运问题，实现了在有限航道条件下的大吨位集装船舶安全航行问题以及特殊环境下集装箱自动开关门等技术问题，为改善环境条件、缓解交通压力、提升城市整体环境质量做出了贡献。

【上海市景观灯光监控系统】

上海市景观灯光监控系统集成了无线通信、远动控制、计算机网络、电子电器、工业控制领域里的高新技术成果，引入Intranet有线无线互换、高频视频传输、分屏显示等最新技术概念，实现全市景观灯光的集中监控后，管理效能和管理质量大大提高。原先要数百人完成的开关灯任务，只要一个人就能完成。工作人员只要轻点鼠标,就可以完成对 400 幢大楼灯光的控制。开灯的准备时间大大缩短。原先需要一整天的准备工作缩短为 5 分钟即可完成。灯光管理的质量大幅提高。监控系统 24 小时运行,监控大楼电器线路的工作状况,每个监控点的电压、电流、开关、控制方式的实时数据迅速准确地传送到监控中心,系统能自动分类处理;判断系统运行状况、提供故障报等、确保亮灯率,其准确率达到 99%以上。同时,灯光的巡查检修更为方便。工作人员可以通过摄像监视系统和大屏幕投影,查看全市主要灯光景点的亮灯情况,能够精确地显示每个灯具的亮灯情况、安装角度变化,为灯光的检修和调整提供了方便。系统还能自动整理数据库,包含灯具、光源、电器设备的重要运行参数,为设备的技术改进提供科学依据。工作人员通过监控系统可以实现动态灯光的实时控制。中华人民共和国成立 50 周年,外滩地区 50 盏同步探照灯在监控系统的指挥下做着聚散、交叉、旋转、摇摆、人浪、飞翔等一系列高难度的“空中芭蕾”舞蹈动作,在夜空中挥舞出绚丽多彩的画面。1997 年 10 月,景观灯光计算机远动监控系统通过上海市科委组织的科技成果鉴定,系统功能及综合技术指标达到国际先进水平。其后推出的 SDA－IV 系列灯光监控系统,技术、功能、可靠性等方面在应用过程中不断完善,已形成系列产品,先后在上海市高架道路路灯监控、沪宁高速公路上海段路灯监控、上海浦东国际机场场站灯光监控、湖州景观灯光监控等方面推广。

【小型压缩式垃圾收集站设备】

1998 年年初,市环卫局立题,由上海环境卫生车辆设备厂参照国外先进技术,结合上海市居民小区垃圾收集特定状况而设计制造的小型压缩式垃圾收集站设备(以下简称“收集站”)。该设备具有装箱、压缩、密封功能,适用于城市商业和住宅小区的废物收集,减少垃圾收集污染。其结构简单、密封性能好、噪声低、操作方便、减少二次污染,是较为理想的垃圾收集设备,整体水平达到国内领先。该设备自动化程度高,全部采用电—液压控制,特别是机箱对接的锁紧装置、箱体插门机构的设计新颖,完全自动化,减轻了工人的劳动强度,达到国内领先水平;压缩比大,垃圾通过压缩后体积减小 30%～60%,减少储存空间和收运垃圾次数,节省运输费用;主要液压元件选用噪声低、高性能的进口产品,可靠性好;电器系统设有自动与手动操作两种程序,既能提高功效、减轻劳动强度,又能满足特殊情况下(如检修)的工况要求;设备设有多种保护环节,如压力、油温、油位、应急、连锁等报警和保护装置。当年试制成功,通过市级鉴定。收集站作为“九五”期间上海市环卫部门对居民生活垃圾收集系统实施调整、改造的一项改革措施,以替代垃圾站和垃圾箱房。收集站的运营,减少了居民生活垃圾收集点的数量,减少了污染点;对提高城市居住小区的环境质量和居住质量都有明显的社会效益。同时也提高了垃圾收运效率,也有相当的环卫经济效益。上海市人民政府于1999年9月15日在《关于加强本市环境保护和建设若干问题的决定》中也明确提出“逐步推广建设相对集中的小型压缩式垃圾收集站”。为了规范、推进收集站的建设,2000年制定了《小型压缩式生活垃圾收集站设置标准》,明确收集站的设置原则、建筑和环境的基本要求、设备设施的配置依据等,加快了收集站的建设工作顺利推广。“十五”期末,全市已建成548座各类小型生活垃圾收集站并投入运转。2010年,小型生活垃圾收集站数量达到829座。

【上海市区生活垃圾内河集装化转运系统研究】

上海市区生活垃圾内河集装化转运系统是上海市于2009年12月建设运行的大型城市生活垃圾转运系统。整个系统设蕴藻浜和徐浦两个垃圾中转站,垃圾压缩装箱处理能力分别为2 200吨/天和2 800吨/天。其功能是采用ISO认证的20英尺集装箱的外形尺寸规格和与其相同的起重运输结构的容器作为载体,把城市生活垃圾通过设在转运码头内的垃圾中转站压缩装箱、装船,由集装箱运输船运至垃圾填埋场码头,再由自卸式集装箱运输车运至垃圾填埋场。蕴藻浜垃圾中转站设计规模为2 200吨/天,同时需要新建变电间、垃圾渗沥液处理站、转运车间臭气处理站等附属工程以及新建办公楼和加油车间。新建蕴藻浜垃圾转运站由中转站区、码头区、生活区三部分组成,总用地面积为36 277平方米,其中绿化面积约7 413平方米,绿化率约为20.4%。徐浦垃圾中转站设计规模为2 800吨/天,由码头区、中转站区和生活区三部分组成,总面积为34 304平方米,其中陆域面积为29 422平方米,水域面积4 882平方米,绿化面积约6 737平方米,绿化率约为19.6%。系统采用“四次压缩,一次进箱”预压缩装箱工艺,即压缩机压头多次将活动地板送料系统输入压缩机接料腔内的垃圾推送进预压缩腔,并实施压缩挤干垃圾水分,提高垃圾密度,减小其体积,直至预压腔内的垃圾重量达到约15吨时,压缩机的压头将预压缩腔的垃圾一次性推入与压缩机对接的安置于低平板挂车上的20英尺集装箱内,完成压缩。作为上海市世博会的重点项目,系统投入运行后不仅改变了上海市内河垃圾收集原有的散装船运方式,使得垃圾集装化、密闭化,环保效益显著改善;并通过预压方式挤干垃圾水分使得垃圾减容,极大提高垃圾焚烧热值;成为上海市环卫基础设施的亮点之一。

【垃圾分类】

废弃物管理处作为环卫专业管理单位每年开展社会宣传工作。5年组织建筑渣土新机制启动、垃圾分类优秀小区评选、垃圾分类源头减量工作推进、绿色餐饮源头减量等各类媒体报道近500篇(次)。组织青少年学生和儿童开展绿色回收日主题实践等活动。建立“上海绿色账户”活动平台,策划和组织开展“专项回收日”宣传活动,活动已覆盖黄浦、静安、浦东等上海10个中心城区77个街道,覆盖超过145个居委400余个小区,累计开展社区活动706场次。截至目前,共有超过10.2万人次参与社区和学校活动,志愿者人数达300人次。组织“易纸行动”为相关企业积极牵线搭台,协调社会支持单位,促进回收物流通畅和社会宣传有效果的两重效应。与闸北热爱家园志愿者协会、绿洲生态环保交流中心等NGO组织形成工作联动机制,组织大学生环保志愿者深入16个街道的79个社区开展垃圾分类社区知识巡讲活动。借助“换出更绿色的上海——垃圾分类新理念推广行动”平台,成立由团干部、社区党员、高校青年组成的社区环保志愿者宣传队,定期宣传垃圾分类、废弃物减量和资源再利用知识。借助“迎世博、讲文明,垃圾分类我参与”活动平台,建立由上海中小学、幼儿园科普老师组成的学校志愿者(示范指导员)队伍,指导和示范200余所学校的科普教育和主题实践活动。建立一批以人大代表、政府参事、行风监督员、环保志愿者、高校教授等为主的社会专家库,共同参与2008年度、2009年度垃圾分类优秀小区的评比活动。

五、合作交流

【上海国际固体废弃物专用设备与技术展览会暨上海国际清洁设备与技术展览会】

由市市容环卫局和国际贸促会上海市分会、国际商会上海分会联合主办的“第一届上海国际固体废弃物专用设备与技术展览会暨第一届上海国际清洁设备与技术展览会”于2002年5月20—23日在上海展览中心举办。展览期间,副市长韩正亲临展会仔细询问部分先进设备和技术的原理、性能、建设投入、运作成本等基本情况，参观多功能喷洒水车，使用便捷封闭性能好的集装式垃圾转运车、水上保洁船、太阳能生态型公厕、餐厨垃圾的生化处理及焚烧、废水处理垃圾减量化处理设备技术等。韩正指出，垃圾处理是环境保护和城市建设新三年行动计划的重点，上海的着眼点就是完善垃圾收集网络，提高城市生活垃圾收集系统水平，逐步向生态化、环保化方向发展。此次展会吸引来自德国、美国、法国、荷兰、日本、新加坡等国家和国内各地区 50 多家环保、环卫设备制造商参展，多功能喷洒水车、使用便捷封闭性能好的各式集装式垃圾转运车、水上保洁船、太阳能生态型公厕、餐厨垃圾的生化处理及焚烧、废水处理垃圾减量化处理设备技术等 20 多种环卫专用车辆及多种生活垃圾生化处理设备技术参与现场展示。展览会期间开设了“固体废弃物焚烧技术与设备”“生活垃圾综合处理技术与设备”“生活垃圾收运中转技术与设备”方面的 6 场高新技术研讨会。为期三天半的展览吸引了全国各地近 2 万专业观众前来参观、洽谈。

2004 年 5 月 12—14 日，“第二届上海国际固体废弃物专用设备与技术展览会暨第二届上海国际清洁设备与技术展览会”在上海展览中心举办。随着上海 2010 年世界博览会申办成功，城市固体废弃物收集、运输、处理、处置设备与技术，城市清洁设备与技术加快向高科技、环保化方向发展，环卫装备也进入更新换代的发展期。此次展会以“清洁的城市、美好的生活”为主题，吸引来自美国、德国、法国、意大利、芬兰、瑞典、澳大利亚、日本、新加坡、中国内地及香港特别行政区在内的 12 个国家和地区的近 100 家展商参加，更有 40 部各种环卫专用车辆和处理设备参与现场展示，集中展示近年来最新的固体废弃物处置设备与技术。全球知名环卫、环保企业对本届展览会表现出浓厚的兴趣，意大利英波基洛集团、新加坡胜科集团、瑞典瑞华公司以及日本川崎市市长专程带队前来参展并举行技术研讨会。各家参展企业都在展览会上推出新技术、新产品，如瑞典智能化分类垃圾投放系统(垃圾房)，属于实用专利技术，不仅外观新颖美观，而且具有智能化、免接触、分类投放、自动限位、语音问候等功能；紫外线定时杀菌装置通过紫外线对有害微生物的照射；电子趋虫装置针对蟑螂、老鼠的致命弱点，通过电磁波、超声波及红外线对害虫的神经系统进行强迫干扰，使之无法生存；上海复旦绿色环境公司带来了最新车辆清洗设备，无须水源，循环使用，节能环保等,都令人耳目一新。

2006年11月1—5日,第三届上海国际固体废弃物专用设备与技术展览会在上海新国际博览中心与2006年中国国际工业博览会同期举行。展会还得到上海世博(集团)有限公司、国际固体废弃物协会和欧洲废弃物管理与环境服务联盟的大力支持。2006年的展会根据国际环境产业的发展趋势,重点展出环卫、环保领域的先进设备和技术,特别是室外展区的各类环卫车辆的现场动态演示成为一大亮点。展会以"生态城市,绿色世博"为主题,吸引了十多个国家和地区的著名企业参加,包括首次参展的法国雷诺卡车公司、利用再生资源发电的意大利 ASJA.BIZ 公司、致力于废弃物焚烧并具备一流环保工程技术的日本杰富意工程技术公司、垃圾焚烧发电等固废处理的三菱重工业株式会社、具有最先进处理技术的日立造船株式会社、从事垃圾焚烧的株式会社美达科和株式会社田熊等,瑞士 AEBI 公司带来了两款多功能高级环保扫路/高压冲洗车。国内企业展出了最新的和各具特色的产品。受到全国各地环卫管理部门和相关科研院所及车辆装备厂商的关注。

2008年5月28—30日,第四届上海国际固体废弃物专业设备与技术展览会(SWET)暨第四届上海国际清洁设备与技术展览会(CET)在上海展览中心举行。此次展会得到上海世博(集团)有限公司的特别支持。展会以"生态城市、绿色世博"为主题,围绕城市环境卫生建设的重点工作,以及政府、市民和参展商共同关注的热点,为固体废弃物处理提供解决方案,并为相关的产品、设备和技术营造展示交流的平台。随着2010年上海世博会的临近,为充分演绎"城市,让生活更美好"的世博主题,上海的市容环卫装备系统,亟须迈向技术先进、能力高效、外形美观的目标。展会的展出面积为8 000平方米,来自美国、日本、荷兰、芬兰、德国及国内60多家中外参展商集中展示固体废弃物分类、收集、存储、运输设备及技术;固体废弃物大型中转站压缩设备、转运车辆及技术;固废资源化综合利用;固废的填埋、焚烧、生化处理;固废污水、异味处理等方面的设备和技术。同时展出道路清扫、水域保洁、环卫车辆运营及管理、城市流动/生态厕所等相关的新产品和实用技术,包括生化无污染处理排泄物、全球渣土车定位系统等。展会室外的面积达5 000平方米,各种环卫作业车辆轮番进行现场演示。其中配备油电混合动力新能源的垃圾、扫路、吸粪、道路清扫车属首次露面,还有技术处于国内领先的清洗、清扫“二合一”车辆等。此外，展会还首辟医疗废弃物和电子废弃物板块，通过这一专业平台的展示和国际交流，提高国内对这两类特殊废弃物的处置和管理能力。展会同期还举办以“世博、装备、科技”为主题的2008年中国环卫装备技术与应用论坛，深入探讨国内外环卫装备技术发展趋势，以及符合中国2010年上海世博会和国内城市环境卫生发展需求的环卫装备技术，推进节能环保型新装备的开发与应用，使环卫装备向资源节约型社会、环境友好型城市方向发展。

2010年5月19—21日，第五届上海国际固体废弃物、清洁专用设备与技术展览会暨2010上海园林机械装备与技术展览会在上海展览中心举行。此次展会以“精彩世博、示范未来”为主题，展会面积达到17 146平方米，云集了美国、英国、德国、法国、意大利、芬兰、荷兰、日本等近50家世界知名企业和国内技术先进的一流企业，展出的固体废弃物收运处理处置、道路清扫保洁、新能源环卫车辆、公厕设施、园林机械等系列新装备与新技术，体现了国内外环卫、园林先进装备水平和环卫、园林装备环保化、高效化、信息化、景观化的发展趋势。展览活动期间，还举办以“节能减排、可持续发展”为主题的“2010年环卫、园林装备技术与应用论坛”。邀请国内外有关专家深入探讨国内外环卫、园林装备技术发展趋势，推进节能环保型新装备的研发与应用，使环卫、园林装备向满足资源节约型社会、环境友好型城市、可持续发展要求的方向发展，为促进环卫、园林装备技术、产品信息交流和合作，推进环境卫生、绿化园林事业发展，提供一个共同发展的互动交流平台。参观本届展览的观众达4 000余人次，参加论坛的有200人。

复旦大学城市环境管理研究中心　2005年，上海市市容环境卫生管理局(上海市城市管理行政执法局)管理范围和内容面临新的挑战，亟须开展宏观政策方面的研究，与复旦大学基于服务上海、促进学科发展的办学思路不谋而合，经双方友好协商与认真筹备，决定建立“复旦大学城市环境管理研究中心”，这是国内第一家由高校和地方政府管理部门合作共建的学科平台，致力于城市环境管理体系建设和城市公共管理水平提升方面的研究。2006年5月30日下午，在复旦大学逸夫科技楼举行揭牌仪式。中心共有教授1名、副教授4名，以及讲师、博士后、博士、硕士研究生25名。在城市环境管理及公共政策、循环经济等诸多领域开展大量研究，取得一系列重要的科研成果。市市容环卫局每年资助中心30万元研究经费，合作双方希望通过“城市环境管理研究中心”这一平台，以上海城市环境管理中的难点问题为研究课题，并以此为突破口，推进环境管理学科的全面发展，并以城市环境管理中的人才缺口为教学与培训工作的切入点，为社会培养高层次的城市环境管理的专门人才。中心运用经济学的分析方法提升环境政策制定的科学性，在应用成本-收益分析、循环经济理论与实践、城市低端经济活动分析等领域取得进展，同时关注大都市郊区农村环境建设，为管理决策提供有益的借鉴。

城市环境管理研究中心成立近5年期间，追踪国际城市管理理论前沿研究成果，在探索和推进国外先进经验、理论研究成果方面进行较为系统的研究，出版《城市环境：治理与执法》《消费领域的环境税费》《环境经济学》《城市环境管理概论》《论循环经济》《新农村环境建设》专著或教材，对城市管理中的“急难新”等问题进行专项理论研究。2010年6月18日，在复旦大学逸夫科技楼以“城市执法与摊贩经济”为主题进行沙龙式的讨论。市、区(县)城管执法部门与专家学者一起探讨和分析摊贩管理等当前上海城市管理“软件”方面存在的问题，研讨现代化大都市城管执法理念、“世博会”与上海城管执法艺术以及行政执法与民意指导等内容，共同探讨城市法治建设的对策思路。中心与局政策法规处、市容环卫协会、市局财务处等部门联手针对环卫市场化改革及推进现状与问题、小型环卫设施的维护与管理，以及生活垃圾收费政策后评估等方面进行专题调研，为后续研究的跟进做了铺垫。中心研究人员完成城市管理相关课题30余项，发表学术专著(译著)13部、编著8部、论文50余篇，并获得省部级以上奖励5项。

第二节　信 息 化

上海市容环卫信息化建设和发展是上海建设系统信息化的组成部分，从无到有大致经历了四个阶段：

第一阶段(1984—1989年)：计算机应用的阶段，在部分配置微型电子计算机的单位，在DOS操作系统下编制程序，运用数据库技术，对某一特定任务而开发自用的计算机软件，属于单机、单任务、单项目开发阶段。1986年，上海市环境卫生科研所开发的“上海环卫汽车路单数据处理系统”获得上海市科技进步奖三等奖。

第二阶段(1989—1994年):已具有初步的系统概念,有计划、有组织、多内容、覆盖面广的系统性项目开发阶段。环卫信息化的代表项目是“上海环卫基础设施数据库管理系统”。该系统建立垃圾收集点、化粪池点、蓄粪池点、公共厕所、倒粪站及小便池、环卫专用码头、垃圾临时堆场及中转站、陆运垃圾滩地、道路清扫、道路设施及高层建设垃圾管理等11种环卫基础设施数据库。数据库中共有7.7万余条记录、162万余个数据。该系统的数据覆盖黄浦、南市、卢湾、徐汇、长宁、静安、普陀、闸北、虹口、杨浦、闵行、宝山、浦东新区等13个区。该项目的前期预备项目“上海城市环卫信息发展规划数据库”于1993年获上海市科技进步三等奖。

第三阶段(1994—2003年):新技术应用阶段。上海市容环卫的科技人员在SUN图形工作站上,使用ARC/INFO软件,研制成功适用于上海环卫规划及小型设施管理用的“上海环卫GIS系统”。1994年,上海市环境卫生信息中心开始把GIS技术应用到上海环卫管理的探索工作。1996年,建成上海环卫GIS系统的雏形,通过市建委组织的技术鉴定。前后花了大约4年的时间,建成上海环境卫生地理信息系统(GIS)。该项目成功地把地理信息系统(GIS)引入上海环卫领域。以城市道路和道路名的电子地图为背景,把数以万计的上海环卫基础设施分门别类,以不同的层次叠合在电子地图上,制成具有地理分布特性的上海环卫基础设施专业图。在该系统中可以对上海环卫基础设施进行图—文双向查询。在此基础上,逐步开展全市各区环卫基础设施及道路保洁GIS图形数据及属性数据的采集。到1998年年底,完成全市数据的采集工作,建成包含13个区环卫数据的“上海环卫GIS系统”。系统共有近7万个图形数据(每个图形数据代表一个环卫设施点)和近150万个属性数据及1 143幅图像。系统于1999年通过市科委组织的技术鉴定,评价为国内领先、国际先进。管理部门使用“上海环卫GIS系统”的功能,绘制全市各区的公厕分布图;制作全市分区的马路清扫工人道班房分布图;编制2000年、2002年上海市生活垃圾处理方式分布图,以及由该系统得到的分区式生活垃圾收集点分布图、蓄粪池点分布图、公共厕所分布图、倒粪站和小便池点分布图,这些分布图在各区环卫基础设施管理中发挥了积极的作用。该项目鉴定的主要结论是:“在全国环卫行业中处于领先地位。”同时该项目还通过国际联网检索,检索结论为:“GIS在环卫领域中的应用未见报导”。项目获1997年上海市科技进步奖三等奖,以及上海市第四届科技博览会金奖。另外,市市容环卫局于2001年9月正式开通了网址为www.sh1111.gov.cn的上海市容环卫门户网站。

第四阶段:(2004—2010年)网络化及高新技术应用阶段。尤其是在“十一五”期间,广泛采用Web技术,应用B/S构架建立系统,同时大力推广GPS、GIS、无接触式IC卡、视频、无线通信等先进技术在市容环卫行业中的应用。全市环卫基础设施基础数据的统计周期缩短到实时,统计精度大幅度提高而且数据客观可靠,通过使用无线通信、视频、GPS、RS和GIS等技术以及综合性集成,逐步适应了全覆盖无盲点的要求,通过科技装备实现7×24小时的全方位监管。2009年6月,率先在全市建成委办级的基于政务外网的“市容”虚拟专网,网络覆盖局机关以及直属单位和全市区县市容环卫等管理部门的所有节点。覆盖全行业所有单位的视频会议系统整合完成。开发完成市容环卫投诉系统、环卫基础设施系统、生活垃圾称重系统和渣土网上申报系统的信息化项目,在各个领域发挥了实际作用,尤其是生活垃圾称重系统,作为全市生活垃圾运输和处置依据,已经在全市所有21座中转站和11个处置场所安装,实现了计量全覆盖。

一、信息化建设

【网络建设】

2001年,通过“上海市容环卫大楼综合布线系统”的建设,完成市市容环卫局机关局域网的建设。市局机关局域网以CISCO 4006交换机为核心,配有CISCO2610路由器,辅以INTEL SWITCH和INTEL集线器,配备多台服务器以及华堂防火墙、KILL杀毒软件、复旦光华审计系统等计算机安全设备组成的计算机网络系统。具有千兆出口和百兆/十兆到桌面的能力。网络系统安全、稳定、可靠,为局机关现代化办公提供了良好的网络环境。2004年,开始实施绿化行业市区二级基础网络工程,全系统13个直属单位和19个区县全部按局域网建设和网络安全标准,完成局域网建设。2008年机构改革后,上海市绿化和市容管理局着手推进政务外网工程,2009年6月,上海市“绿化林业专网”整体迁移至政务外网,同时延伸网络覆盖范围,将网络延伸至全市市容环卫管理部门,建立“绿化市容虚拟专网”,并建立Internet统一出口,实现内部办公网络与

Internet 网络的安全逻辑隔离。在“绿化市容虚拟专网”上运行的应用系统达到12 个,真正实现了外网办理和受理,内网处理的无缝衔接,提高了工作效率。

【中心数据机房】

1999 年,市容环卫局在铜仁路 331 号 18 楼建立了数据及应用机房,2009 年两局合并后在铜仁路 331 号 18 楼对原机房进行扩建。2010 年为了迎博办博,在计算机网络技术保障方面,采用了双机热备,对于突发故障及时热切换到备份设备,并设专人监控状态,保证正常运行;网络环境采取双链路备份,应用系统采用虚拟机技术进行主副备份。

【上海市绿化和市容指挥平台】

2010 年,为确保“整洁、有序、美观、平稳”的市容环境,迎接世博会期间的各方宾客,上海市绿化和市容管理局成立世博保障部,对于世博保障核心区域和重点区域的市容、绿化、城管、环卫、景观等方面的事件进行指挥处置。同时为确保绿化市容世博保障信息通畅、指挥高效,开发“上海市绿化和市容应急指挥平台”,该平台具有应急事件处理、日信息上报、值班日志上报、世博保障指挥手册库、应急人员库以及体征指数上报等多个功能模块。通过该平台,可以完成应急事件快速分发、督办及结案等流程,值班日志、日信息的上报及世博保障指挥手册、应急人员等的快速查找;同时通过该平台,可以方便地对各条线、各区县、任意时间段的案件数据进行查询统计,对世博应急保障的各类信息进行快速有效的查询。世博期间,通过绿化和市容应急指挥平台,在世博保障核心区域和重点区域累计发现案件 70 496 件,及时处置案件 68 913 件,及时处置率达到 97.75%。

二、信息化管理

【上海市市容环境卫生信息化发展规划(2005—2010 年)】

规划目标 至 2010 年,建成具有信息采集数字化、作业流程可控化、市容监控可视化、市容管理网格化、电子政府亲民化、领导决策科学化的“上海数字市容”,即“数字市容政府、数字市容管理、数字市容监控、数字市容评价”四位一体的数字化上海市容环卫管理体系。

主要任务 核心是建设“11311”工程,即建成以一个数字化指挥中心、一个综合信息库、三个信息化基础平台(市容环卫网络平台、基础地理信息系统平台和基于 Web 技术的信息采集及发布平台)、一批计算机信息系统和一套信息化标准(规范)及制度。包括:(1) 加快市容环卫信息资源的开发和利用,重点是市容环卫管理、业务、经济、宣传教育和科研信息资源。(2) 积极推进电子政务在市容环卫各层面的应用与发展,推进市、区市容环卫局和直属单位的网站建设以及市、区市容环卫办公自动化的建设。(3) 推进信息化高新技术在市容环卫工作中的应用。优先重点考虑采用定位技术、视频技术、GIS 技术、移动通信技术和 IC 卡技术。(4) 建立和应用市容环卫信息化管理规章和标准体系,主要建立上海市容环卫信息化管理规章体系和信息标准体系框架,加强“上海市容环卫统计指标体系”的信息化应用。(5) 建立上海市容环卫信息技术人才队伍和开展市容环卫信息产业化研究。

实施情况 基本建成数字化指挥中心,具有处置突发事件指挥功能、可以召开远程视频会议功能,能接收及显示所有信息化业务系统内容。如生活垃圾自动称重系统、市容环卫综合统计系统、办公自动化系统、市容市貌视频监控图像系统等。并且具有对数字化市容环卫抢险队伍进行远程指挥的功能。初步建成综合信息库,拥有海量的存储空间;集成多个信息系统及部门的数据,包括大型市容环卫设施信息资料库、道路清扫资料库、垃圾称重数据资料库、垃圾组成成分资料库、统计数据资料库等大型数据库的内容。建成上海市容环卫高速网络和基础地理信息系统平台,包含覆盖上海全市的电子地图,以及 B/S 构架的数据采集和应用 Web GIS 系统。还建成基于 Web 技术的信息采集及发布平台,包含电子政务系统和业务信息系统两大类。含市容环卫办公自动化系统、上海市容环卫网站、上海市容环卫基础设施管理信息系统、上海环卫 GIS 系统、户外广告设施设置管理信息系统、生活垃圾自动称重系统、渣土管理信息系统、黄浦江和苏州河水域视频监管系统等。子系统中有道路保洁监管系统、公厕管理信息系统、楼宇保洁管理信息系统、固体废弃物结算系统、公共厕所信息查询系统、景观灯光集控系统、城市综合管理信息系统等。完成一批市容环卫信息化技术标准制定。

三、信息化应用

【办公自动化系统】

2001 年 10 月,完成市容环卫办公自动化(OA)系统,并于 11 月全面开通。

该系统的建立为局实现机关办公自动化提供了坚实的硬件基础，也为提高机关办事效率创造了有利的条件。经过2005年的开发和年底的测试运行，由市容环卫信息中心负责牵头的机关OA系统建设基本完成。2006年1月中旬，对该项目进行最终验收并获得通过，移交局办公室投入正式运行。上海市市容卫生、城管执法OA系统以办公自动化、信息资源化、决策数据化为目标，建成一个高效率的OA系统。系统实现办公软件基本功能，达到提高办公效率、加强部门合作、畅通内部信息交流和协作的目的，并为领导提供有力的决策支持。全系统分公文流转、个人办公、行政办公、资源管理、信息管理、短信系统(提醒功能)、系统管理等7个子系统。在大用户量和大数据量的情况下稳定运行的同时，采用成熟和高度安全的平台产品和技术。在机关文秘收文环节，配置MICROTEK专业文档高速扫描仪，从源头将各类纸质文件转化为电子文档进行流转。在局级领导和各处处级领导环节，配备了汉王领航者手写电脑笔和汉王超能大将军电脑笔，通过手写方式批阅各类文件，同时保留手写电子印迹。达到高效、安全的设计目标，实现无纸化办公和电子政府。在政府各类办公自动化系统中达到全市领先的水准。

2008年，市绿化市容局成立后，原有的BizShare平台进行扩容和部分升级，建成绿化和市容(林业、城管执法)OA系统，为进一步推动内部局域网的办公自动化系统应用，全面实现单轨制电子化传输，扩大电子印章系统在全系统的应用范围，加快无纸化办公在行业中的全覆盖应用，2009年5月启动办公自动化系统的升级改造工程。经过半年的设计和开发，新系统在保持原有使用风格的基础上，对后台结构、应用技术、人性化功能和档案管理等方面作了重大改进，提高了系统的可靠性、稳定性和可操作性。在原绿化办公自动化系统的基础上，根据两局合并后的新的需求和技术上的更新换代的要求，采用Ajax等新的主流技术，从系统架构到数据库管理都进行全新的升级，在对原系统中所有功能进行升级外，还新增预定义流程、短信提醒、电子档案库等功能。在系统改造中把全系统所有直属单位都纳入系统范畴，各单位物理上使用一套系统，但逻辑上各自独立、互不干扰，从而实现各单位之间公文互签功能，而且又减少各单位的维护负担。此次改造加强了同局门户网站、信息共享平台等系统的互联，既满足了政务信息公开的要求，又规范了内部管理流程。

【上海市容门户网站】

2001年10月,上海市容环境卫生政府网站开通,并与“中国上海”政府门户网站实行互联。2003年7月,网站进行第二次改版,对版面内容和资源作了较大的整合、调整,功能有了较大的提升,重点强化网站互动式栏目,使政府为民服务项目更加突出、政府办事职能更加透明、政府接受公众监督渠道更加畅通。该网站着力强化政务公开力度,重点报道百姓日常比较关心的事项,如“百姓视点”栏目中开设有“政府实事”“政府工作12题”“市容整治”“投诉热点”4个专题,系列报道这方面的内容;“科研之窗”栏目中有“科研成果”“科技简讯”等专题报道;“废弃物管理”专栏中有“垃圾分类收集”“餐厨垃圾管理”“白色污染治理”等知识及日常运行的基本情况。“十佳夜景”“特色景观”“特色街道”“景观摄影作品集”等栏目图文并茂,市民可以足不出户浏览上海的主要市容景观。“视频点播”较生动地向市民宣传环境知识。另外,该网站还开设有“公厕地图”栏目,可以了解9个中心城区的公共厕所分布和大致的地理位置。网站还以“世博会与新一轮发展”“网上市容景观评比”等为题,在网上向市民征集意见、建议,开展讨论,并在网上开辟专栏、发布信息。重点强化网上办事等互动性栏目的建设,实现本局对外行政审批事项“三个环节”(在线受理、状态查询、结果反馈)全面上网的目标。2003年,网站共接受处理485起网上投诉,“网上咨询”回答市民关心的184个问题,“局长信箱”共收到来信257封。网站访问量日渐上升,成为公众了解上海市容环卫和办事的直接窗口。

2005年,“上海市容”政府网站完成改版工作,并于8月1日开通“上海城管”政府网站。通过改版和建设,市容环卫(城管执法)局政府网站扩大了政府信息公开内容、扩展了网上办事范围、提高了网站的运行质量与效率、提升了政府网站的窗口形象。同时,建设完成“上海市容”政府网站英文版。“上海市容”网站在上海市2005年市政府部门网站综合评议活动中进入优秀网站行列。2008年11月,绿化林业门户网站和市容环卫门户网站初步整合为上海市绿化和市容门户网站。2009版绿化和市容管理局门户网站于10月31日正式上线。此次改版根据中国上海门户网站新颁布的政府网站建设标准,对原网站进行大规模的整合和栏目的调整。以“整合资源,发挥优势,增强互动”为重点目标,充分发挥现有的软硬件设施,利用原有系统的资源优势对网站功能进行提炼,以打造一个体现“政府之形象、服务之窗口、办事之平台、信息之汇总”的全新政府网站形象。2010 年,按照中国上海门户卓越网站标准的要求,上海市绿化和市容管理局启动门户网站改版工作,通过改版方案的起草、论证、首页面的设计等一系列工作,重点对网上办事栏目进行功能提升和优化,实现 36 项行政审批事项在线直接办理。

【上海市生活垃圾物流信息管理系统】

原为上海市生活垃圾自动称重计算机网络系统,是上海市市容环境卫生系统重要的信息化标志性工程之一。2001 年年底初步建成,在 11 个码头、2 个堆场、1 个大型中转站和 2 个填埋场建立了 18 个生活垃圾称重点,覆盖上海市区范围。该系统的建立,改变了以往上海市生活垃圾计量量纲不统一的状况(即车吨位、船吨位和实重吨位并存的局面),结束上海市区生活垃圾统计数据不准确的历史。系统的建立还为上海市市容环境卫生系统的体制改革和运行机制转换提供了坚实的数据基础。2004 年,上海市生活垃圾自动称重计算机网络系统(以下简称“系统”)通过专家组验收。专家组认为:称重系统已达到建设目标,一致同意通过验收,并认为该系统具有较高的推广应用价值。该系统覆盖了上海所有市区及大部分郊区,使上海生活垃圾总量的 90%以上做到称重计量。其技术含量高,集成了动态地衡、长距离非接触式 IC 卡、计算机和计算机网络技术,使系统能在垃圾车不停车的情况下准确地采集生活垃圾实际重量。此外,对系统的管理和运营采用政府购买服务的方式,打破原有计划经济模式,体现市场化运作的方向。由于制定了较完善的运行规定,对垃圾清运方、码头管理方、系统运营方和监管方规定详细的责权利和规则,系统得以正常运行。系统试运行 2 年多,共提供了约 558 万条垃圾称重数据,为上海生活垃圾管理提供了宝贵的数据基础。

【上海市建筑垃圾和工程渣土处置管理系统】

1995 年,上海市环卫局信息中心建立第一套单机版“渣土申报管理系统”;2004 年,市容环卫局信息中心开发网络版“渣土申报管理系统”;2010 年,市绿化和市容管理信息中心在原网络版系统基础上建成“上海市建筑垃圾和工程渣土处置管理系统”,该系统采用集中建设和集中管理的模式,整合了原有渣土申报平台、车辆监管平台的功能,增加了卸点付费系统。利用 RFID 电子标签技术,结合渣土运输单位、车辆、建筑工地出土、渣土回填点(卸点)的申报、受理、审批、发证、监管等步骤,进行统一管理,实现建筑垃圾的全过程监管,构建了一个建筑垃圾和工程渣土处置管理的信息化综合平台。

【上海市市容环卫视频会议系统】

2006年视频会议系统投入使用,主要用于召开远程会议,实现远程培训等方面。视频会议系统不仅提供最基础的音频、视频传输,可以实现与会人员远距离的"面对面"接触,同时提供电子白板、共享以及协同浏览等一系列功能,从而多方面地加强与会人员的交流。与会人员可以通过共同操作电子白板,直观、交互地传递信息,通过文件共享,及时发布会议内容,同时,通过协同浏览,还可以多方同步浏览网页。

第十一章　宣传与教育

市容环卫行业宣传活动于20世纪80年代起步，主要作为职工文化生活的载体之一。1985年4月，市环卫局主办的《市容建设报》正式公开发行，之后又相继办起《上海环卫》《研究与信息》内刊。1993年成立上海市环境卫生宣传中心，1997年更名为上海市环境卫生宣传教育中心，负责环境卫生社会宣传和环境卫生意识教育，承办行业重大社会动员活动。主要聚焦条例法规、科普教育、环境意识等宣传。1999年起，在电视栏目《新闻透视》《东视广角》《百姓话题》《今日都市》和《外滩漫步》播出有关废纸回收、废电池回收、环卫投诉热线和呼吁市民提高环卫意识等的专题片。在广播电台开辟《环卫之窗》每周5分钟的节目。2000年以后，围绕重点工作先后开展生活垃圾分类收集、世界环境日、夏令市容环卫整治、"白色污染"整治等集中报道。策划、组织"使世界清洁起来"活动、小公民保洁队活动以及大学生暑期社会实践系列等大型活动。2007年，建立市容环卫新闻发言人制度，针对重大新闻的发布召开新闻通气会，重点加强新闻报道的深度，在市级大报上数次刊登长篇"重量级"新闻报道。2008年，围绕迎世博600天行动计划的推进，召开两次新闻通气会，先后对"市容环卫行业推出十大便民利民措施""迎奥运、迎世博百日市容环境综合整治行动""夏令热线"等进行宣传报道。

改革开放后，市容环卫行业抓紧对专业技术人员和管理人员的教育培训，1978年，上海市肥料公司技工学校建立；1984年，市肥料公司技工学校更名为上海市环境卫生技工学校。1985年，创办上海市环境卫生学校，1992年更名为上海市环境工程学校。1996年,环卫系统两校合并组成上海市环境卫生工程技术学校。2000年6月,市环境卫生工程技术学校更名为上海市环境学校。2001年,上海市环境学校列入上海市百所中等职业学校重点建设工程。

第一节 宣 传

20世纪80年代,市环卫局创办《市容建设报》,获批公开发行,成为行业宣传的重要阵地。90年代,各主要媒体都按条线有专门的记者跑新闻,市容环卫配备有兼职的通讯员向报纸杂志、电台、电视台提供重要活动的新闻稿。在广播电台开办专题节目作为行业宣传的固定栏目,《市民与社会》、"夏令热线"等获得社会公众的认可。2000年以后,先后建立了新闻舆论监督员制度、新闻发言人制度、舆论监督整改制度等,更好地发挥舆论宣传的正能量。还与新闻单位联合举办大型主题活动,尤其是按照迎世博600天行动计划的推进,以及2010年世博会举办期间市容环境保障,开展系列报道,取得了很好的社会效果。

一、新闻宣传

【媒体宣传】

市容环卫新闻舆论监督员 2001年6月7日,市市容环卫局会同上海市新闻工作者协会召开"市容环卫新闻舆论监督员会议",市委宣传部副部长丁锡满、上海市新闻工作者协会、市委宣传部新闻处和市市容环卫局主要领导出席会议。会议决定建立以上海主要媒体和部分中央媒体新闻部主任为主的市容环卫新闻舆论监督员、以上海市和部分中央主要媒体条线记者和市容环卫系统各相关单位宣传干部组成的社会宣传网络,基本确立市容环卫社会宣传的长效机制。

新闻发言人制度 根据市委、市政府关于加强和改进新闻宣传工作的意见,为加强市容环卫、城管执法社会宣传工作的领导,规范社会宣传工作,2007年1月30日,市市容环卫局办公室、市城管执法局办公室发出《关于建立上海市市容环境卫生局、上海市城市管理行政执法局新闻发言人制度的通知》,建立新闻发言人制度,并成立市市容环卫局、城管执法局新闻发言人工作小组。组长为分管社会宣传工作的局领导,副组长为局新闻发言人,工作小组成员为:局办公室、宣传教育处、组织人事处、政策研究室、综合发展处、科技信息处、市容管理处、环卫管理处、城管执法处、景观管理处、监察室、行业工会、行业协会、宣教中心主要负责人。由成员单位处(室)主要负责人指定一名人员负责新闻发布的日常联络工作。局宣传教育处负责协助新闻发言人处理及协调日常新闻发布、信息收集整理反馈工作。

新闻报道　1999年年初,市环卫系统从实际出发,采取积极联络记者,主动为记者提供新闻线索和新闻背景资料的做法,增加记者对环卫系统的了解,提高环卫新闻的上报率、上线率、上镜率。市环卫宣教中心成了各大报、电台记者常来常往的地方,影视部与上视、东视也构筑了新闻热线,日常外出摄像采风,为电视新闻积累了丰富的素材。全年选送新闻23条,为14部电视专题片联络拍摄地点,编辑背景资料,整理有关素材,为新闻采访提供便利。完成5分钟的《新闻透视》5部、《东视广角》3部,10分钟的《百姓话题》1部,20分钟的《今日都市》3部和《外滩漫步》1部。与中央电视台《中国报道》节目组的记者合作,完成央视在上海拍摄环卫改革、作业走市场的内容。组织12次现场采访,深度报道黎明堆场招标、市民巡访团、经济成果发布会、装潢垃圾管理、车辆清洗、环卫劳模等。开展全市范围内"我看环卫大变样"有奖征文活动并评选出优秀作品。2000年,先后开展生活垃圾分类收集、世界环境日、夏令市容环卫整治、"使世界清洁起来"活动、"白色污染"整治、"九五"回眸等活动的集中报道。媒体报道数量继续增加。开辟新的市容环卫长效性宣传栏目,先后和《青年报》、上海有线电视台举办各为期一个月的"夏令环境热线"和"夏令市容热线";其间,《青年报》刊登24篇专题报道;有线电视台播出32次专题新闻。2001年后,市容环卫系统以迎APEC会议为重点,加大宣传报道的力度。依托上海人民广播电台《上海市容之声》、上海东方广播电台《市容环卫之窗》、《城市导报·上海市容专版》等3个阵地,做好市容环卫长效宣传。组织以迎APEC会议为重点的宣传报道,以及市容环卫整治、《上海市市容环境卫生管理条例》颁布、"让世界清洁起来"等活动的宣传,在全市主要新闻媒体上的宣传报道量突破了千条(次)、电视深度报道33次。2002年,宣传重点围绕《上海市市容环卫管理条例》正式实施、上海市市容环卫系统职工文化艺术系列活动,市容环卫"夏令热线""让世界清洁起来"系列活动、市容环卫系统迎接党的十六大的集中宣传报道等。与《解放日报》《新民晚报》共同组织摄影、征文比赛。全年组织专版 48 版,其中,《人民日报》、新华社及《解放日报》《文汇报》《新民晚报》共 30 版,占总数的 62.5%,在媒体上播出各类新闻报道超过 1 500 次(条)。2003 年,组稿和拍摄有关反映市容环卫干部职工齐心协力,全面阻击“非典”肆虐的典型事例。长篇通讯《这里也是第一线》在上海和外地的报纸杂志上发表;《抗击非典又添新武器》反映环卫车辆厂的职工们在较短的时间里自行设计和研制首辆专门集中处理“非典”疑似病人带病毒物品的环卫运输车辆,为消除部分市民对如何解决“非典”病人在医疗、生活方面的垃圾所产生的疑问和忧虑发挥积极的导向作用。针对市民关注的“夏令热线”问题,撰稿长达 8 000 余字的新闻特写《他们心里装着百姓》,并先后在《文汇报》《新民晚报》等 8 家报纸杂志和电台上发表。《新民晚报》还专门配发题为《要学习那股牛劲》的编者按;上海电视台为此拍摄专题片并在晚上的黄金时段播放。

2004 年,市容环卫行业不断成为新闻媒体关注的焦点。1 月 21 日《解放日报》刊登《除夕到过年喽——今晚,他们这样守岁》,着重反映广大市容环卫职工节假日里放弃同家人团聚,坚守工作岗位的事迹,得到了有关领导的好评。针对 79 条主要交通干道的整治、节日期间景观灯光的开放、户外广告应对灾害天气的安全工作、市容环卫“夏令热线”开通等的宣传报道,使广大市民感受到市容环卫行业“清洁城市、美化上海”的坚定决心和不懈努力。市容环境“FLASH 动漫设计大赛”、第二届市容环卫系统十佳优秀青年评选、“绿地杯”市容环卫十佳服务明星评选、“我为市容管理献一计、我为行业发展献一策”的“双献”活动、“让世界清洁起来”系列活动等,都通过新闻媒体的多方位宣传报道扩大了社会影响。8 月 25 日《解放日报》头版头条登载《“垃圾电”上电网》,反映江桥垃圾焚烧厂垃圾发电、体现循环经济效应的报道。10 月,《解放日报》头版报道《深化市容环卫综合改革 提升行业科技能级》,综合反映市容环卫行业科技创新成果。与《新民晚报·夜光杯》、市摄影家协会联合举办的“放歌市容环境美”征文摄影比赛,共收到各界人士反映市容环卫新面貌的征文 1 000 多篇、照片 800 多幅。其中刊登征文 50 多篇、照片近 50 幅,社会反响良好。

2005 年,市市容环卫局组织力量对除夕环卫工人爆竹垃圾清扫、节日彩灯、美化市容、城管队员节日执法宣传等进行全方位全过程报道,在新闻媒体节日缩版的情况下,报纸、电台、电视台报道达 35 篇(幅),平均每天 5 篇(幅)。7—8

月，上视新闻综合频道采访局领导，总结市容环卫部门在“解决满意度”的市民评选中获得最高票数的经验，以“城市热线解烦忧 夏令行动暖人心”为主题在黄金时间播出。8月26日《文汇报》头版刊发《赤诚之心呵护都市“脸面”——记维护市容景观的城管执法队员》，在广大市民心中树立和扩大全市城管执法队员以人为本、文明执法、严格管理的良好形象。9月29日《解放日报》头版头条刊登《国庆夜华灯万千，降耗三成》。全年市容环卫和城管执法的相关报道、照片共3 106篇(幅)，其中城管209篇(幅)；《城市导报》的上海市容专版和城管监察专版共出199期，其中城管55期。2006年1月29日，《新民晚报》头版反映市容环卫干部职工节日期间加班的新闻报道《节日的忙碌》；年初一在二版头条刊登的《春晚，他捧着饭盒睡着了》，以1 200字的文章介绍一线环卫工人的感人事迹，并插配导读语。全年在《文汇报》《新民晚报》等上海主要媒体的头版或其他版面头条报道的新闻就有近20篇。

2007年，针对重大新闻的发布召开新闻通气会，使局新闻发言人与媒体加强面对面的沟通和了解。重点加强新闻报道的深度，在市级大报上刊登更具影响力的长篇“重量级”新闻报道。2月23日(年初五)，《解放日报》的头版同时刊登《旧式里弄“五小”设施变了模样》和《一夜噼啪迎财神、千吨纸屑天亮净》两篇大幅报道。3—4月，多家媒体曝光上海市区渣土“偷乱倒”行为，造成很大社会反响。经积极联系协调各媒体，以4月开展的为期3个月的全市渣土整治专项检查执法活动入手，拟写题为《市市容环卫、城管执法联手公安交警部门出“重拳”严厉打击本市建筑渣土“偷乱倒”行为》的新闻统发稿，发布在上海各大主要媒体，传递了对整治工作的力度和决心。5月2日，《文汇报》二版头条《劳动者之歌》专题版面刊登《为“世博”扫一个干干净净的家——记两届上海市劳模朱武巧》，报道市容环卫战线上的劳模朱武巧带领公司员工做好世博大楼保洁工作的先进事迹。5月25日，《青年报》曝光“两区交界处垃圾堵路两区都不管”的情况后，在组织力量整改的同时，加强后续报道，隔日即以一篇《155吨垃圾5小时内全部清完》的正面报道迅速挽回社会影响。此外，还主动向新闻媒体提供大量具有行业特色、内容生动的稿件，《顺着真空管道走，不让垃圾见阳光——国内首套生活垃圾自动收集系统今天启用》《申城环卫车装上千里眼》《申城组合式清扫将告别大扫帚》《国庆夜景灯光璀璨夺目》等一系列新闻广受欢迎。还重点加强对城管、市容协管方面的宣传报道。《文汇报》二版头条刊登《忍辱负重守护一方平安——记申城的市容协管员》;《新民晚报》上《城管队员勇擒抢劫犯》以及《紧箍咒,规范城管执法》《城管督察队成立》《上海城管两年执法45件 执法水平有待提高》等文章,为提高城管、协管在社会和市民中的声誉发挥了积极作用。上海市市容环卫和城市管理执法方面的最新动态和热点都通过主要媒体和广大市民进行交流互动,让公众和社会更好地认识和了解市容环卫行业和城管执法队伍。

2008年,全年共召开了两次新闻通气会,先后对"市容环卫、城管执法行业推出2008年十大便民利民措施""渣土整治工作会议""实事立功竞赛及道路洁净工程动员大会""本市治理广告拉开帷幕""迎奥运、迎世博百日市容环境综合整治行动""夏令热线""节日期间景观灯光开放""第四届国际废弃物专用设备与技术论坛""城管执法系统大练兵""世博园区公厕征集设计方案"等进行宣传报道。春节期间,仅2月8日一天《解放日报》就刊登了3篇市容环卫的相关报道,分别是《擦亮南站这扇窗》《春运路南行去留总关情》和《上海1.3万环卫民工的别样年味》。2月7日《新民晚报》在头版刊登题为《除夕夜,他们握着扫把扫大街》和《昨夜今晨全市清除红地毯近两千吨》的两篇报道。节后,集中报道"2008年十大便民利民措施启动仪式"。2月起,对生活垃圾四色分类做了大量的宣传推广工作,除在报纸、电视台等媒体上做相关连续报道外,还联合废管处在黄浦区中南小区举行"百个小区推行四色垃圾箱分类收集启动仪式",倡导居民按照"有害垃圾+玻璃+可回收物+其他垃圾"对应的黄、橙、蓝、绿4色垃圾分类标准进行投放,帮助市民培养分类扔垃圾的意识。针对"限塑令"实施后如何处理垃圾这一新问题,为了解决市民的困惑,增强市民环境保护意识,安排废弃物管理处接受《解放日报》采访,参加上海电台《市民与社会》节目的直播,与听众进行互动交流。结合"迎世博600天行动计划"的实施,5月,在《迎世博600天官员访谈》专栏中刊登题为《整齐、清洁,是一个城市的底线》的专访报道。9月,又联系《新民晚报》经济部进行迎世博600天行动计划的系列报道。全年共组织市容环卫和城管执法的宣传报道28次,在报纸上发表相关报道照片2 333篇(幅),其中城管288篇(幅);另组织报纸专版报道197版,其中城管42版。组织电视新闻报道63次,其中中央电视台播出4次,在《新闻透视》《观众中来》等电视栏目中作深度报道16次。东方广播电台定期播出的《市容城管动态》共播出

48次。

2009年,市绿化市容局按照迎世博600天行动计划的推进,先后对副市长沈骏参加绿化市容系统工作会议、市政府渣土整治工作会议、五一黄金周期间景观灯光开放情况、“夏令热线”特别行动等方面进行宣传报道。4月3日,市人大、市绿化市容局联合举办《市容环卫条例》实施暨迎世博倒计时一周年宣传活动。5月下旬在《文汇报》《新闻晨报》等媒体上报道《冲洗车作业降低音调——沪绿化市容部门推出多项新举措》。6月,重点报道内环线道路严疏结合整治马路乱设摊、拆除违章户外广告设施、迎接国家园林城市检查、迎世博“环境清洁日”集中行动、禁占道设置临时西瓜摊、治理夏季顽症等工作内容。发布《“迎世博”公共厕所应急系统启动——集装箱拖动式应急公厕将服务世博会》等信息。此外,还着重加强对行业典型和职工风采的宣传报道。1月29日《解放日报》的通讯《连续四年,她守着公厕过大年——记闸北龙潭小区公厕管理员李影》,报道“上海市五一巾帼奖章获得者”“全国优秀农民工”李影的先进事迹。“三八妇女节”当天,在《文汇报》的镜头纪实专栏以整版刊登《最美的“城市美容师”——上海南京西路女子清道班印象》,图文并茂地报道被称为“南西红旗班”的南京西路女子清道班的风采。《文汇报》的《大学生就业行行都出彩》系列报道分别采访南站城管中队招聘的大学生城管队员万韬和卢湾区绿化市容管理局招聘的大学生清洁工褚婷婷。8月,《文汇报》二版头条位置刊登《永葆军人本色的城管一兵》的长篇报道,介绍黄浦、徐汇城管先进事迹。黄浦区市民巡访团团员马先生在第一时间打电话向黄浦区城管大队表示敬意,还专门写信建议区长将该报道在区有线台和区政府网站上宣传。此外,对普陀区的陈扣娣先进班组、静安区市容环境整治、卢湾区的渣土管理、城管总队治理小广告等典型事迹也进行了宣传报道。

2010年,围绕“迎博办博”的主题,先后组织采写和报道大量围绕世博主题的新闻报道,如《迎世博绿化市容城管演练》《世博园区综合保障环卫保洁系统落成——垃圾落地10分钟内被清除》《6种方法助你找到“方便之处”——市容部门发布世博园区如厕攻略》《11条出入世博园区的景观大道明起迎客》等。世博运行期间,着重加强对奋战在世博一线的行业典型和职工风采的宣传报道。5月1日,《解放日报·世博版》报道从事环卫作业39年的市劳模、世博环卫工朱武巧为世博默默付出的先进事迹。由于中央领导和中外游客对上海整洁亮丽的市容景观给予很高评价,市委主要领导提出“上海干净了,大家要珍惜”的要求,《解放日报》采写长篇新闻报道《上海干净了,大家要珍惜》刊登于5月17日头版。10月23—24日,世博游客首次突破百万,上海14家媒体报道《园区3 000环卫工人冒雨保洁——2 000城管维持秩序观博》的新闻,《新民晚报》举办以在沪拍摄的世博园区内外市容市貌、灯光景观、职工工作风貌等为主题的市容与世博摄影比赛。

【影视宣传】

自1986年12月市环卫局摄像组成立以来,围绕局中心工作和各阶段重点,为业务工作服务,并积极配合电视台对行业的宣传报道。环卫宣教中心成立后,添置专业器材,拍摄了大量的专题片、汇报片、影视资料。

1994年6月,拍摄反映“灭蝇大王”顾玉祥事迹的《“杀手”原来也痴情》,获市委组织部主办的党建片比赛三等奖,并在上视、东视播放。1995年6月,拍摄反映环卫水运职工的《春雨无声润水运》,获市委组织部主办的党的凝聚力工程电视片比赛一等奖,在中央电视台、东方电视台、上海电视台、教育电视台多次播放,被国家电教中心收编。1996年3月,拍摄反映市郊农村粪改工作的《为了明天》,获1996年度为民办实事立功竞赛电视巡礼片三等奖,并在上视、东视播放。1998年,拍摄反映环卫行业改革的《环卫产业化的思考》(5集),获“98中华环保世纪行”二等奖,并在上视《新闻透视》播出。同年8月,为配合中小学生环卫意识教育,拍摄《环境与卫生》(4集)。1999年6月,拍摄反映环卫水上保洁工人的《苏州河情结》,获市委组织部主办的“在邓小平理论指引下的新时期党建工作”电视短片比赛三等奖,并在上视、东视播放。2000年,拍摄电视公益广告片《今天分一分,明天美十分》,获“2000年中华环保世纪行”三等奖、2002年“电车供电杯”环境保护影视公益广告一等奖,经中央电视台推荐全国卫视播放。同年9月,为配合垃圾分类宣传,拍摄《垃圾分类 环境更美——垃圾分类收集的做法及好处》。12月,拍摄《为了环境更美——城市生活垃圾收集系统纪实》,获上海市实事立功竞赛二等奖,并在上视、东视播放。

2001年全年,拍摄和制作各类专题片14集,主要有《全国城市亮化工程研讨会与成就展示会》《上海市户外广告设施设置的现状和管理》《前进中的上海市市容环卫》等。电视新闻片在电视台播出的有33集。另外围绕市容环卫系统的重大事情和局各个阶段的重点工作，拍摄电视资料片51余部和大量的照片，如"心灵美，市容美"行业歌会；7月26日，市委书记黄菊、副市长韩正到会馆街码头、徐家汇女子清道班、威海清道班慰问环卫工人等。2002年，拍摄专题片22部，包括《灯光评比作品剪辑》《水葫芦爆发污染现状》《垃圾分类收集》等；电视新闻46次在上视和东视播出。协助中央电视台为制止乱晾晒制作的《东方时空—东方联机》节目，在央视播出。2003年共拍摄专题片14部，有《上海江桥垃圾焚烧厂申报2003年中国人居环境奖和人居环境范例奖专题片》《垃圾分类与资源利用》等，拍摄反映市容环卫的电视新闻54次在上视、东视以及其他卫视播出。2004年，拍摄制作电视专题片21部，为配合创建文明行业(公厕版块)摄制的《公厕服务基本规范用语》和《公厕文明服务操作规范》在创建动员大会上放映后，还作为示范片发到各区县市容环卫管理部门。全年共拍摄留存反映市容环卫主体工作、各类重大会议、主题活动的录像资料70集和200多卷照片资料。

2005年起，增加城管执法的拍摄，全年共拍摄制作电视专题片22部，有《垃圾车作业规范片》《市容环卫系统人行道、公共广场席地而坐洁净活动试点纪实》；反映市容环卫城管主体工作、各类重大会议、主题活动的录像资料66集和120多卷照片资料。先后为《城建监察》《法制宣传》等杂志和《解放日报》《文汇报》《新民晚报》等报纸和局网站等提供1 500多张照片。2006年，共拍摄制作电视专题片18部，有反映铁路沿线市容环境整治的《沪杭线两侧的市容环境》以及《市容环卫系统劳模风采展示会》《市容环卫行业职业技能竞赛活动》等片。全年共拍摄留存重要录像资料54集。先后为《人民日报》《城建监察》、《解放日报》《文汇报》《新民晚报》等报刊和东方网、局网站、局有关部门、单位提供1 000多张照片。2007年，共拍摄制作市容环卫城管工作专题片20部，拍摄资料55集。如《跨前一步　为民服务　2004—2006上海市市容环卫行业便民利民措施回顾》。4月，拍摄"泰晤士小镇"小区实行生活垃圾气力输送收集的专题新闻在上海电视台播出，又被中央电视台选中播出。为市发展改革委制作的《上海环卫的改革与发展专题片》经过多次修改后送到国家发展改革委作为汇报片进行播放。《赞美你，南京路步行街的城管卫士》专题片，宣传了执法第一线的城管卫士。2008年，共拍摄制作市容环卫工作专题片17部，拍摄资料42集，各类工作照片、宣传照片2 800多张。春节前拍摄反映环卫农民工春节期间留守上海的《海上年味》——卢湾区留沪环卫工人坚守岗位吃年夜饭的专题片在生活时尚频道播出。《垃圾四色分类、利国利民》在上视播出后,还被中央电视台选中播出。制作《上海市城管执法人员行为规范》示范片;还为"城管执法系统首届法律知识竞赛""城管执法系统'迎世博、振士气'队列会操比赛"等大型活动进行全程跟踪摄像并制作了专题片。

表11-1　　2001—2008年市容环卫影视拍摄制作工作情况表

年份	专题片	电视新闻录用	电视资料	重要活动	重要资料
2001	15	33	51	市领导慰问环卫工人	《为了环境更美》获二等奖
2002	22	46	79	市容环卫管理条例解读	市容环卫行风突出问题一隅
2003	14	54	67	市容环卫才艺技能大展示	迎春暗访曝光片
2004	21	126	70	当前市容环境存在的问题	生活垃圾的分类和处置
2005	22	133	66	席地而坐洁净活动试点纪实	2005无证设摊实录
2006	18	126	54	市容环卫系统劳模风采展示	市容环卫行业职业技能竞赛
2007	20	104	55	上海环卫的改革发展专题片	垃圾箱房保洁导则
2008	31	115	42	城管执法首届法律知识竞赛	垃圾四色分类、利国利民

资料来源:上海市绿化和市容管理局社会宣传教育中心。

二、社会活动(选介)

【大学生暑期社会实践活动】

1996年7月18日—8月18日,市环卫局与团市委、市教委联合组织的上海市大学生暑期环卫社会实践活动首次举行,活动的主题是"国际都市,一流环境",实践内容是组织大学生参观环卫行业,开展对市民的问卷调查。来自同济大学、复旦大学、上海大学、中国纺织大学、华东师范大学、上海水产大学等6所高校的52名大学生参加实践活动。通过实践活动,大学生们发现不少市民对环境卫生与现代文明、城市发展、市民健康的重要性和紧迫性认识不足,缺乏必要的环境卫生社会公德,与上海经济的高速发展形成了强烈的对比。青年学生们以自己的切身感受,联名给市领导写信,并向全体市民发出"从我做起,个个动手，人人参与，将上海建成东方大花园”的倡议。市委书记黄菊和市长徐匡迪等领导十分重视大学生的来信和倡议，分别作了批示，鼓励大学生的参与意识和社会责任感，并委托龚学平、左焕琛副市长等与参与社会实践的大学生代表进行座谈。9月29日，《解放日报》《文汇报》在头版头条刊登倡议书和批示，并配发短评，引起了较大社会反响。此后每年暑期都结合不同的专题开展实践活动。2001年起增加城市市容的内容，2005年起再增加有关城管执法的内容。同年8月18日，市市容环卫局（市城管执法局）与团市委联合召开纪念上海市大学生市容环卫社会实践活动10周年座谈会，团市委领导和部分专家学者、历届大学生实践活动代表等100余人参加会议。会上对实践活动10周年进行回顾和总结，充分肯定实践活动举办以来所取得的丰硕成果，形成了大学生、高校和市容环卫行业“多赢”的局面，取得了良好的社会效应、环境效应和人才效应。市市容环卫局被市委宣传部、市文明委、市科委、市教委、团市委联合评定为首批“上海大学生社会实践基地”。2009年，该活动随着机构名称的变动，改为大学生暑期绿化和市容社会实践活动，又增加了绿化、林业方面的内容。当年的主题为“文明世博、改变从我做起”。来自上海大学、上海外贸大学、上海电力学院、复旦大学、上海邦德学院、上海行政学院、华东理工大学、上海中医药大学、上海财经大学、上海金融学院等10所高校的120名大学生参加本次实践活动。主要内容是对上海废弃物管理、水域环境卫生管理、城市保洁管理等进行调查研究。结合团市委“知行杯”上海市大学生公益实践大赛，实践活动内容包含“三个一”：每个团队围绕迎世博绿化市容整治工作开展一项课题调研；当一天绿色志愿者，参加南京路步行街义务保洁劳动；参观一项绿化市容行业在建的重大工程——辰山植物园。实践活动共完成调研报告31篇、论文12篇、感想近110余篇，发放社会调查问卷2 500余份，多家新闻媒体对此进行了宣传报道。

2010年“知行杯”上海市暑期大学生绿化和市容社会实践活动于7月26日—8月26日在市绿化市容、林业城管执法系统举行，活动的主题是“创美好市容，伴精彩世博”。来自华东师范大学、上海外贸大学、东华大学、上海医疗器械学院、上海海洋大学、上海财经大学、上海工程技术大学、同济大学、上海金融学院、上海理工大学、上海大学、上海外贸大学、华东政法大学等13所高校的146名大学生参加实践活动。主要内容分别是：当一天城市志愿者以及围绕“如何治理乱设摊”“居民生活垃圾分类推进现状调查”“世博会重点区域公厕调查研究”等。实践活动包含：做一天城市环境志愿者，组织一次集中参观滨江森林公园和固体废弃物中转站活动，围绕市容环境热点话题开展一项课题调研。参加实践活动的大学生共分成17个团队，分别就相关课题展开深入调研，发放社会调查问卷5 000余份，完成调研报告18篇、论文20篇。大学生们通过调研，讨论和分析绿化和市容行业热点、难点问题的根源，并提出各自的建议和对策，为管理部门进一步开拓工作思路、创新管理理念出谋划策，同时也丰富了大学生的社会阅历。

据统计，1996—2010年，共有同济大学、复旦大学、上海大学、中国纺织大学、华东师范大学、上海水产大学、交通大学、上海海运学院、上海医科大学、上海理工大学、上海出版印刷高等专科学校、上海师范大学、华东理工大学、上海工程技术大学、东华大学、上海财经大学、上海第二医科大学、上海电机高等专科学校、上海环境学校(大专班)、华东政法大学、上海电机学院、上海第二工业大学、上海托普学院、上海欧华学院、上海建桥大学、上海电子技术学院、上海外贸大学、上海电力学院、上海邦德学院、上海行政学院、上海中医药大学、上海金融学院、上海医疗器械学院、上海海洋大学、上海金融学院等35所高校(高职)，计2 007人参与该项活动，其中华东师范大学参加13次、同济大学参加12次、东华大学参加10次，位列前三。

表11-2　1997—2010年绿化市容系统大学生暑期社会实践活动情况表

年份	主　题	参与高校	人数	主要内容	成　果
1997	创一流环境，迎八运盛会	10所	102	推进垃圾分类收集	专题论文
1998	清洁生命之源，展示文明风采	8所	48	水域环卫管理和改革	论文20多篇
1999	我们走进新时代	7所	56	环保意识和环卫执法	—
2000	今天分一分，明天美十分	7所	83	垃圾分类收集调查	—
2001	以我心灵美，创造市容美	6所	56	市容和加强公众参与	习作40件
2002	做守法公民，为申城添美	5所	51	宣传上海市容环卫条例	调研42篇
2003	新青年、新生活、新市容	6所	51	市容环境监测、执法等	论文35篇

续 表

年份	主 题	参与高校	人数	主 要 内 容	成 果
2004	奉献青春、扮美城市	5所	72	公厕建设、管理和服务	论文70篇
2005	展青春风采、建和谐环境	10所	103	城管执法、集市菜场保洁等	论文40篇
2006	投身实践知荣辱 服务环境作贡献	12所	120	垃圾不落地,文明在手中活动	60篇
2007	添美市容、和谐生活	11所	160	公厕管理及大学生“温馨服务进公厕”活动等	调查报告22篇
2008	迎奥运,让上海“分”外美丽	10所	105	垃圾分类调查和做一天志愿者保洁	论文16篇
2009	文明世博、改变从我做起	10所	120	迎世博绿化市容整治、开展一项课题调研、参观在建辰山植物园	调研报告31篇、论文12篇、感想110多篇
2010	创美好市容,伴精彩世博	13所	146	当一天城市志愿者及相关调研	调研报告18篇,论文20篇

资料来源:上海市绿化和市容管理局社会宣传教育中心。

【“使世界清洁起来”活动】

1989年澳洲“使世界清洁起来”总部吸引了4万多名志愿者清扫悉尼港,收集垃圾5 000多吨;由此促成了每年一次的“清洁澳洲日”的设立。“使世界清洁起来”活动是由澳洲“使世界清洁起来”总部与联合国环境署(UNEP)联合发起、共同协调的国际性环境卫生活动,旨在提高市民的环境卫生意识,发动市民志愿参与清理环境卫生死角,一般在每年9月的第三个周末(星期五、星期六、星期日)举行。1993年净化活动第一次成为全球性的活动。9月17—19日,在世界75个国家1 500多个社区开展“使世界清洁起来”活动,活动的主题是“心想全球、从我做起”。建设部城建司和中国环境卫生协会联合组织、协调全国各城市(直辖市、省会城市、自治区首府和计划单列城市)参加这项活动。根据建设部的部署,市建委和市环卫局迅速行动,宣传环卫法规,组织环境整治活动。副市长谢丽娟9月16日晚上发表电视讲话,要求全市人民积极投入“使世界清洁起来”活动,以实际行动从我做起,做好环境卫生。9月18日早晨7点半,市委领导吴邦国、黄菊、陈至立、王力平等带领市委机关干部和环卫工人一起清扫康平路、宛平路、淮海路、余庆路。9月19日,市人大和市政府领导赵启正、谢丽娟、顾念祖、胡正昌以普通居民的身份参加所在地居委会组织的大扫除活动。各区县也广泛、深入开展这项活动,杨浦区有14万人次参加单位内外的环境卫生整治活动,闸北区出动近万人次下里弄整治环境卫生,冲洗垃圾箱和窨井600多个,对70多处死角进行清扫,共清除垃圾600多吨。黄浦区南京路、西藏路、金陵路和卢湾区淮海路一条街的沿街单位清扫内外环境,冲洗店面、路面。浦东新区、徐汇、普陀、静安、虹口、宝山等区以及各县的领导都身先士卒带领干部、群众积极参加宣传、检查和整治环境卫生薄弱环节。其间散发宣传资料10万多份。卢湾区5万多名中小学生上街宣传。上海市第一次开展的"使世界清洁起来"活动,宣传有声有色,整治环境颇有成效。该活动此后连续举行10次,其中5次有市领导参加,历次发起单位包括市建委、市精神文明办、市环卫局、市市政委办、市教委、市爱卫会办、团市委、市创建办等,活动主题在国际统一的"心想全球,从我做起"的同时,还增加了国内的主题和上海的主题,结合各年度的重大活动,各级领导以身作则,深入一线直接参加清洁城市的平凡劳动,有力地推动了上海在创建国家卫生城市、迎八运、中华人民共和国成立30周年、迎APEC会议、申奥、申博等的环境整治活动和宣传动员。

1995年,根据建设部文件精神,上海于9月11日启动以"人人动手,清洁上海"为主题的"使世界清洁起来"活动。由市建委、市精神文明办、市环卫局、市市政委、市爱卫会和团市委等组成活动领导小组,市政府副秘书长陈正兴任组长。同日,副市长夏克强主持动员大会,副市长谢丽娟进行全面动员,市环卫局受领导小组委托对全市的活动作部署安排。9月14日,谢丽娟、陈正兴等市领导和黄浦区委、区政府的领导同黄浦区300名团员青年及同济大学、上海医科大学、上海大学200名大学生一起参与清扫外滩马路的活动。16日,叶公琦、赵启正、金炳华、华建敏、谢丽娟等市领导带头清扫居住区,谢丽娟还先后4次参加动员、宣传、整治、执法检查活动。市环卫局党政领导都到宣传点开展宣传、接受咨询,并到各区宣传点巡访。各新闻单位连续作上海开展"使世界清洁起来"活动的系列报道,给市民留下了深刻的印象。在全市共设立了2 000多个宣传点;以普陀区长风公园为主的五大公园搭建了宣传舞台,组织万人参与的"使世界清洁起来”主题游园会。9月16日晚上，在外滩黄浦公园联合举办“使世界清洁起来”活动文艺专场，市、区各级领导以及在外滩观光游览的中外宾客数千人观看了演出。全市市容监察队员全力以赴，共出动3 600余人次，整改面积17.4万平方米，查处违章600余起，罚款46 480元。9月14—17日，全市各行各业市民600多万人次参加了活动。

1997年，上海市的“使世界清洁起来”活动由市精神文明办、市环卫局等9个委、办、局组织开展。9月17日上午开动员大会，各区县政府、各委办局领导、部分街道负责人及工青妇代表250余人出席会议。副市长夏克强、左焕琛作重要讲话。强调活动内容主要是整治环境。着力解决卫生死角和老大难问题，特别是城乡接合部道路和中、小道路的整治，居住区的垃圾管理和违章搭建，以及各窗口单位和旅游景点的环境卫生；各种道路施工、农贸集市的环境。9月19日，全市掀起“使世界清洁起来”活动宣传高潮。全市各界人士3万余人参与宣传活动，共设宣传点100多个，发放宣传资料8万余份。市人大副主任胡正昌、市政协副主席陈正兴和副市长左焕琛带领市建委、市商委、市环卫局、市市政委办、市爱卫办、团市委领导分三路视察了徐汇、卢湾、普陀三个区的宣传点，并亲切慰问了宣传人员。在徐家汇广场，左焕琛希望通过这次主题宣传，营造出更为浓厚的“人人动手、清洁城市迎八运”的氛围。陈正兴表示：“使世界清洁起来的宣传活动开展得有声有色，有助于提高市民素质，塑造上海国际大都市的形象。”

2001年的“让世界清洁起来”活动，是新世纪上海举行的第一个大型全球性市容环境公益活动，同时也是在APEC会议召开前夕举行的一次上海市容环境整治成果的大检阅。活动的主题是“人人参与，情系申城，喜迎盛会”。9月21—23日，市市容环卫局和市摄影家协会、《新民晚报》社在上海市工人文化宫举办《上海市容新貌》摄影艺术展，副市长韩正为影展撰写前言，全国总工会副主席倪豪梅等领导参观影展。经主办单位有关专家组成的评委会评选，从135幅入选作品中评出一等奖1幅、二等奖2幅、三等奖4幅、优秀奖10幅。影展结束后，出版《上海市容新貌摄影艺术作品集》。此外，9月22日举行《公众和环境论坛》，共有上海高校的大学师生、市民巡访团成员、行风监督员、企事业单位职工等120人参加；9月23日上午9点，在南京东路步行街世纪广场，市委副书记龚学平，市委常委、宣传部部长殷一璀，副市长杨晓渡等向市容环卫职工代表授旗。市容环卫职工代表庄严承诺：奋战三十天，迎国庆、迎APEC，做好市容市貌的保障工作，确保重大工程和实事任务的圆满完成。上海19个区县的12万志愿者走上街头、清洁申城，以文明、有序、整洁、亮丽的城市风貌，迎接国庆的到来，迎接APEC会议的召开。

2002年，作为国内开展全球性“使世界清洁起来”活动的重点城市，上海以“清洁城市，让生活更美好”为活动主题，规模为该项活动开展10年来之最。在9月18—21日为期三天的活动中，国家建设部部长汪光焘等专程来沪与副市长韩正等冒雨参加在中远两湾城举行的“上海市民为‘申博’作贡献环境整治劳动”和万人签名活动；市人大、市政协、中国环境卫生协会的领导和市民代表一起在浦东滨江大道参加“心灵美、市容美”——2002年“让世界清洁起来”大型灯光文艺晚会；市绿化局、市环保局、市市容环卫局联合举行废电池换鲜花、赠送水葫芦盆景等大型活动，邀请文体界著名人士到现场，场面踊跃，取得了较好的效果。市市容环卫局与上海市作家协会联合召开“环境与人的文明”座谈会，会议由中国作协副主席、市作协党组副书记、著名作家叶辛主持，近20位沪上知名专业作家参加座谈。市市容环卫局还与《解放日报》《城市导报》联合举办“城市美学论坛”，反响热烈。全市广泛开展各种丰富多彩的宣传、整治和专题活动，共有20多万人次参与各项宣传整治活动。

表11-3　　1993—2002年上海历次“使世界清洁起来”活动情况表

年份	主　题	时间(9月)	大　型　活　动	规模人次
1993	心想全球、从我做起	17—19日	南京路、西藏路、金陵路和淮海路一条街的沿街单位清扫内外环境，冲洗店面、路面。散发宣传资料10万多份	15万
1994	人人动手，清洁城市 干干净净迎国庆，为创建国家卫生城市作贡献(上海)	16—18日	“使世界清洁起来”专题文艺晚会1场 徐汇、普陀、长宁、卢湾、黄浦、杨浦、虹口、南市、闸北、闵行等区的区委书记、区长带领机关干部，及街镇、居委干部，广泛开展整治脏、乱、差活动	25多万

续　表

年份	主　题	时间（9月）	大　型　活　动	规模人次
1995	人人动手，清洁上海	14—17日	16日，市领导带头清扫居住区，全市共设立了2 000多个宣传点；万人参与长风公园等五大公园的“使世界清洁起来”主题游园会；共出动市容监察3 600余人次，整改1.74万平方米	600多万次
1996	国际都市，一流环境	16—18日	组织开展全市性市民签名活动，以及小学生“使世界清洁起来”街头绘画活动。开展评选“十佳”城市美容师，200件环境卫生好事，300名优秀环境卫生社会管理员活动，形成相当的声势	80万
1997	人人动手、清洁城市迎八运	17—19日	开展整治环境，着力解决卫生死角和老大难问题，迎接第八届全运会在沪举办。3万余人参与宣传活动，共设宣传点100多个，发放宣传资料8万余份	70万
1998	从门口做起，使上海清洁起来（上海）	18—26日	为期8天，作为创建国家卫生城市和推进精神文明建设的重要内容。全市共有20万青年志愿者参加社区环境卫生整治活动。共清理卫生死角3 000多处，清理垃圾1 000多吨，清扫面积200多万平方米，发放各类环境卫生宣传资料2.5万份	110万
1999	从我做起，把资源利用起来，使世界清洁起来	17—19日	上海交大、华师大、华东理工等6所高校，联合向全市发起参与废电池回收的倡议。梅陇镇广场举行“变废为宝”展示会，四川路、淮海公园等地，开展规模盛大的环卫宣传，提倡生活废弃物的减量化、资源化和无害化	50万
2000	心想全球，从我做起（国际）人人动手，清洁城市（国内）从我做起，变废为宝，美化家园（上海）	21—24日	活动旨在推动全市生活垃圾的分类收集，让更多市民参与到“垃圾革命”中去。宣传《中华人民共和国固体废物污染环境防治法》《上海市环境卫生管理条例》等法律法规，以及“七不”行为规范和环卫科技知识，组织各区、县市民巡访团成员和有关专家听取生活垃圾分类收集工作汇报；组织市民和志愿者各区县市民巡访团成员和有关专家参观生活垃圾分类试点小区和生活垃圾分类收集设施；发动开展全市市容环境卫生整治活动，加大环卫管理执法力度，依法从严查处。召开上海市推进生活垃圾分类收集工作会议	120万

续 表

年份	主 题	时间 (9月)	大 型 活 动	规模 人次
2001	人人参与,情系申城,喜迎盛会	21—23日	举行《公众和环境论坛》《上海市容新貌》摄影艺术展,开展迎国庆、迎APEC,市容环境保障志愿者活动	50多万
2002	清洁城市,让生活更美好	18—21日	“申博”万人签名活动、“心灵美、市容美”——2002年“让世界清洁起来”大型灯光文艺晚会,沪上知名专业作家座谈“环境与人的文明”,举办“城市美学论坛”,20多万人次参与各项宣传整治活动	20多万

资料来源:上海市绿化和市容管理局社会宣传教育中心。

【其他活动】

摄影征文比赛 2001年,市市容环卫局和市摄影家协会、《新民晚报》联合举办“市容杯”市容环卫新貌摄影比赛。广大市民和摄影爱好者踊跃参赛。收到4 100余幅作品,在《新民晚报》上共刊登6期专版274幅作品(专业摄影记者有30多幅)。这次活动历时3个月,具有参与面广、积极性高和新闻性与艺术性相结合的特点,有一定社会影响。经主办单位有关专家组成的评委会评选,评出特等奖1幅、一等奖1幅、二等奖4幅、三等奖6幅。2002年,市市容环卫局与《解放日报》、上海市摄影家协会联合举办“申城市容美”摄影比赛,共收到参赛作品500多幅,刊出85幅,评出一等奖1幅、二等奖2幅、三等奖5幅。与《新民晚报·夜光杯》联合举办“我与市容环境”征文比赛,历时6个月,收到社会各界人士稿件近1 000篇,选登发表65篇,获奖作品36篇。续办第二届“市容杯”市容环卫新貌摄影大奖赛,收到参赛作品2 800幅,刊出99幅,共出专版8期。2003年,市市容环卫局与《新民晚报》联合举办“放歌申城市容美”摄影、征文活动,有上千名市民踊跃参加本次活动,在社会上产生一定的影响。2005年,联合《新民晚报》组织“市容杯”爱我家园——市容与环境漫画作品比赛,接受市民投稿,提高市民参与环境保护、爱护上海市容的意识。2006年和2007年,为培养上海广大中小学生的文明行为习惯,分别举办以“爱护环境,为城市文明添彩”为主题的“垃圾不落地,文明在我手中”中小学生摄影作品评比活动。共评选出个人一、二、三等奖和团体、优秀指导奖等奖项,为进一步加强小公民的环境意识,形成全社会人人关注和参与的风气，创造良好的舆论氛围。

市容环卫行业歌曲　2001年年初，市容环卫行业开展在全行业干部职工中广泛征集和创作行业歌曲活动。在征得的百余首歌词中，经过反复讨论，认真比选，最后集体填写歌词，由上海市歌剧院作曲家朱良镇谱曲，上海市歌剧院合唱团演唱，专业录音棚灌制成单曲盒带，历时6个月时间，完成《心灵美，市容美——市容环卫人之歌》的创作，在全行业广泛传唱，形成学唱行业歌曲的热潮，并先后在2001年举办的行业歌会和2002年在“让世界清洁起来活动”电视文艺晚会上进行公开演唱和表演示范，展示了市容环卫行业干部职工积极向上、奋发进取的精神风貌，极大地激发了市容环卫行业25万从业人员爱岗敬业的自信心和自豪感。与此同时，“以我心灵美，创造市容美”的行业精神得到广大市民群众的关注和社会各界的认可，形成了行业与社会的互动。

（附歌词：“都市的容貌，我们辛勤梳洗；都市的景色，我们精心装扮，天蓝，地绿，水清，城美，是我们真诚地奉献。以我心灵美，创造市容美，天蓝，地绿，水清，城美，是我们真诚地奉献。”）

大型法制专题宣传活动　2003年4月，市市容环卫局在静安公园举行《上海市市容环卫管理条例》颁布实施一周年全市性大型宣传活动，副市长杨雄、市政协副主席谢丽娟等有关领导应邀出席；10月，和市退离休高级专家协会、市健康教育协会老龄委联合组织百名知名老人代表视察市容环卫活动等。2009年4月30日，市人大城建环保委和市绿化市容局联合举办新修订的市容环卫条例大型广场宣传活动。制作并发放市容条例宣传招贴画3 000张、宣传画册5 000册、宣传单页1万张、可折叠环保袋2 000个、餐巾纸10万包、小毛巾5 000条等，分发到全市19个区县相关部门，用于活动期间发放给广大市民，提高宣传效果，扩大宣传影响。

环境宣传日活动　2004年在“6·5”世界环境日期间，市市容环卫局与市环保局、市绿化局在上海大舞台共同组织由奥地利哈格管乐团和上海歌剧院交响乐团演奏的《绿谷之夜》大型音画交响音乐会；市市容环卫宣教中心与市环保宣教中心、上海电视台纪实频道共同组织“6·5”电视特别节目——70集《全球环境资讯》电视片在上视纪实频道播放。2005年，由市容环卫局、《新民晚报》联合主办的“洁净上海·清除卫生死角”主题活动，通过热线报料等方式在上海各地区搜寻卫生死角,同时征集志愿者投身城市环境清洁行动,共同营造洁净的城市环境,保护市民健康。这一活动引起市民和媒体的广泛关注,沪上数十家媒体纷纷报道,不少热心的市民来信来电提供线索,积极报名参加,取得了良好的社会宣传效果。2006年4月22日,在上海动物园举办"第一届上海国际地球日"活动,以"儿童与地球"为主题,吸引了中、美、加、法、德、韩、日、印度、菲律宾等十几个国家的500多个家庭热情参加。至2010年共举办5届,成为科普活动的主要内容之一。

三、行业报刊

【《市容建设报》】

1984年年初,市环卫局决定创办《市容环卫报》(后改为《市容建设报》),并邀请汪道涵、倪天增、杜宣、吴强、朱逢博等领导与社会名人撰稿,出了一期专刊。接着又举办通讯员学习班,请《解放日报》、复旦大学等新闻界人士讲课,培养环卫新闻报道骨干,为正式办报创造了条件。1984年10月,经市建设党委批准,同意内部出版《市容建设报》,发行对象为市内环卫职工及街道、厂矿企业、机关、商店的环卫工作人员。同年12月29日,出版首期《市容建设报》,市人大副主任赵祖康为《市容建设报》创刊题词:"谨祝愿《市容建设报》成为建设东方大花园的歌手!"1985年2月,市委宣传部批准《市容建设报》自第二季度向社会公开发行。4月9日,《市容建设报》第10期始,正式公开发行。该报以宣传社会大环境的环境卫生为主要内容。第一版为上海及全国各省市市容建设的重大新闻,第二版为上海市各区、县、街道及全国各县、区的市容社会新闻,第三版反映全国范围内的城市管理研究、企业管理、旅游事业、报刊文摘等,第四版为文艺性副刊。《市容建设报》辟有建设论坛、一旬谈、祖国一城、新马路、建设者、社会课堂、小天地、今日上海、世界新貌、远航见闻、三角洲、快乐村、古堡掠影、花鸟虫鱼、饭后一乐等专栏。公开发行后,为适应多层次读者的需要,邀请同济大学著名教授陈从周、王绍周和环境卫生专家杨铭鼎,书法家蔡振华以及郑逸梅等社会知名人士为报纸撰稿。1991年,《市容建设报》由旬报改为周报,使报纸的信息量更大,内容更丰富,包括城乡建设、市政管理、创建国家卫生城市等方面的信息和经验;宣传城镇居民以法治脏,推进城镇建设和创造良好的工作、生活和投资环境,促进两个精神文明建设。对版面也作了调整，设有市容论坛、说苑、街谈巷议、企业家谈市容、企业市容、厂容店貌、街道漫步、里弄新风、城镇新貌、建筑天地、建设者之歌、九十年代新人谱、他山之石、市容监察哨等20多个栏目及都市、三角花园、白玉兰、七彩树等4个副刊。在办报过程中，勇于维护环卫工人的正当权益。1985年7月，在环卫工人奋战高温、抢运生活垃圾的高峰时，发生了静安区环卫工人在作业时无故被殴打的事件，《市容建设报》即时报道并发表《不准殴打环卫工人》的文章，引起了市委、市政府的重视，立即召开有关方面会议，《解放日报》转载了这篇文章，引起了社会的强烈反响。

同时，报社也运用新闻媒体优势，承担、策划、组织一系列宣传活动。1986年6月，《市容建设报》联合《解放日报》社、上海人民播电台等，开展“夏季街道、里弄支持环卫工人战高温，战垃圾高峰评比”活动。1987年10月，《市容建设报》牵头，与《解放日报》、上海电台、电视台、上海电视二台和部分环卫单位联合举办“我爱环卫纪实征文活动”，以推动环卫职工职业道德自我教育。评选出17个单位和个人分别获得一、二、三等奖。1988年6月，策划组织由市环卫局、市交通市容办、市爱卫会办及上海64家新闻单位举办的“上海之夏市容环境卫生竞赛活动”。1989年12月，在《市容建设报》创刊5周年之际，上海市副市长倪天增为《市容建设报》题词。1991年6月，《市容建设报》开展“城市美容师风采录”报告文学征集活动，反映全国环卫职工的工作和生活，讴歌环卫职工的精神风貌。11月，出版全国环卫系统第一本报告文学集——《走在太阳前面》(即原《城市美容师风采录》)，报告文学征文由上海人民出版社出版。1992年7月，承办市环卫局、市公安局、上海电视台、上海人民广播电台、《解放日报》联合开展的“警环携手战‘双高’”活动。1993年3月，联合《解放日报》《新民晚报》、上海电视台、东方广播电台、东方电视台组织开展“整洁文明工地评选”。同年7月与上海电视台、市渣土管理处、市容监察大队共同发起“渣土文明运输百日竞赛”，进行渣土文明运输系列报道，对改善上海夜间交通运输，保持夜间市容，起了推动作用。1994年2月，与《文汇报》《劳动报》、上海电视台一同举办“携手保护我们的家园暨’94社区市容环境整洁活动巡礼”；同年5月，与《解放日报》《上海法制报》、上海人民广播电台、市容监察大队一起组织开展上海42条主要道路市容景观专项整治评比；以及同期举办的“让门面成为都市辉煌音符——’94上海市特色门面大赛”,这些活动都取得了较大的宣传效应。1994 年,市环境卫生宣传中心并入市容建设报社。1998 年年底,《市容建设报》并入《城市导报》。

【《上海市容》(内刊)】

原名《上海市容环卫》。创刊于 2001 年 5 月 28 日,是在原《上海环卫》《政治思想工作研究》和《科技情报信息》三合一基础上的创新与拓展,原《上海环卫》更名和改版,是局党委和局领导按照市政府机构改革和政府职能转变的要求,并根据市领导意见做出的正确决策,是为了适应新局组建后上海市容环境卫生管理实现“大市容、大环境、大卫生”和“全行业、全社会、全覆盖”的管理理念,展示上海市容环境卫生现代化,拓展和延伸国际化的特大型城市市容景观和环境建设的需要。

2001 年 5 月,正式创刊出版发行。创刊以来,《上海市容环卫》编辑部坚持立足上海市容环境卫生系统,面向全国同行业的办刊方向;努力反映市容环卫科技研究、思想政治工作研究、市容环卫政策研究和行业管理研究的办刊内容;忠实贯彻“前瞻性、学术性、理论性、可读性、观赏性”的办刊宗旨;在努力探索和创出一条“融政策、思路、研究、信息于一册”的特色,力求做到“图文并茂,版面生动,印刷精湛,具有学术理论研究风格”的政府工作刊物中做出了艰苦的努力。受到了上级领导、系统内外和各地城市同行的一致首肯、欢迎和赞扬。

2003 年,出版《迎“世博”论发展》上海市容环卫“世博会与上海新一轮发展”大讨论专书一册。2005 年,经新闻出版局批准《上海市容环卫》更名为《上海市容》(双月刊),从《上海市容》第一期起,电子版进入“上海市容环境卫生”局域网站,围绕行业和政府管理,在编辑思路上有了新的发展。

2006 年,《上海市容》杂志增加有关城管执法的内容。在保持较高质量的同时,进一步加强和全国同行的交流,扩大了影响。《上海市容》电子版可在“上海市容上海城管”局域网(www.sh1111.gov.cn)上同步浏览。2007 年,《上海市容》新开设《卷首言论》《综述评析》《读者互动》等栏目,对部分栏目做了调整,先后邀请包括杭州市委书记王国平等领导同志做专题访谈。

2008 年共出版 7 期,其中一期是纪念改革开放 30 周年特别专刊。电子版在“上海绿化市容上海林业上海城管”网站(www. shllll.gov. cn)上同步发布,进一步扩大了读者群,增加了社会影响。2009 年,《上海市容》对刊物的栏目和内容进行了适当调整、充实，每一期都在“上海绿化和市容门户”网站(http://lhsr.sh.gov.cn)同步发布，截至12月15日，总点击率为11 611次。

2010年是世博年，刊物大力加强“上海世博会”的宣传，宣传世博理念、世博科技、各部门迎博办博的管理思路、探索和实践，确保每个固定栏目的文章不断，确保重大思考、重大事件、重大问题上不缺位。刊发1篇特稿、4篇专稿、6篇发展与研究、6篇综述评析、8篇综合论坛和6篇人物专访、11篇世博同行。在栏目设置，在选题、组稿和来稿遴选方面，更加注重推进世博会后续城市管理机制的探索和研究，注重上海和各地城市在发展中对“城市，让生活更美好”理念的思考和实践，注重城乡一体化进程中经济社会和生态和谐发展、可持续发展，注重改革开放和自主创新。全年出版6期《上海市容》(总期为53期)。

表11-4　　2001—2010年《上海市容》刊登文章、图片及作者数量统计表

年份	期数	发表文章/篇	含外省市/篇	图片·漫画	文字总量/万	作者人数	备　注
2001	3	104	8	155	20	160	
2002	4	163	13	299	28	163	简讯53则
2003	4	185	14	151/29	40	289	
2004	4	74	17	295	29＋	193	
2005	6	126	32	360	47	288	
2006	6	117	68	408	34	253	
2007	6	149	55	381	33	260	
2008	7	247	63	535	48	325	专刊1期
2009	6	247	20	408	38	文141/图197	
2010	6	110	20	426	38	文138/图114	

资料来源：上海市绿化和市容管理局社会宣传教育中心。

【《上海环卫》(内刊)】

1991年1月，经上海市民政局批复同意，成立上海市环境卫生协会(以下简称“环卫协会”)。同年7月4日，召开环卫协会成立大会，会上通过了协会理事会、常务理事会和环卫协会领导成员。1992年10月，中国城市环境卫生协会成立。中国城市环境卫生协会管理部设在上海，日常工作由上海市环卫局和环卫协会负责。协会出版会刊《上海环卫》。《上海环卫》以研究加强环境卫生管理为中心,宣传贯彻党和国家有关环境卫生的方针政策;增进环卫行业、社会之间的广泛联系;探讨和传播环卫现代化管理理论,交流环卫科学技术;总结推广实践经验,反映环卫行业与环卫职工的愿望和要求,以促进环卫事业的振兴。至2001年4月,《上海环卫》出版34期,刊登各类文章近800篇。2001年5月起,《上海环卫》改名为《上海环境卫生简讯》出版了47期,至2005年,重新获批内部准印证,恢复《上海环卫》出版,至2010年年底,出版了68期。

第二节　教　　育

一、职前教育

上海市容环卫职前教育起步较早,1974年创办上海市肥料公司技工学校,1984年更名为上海市环境卫生技工学校,招收应届初中、高中毕业生,开设汽车驾驶和汽车维修专业。1985年1月,市环卫局创办全日制中等专业学校——上海市环境卫生学校。1996年,与环境卫生技工学校合并组成上海市环境卫生工程技术学校,成为上海市乃至全国唯一专门培养环境治理技术、环境监测技术、生态环境保护以及环卫机械设备管理与维修等技能型人才为特色的全日制中等专业学校。2006年6月,学校更名为上海市环境学校。

【职前教育机构】

上海市肥料公司技工学校、上海市环境卫生技工学校(1974—1996年) 1973年12月,市肥料公司革委会因环卫汽车驾驶员紧缺,经市城建局同意,在零陵路695号开办上海市肥料公司技术工人训练班,培训汽车驾驶员。1974年1月,首期培训班招收学员128人;8月,学员全部考试合格。同年11月1日,市肥料公司决定创办上海市肥料公司技工学校,临时校址在延安西路376弄16号。1984年,市环卫局恢复建立后学校更名为上海市环境卫生技工学校,同年,学校迁至龙吴路410弄10号新址办学。1991年,环卫技校为进一步落实和强化学生的德育工作,率先在全市技校系统提出《德育大纲》,受到市劳动局、市建委有关部门的赞扬。学校“三年一贯制”军训活动,作为德育工作的有效形式之一，坚持多年，其经验在市环卫局及市建委的报刊上、市劳动局召开的技校德育工作会议上作专题介绍。学校在 1986 年整顿验收和 1991 年复评验收中，均被市劳动局定为合格学校。

上海市环境卫生学校、上海市环境工程学校（1985—1996 年）　1985 年 1 月 18 日，市政府同意市环卫局创办全日制中等专业学校——上海市环境卫生学校。建校规模为 20 个班级、800 名学生。开设环境卫生工程和管理、环境卫生机械制造与维修 2 个专业。1 月 24 日，市环卫局与林业部达成协议，将其停办的浦东沈家弄路 660 号的上海市木材工业学校原征土地 2.16 公顷转让给环卫局，作为环境卫生学校建校基地，木材工业学校相应人员也调入市环卫局。上海市环境卫生学校是当时全国唯一的培养环卫建设、管理人才的全日制中等专业学校，学制 4 年。1985—1988 年，先借用环卫局技工学校（龙吴路）校舍办学。1986 年投资 400 万元，在浦东沈家弄路 660 号建造教学综合大楼。1988 年 9 月，校舍一期工程竣工，学校迁入新校址。1991 年 11 月，经上海市教育局职业技术教育处中专办学评估组评定为合格单位。

为使办学更好地适应环卫事业的发展和社会需要，1992 年 5 月，经市政府教育卫生办公室批准，上海市环境卫生学校更名为上海市环境工程学校，同年 11 月，经市教育局职教处办学水平评估，定为 B 级。1993 年，设置环境工程、涉外文秘和涉外会计 3 个新专业（后 2 个专业招收高中毕业生），7 月起招收新生，当年在校生达到 542 人。

上海市环境工程技术学校（1996—2000 年）　为了使环境卫生事业能适应上海的城市发展，创建国家卫生城市，把上海建设成一流的国际大都市。根据上海市“九五”环境卫生发展规划，城市生活废弃物处置将应用垃圾焚烧等技术，为发展环境卫生职业技术教育和提高环卫职工队伍文化及技术水平的需要，上海市环境卫生技工学校和上海市环境工程学校分别于 1996 年 4 月 11 日和 1996 年 5 月 6 日更名为上海市环境工程技术学校（东部）（西部），并于同年 6 月 4 日合并组建成为上海市环境工程技术学校，成为市容环卫行业职业技术教育的重要基地。

上海市环境工程技术学校是一个综合性的职业技术学校，学校建立一套班子，分别开设技工类和中专类专业，业务上分别受上海市劳动局和上海市教委的领导。技工类和中专类的招生工作分别由上海市劳动局和上海市教委统一管辖。教师职称按原教师岗位进行职称评审,中专类教师的职称属上海市教委管辖,技工类教师的职称属上海市劳动局管辖。1997年,学校进行党支部改选和团委、学生会换届改选,召开首届工代会和教代会,选举产生第一届工会委员和教代会正式代表,为学校工作的正常开展提供组织保障。学校积极拓宽办学渠道,与局水管处联合开办轮机驾驶班,与市职教研究所德国专家合作开办双元制试点教学班。1998年,推行聘用合同制,9月1日,全校教职工全部完成订立合同的手续。通过定编定岗合同聘用,减少了行政后勤岗位,加强了教学一线、学生管理部门。

上海市环境学校 2000年6月6日获市编委同意,上海市环境工程技术学校更名为上海市环境学校(以下简称"学校")。此后,学校的办学水平和办学规模不断提高。1999年,被上海市教委评为A级中等职业学校;2001年,被上海市教委列入"百所重点建设学校";2003年,经过全校师生员工的团结协作、共同努力,学校顺利通过市教委组织的"百所中等职业学校重点建设"验收评估和ISO9001质量管理体系认证工作;2005年,被教育部批准为国家级重点建设中等专业学校,同年,被批准为上海市中小学(含中职)首批行为规范示范学校;2006—2008年,学校被评为上海市绿色学校和健康校园。

2009年12月,人员编制定为301名。内设机构为:办公室(党委办公室)、组织人事科(监察室)、财务科、教务科、教研室、学生科(团委)、学生推荐招生办公室、环境污染治理技术实训中心、环境机械实训中心、图书馆、局人才培训中心培训部等11个,归口管理驾驶员培训部、技能鉴定站、龙华大众汽车维修站工作。

【专业设置】

环卫技校专业设置 1974年1月办学初期,主要开设驾驶员培训班。1975年,学校开设2年制汽车修理班和3年制金工班,分别招收高中毕业生78人和初中毕业生39名。1990年,市劳动局、市教委同意环卫技校编制的3年制汽车修理班教学大纲及教学计划,当年招收初中毕业生汽车修理班新生34人。从此,学校招生工种由培养汽车驾驶员,扩大到培训驾驶员与汽车修理工,并做到每年正常招生。1974—1983年培训毕业人数为:职后驾驶员培训1 530人,职前驾驶员311人，修理工78人，金工班39人，初中文化补课63人。1983—1993年，培养技校毕业生578人，职后驾驶员培训2 033人。

环卫中专专业设置　1985年上海市环境卫生学校建校后，开设环境卫生工程和管理、环境卫生机械制造与维修两个专业。1988年5月，经专家论证，市环卫局和市教育局批准，专业调整为环境卫生工程、环境卫生管理和环境卫生机械3个。同年7月，首次招收环境卫生管理专业学生。

1993年起，适应改革发展的形势需要，又设置环境工程、涉外文秘和涉外会计3个新专业，共开设6个专业。其中：环境卫生工程、环境工程、环境卫生机械和设备、环境卫生管理4个专业招收初中毕业生，学制四年，毕业后可从事环境卫生和环保方面的技术和管理工作。涉外文秘和涉外会计2个专业与其他学校（单位）合办，统一教学、统一管理和统一收费标准。

1995年，又开设环境保护与监测、环境治理技术、机电设备安装与维修三门专业。学制为四年，其中三年在校学习，一年校外公司挂靠专业实习。在校的3年，学生以基础课程和专业课程共同开设，实训课程辅助为主要任务，提高学生的实验设备操作能力。同年，学校发挥校内师资和设备的优势，特申请主管部门为学校开设计算机及应用专业。1997年，学校与上海职业技术教育研究所进行合作实验“双元制”教学模式。学校招收9712环境工程班（共30名学生）开展试点，以学科本位转入能力本位，进行学科重组，建立新型学科。

2000年12月，为适应生态环境保护的发展需求，经上海市市容环境卫生管理局批准，学校开设“生态保护”新专业。

2002年起，学校按照教育部要求，加快中职教育，参与环境治理技术重点专业建设项目，在专业改造和课程改革等方面取得一定成绩。同年12月，上海市市容环境卫生管理局同意学校开设环境监理新专业的请求，并要求学校进一步扩展和落实实训基地，适当增加实训课时总量。

学校进一步完善和优化相关课程的设置，强化毕业生的综合技能。2004年，学校根据市场需求申请开设汽车运用与维修和环境艺术设计与制作专门化两门新型专业并收到批复。自2004年起，学校共开设8个专业，分别为环境艺术设计与制作、机电设备安装与维修、汽车运用与维修、环境保护与监测、环境监理、环境治理技术、生态环境保护以及计算机及应用，其中机电设备安装与维修、环境保护与监测为骨干专业,“环境治理技术”被列为上海市职教系统重点建设专业。

2007年,因全市中等职业技术学校中,只有上海市环境学校设立了“环境治理技术专业”,因此学校从专业发展和学生就业前景出发,申请将环境治理技术专业列入上海市紧缺专业并收到批复。同年,由市教委组织、学校牵头,制定“环境保护与监测上海市专业教学标准”,以此为基础,学校对各个专业重新进行调研,并提出专业改革方案,进一步修订和完善环境治理技术、生态环境保护、机电设备安装与维修(环卫设备管理与维修专门化)专业的教学实施计划。

2005—2010年,学校对各专业的培养目标和人才规格要求以及对各专业毕业生的需求情况进行调研,其间不断对专业和学制进行调整,使专业和课程内容更贴近于实际需要。2010年,开设的专业总数减少为4个,分别为环境治理技术、生态环境保护、环境保护与监测、机电设备安装与维修。学制由四年全部调整为三年(从2011年9月开始执行)。各专业设有专业建设指导委员会,每年适时调整基础、专业教学实施方案,教学模式采用有特色的任务引领型、模块化、小班化的教学模式。同时,确立把环境治理技术、机电设备安装与维修专业(环卫设备管理与维修专门化)打造成上海市精品专业和重点专业,把生态环境保护、环境保护与监测专业打造成学校的特色专业的专业建设目标。

【师资和教材】

1992年,环卫技校教职员工127人。

1994—1996年,学校开设新专业和2所分校,加大人才引进力度,3年间共引进大中专毕业生15人,调入22人。学校积极探索校内改革,加强教职工工作业绩的考核,建立工作实绩档案,做到工作数量、工作质量双重考核。实施聘任制、实行结构工资等,有效地激励了教师上课积极性。其间也有4人受到试岗、待岗和下岗处理,学校管理开始步入正轨,教风、学风得以提高。学校大力加强基础管理工作,对教职工各岗位定编定员,并做出适当调整,以使人员结构趋于合理。1995—1996学年,积极做好事业单位实行聘用合同制的准备工作,对自行在外进行技术等级培训的人员进行重新考核、认定、聘用。1997年,学校以组织人事制度改革为切入口,以中专与技校合并,促进两校融合为契机,全面推进学校的教学、管理等各项改革,降低办学成本、提升办学效率。作为市环卫局进行人事制度改革的试点单位之一,学校于6月组织成立聘用合同制领导小组。

稳妥慎重地推进组织人事制度改革：第一步，全面实行合同聘用制。1998 年是学校改革力度最大的一年，完成了全员合同聘用制，实现了用人机制的转变。在定编、定岗、定责的基础上，全体教职工实行双向选择，签订聘用合同，克服了人浮于事的现象。通过改革，由学校支付工资、奖金的正式工由 258 人压缩到 214 人，临时工也由 60 多人减少到 21 人。第二步，干部竞聘上岗。以 1999 年培源汽车修理厂(学校三产企业)厂长公开竞聘上岗为试点，积极稳妥开展干部竞聘上岗工作。同时，对中层干部坚持每年考核一次，考核采取校领导、职代会代表评分，中层干部自评与互评相结合的形式。考核结果与年终奖、职位晋升挂钩，对中层干部起到了监督、制约作用。第三步，分配制度改革。原先学校教师实行弹性坐班制，周课时数只有 6 节，影响了教师上课的积极性。1997 年的分配制度改革在实行课时工资制的基础上，提出增加满工作量的课时数。1998 年教代会通过的分配方案充分体现向教学一线倾斜的精神，此举极大提升了教师的上课积极性，推动了教学质量的提升。第四步，引进人才。学校除了减少冗员，还进行人才引进，以充实中、青年骨干教师队伍，于 1998 年暑假期间引进大学应届本科生、研究生 8 人，明显提高了教师队伍的学历层次。

2000 年以来，学校继续加大干部人事制度改革步伐，积极引入竞争机制和激励机制，建立干部能上能下、奖励优秀、淘汰末位等机制，优化了干部队伍的结构：中层干部人数由 25 人减少到 16 人，大学本科学历由 43%上升到 75%，年龄由 45 岁下降到 39 岁。3 名教务科长，均具有本科或研究生学历、中高级职称。学校重视师资队伍建设，并有长远规划和年度安排，有培养措施和经费保证，形成以学科带头人、骨干教师为主要梯队的人才队伍建设机制。2000—2003 年，共引进中、高级教师、研究生 14 人，有效改善了教师队伍结构。从 2003 年开始，学校按照《党政领导干部选拔任用工作条例》的有关规定，坚持德、能、勤、绩、廉的选拔任用标准，引入竞争机制，实行中层干部竞聘上岗、公开选拔，逐步形成富有生机与活力的选人用人制度。在中层干部的选拔任用过程中，特别注意将能力强、素质好、作风正、肯做事、群众基础好的同志充实到领导岗位，保证了教育教学工作的有序开展。

2006 年，学校为与时俱进求发展，提出“科研兴校、科研兴教、向教育科研要质量”的观念，加大师资队伍的建设及骨干教师的培养力度：一方面，在全面实施全员合同聘用制、坚持中层干部竞聘上岗制、坚持每年两次由教工代表对中层干部进行民主评议、在工资分配中引入激励机制等已经推行的较为成熟的做法上继续完善升级。另一方面,在人才培养计划的实施中,加快双师型教师建设的步伐;紧密结合教学课程改革,加强教师继续教育工作,健全教师培训制度,鼓励教师参加提高学历的学习和理论素养的进修,通过在职进修、对口交流、输送培训等多种渠道挖掘教师自身潜力;在保持教师队伍总量不变的前提下,引进高学历、高职称、专业技能强、教学经验丰富的人才。2007—2008 年,为提升教师科研积极性,设立奖励机制,把教育科研所得成绩作为评优、评职、晋升、评选先进、骨干、学科带头人的重要指标。开展骨干教师培训、实验教师培训等各层次的教师培训工作,为物色、选拔年度课程实验的教师创造条件。2009 年,学校首次聘任 6 名骨干教师,并为他们提供每月 500 元的津贴。2010 年,随着中等职业教育发展进入新的阶段,学校的办学环境、管理体制和管理方式都发生深刻变化,特别是在中层干部选拔任用方面,学校始终坚持以科学发展观为指导,认真贯彻执行党的干部路线、方针、政策。学校按照“按需设岗、公开竞聘、平等竞争、择优聘用、严格考核、合约管理”的原则,引入竞争机制,实行中层干部竞聘上岗和教师职务聘任与教科研积分挂钩,努力推行高职低聘与低职高聘制度。在按劳分配的基础上,坚持“效率优先、兼顾公平”原则,推行职工收入与岗位职责、工作业绩和社会贡献直接挂钩,形成具有激励性和约束性的良性竞争机制。同年,引进青年教师 10 名,扩充了青年教师队伍,同时为了加强专业建设和园林等专业师资队伍建设,学校调整和优化现有教师队伍年龄结构、知识结构、专业等级和技能等级,加强中青年骨干教师、技能培训教师和学科带头人的培养,优化配置重点专业、特色专业的教师,加快双师型教师队伍建设的步伐。

【校舍与设施】

1974 年 11 月 1 日,市肥料公司决定创办上海市肥料公司技工学校,临时校址在延安西路 376 弄 16 号,当时只有 3 间平房。1977 年,在零陵路 605 号建造 1 幢 4 层办公、教学楼,建筑面积 1 662.68 平方米。后由于该地被其他单位征用,1984 年上半年,环卫技校迁至龙吴路 410 弄 10 号新址办学。新址占地 0.82 公顷,经过多年建设,至 1992 年,建筑面积已达 6 190 平方米,建有教学综合大楼、宿舍楼、饭厅、浴室、职工俱乐部等,拥有教练车 44 辆,此外还有藏书 5 800

余册的图书馆，专用制图教室、梯形电化教室、汽车零件专用教室及投影电视、投影仪、汽车构造和原理等电化教学设施、设备。

1985 年 1 月，市环卫局与林业部达成协议，将其停办的浦东沈家弄路 660 号上海市木材工业学校原征土地 2.16 公顷转让给环卫局，用于建设上海市环境卫生学校。1986 年投资 400 万元，建造教学综合大楼、食堂、锅炉房、变电房等，计 8 390 平方米。1988 年 9 月，一期校舍工程竣工。学校边办学、边建设，办学条件逐步完善。1991 年，投资 118.47 万元，建造 1 幢 4 000 多平方米的学生宿舍楼。1993 年，学校新增建筑面积 1.5 万平方米，全校建筑总面积 2.8 万平方米。学校具有较为完善的教学设备：有藏书 4 万余册的图书馆及语音室、电教室、制图室等专用教室；除普通文化课的物理、化学实验室外，各专业都有较先进的实验室，环境卫生机械与设备专业有公差与测量技术、电子电工等 8 个实验室和金加工实习工场。环境卫生管理专业的打字机房，有英文打字机 48 台及录音机、投影仪等电化教学设备；1993 年，该专业的微机房一次购置 386 微机 22 台，淘汰了原有的 16 台苹果机。环境卫生工程、环境工程 2 个专业拥有气象色谱室、精密仪器实验室等 8 个实验室。1993 年，投资 100 万元（不含实验室土建费）建造环境工程综合实验室，集工艺处理、理化性能分析和计算机信息处理 3 个功能于一体，在国内中专的同类实验室城市垃圾处理中居于领先水平。

1997 年，学校建成闭路电视系统、多功能演播厅、语音室、体操房、计算机网控中心；整修教学大楼、教工办公室。

自 2001 年上海市"百所中等职业学校重点建设工程"启动后，上海市环境学校加大对基础设施的投资力度，先后投入 1 043.59 万元，用于新建、改建和扩建实验室、实训中心、图书馆、校园网、塑胶操场、电子阅览室、语音室、多媒体教室、计算机房等，购置实验实训设备及计算机，对办公楼、食堂进行"平改坡"改造等，使校容校貌焕然一新，办学条件得到很大的改善。至 2003 年，学校建设有一个长 200 米塑胶跑道的运动场和篮（排）球运动场，一个标准的网络系统，校园网覆盖全部教学场所和科室（部门），并接入因特网，运转正常；有 4 个计算机房和 7 个多媒体教室，绝大多数教师能够熟练使用计算机多媒体或网络资源，并应用于课堂教学。

2005 年 4 月，经上海市教育委员会批准，学校投资 1 240 万元，建设环境污染监测与治理实训中心2 060平方米,购置仪器设备284台(套),仪器设备总值402.14万元,其中大型仪器设备3台(套),大型仪器设备总值87.3万元。

2008年10月,经浦东新区发展改革委批准,学校投资760万元建设环境机械实训中心1 060平方米,其中中央专项资金400万元,市教委专项资金200万元,自筹资金160万元。购置仪器设备296台(套),仪器设备总值653.14万元,其中大型仪器设备28台(套),大型仪器设备总值503.2万元。

至2010年,上海市环境学校东校区已有正规校舍与教育设施,且不断改善。

【联合办学】

上海城市管理职业技术学院浦东分院 2006年7月,上海城市管理职业技术学院与上海市环境学校充分利用两校现有教学资源、调动各方办学积极性,培养建设和管理应用型高级技术人才。上海城市管理职业技术学院在上海市环境学校设置“城市管理与监察专业”全日制高职班,学制3年。学院实行双方共同组建教学管理委员会及履行职责。上海城市管理职业技术学院负责根据市教委颁发的高职教学计划制订原则,与上海市环境学校共同协调制订教学计划,确定开设课程和实训环节,制定教学大纲和实训大纲;负责教学计划的落实,安排各学期课程,提供教材,聘请教师,进行教学督导;以及负责招生工作、学籍管理工作,申请办理毕业证书和有关岗位资格证书等。配合做好学生实训和毕业生的推荐工作。上海市环境学校与上海城市管理职业技术学院共同协商制订教学计划,全面负责教学任务的落实与实施;提供教学场地与设备,实施教学计划,组织和管理日常学生的教学和思想政治教育。负责安排学生的军训、实习,做好学生实训、实习期间的思想工作和组织管理以及毕业生推荐工作,力争就业率不低于95%。上海城市管理职业技术学院浦东分院2006年7月开始招生,至2010年7月结束。2009年7月第一届学生毕业,共有2009、2010届两届学生,计125名学生顺利毕业。

上海交通大学网络教育上海市环境学校学习中心 2009年3月,上海市环境学校与上海交通大学网络教育学院联合组建上海交通大学网络教育学院上海市环境学校远程学习中心。开设非全日制专科班与本科班课程。开办理工类、经济管理类十几个热门专业,实行学分制管理,基本修业年限为两年半至五年。学院通过入学考试,自主招收环境学校中专毕业生,面向社会招收具有高中或大专学历的学生或在职人员。上海交通大学网络教育学院负责制订招生计划、实施方案并监督招生；制订教学计划，拟定教学大纲和考核标准，组织优质教育资源，组织教学实施，保证教学质量；同时负责所供课程的课件制作和相关教务软件的开发及组织，负责所开专业、课程的教学组织辅导答疑和教务管理；以及负责学生的学习管理，对学业成绩合格的学生颁发相应的学业证书。上海市环境学校负责对学习中心多媒体教室的装修、多媒体教学硬件设施的投入与建设，以及所需设备的运行维护和日常管理；按照有关规章制度和办法，负责学习中心学生的教务和学生工作的日常管理；做好远程教育网络使用的调度工作，负责学习中心的环境管理和安全保卫工作，负责落实学习中心学生的后勤支撑工作等。上海交通大学网络教育上海市环境学校学习中心 2009 年秋季开始招生，2010 年春季 25 人、秋季 277 人，2010 年年底在读人数达 302 人。

【招生就业】

招生　环卫技校 1974—1983 年培训毕业人数为：职后驾驶员培训 1 530 人，职前驾驶员 311 人，修理工 78 人，金工班 39 人，初中文化补课 63 人。1983—1993 年，培养技校毕业生 578 人，职后驾驶员培训 2 033 人。1990 年，学校招生工种由培养汽车驾驶员，扩大到培训驾驶员与汽车修理工，并做到每年正常招生。

上海市环境卫生学校 1985 年建校规模为 20 个班级、800 名学生。开设环境卫生工程和管理、环境卫生机械制造与维修 2 个专业。1985 年 7 月—1987 年 7 月，学校先后招收 3 届学生。1987 年，在校生 238 人。1988 年 7 月，学校首次招考环境卫生管理专业学生。

上海市环境工程学校于 1993 年设置环境工程、涉外文秘和涉外会计 3 个新专业（后 2 个专业招收高中毕业生），7 月起招收新生，在校生达到 542 人。

1994 年，上海市环境工程学校共计划招生 240 人，招生对象为初中应届毕业生和高中应届毕业生。具体招生计划为：计划招收初中应届毕业生 144 人，高中应届毕业生 96 人；共设有环境管理、机械设备维修与管理、涉外财务会计、环境管理涉外文秘专门化四大专业。招生地区除面向上海本市以外，还包括江西省、广西壮族自治区、河北省、吉林省、浙江省等 5 个省和自治区。1994 年后，学校再未招收高中应届毕业生和开设涉外财务会计、环境管理涉外文秘专门化专业。

1995年,学校共招收初中应届毕业生450人,较上年度招生人数有较大的增长。校本部联合上海市环境工程学校崇明分部、上海市体育运动学校共同招生的270个自费生中,本部120人、分校150人。招生地区除面向上海本市以外,还包括江西省、山东省、河北省、吉林省、江苏省等5个省份。

1996年,合并组建后的上海市环境工程技术学校,共计划招收初中应届毕业生385人,较上年度招生人数略有减少。招生地区除面向上海本市以外,还包括江西省、广东省、河北省、吉林省、江苏省等5个省份。由于当年报考人数较多,学校又申请"自费生"扩招50人。

1997年,学校共计划招收初中应届毕业生325人。招生范围有明显缩小,除了面向上海本市招生外,仅在广东、河北2省招收一定数量的委培生。

至1998年,学校先后与金山区金卫中学、浦东育民中学、崇明三烈中学、青浦水产学校、南汇卫生学校、奉贤奉城职校等6所分校联合办学共同招生,招生计划数较前几年有了大幅的提升,共计划招收初中应届毕业生720人。招生范围明显缩小,仅面向上海本市招生,此后学校再未面向全国范围招生。

1999—2003年,学校招生人数呈现稳步上升的趋势,2003年达到峰值。1999年招生508人,2000年招生623人,2001年招生831人,2002年招生836人,2003年招生921人。1999—2001年,学校连续3年按照资源与环境大类招生。2002年,学校本部仍按资源与环境大类招生,并与东华大学专业挂钩、联合办学;同年,位于浦东、南汇、奉贤、金山的4个分校区则按环境治理技术、生态环境保护、环境保护与监测和计算机及应用4个专业招生。

2004—2010年,学校招生人数呈下降趋势:2004年招生855人;2005年招生739人;2006年招生605人;2007年招生486人,为近10年来最低;2008年有所反弹,招生626人;2009年招生676人;2010年招生640人。在招生专业上,2004年学校招生保留了资源与环境类、环境保护与监测2个专业,并新增设环境艺术设计与制作专业、环境监理专业。2007年,学校保留了资源与环境类、环境艺术设计与制作专业,并将机电设备安装与维修专业从资源与环境大类中分离,又设置环境保护与监测专业,该专业主要面向分校招生。2008年开始,学校不再招收环境艺术设计与制作专业,自2008年起至2010年,学校都按资源与环境类、机电设备安装与维修、环境保护与监测3个专业进行招生。

就业　2000年以后，学生就业情况成为学校重要工作之一。2003年，根据上海市学生事务中心的调查统计，进企事业单位和升高一级学校学习是毕业生的主要就业流向。上海市环境学校2003年整体就业率达到98.54%，其中59.25%的学生升入高一级学校学习，27.86%的学生进入企事业单位工作，11.43%的学生参军或自谋职业。学校机电设备安装与维修、环境治理技术、环境保护与监测专业在当年全市中等职业学校毕业生人数专业就业分布中分列第29位、第41位和第43位。学校2003年环境治理技术专业毕业生158人，其中升高一级学校122人，进企事业单位37人，就业率达到了99.37%，在当年的中职校重点专业毕业生就业率排名中居于前列，机电设备安装与维修专业的就业率更是达到了100%。

2004年，学校毕业生就业率有明显的下滑，仅为96.10%，但升入高一级学校毕业生人数与2003年相比有大幅增长，升学率达到70.32%，其中进入企事业单位的毕业生占20.22%，其他的占5.56%。

2005年，学校毕业生就业率再次突破98%的大关，学校当年整体就业率达到98.24%。其中63.48%的毕业生升入高一级学校，与上一年相比比例略有下降，但在当年整个就业人数当中仍占主体；28.84%的毕业生进入企事业单位，其他5.92%的毕业生参军或自谋职业。

2006年，学校毕业生就业率仍保持在98%以上，达到98.48%。与上一年度不同的是，升入高一级学校的毕业生人数大幅下降，仅占就业总人数的44.74%，这也低于同一年度进入企事业单位的人数比例(48.34%)，其他就业人数比例为5.06%。

2007年，学校毕业生总人数为864人，整体就业率达到99.31%，创历年来最高。其中升入高一级学校毕业生386人，占就业总人数的44.68%；进企事业单位毕业生447人，占就业总人数的51.73%；其他就业人数25人仅占当年就业总人数的2.89%。2007年，学校共有7个专业的毕业生，其中有3个专业毕业生就业率达到了100%，分别是环境治理技术、机电设备安装与维修、计算机及应用专业。

2008年，学校毕业生人数为782人，整体就业率达到了98.34%。其中升入高一级学校毕业生407人，占就业总人数的52.05%，与上一年度相比有所上升；

进企事业单位毕业生为323人,占就业总人数的41.30%;其他就业人数39人,占当年就业总人数的4.99%。2008年,共有8个专业的毕业生,是年度毕业生专业门类最多的一年。其中生态环境保护、环境治理技术、机电设备安装与维修和计算机及应用这4个专业的毕业生就业率达到了100%。

2009年的全球金融危机,也给毕业生推荐工作带来了困难。学校积极应对挑战,克服困难,在不利环境中寻求机遇,圆满完成当年的毕业生就业推荐工作。2009年,学校毕业生人数为633人,其中升入高一级学校314人,占毕业生就业总人数的50.56%;进入企事业单位201人,占毕业生就业总人数的32.37%;其他106人,占毕业生就业总人数的17.07%,高出历年平均水平。2009年,学校共有7个专业的毕业生,其中生态环境保护、环境治理技术和机电设备安装与维修专业继续保持了前几年就业的良好势头,毕业生就业率仍达到100%。

2010年,学校整体就业形势良好,毕业生就业率达到了98.76%。其中升入高一级学校215人,占总体就业人数的38.53%;进入企事业单位292人,占总体就业人数的52.33%;其他51人,占总体就业人数的9.44%。

表11-5　2000—2010年上海市环境学校学生就业情况一览表

年份	就业率	升学率	就业方向/类别					
			进企事业单位		升高一级学校		其他	
			人数	百分比	人数	百分比	人数	百分比
2000	81.99%	5.94%	473	76.05%	37	5.94%	/	/
2001	88.20%	28.62%	308	59.57%	148	28.62%	/	/
2002	88.12%	34.53%	193	53.31%	125	34.53%	1	0.27%
2003	98.54%	59.25%	134	27.86%	285	59.25%	55	11.43%
2004	96.10%	70.32%	109	20.22%	379	70.32%	30	5.56%
2005	98.24%	63.48%	229	28.84%	504	63.48%	47	5.92%
2006	98.48%	44.74%	349	48.34%	323	44.74%	39	5.06%
2007	99.31%	44.68%	447	51.73%	386	44.68%	25	2.89%
2008	98.34%	52.05%	323	41.30%	407	52.05%	39	4.99%
2009	98.10%	50.56%	201	32.37%	314	50.56%	106	17.07%
2010	98.76%	38.53%	292	52.33%	215	38.53%	51	9.14%

资料来源:上海市环境学校。

二、职后培训

【上海市环境学校技能鉴定站】

成立于1996年。建立初期拥有教职工11人，其中助理工程师2人，助理讲师1人，高级工1人、中级工7人，开设的培训专业有汽车维修工初、中级，汽车驾驶员初、中级。技能鉴定站最初主要负责上海市环境学校汽车专业学生培训和考证，同时还兼任环卫行业职工的技能培训、考证工作。技能鉴定站建立的同时也成立了上海市第155国家职业技能鉴定所，具备鉴定资质的专业有汽车维修工初、中级，汽车驾驶员初、中级。1996年，技能鉴定站共培训、考核学员200余人，取证率达到了90%。

1999年，技能鉴定站与上海市市容环卫协会合作，举办第一届“上海市市容环卫行业职业技能竞赛”，此次竞赛参赛人数有300余人，竞赛专业包括汽车维修工初级、中级、高级，汽车驾驶员初级、中级、高级，公厕保洁工，道路清扫工等8个。当年的取证率达到了99%。

2003年3月，技能鉴定站为拓展业务，成立上海环境职业技术培训学校，在原有的培训基础上，增加了社会培训，培训项目包括汽车维修工初、中级，汽车驾驶员初、中级。

2005年，第一任主任王忠英退休，侯毓军接任技能鉴定站主任工作，同时调整技能鉴定站的人员配置。调整后，在职职工9人，其中技师2人、助理工程师1人、高级工6人。

2006年，技能鉴定站培训、鉴定专业增加汽车维修工高级、汽车驾驶员高级；同年，技能鉴定站的培训人数达到400余人，其中取证率97%。2007年，技能鉴定站增加汽车美容装潢工初级、中级专业，培训人数达到500余人，取证率98%。2008年，技能鉴定站获2007—2008年度上海市职业技能鉴定所等级评估B级。

2010年，上海市鉴定中心修改汽车维修工初、中、高级题库，技能鉴定站斥资20余万元添置设备。同年，上海市第155国家职业技能鉴定所正式更名为上海市第28国家职业技能鉴定所，技能鉴定站获得2009—2010年度上海市职业技能鉴定所等级评估B级。2011年，技能鉴定站被评为2009—2011年度上海市民办职业培训机构办学质量和诚信等级A级单位；被评为2010—2011年度诚信服务收费信得过单位。同年，技能鉴定站举办上海市市容环卫行业职业技能竞赛，此次竞赛共有汽车维修工、汽车驾驶员、汽车美容装潢工、船舶轮机员、船舶驾驶员、水域环境养护保洁员、建筑物清洁保养工、电动装卸机械司机和内燃装卸机械司机等9个职业13个等级，共有来自上海市18个区县以及行业协会旗下公司的592名选手参赛，规模为历年之最。2009—2010年，技能鉴定站连续2年被评为徐汇区优秀示范办学单位。

【上海浦东新区环保职业技能培训中心】

上海市环境学校于2007年向上海市浦东新区劳动和社会保障局提出开办上海浦东新区环保职业技能培训中心的申请，于2007年9月29日收到上海市浦东新区劳动和社会保障局的《关于同意成立上海浦东新区环保职业技能培训中心的批复》，并于2007年10月31日登记成立，注册资金20万元。该培训中心是由上海环境学校全额出资举办的培训机构，位于上海浦东新区商城路1980号，培训中心拥有教室面积达490平方米、环境污染监测与治理实训中心大楼2 060平方米及相关实训设施设备等。有教职工22名，专职教师16名，其中高级讲师2名，教师学历100%达标。培训中心开展的培训项目有废水处理工(四、五级)、化学分析工(四、五级)、水环境检测工(四、五级)、室内环境治理员(四级)、废弃物管理员(四、五级)。

【市容环境协管员培训】

2004年，在市政府启动的“万人就业项目”实事工程中，局人才培训中心承担全市各街道、镇新招聘的近万名市容环境协管员的上岗培训工作。为了确保培训工作顺利、有序地开展，局人才培训中心制定授课计划、培训大纲，且抽调部分骨干教师、聘请专业教师以及市容监察总队的同志编写教材，建立题库，并承担授课工作，同时建立专职班主任队伍。根据就近安排培训的原则，市区设立4个教学点，郊区则全部送教上门。当年顺利完成43期7 000多人的培训任务。2005—2010年，又陆续培训增补的市容环境协管员2 000余人，共23期。市容环境协管员培训教材，由上海市环境学校组织编写，供上海各街道、镇招聘的市容环境协管员进行上岗培训使用，内容包括三个模块：模块一，基础理论，由绪论、市容环境管理概论、证据常识、实用写作基础、政风建设五个部分组成；模块二，法律法规，由《上海市市容环境卫生管理条例》《上海市市容环境卫生责任区制度》《上海市植树造林绿化管理条例》《上海市城市道桥梁管理条例》《上海市治安管理处罚条例》五个部分组成；模块三，操作实务，由市容环境协管员操作实务和操作实务见习两部分组成。

【收费员培训】

2005 年，为适应上海市容环卫行业建设和管理的发展需要，增强市容环卫收费员的业务知识和专业技能，提升文明服务水平，提高市容环卫收费员队伍的综合素质，受市局计划发展处的委托，局人才培训中心当年共举办 6 期市容环卫收费班，有 1 238 人参加培训，合格率为 97.7%，成绩合格者获得上海市物价局颁发的收费员证书。

2007 年，为满足各区县市容环卫收费员队伍建设的需要，使新上岗的市容环境卫生收费员尽快适应岗位要求，做到持证上岗，局人才培训中心对浦东、宝山、青浦、崇明、松江、奉贤等区县新增补的 270 名市容环境卫生收费员进行法律法规、价格管理、行风建设、收费政策等方面的专项培训。为了提高培训质量，中心特聘请市局相关处室的领导和市物价局的专家给学员授课，在课程编排上，坚持理论与实际相结合的原则，既强调实用性和针对性，又体现专业理论性；在培训管理上，安排经验丰富的老教师进行全程跟班管理，通过培训，有 266 名学员通过考试，并获得市物价局颁发的合格证书，合格率为 98.5%。

截至 2010 年，局人才培训中心共举办 15 期市容环境卫生收费员培训班，总计培训 2 000 余名收费管理人员，为上海市容环卫行业输送了一批又一批合格收费管理人才，也为进一步做好新形势下行业收费管理工作奠定了基础。

【行业技能竞赛培训】

开展“立足岗位学业务，提升技能谋发展”市容环卫行业技能竞赛培训。为提高市容环卫行业职工队伍的整体素质，上海市市容环卫行业每两年举行一次职业技能竞赛活动。2005 年，职业技能竞赛共设汽车驾驶与维修、船舶驾驶与轮机、建(构)筑物保洁、汽车美容装潢、公厕保洁等 7 个工种(其中公厕保洁属于表演项目)，在各参赛单位进行预赛的基础上，通过选拔、推荐，有 79 家单位、254 名选手最终进入决赛。经过激烈的角逐和严格的考核，有 4 名选手破格晋升一级、2 名选手取得技师证书、68 名选手取得高级工证书、115 名选手取得中级工证书、6名选手被授予“环境杯”上海市市容环卫行业职业“技术能手”称号。2007年，有10个区县、3个局直属单位、47家会员单位，共196名选手参赛，其中除去公厕保洁18名选手是表演赛外，178名选手参加竞赛，其中117名选手取得高级工资格、38名取得中级工资格，其中有7名高级工晋升为技师、3名由中级工晋升为高级工。2009年覆盖全市18个区县和2个集团公司，共有526名员工报名参赛。本次竞赛设汽车驾驶与维修的高级工，船舶驾驶与轮机的中、高级工，建(构)筑物保洁和汽车美容装潢的中级工8个竞赛工种10个等级以及道路保洁和公厕保洁2个专项能力竞赛项目，历年竞赛选手最多才200余人，该次竞赛活动宣传发动之广，使参赛选手比往常竞赛活动最多年份还要高出一倍多；竞赛规模之大，基本覆盖全市各区县；竞赛工种之全，涵盖环卫行业的主要工种；工种效率之高，竞赛时间比往常要晚2个多月，但圆满完成，因此讲它是历次行业职业技能竞赛活动所没有过的。

【迎世博道路、公厕和清运人员培训】

为迎接2010年世博会的召开，受迎世博600天办公室的委托，局人才培训中心承担对世博园区道路和公厕保洁人员、道路清运人员以及环境运营人员和志愿者的培训任务。从2009年2月起，局人才培训中心开设5期小教员培训班，对来自全市19个区县的502名道路和公厕保洁小教员进行培训。2009年3—7月，完成全市26 264名道路、公厕一线操作人员的培训考核任务。下半年，又完成2期211名道路清运人员培训和全市7 505名清运作业人员的考核工作，并于2010年3月底完成世博园区环境运营小教员培训、志愿者及公园公厕服务人员小教员培训共计200余人。

为了确保进入世博园区保洁人员的规范服务和质量，上海世博会环卫指定服务商又委托上海市市容环卫行业协会，在圆满完成系列培训教材的基础上，2009年年底，又承担了对进入世博园区环境服务人员的岗前培训任务。时间紧、工种多、人员广、要求高、责任大，如按部就班，时间上是难以完成的，于是采取灵活的方法，分层次穿插进行。首先，重点抓好小教员的规范培训，编制《小教员培训指南》，用了一周时间，对小教员强化培训；然后，由小教员分别组织各单位的培训；最后，再由协会对学员培训的效果进行考核、颁证。为了方便基层，凡进入世博园区的8个单位，协会不厌其烦分期分批地上门组织考试，共组织监考人员 32 人次，分别上门考核 17 场次，有的单位如美申公司就先后上门 4 次，赶在世博园区试运行前（2010 年 3 月底），圆满完成全员培训、考核和颁证工作。在世博会运行过程中，协会又先后分三批组织对三轮、四轮电瓶车驾驶员 260 余人进行实际操作培训与考核。世博园区环境服务人员总的培训量达到 3 310 余名。世博会整个运行过程中，世博园区的环境服务人员的优质、文明服务博得了世人的高度赞赏。培训教材主要由上海市市容环卫行业协会组织编写，包括“上海世博园区环境服务从业人员培训”系列教材，其中 1 本通识、5 本专业知识，简称“1＋5”，即《上海世博会园区环境服务人员通识》和《上海世博会园区陆域保洁服务人员培训教材》《上海世博会园区水域保洁服务人员培训教材》《上海世博会园区固体废物收运人员培训教材》《上海世博会园区公厕保洁服务人员培训教材》《上海世博会园区建（构）筑物保洁服务人员培训教材》等 6 本系列教材。

【干部培训】

1984 年 7 月 9 日，上海电视大学环卫分校成立。1991 年 1 月 1 日，中共上海市环境卫生管理局委员会党校和上海市环境卫生管理局干部学校成立，主要负责在职职工的学历教育和干部政治轮训及专业培训。1994 年 3 月，环卫电大分校撤销。市环卫局党校、干校与上海市环境工程学校实行“三块牌子、一套班子”，办学功能不变。2004 年 2 月 4 日，成立上海市市容环境卫生管理局（上海市城市管理行政执法局）干部学校和人才培训中心，与上海市环境学校（原上海市环境工程学校）实行“三块牌子、一套班子”。2008 年上海市绿化和市容管理局成立后，改名为上海市绿化市容管理局干部学校和人才培训中心，成为行业干部教育培训基地。干校和培训中心以“立足行业、覆盖行业、质量第一、服务至上”为办学宗旨，紧紧依托行业、主动贴近行业、竭力服务行业，紧密结合绿化市容和城管执法系统建设与发展对人才的需求，不断扩大教育培训规模，创新教育培训模式，提高教育培训质量，积极开展各级各类培训。举办科级干部培训班、处级干部研修班，以及市容环境协管员、市容环卫收费员、市容环卫和城管执法系统管理及执法人员、作业服务单位一线管理岗位人员、党务工作人员培训等十几类培训班，为提高整个行业党员干部和职工队伍的整体素质提供优质服务。同时，为加强上海与外地的交流与沟通，共同促进环卫发展和行业振兴，市市容环卫局党校干校、人才培训中心开展以“立足上海、服务全国”为宗旨的外省市人员的培训。2002—2003年,市市容环卫局党校干校受建设部的委托,举办全国部分城市环卫党政领导干部研修班,如山东沾化环卫领导干部研修班等,主要就中国加入世贸组织给市容环卫事业带来的机遇与挑战以及加入世贸组织后城市环卫管理发展战略等问题进行深入的交流与探讨,并组织实地考察与观摩,达到相互学习、相互促进的效果。

2006年,在"跳出行业看上海,跳出上海看全国"的思路和理念的指导下,市市容环卫局人才培训中心积极与外省市市容环卫行业和城管执法系统联系,相互交流,相互学习,互通有无。4月,受杭州市城镇环境卫生协会委托,培训中心承办为期一周的杭州市环卫干部培训班。根据委托方要求,中心精心策划培训方式、培训内容,设计了3个模块的培训内容:一是理论学习,主要介绍上海市容环卫行业改革发展和废弃物处置的现状及发展趋势;二是参观学习,组织学员参观上海先进的生活垃圾收集、压缩、填埋、焚烧处置过程相关的3个单位;三是市容景观游览观光,组织游览东海大桥、浦江夜景和浦东陆家嘴地区以及上海科技馆等。通过努力,圆满完成预期的培训计划,取得良好的效果。11月,北京市市政管理委员会培训中心应邀来到培训中心,商谈城管执法培训合作事项,并相互交流培训管理、培训方式、教材编写等方面的经验,达成共识,取得了成效。

2007年5月,市市容环卫局人才培训中心主动与杭州市城镇环境卫生协会联系,精心策划杭州市环卫管理干部业务培训班,共有44人参加培训。通过沪、杭两地市容环卫干部的相互学习与交流,达到了相互促进、相互提高的目的。在积累了为外省市人员办班经验的基础上,7月又与温州市环卫协会合作,举办温州市市容环卫业务干部培训班,共有32人参加培训。这些培训工作,受到了外省市同行的欢迎和好评。

第十二章　队伍

1979 年，全市环卫职工总人数 26 996 人，其中女职工 11 404 人，占职工总人数的 42%。在全市环卫职工总人数中，一线职工 22 813 人，占职工总人数的 84.5%；后勤管理及人员 3 914 人，占职工总人数的 14.5%；工程技术人员 40 人，占职工总人数的 0.1%；其他服务人员 229 人。环卫一线职工普遍文化程度偏低，年龄偏大。

改革开放后，环卫职工“宁愿一人脏，换来万人洁”，以辛勤劳动换得城市清洁的成果，越来越得到社会的认可和重敬。1980 年，全市环卫职工开始享受环卫津贴和工资向上浮动一级的优惠政策。1983 年，环卫一线职工马秀英、徐素珍等先进个人和杨兰娣、顾爱林等先进集体代表，赴京参加全国城市环境卫生园林绿化先进集体、先进个人表彰大会，受到党中央、国务院领导万里的亲切接见。1985 年，时任中共上海市委书记芮杏文、市长江泽民，到乌镇路垃圾码头慰问环卫工人，称赞环卫工人是城市美容师，市长江泽民还为上海环卫题词：“清洁、卫生、美观是城市文明的一大标志。”1987 年，全市首批 10 216 名从事环卫工作 25 年以上的职工，获得由国家建设部颁发的荣誉证书。1989 年，上海市第一座环卫工作者雕像——城市美容师在普陀区落成。随着环卫职工的福利待遇提高，劳动得到社会理解和尊重，也吸引了社会有文化、有技能的青年加入行业队伍，1989 年有 24 名大学生、68 名中专生、95 名技校生充实到环卫行业队伍。

1990—1999 年，为致力于环卫职工整体素质的提高，市环卫局编制《上海市环卫系统“八五”人才规划》，为弥补行业专业人员匮乏，市环卫局一方面多渠道引进各类专业人员,同时,委托上海2所全日制大学,连续5年招收大学生,实施定向专业教育,培养了一批专业人才充实到职工队伍中。这一时期,全市环卫职工队伍结构得到较大优化。至1999年年底,环卫职工在编总人数31 226人,其中女性13 064人,占总人数的42%。一线工人20 097人,占总人数的64%;管理服务人员10 803人,占职工总人数的35%;工程技术人员322人,占职工总人数的1%。技术人员比例是1979年的10倍。随着环卫作业机械化程度的提高,在一线生产工人中,技能型生产工人有3 449人,占一线生产工人总人数的17%。

2000年,随着城市发展对市容环境卫生要求提高,市容环境卫生从平面的垃圾粪便清除、道路保洁、河道清洁等,拓展为立面的、流动的建构筑物保洁、车辆清洗保洁、广告设置、景观灯光建设等,市容环卫职工队伍得到发展和壮大。至2000年,市容环卫在册编制的职工总人数有34 169人,其中管理人员5 704人、技术人员441人,生产工人21 626人,其他人员6 398人。还有非在编的从事车辆清洗、建构筑物保洁等从事市容环境作业服务人员达6万余人。2003年,为提升城市市容市貌,加强街道(镇)市容环境卫生管理,市市容环卫局启动组建市容环境协管员队伍,2004—2006年,市市容环卫局实施"1160"人才队伍建设工程,创新人才培育机制,重点培育管理人员、专业技术人员,推进全行业的管理效能和管理水平提升。2007—2008年,为建立一支与世博园区市容环境服务要求相配套的后备力量,缓解道路清扫保洁工年龄断层、结构老化、文化偏低现象,卢湾、闸北、长宁等区招聘了一批沪籍职工充实环卫一线作业队伍。在这批人员中,除部分是社会失业、协保人员外,大部分是具有大、中专学历的青年。

至2010年,行业在编在岗职工总人数40 568人,其中女性职工11 220人,占总人数的28%;一线职工27 754人,占总人数的68%;管理人员10 144人,占总人数的25%;专业技术人员2 670人,占总人数的7%。一线职工中,技能型工人有7 163人,占一线职工总人数的26%。

第一节　一线作业人员

环卫一线职工一部分直接在一线作业岗位作业,如道路清扫工、垃圾粪便操作工、公厕保洁工、码头装卸工、陆上及水上运输操作工等，俗称“普工”。另一部分是技能型的技术生产工人，如汽车修理工、电工、机床工、电焊工、机修工等，俗称“技工”。

一、一线普工

1979 年，环卫一线工人 22 813 人，其中有 1 万余名工人直接在环卫“四清”工种（清道、清洁、清运、清厕）劳动力比较密集的岗位上，这批职工“两低一高”（文化程度低、生产技能低，年龄偏高）现象特别明显。为解决环卫一线工人年龄老化和劳动力不足的问题，1979 年，经市劳动局批准，实施环卫职工退休可由子女顶替的优惠政策。当年，在退休老职工 4 344 人中，有 3 249 名职工的子女符合顶替条件。此外，环卫部门还招收 1978 届初中毕业生及社会人员 1 827 人。当年，全市环卫新进职工达 5 076 人，大部分充实到环卫一线岗位，缓解了环卫一线职工年龄老化的矛盾。1986 年，针对环卫一线劳动力紧缺，市环卫部门从江苏、安徽等省农村招收 764 名农民合同工进入环卫一线岗位，其中 539 人从事清除垃圾和清扫道路，225 人安排到垃圾、粪便水上运输岗位。至此，环卫一线职工队伍中首次出现了外地农民工。

1991 年，环卫部门针对垃圾、粪便水上运输，一班航运少则三四天，多则一周余，需吃、住在船上，劳动强度大，招收沪籍人员几乎无人问津的困难，招收了外地农民工 900 余人，大部分充实到垃圾粪便的清除和运输岗位上。当年，全市还招收临时工和外包工 1 700 余人，主要从事道路清扫和垃圾清运工作，补充环卫一线劳动力不足。当年，市长朱镕基在杨浦区长阳环卫分所等 16 位环卫职工邀请他当一名名誉环卫工人的回信中，称赞环卫职工“成年累月，栉风沐雨，在非常艰苦的条件下同垃圾粪便打交道，这也是一种默默的无私奉献”，表示“我的心始终是和环卫工人连在一起的，我一定会和你们在一起，为美化和净化上海的环境作出坚持不懈的共同努力”。

1997 年，随着环卫一线机械化程度提高，黄浦区环卫局从上海环境学校招收 4 名沪籍中专毕业生，分别安排在清道、公厕保洁、倒粪站等一线生产岗位，优化了一线作业队伍的年龄、文化结构。这批青年在平凡工作中，努力工作，成为一线生产骨干。

随着市容环卫体制改革深入,1997 年年底,黄浦区环卫局率先将外滩风景区的卫生保洁作业对外招标,由 20 余名下岗人员和 14 名农民工组成的保洁队伍中标。此后,虹口区四川北路、长宁区哈密路和淮阳路、金山区石化街道戚家墩路、宝山区 130 万平方米道路清扫保洁任务量,以及南汇县的垃圾中转运输、浦东黎明生活垃圾填埋场等作业任务,都向社会公开招标。中标的有业内下岗职工组成的街道社区保洁队,也有社会民营环卫企业及国营市政建设单位等,打破了几十年来环卫作业行业垄断、地域封锁、各自为政的局面,环卫作业队伍已呈现多元态势。

环卫作业方式改变推动了用工制度的变革,外来务工人员逐步进入环卫一线岗位。1997—1998 年,南市区环卫局从安徽等省贫困地区招收农民工 300 余人,卢湾区渣土运输场职工,外来民工数占到近 2/3。据有关数据资料统计,环卫一线职工队伍中,非在编的及外地户籍的人员占了较大比例,他们成为环卫一线生产岗位的主要力量。

1999 年,全市有道路清扫、垃圾粪便清运、公厕保洁等传统的环卫"四清"工种 20%的作业服务量向社会招标,安置人员岗位达到 9 200 余人。当年环卫一线生产工人 20 097 人,其中包括合同工、临时工、农民工等。此外,还有未列入统计的社会参与环卫作业经营服务单位人员。如国际机场保洁、河道保洁、楼宇保洁、物业小区保洁、废弃物回收,以及一次性塑料饭盒、餐厨垃圾、大件垃圾、渣土垃圾等收集、运输、处置等环卫作业经营服务作业,都是通过招投标从优选择服务单位,从业人员大多是外地户籍,流动性比较大。随着城市建设发展,全市道路面积逐年递增,2003—2004 年,全市道路由 3 625 条约 7 800 万平方米,猛增到 3 841 条约 9 700 万平方米,导致环卫一线,尤其是清道劳动力严重短缺。为缓解矛盾,各区市容环卫部门从江苏、四川、江西等省的贫困地区招募大批农民工从事人工道路清扫保洁工作。

2006 年,全市 19 个区(县)道路清扫保洁工队伍,外来农民工占 70%。当年,为提升一线职工技能素质,市市容环卫行业工会和市市容环卫行业协会联合举办"普环杯"上海市市容环卫行业道路清扫保洁职业技能竞赛,19 个区(县)170 名道路保洁员参加竞赛,经过市劳动职业技能认证,有 54 名选手取得道路保洁中级工证书 ,103 名选手取得道路保洁初级工证书,其中 1 名选手破格晋升一级,2 名选手被授予“普环杯”上海市市容环卫行业道路清扫保洁“技术能手”称号。参赛选手既有在编的正式职工,也有进城务工人员,既有体制内国有企业职工,也有体制外非公企业员工。

2007 年,为建立一支与世博园区服务要求相配套的道路保洁后备力量,市容环卫管理部门公开向社会招聘沪籍一线环卫工人。卢湾区市容环卫局经面试、体检、专业技能培训,有 32 人正式录用于道路清扫保洁员岗位。虹口区市容环卫局招聘了 6 名沪籍青年任拉臂式垃圾运输车驾驶员,为使新人尽快独立上岗,车队派技术过硬、水平娴熟的老驾驶员进行一对一的带教。当年,全系统 15 个区环卫部门共招收沪籍一线环卫工人 509 人。

2008 年,长宁区市容环卫局为缓解道路保洁员年龄偏大、流动性强、队伍不稳定现象,招聘沪籍青年 23 人,这批青年平均年龄 23 岁,其中大专毕业生 8 人、在读大专生 4 人、职校中专技校生 11 人。经培训后,分别安排在中山公园及周边的长宁路、定西路、武夷路等主要景观道路从事道路清扫保洁工作。当年年底,长宁区市容环卫局还组织下属各环卫公司,招聘其他工种的一线作业人员 77 人。普陀区市容环卫一分公司,对新招进来的 4 名青年,通过“师徒帮教、师徒带教”的方法,将他们培养为垃圾压缩站维修、车辆机修、车辆电工、车辆设备保养岗位上的青年生产骨干。

2009 年,为落实全国工会十五大关于把维护农民工合法权益作为工会维权工作的重中之重的精神,市市容环卫行业协会建筑物专业委员会,落实了 76 家“高危保洁”风险的楼宇保洁单位开展“员工意外伤害险”投保工作,为从事高危风险保洁作业单位解除了安全作业保险的后顾之忧。“员工意外伤害险”作为环卫一线员工的“惠民工程”扩大到服务世博园区和上海环境实业等单位。闸北区市容环卫系统启动农民工实事项目,建立农民工业余学校、农民工援助服务站、女农民工周末学校和职工书屋等,为提升外来务工人员整体素质搭建平台。闸北区总工会和区市容环卫局还为环卫农民工赠送“2009 年从业人员意外伤残互助保障”。根据有关政策,曾获得全国服务明星、全国优秀农民工、全国“五一”劳动奖章的闸北区环卫工人李影,成为首批落户上海户籍的环卫一线工人。

2010 年,为做好世博会市容环境保障工作,全行业各级单位组织加强对环卫一线管理和作业服务人员的岗位技能和综合服务能力,通过技术培训和岗位练兵,有1万余名职工获职业资格证书、技能等级证书或专项能力证书。世博会举办期间,全市有13 000余名环卫一线职工直接参与世博园区环境服务,其高标准的服务水平获得社会公众的一致好评。

至2010年,环卫一线生产工人41 983人(其中在编27 754人、劳务派遣工14 229人),其中从事道路保洁、公厕保洁、垃圾粪便处置工等岗位的有35 224人,约占一线生产工人的83%。从户籍结构看,外来务工者已逐步接近本地从业者,尤其人工道路保洁工中,外来务工人员已占2/3。从年龄结构看,40岁以下的从业人员不足1/4。从学历结构看,初中以下超过八成。农民工主要来自安徽、江西、江苏等省偏远农村地区。

二、一线技工

1991年,全行业技工人数是7 000余人。市环卫局应对环卫一线作业机械化程度提高,加快技工技能的培训和考核。当年,根据行业特性,经市劳动局和市技能鉴定中心认证,市局建立起汽车驾驶、汽车修理等7个技工培训考核基地,2 641人完成四级以上的中级工培训,占到技工人数的36%。另有29名技工通过市级高级技工的培训,获得高级技工证书,首次突破了环卫行业高级技工为零的纪录。为调动职工学习劲头,环卫汽车修理改装厂、环卫机械厂、水管处等单位,试行技工工资性补贴政策,杨浦区环卫局、环卫水运公司、环卫三林船舶修造厂,掀起了岗位练兵热潮,通过操作比赛、技术培训和技术考核,促进了技工的技能进步。

1997年,随着环卫系统产业结构调整,从改善职工队伍技能结构着手,控制普通工调入的同时,加大职业技能培训,按照国家新的标准,进行中级工的培训和重新鉴定。至年底,全系统有技术工人7 774人,其中高级技师2人、技师12人、高级工125人、中级工4 278人。中级以上技工,45周岁以下占技工总人数的85%,技工队伍趋向年轻化。

1999年职工技能竞赛中,全系统有17个单位127个选手分别获得汽车驾驶、汽车修理、电焊工等工种的高级工,计算机操作中级工。当年有286名技工参加各类技能等级培训,其中126人通过应知应会考试,78人取得高级工等级证书。

2001年，市容环卫行业推行ISO9000国际质量管理体系认证工作，涵盖生活垃圾清扫、运输、处置的全过程及楼宇清洗保洁作业板块，质量体系认证推动职工技能培训要求。环卫处置公司根据质量体系认证先行举办驳船工上岗证书培训，实施持证上岗。市市容环卫协会以点带面，组织一线职工开展职业技能竞赛，促使贯标单位的作业管理水平上了一个新台阶。当年，共培养高级工100人、技师30人。

2003年，市市容环卫局围绕技能人才队伍建设，以“技能振兴行业”为载体，结合环卫作业特点，编制《废弃物非机动船作业操作工》《道路扫路车驾驶员》《公共厕所管理保洁工》《垃圾运输装卸工》等4个职业的国家技能等级标准。环卫处置公司继驳船工上岗证书培训后，又开办船长升等班、废弃物非机动船作业操作工培训等，有近2 000名职工经过培训获得相应的等级证书，37名驳船工获得国家职业技能中级工证书。

2004年，老港废弃物处置场在作业生产职工中开展技术技能培训，参训率达到100%，在全局技能比武中，汽车驾驶、吊机、电工、电焊和汽车修理等获得15枚奖牌。

至2010年年底，在编在岗一线技能型生产技工有7 163人，占一线职工总数的26%。

第二节 专业技术人员

1979年，环卫行业工程技术人员40人，占职工总人数的0.1%。随着环卫科技进步，环卫机械化作业程度逐步提高，通过培养和引进，环卫工程技术人员有所增加。1983年，环卫工程技术人员达到99人，包括其他职系岗位的，全行业专业技术人员有225人。

为弥补专业技术人员匮乏，市环卫局从1986年至1996年，委托市立信会计专科学校定向培养会计、审计、统计3个专业(大专生)共计100人。委托市城建学院定向培养本科生共计120人。这批大学生毕业后，逐步充实到行业的环境治理、环境管理、会计、统计、审计等岗位，成为环卫系统专业技术岗位的骨干力量。其间，市环卫局还从外省市、外单位引进一批专业技术人员，有效改善了行业专业技术人员匮乏的状况。

1993年,市环卫系统具有专业技术任职资格人员有1 034人,其中高级技术职称55人、中级技术职称258人、初级技术职称721人。专业队伍结构不断改善。根据技术职务聘任制,聘任高级职称专业技术人员38人、中级职称专业技术人员184人、初级职称专业技术人员698人。

2000年,环卫系统专业技术人员有2 160人,比1983年增加了10倍。

按照《上海市环卫系统(1999—2003)人才队伍建设规划》,2000年后,市环卫行业从环卫改革和环卫产业发展对人才需求出发,一方面坚持引进急需紧缺人才,高学历、高职称的专业技术人员充实到各个专业岗位;另一方面坚持在在职职工中培养需要的专门人才,与市委党校、市建委党校联合办学,开办大专班、专升本班、工程硕士班等,为在职专业技术人员继续深造创造条件,加快行业各类专业人才队伍的建设步伐。

2001年,引进高学历、高职称专业人才69人。除硕士、博士外,高、中级职称也占了一定比例。69人中高级职称4人、中级职称19人,这批专业人员很快进入工作角色,在实际工作中独当一面,发挥了重要作用。为激励在职专业技术人员刻苦钻研、奋发拼搏,并留住人才,发挥好作用,市环境科研院、环境集团等单位在低职高聘、提高待遇等方面作了一些有益的尝试,取得了很好的效果。

2003年,在专业技术人员任职资格评审中注重业绩在人才评价中的作用,当年有2人被评为教授级高级工程师,5人被评为高级工程师,10人作为市建设系统青年专业技术拔尖人才的提名人选。

2004年,市市容环卫行业实施“1160”人才队伍建设工程,环境投资公司下属子公司,根据公司业务发展需要,适时引进与培养一批专业技术人才,安排到工程第一线,发挥他们的专业技能作用。当年在签约劳动合同54名员工中,博士2人、硕士12人、学士14人,占员工总数的54%,高级职称6人、中级职称12人,占员工总数的33%,专业技术人员配置达到良好。市环境工程设计研究院当年也成功引进20名各类专业技术人员。

2005年,市容环卫又有2名高级技工人员通过高级工程师(教授级)任职资格,具有高学历的人才不断充实到专业技术队伍中,专业技术队伍结构得到进一步优化。

2006年，上海环境集团实施人才战略，针对集团内一些科技型人才、专业性人才的紧缺，积极通过多种渠道引进法务、审计、船舶轮机、工程技术、运营管理等专业人员共153人，使具有大专以上学历、高级技能的专业技术人员占到职工总人数的50%，形成一支满足集团投资、建设、运营、管理需要的专业队伍，形成一批专家型的领军人物，带教出一批青年专业技术骨干，为行业环境主业输送新鲜血液。

至2010年，在编在岗专业技术人员2 670人，占职工总数40 568人的7%。

第三节　管理人员

1979年，环卫系统管理人员2 003人，占职工总人数的7.4%，大多从本行业职工中选拔聘用，初中以下学历占八成，且年龄偏大。1980年开始，管理人员比例有较大提高，至1989年，管理人员有3 836人，占职工总人数的12%。1991年，市环卫局确定“环卫业务”“环卫管理”为环卫系统主体管理岗位，凡在主体岗位的管理人员，都须通过全脱产40天或半脱产3个月规范培训，逐步达到持证上岗。当年，静安、长宁、闸北、崇明、金山、奉贤等区县141名管理人员参加培训。1992年，市环卫局根据行业发展需要，从业务操作实用性着手，修订岗位培训大纲，对管理人员全面开展主体岗位培训。同时，对年轻后备干部采取选送党校、干校进行培训。1984—1993年，全系统共选送87名年轻干部参加市委党校、市建委党校及其他高校培训学习。有2万余名(人次)干部参加各类层次的文化、专业知识、政治思想培训和学习，环卫系统管理人员的文化素质和业务知识明显有了提高。

1992年，环卫系统管理人员4 175人，具有大专以上学历的占22.8%。具有大专以上学历的处级干部达到50%。

1994年，针对管理人员年龄老化现状，市环卫局建立“8235”干部队伍建设工程。对全系统1982年后获得大中专学历、35岁以下的青年干部进行全面考核分析，从中挑选一批表现好、有一定工作能力的管理人员作为重点培养对象，为培养有文化、有专业知识的年轻干部，发展环卫事业奠定基础。

1995年，市环卫局为增强环卫发展后劲，培养跨世纪年轻人才，继续以

“8235”干部队伍建设工程为主要抓手,年内有60名年轻干部走上科级助理以上管理岗位。同年,市环卫局首次面向社会,公开招考招收国家公务员7人,充实到行政管理、政策法规和财税等专业岗位。

1996年,根据市环卫系统人才引进规划要求,全系统接收大学、中专毕业生58人,招收录用国家公务员10人。在“8235”干部队伍建设工程中,大胆起用35岁以下优秀年轻干部走上处级领导岗位。

至1998年,环卫行业具有大专以上学历的管理人员比例占职工总数的30%,职工队伍结构明显得到优化。

1999年,市环卫局选派14名干部参加市建委党校举办的中青班、青年大学生班和科技干部政治轮训班学习,选派1名优秀年轻干部到外系统挂职锻炼。同年,环卫系统引进各类人才95名,其中高级工程师6人、硕士研究生5人,为人才队伍补充了新鲜血液。

2001年,市市容环卫局机关和直属单位推进干部人事制度改革,管理人员通过部门、上下多岗交流、挂职锻炼和交叉任职等一系列制度施行,加大了干部培养、人才交流和引进力度。同时,根据岗位需求,加大各类人员引进。至年底,局机关和直属单位管理人员大专以上学历的比例达到50.7%,35岁以下的年轻干部比例达到28.4%,高学历、高职称占到一定比例。

2002—2003年,市市容环卫局委托同济大学定向培养22名在职硕士研究生。同时,全系统引进各类人才62人。全系统管理人员的专业素质有了提高。

2004—2006年,市市容环卫局以培养复合型,具有独当一面工作能力的青年管理干部目标,在全系统实施“1160”人才工程,即培训1万余名市容环卫作业服务单位一线管理人员,培训1 000名市、区(县)市容环卫管理部门人员,引进60名左右急需、紧缺的骨干人才。其间,市市容环卫局还分批外派20余名优秀青年干部赴新加坡、德国学习深造,与香港环境保护署组织互派公务员交流培训,提升在职管理人员专业知识和管理经验。2006年年底,市市容环卫局调配10名干部岗位交流,新提拔4名(40岁以下)年轻干部走上处级领导岗位。干部队伍建设重点是优化干部年龄结构,大胆起用优秀年轻干部。

2007年,加强干部队伍梯队建设,调整局级后备干部6人、处级干部2人。

至2010年,在编在岗管理人员(干部)10 144人,占职工总数40 568人的25%。

第四节　市容协管员

一、队伍建立

2003年，市政府为解决社会大龄失业人员、协保人员和农村富余人员的就业问题，出台《关于组织实施万人就业项目的试行意见》(以下简称《试行意见》)，于2004年正式启动。由于市容环境协管岗位人数多，在解决社会大批40、50岁大龄就业人群和弥补市容环境管理力量不足有着双赢的效果。因此，市容环境协管队伍被纳入首批"万人就业项目"9支管理类协管队伍中的其中一支。市市容环卫局、市财政局、市劳动和社会保障局联合制定发布《关于本市实施市容环境协管项目的试行办法》(以下简称《试行办法》)，将组建市容环境协管队伍的项目扩大实施至全市各街道(镇)和相关独立的行政管理区域，并从人员招聘和管理、协管员职责、经费标准与来源、实施步骤和优惠政策等方面进行具体部署。

2004年5月，黄浦区最先完成"万人就业项目"市容环境协管队伍人员招聘和队伍组建工作。经区和街道劳动、市容管理等部门面试、体检、政审、培训、考核。6月1日，首批494名市容环境协管员(其中男性403名)，在外滩陈毅广场举行上岗仪式，正式亮相上海街头。494名市容协管员组成13个市容协管员服务社，分布黄浦区内的外滩、人民广场、南京东路步行街和豫园旅游商业区等独立行政管理区域和各街道，其主要工作是协助区市容环卫管理部门做好单位门责管理工作，后根据市容管理部门的要求，增加了街面乱招贴、乱刻画、乱涂写"三乱"黑广告的清除工作。同年6月起，全市各街道(镇)和有关独立行政管理区域开始成立市容环境协管服务社(属非正规就业劳动组织)，对外称市容环境协管队。人员配置按照《试行办法》精神，按市中心城区每个街道(镇)和独立行政管理区域40人，郊区(县)每个街道(镇)和独立行政管理区域30人的标准执行。同年8月1日，静安区5个街道192名市容环境协管队员上岗。9月6日，卢湾区4个街道，114名市容环境协管员上岗。9月，崇明县360名市容环境协管员上岗。到2005年，全市共建立239个市容环境协管服务社，吸纳队员7 934人。根据市政府办公厅《关于本市实施万人就业项目若干意见》的规定，"万人就业项目”吸纳的市容环境协管人员，每月享受政府财政补贴，补贴由市财政、区(县)财政、区(县)再就业基金三块组合。

2006 年开始，“万人就业项目”根据劳动保障部门的分解指标，由各区(县)实施“千人、百人就业项目”，人员收入由区(县)财政和区(县)再就业基金负责。因此，市容环境协管队伍，从 2006 年开始由两部分组成：一部分是享受市财政补贴的“万人就业项目”人员，全市员额锁定为 8 140 人，实有队员 7 934 人；另一部分由区(县)财政和区(县)就业基金负责的“千人、百人就业项目”，这一部分人员不受员额限制，共有队员 1 321 人。

市容环境协管人员，凡着装上岗的，全部由市劳动保障部门指定的培训机构——上海环境学校进行统一培训，并经市劳动保障部门的应知应会考核合格后，由市市容环卫局颁发统一上岗证，方能上岗。上岗后，协助所在市容、市政、绿化部门，对随地吐痰、乱扔纸屑以及沿街商店、单位跨门营业和乱堆物等违章行为进行教育劝导、检查督促。这支队伍作为市容环境管理和城管执法的一支辅助力量，在维持市容环境清洁卫生方面起到了积极的作用。

表 12-1　　2008 年市容环境协管人员统计表

<table>
<tr><th rowspan="2">种类</th><th rowspan="2" colspan="2">人数</th><th colspan="5">年龄(人数)</th><th colspan="8">文化程度(人数)</th></tr>
<tr><th>30 岁及以下</th><th>31～40 岁</th><th>41～50 岁</th><th>51～55 岁</th><th>56～60 岁</th><th>小学</th><th>初中</th><th>技校</th><th>高中</th><th>中专</th><th>大专</th><th>大学</th><th>其他</th></tr>
<tr><td rowspan="3">万人就业项目</td><td colspan="2">7 934</td><td rowspan="3">693</td><td rowspan="3">1 389</td><td rowspan="3">3 505</td><td rowspan="3">1 620</td><td rowspan="3">727</td><td rowspan="3">30</td><td rowspan="3">3 883</td><td rowspan="3">276</td><td rowspan="3">2 676</td><td rowspan="3">550</td><td rowspan="3">390</td><td rowspan="3">29</td><td rowspan="3">100</td></tr>
<tr><td>男</td><td>5 697</td></tr>
<tr><td>女</td><td>2 237</td></tr>
<tr><td rowspan="3">千人、百人就业项目</td><td colspan="2">1 321</td><td></td><td></td><td></td><td></td><td></td><td></td><td></td><td></td><td></td><td></td><td></td><td></td><td></td></tr>
<tr><td>男</td><td>1 112</td><td></td><td></td><td></td><td></td><td></td><td></td><td></td><td></td><td></td><td></td><td></td><td></td><td></td></tr>
<tr><td>女</td><td>209</td><td></td><td></td><td></td><td></td><td></td><td></td><td></td><td></td><td></td><td></td><td></td><td></td><td></td></tr>
<tr><td rowspan="3">总计</td><td colspan="2">9 255</td><td></td><td></td><td></td><td></td><td></td><td></td><td></td><td></td><td></td><td></td><td></td><td></td><td></td></tr>
<tr><td>男</td><td>6 809</td><td></td><td></td><td></td><td></td><td></td><td></td><td></td><td></td><td></td><td></td><td></td><td></td><td></td></tr>
<tr><td>女</td><td>2 446</td><td></td><td></td><td></td><td></td><td></td><td></td><td></td><td></td><td></td><td></td><td></td><td></td><td></td></tr>
</table>

2010 年 7 月 28 日，为加强市容环境协管员队伍建设，对市容环境协管员管理作新的调整。市绿化和市容管理局、市城市管理行政执法局发布《关于暂停本

市市容环境协管员招聘工作的通知》，在新的管理方案未出台之前，全市从即日起，暂停招聘享受市财政补贴的市容环境协管员。

二、队伍管理

市容协管员队伍组建后，市、区（县）、街道（镇）都设立了市容协管工作管理机构，实行统一管理。市级层面上，根据《试行办法》精神，全市市容环境协管队伍由市市容环卫局实行统一管理，市市容环卫局授权市市容监察总队负责具体工作实施。2005 年 10 月 13 日，市市容环卫局（上海市城管执法局）成立“上海市市容环境协管工作领导小组”，下设上海市市容环境协管工作办公室（局非常设机构，以下简称“市协管办”），市协管办设在市城市管理执法总队（以下简称“市城管执法总队”），具体组织实施对全市协管队伍的管理工作。2007 年 1 月，市城管执法局《关于印发市城管执法局内设机构及城管总队主要职责（试行）的通知》明确，市城管执法局综合执法处负责市容环境协管队伍建设和管理，市城管执法总队受局委托负责市容环境协管员具体工作的实施。2010 年 4 月 23 日，根据市绿化和市容管理局《关于调整上海市市容环境协管工作管理办公室设置的通知》精神，市协管办与市绿化市容局市容管理处合署办公，实行两块牌子、一套班子，行使对全市市容环境协管工作统一管理职能。市城管执法总队不再具体实施市容协管员相关工作。区级层面上，各区（县）都成立区（县）协管工作管理办公室，负责对辖区内协管工作的业务领导，每个区（县）协管办的归口有所不同，在 19 个区（县）中，有 11 个区（县）协管办设在区（县）城管大队，由区（县）城管大队对市容环境协管工作实行归口管理，还有 8 个区协管办设在市容环卫管理部门，由区市容环卫管理部门对市容环境协管工作实行归口管理。街道（镇）层面上，街道（镇）建立市容环境协管服务社，外称市容环境协管队，日常管理有城管分队、市容环卫所、街道市政科负责等不同体制。

三、队伍职责

根据《试行办法》有关精神，市容环境协管员队伍建立的基本职责是：协助街道（镇）和独立行政区域的有关管理部门做好市容环卫、市政、绿化等相关管理工作。在协助市容环境管理上，主要协助市容环境管理部门对市容环境责任区单位的管理;在协助绿化、市政管理上,主要是根据街道(镇)的交办任务协助管理。2005年,随着城市管理体制的变化和各区(县)政府的要求,市容环境协管工作逐渐多样化。主要是协助城管执法(集中整治、固守,流浪乞讨人员救助护送)、公安(吸毒区域监视)、“三乱”(乱招贴、乱涂写、乱刻画)清除,以及乱设摊状况调查统计等。工作方法是检查监督、宣传劝导、督促整改、信息反馈、资料积累等。在这些工作中,最能发挥协管职能的是协助市容环境责任区管理和“三乱”黑广告的清除。2008年,市协管办提出,市容环境协管拓展三方面九项重点工作,三个方面是:(1) 完善管理机制,抓好区(县)层面协管工作机构建设,健全街道(镇)层面市容协管具体路段的协管(协勤)模式;(2) 重点抓协管督察工作、岗位培训、行为规范达标创建和实事立功竞赛活动;(3) 重点发挥协管队伍在责任区制度落实工作中的积极作用,做好责任单位齐门经营和保持门前卫生的监督员、“三乱”的清除员和中心城区乱设摊调查统计员。

2009年6月15日,市绿化和市容管理局、市城市管理行政执法局发布《关于加强本市市容环境协管工作管理的通知》,通知对协管员职责作了具体规定:(1) 协助街道(镇)相关管理部门开展市容环境责任区的监督管理工作,指导责任人履行责任义务和对违反责任义务的行为进行整改;(2) 协助城管分队的日常道路巡视工作,劝阻违反城市管理法律法规的不文明行为,对需要给予行政处罚的违法违章行为及时报告城管执法人员予以查处;(3) 协助城管执法部门集中整治工作中的宣传教育、秩序维护和有关劳务工作;(4) 协助城管执法部门集中整治后的相关固守管理工作;(5) 协助辖区内乱招贴、乱涂写、乱刻画等黑广告的清除和违法散发小广告的收缴工作;(6) 其他市容环境管理或城管执法需协管的工作。

市容环境协管队伍从2004年成立至2010年,在宣传市容环卫法规,了解街面的市容环境动态,劝阻市容环卫违法行为,协助市容环卫管理部门、城管执法部门方面做了大量工作。这支队伍的建立,弥补了市容环境管理力量不足,化解了市容环境管理难题顽症,促进了街道、镇市容管理的精细化、高效化和常态长效管理。

图书在版编目(CIP)数据

上海市容环卫改革发展概况 ：1978—2010 / 上海市绿化和市容管理局主编 .— 上海 ：上海社会科学院出版社，2021
ISBN 978-7-5520-3242-0

Ⅰ.①上… Ⅱ.①上… Ⅲ.①城市环境—环境卫生—概况—上海—1978—2010 Ⅳ.①R126

中国版本图书馆 CIP 数据核字(2021)第 032475 号

上海市容环卫改革发展概况(1978—2010)

主　　编：上海市绿化和市容管理局
责任编辑：董汉玲
封面设计：周清华
出版发行：上海社会科学院出版社
上海顺昌路 622 号　邮编 200025
电话总机 021-63315947　销售热线 021-53063735
http://www.sassp.cn　E-mail:sassp@sassp.cn
排　　版：南京展望文化发展有限公司
印　　刷：上海信老印刷厂
开　　本：720 毫米×1000 毫米　1/16
印　　张：25.25
插　　页：10
字　　数：416 千字
版　　次：2021 年 6 月第 1 版　　2021 年 6 月第 1 次印刷

ISBN 978-7-5520-3242-0/R·060　　定价：90.00 元